Dr. Ingvo Broich

Sprache – Köpersprache – Grundfunktionen

Reihe Pädagogik

Band 31

Sprache – Körpersprache – Grundfunktionen

Neue Wege in Pädagogik, Sprachheilkunde, Logopädie, Kieferorthopädie und Physiotherapie

Dr. Ingvo Broich

2., überarbeitete Auflage

Centaurus Verlag
Freiburg 2009

Zum Autor:
Ingvo Broich, geb. 1946, Dr. med., studierte Zahnmedizin an den Universitäten Mainz und Freiburg (Breisgau) und ist seit 1973 als Zahnarzt mit den Schwerpunkten Biologische Zahnheilkunde und Ganzheitliche Kieferorthopädie tätig. Seit 1994 ist er Mitglied der Gesellschaft für Ganzheitliche Zahnmedizin. Er setzt sich in Artikeln, Vorträgen und Kursen für Logopäden, Sprachheilkundler, Kieferorthopäden und Physiotherapeuten vor allem für einen umfassenden Ansatz in der Kieferorthopädie und Logopädie ein.

Veröffentlichungen: *Das Mundorgan* (Haug Verlag); *Sprache – Mundraum – Seele* (Hüthig Verlag); zahlreiche Artikel in logopädischen, medizinischen und physiotherapeutischen Zeitschriften

Die Deutsche Bibliothek – CIP-Einheitsaufnahme

Bibliographische Information der Deutschen Bibliothek:
Die deutsche Bibliothek verzeichnet diese Publikation in der Deutschen Nationalbibliographie; detaillierte bibliographische Daten sind im Internet über http://dnb.ddb.de abrufbar.

ISBN 978-3-8255-0673-5

ISSN 0930-9462

Satz: Computersatz Gudula Diesch, Freiburg (Breisgau)

Umschlaggestaltung: Jasmin Morgenthaler

Umschlagabbildung: Tim Selke

Dieses Buch möchte ich meinen Kindern
Johannes, Magdalena, Marlijn und Loreen
widmen

Grimm

Die weiße Schlange
Die drei Sprachen
Die 3 Männlein im Walde

Vorwort

„Das Schönste, was wir erfahren
können, ist das Unerklärliche.
Es ist die Quelle aller wahren
Kunst und Wissenschaft."

Albert Einstein

Aller Anfang ist bekanntlich schwer – auch der zu diesem Buch. Warum darf ich eigentlich nur ein einziges „Vor-wort" schreiben? Warum nicht Vorsilben – klingt doch viel edler. Mein Vorwort scheint recht lang zu werden – vielleicht gehe ich in die Literaturgeschichte ein mit einem Buch, das nicht nur mit einem Wort, sondern mit Vorworten, Vorsätzen, Vorlieben, Vorfällen, vorlauten Vorwarnungen, einem Vorspiel oder Vorgespräch eingeleitet wurde. –

Während ich noch auf das Aufzucken des ersten Wortes – des Vor-wortes – warte und bevor mir das Schreibpapier vergilbt, fange ich einfach bei mir an. Ich zweifle aber nicht, dass ich mich nicht nur vor einem Sachbuch, sondern in einem ungeschriebenen Roman befinde, der aber bereits lange vor heute begonnen hat.
Ich bin Zahnarzt geworden – ein Karies- und Kieferknecht – mit einer naturwissenschaftlichen Ausbildung. Innerhalb meiner Ausbildung habe ich es mit starren und festen Strukturen zu tun wie Knochen, Zahnschmelz, Füllungen, Zahnersatz sowie apparativen Lösungen bei schiefen Zähnen. Hierzu bedarf es eines mechanistischen Weltbildes mit unverrückbaren Messdaten und Normenwerten sowie einer sehr vordergründigen Kausalität – den Computeranalogien. Weil man für die kontrollierbaren Variablen am liebsten ruhige stabile Objekte hat, würde man sicherlich den Patienten am liebsten auf dem Stuhl festbinden oder gar in seine Einzelteile zerlegen. Nur wenn wir operieren oder in den Zähnen bohren, stimmt diese Sichtweise noch.

Phänomene wie **Rhythmus, Dynamik, Funktion, Reife, Entwicklung, Gestalt** und **Identität** – also die **Einheit des Lebendigen** bleiben heute meist auf der Strecke, weil die Medizin sich nicht damit befasst und ihr Denken zu starr und unbeweglich geworden ist. Aber für einen Wissenschaftler ist es nicht nur wichtig zu denken – er muss auch atmen, sich bewegen, anderen begegnen, essen usw.

Obwohl wir heute so viel über Zähne, Kiefer, Sprache wissen, konnten wir deshalb nicht verhindern, dass wir immer schneller unsere Zähne verlieren, sich die Kiefer verschieben, die Zunge – ähnlich die der Alkoholiker – immer schwerer und breiter zwischen den Zähnen liegt bzw. wir immer sprachgestörter oder sprachloser werden. Man könnte es das „Gesetz vom abnehmenden Grenznutzen" nennen, weil wir zum Betätigungsfeld einer Absicherungs- und Abfertigungsmedizin werden – da muss man schon Haare auf den Zähnen haben, um das auszuhalten. … Haare, die uns obendrein zu Berge stehen! – Ich lebte immer in dem Bewusstsein, dass ein Beruf entweder nicht ausreicht für ein ganzes Leben oder ich muss ihn weiter entwickeln oder bereit sein, ihn – mit „schrägem Blick" – neu zu betrachten, also „quer" zu denken. Ansonsten führt die Art wie Wissenschaft heute praktiziert wird zwangsläufig zu einem entfremdeten Leben.

Denn die Forderung nach Objektivierbarkeit jeglicher Erfahrungsinhalte führt sonst zu einer **Entwertung der subjektiven Wahrnehmung** und zum Verlust der Personalität des Menschen.

Durch fehlendes ärztliches Erkennen, Standardisierung und Vereinheitlichung der Medizin sowie der Marktsteuerung des Gesundheitswesens werden selbst kleine Befindlichkeitsstörungen und Fehler zu behandlungsbedürftigen Krankheiten bzw. „Syndromen" hochstilisiert, weil Wahrnehmung, Eigenwahrnehmung und Selbsteinschätzung fehlen. Es darf nicht soweit führen, dass sich Ärzte **mit einer derartigen Funktionalisierung der Gedanken ihre Ideale oder Illusionen ruinieren**. Moralisch-ethische Grundsätze sind unveränderlich, wissenschaftliche Tatsachen nicht. – Innovativfähig zu sein, ist wie ein Aufbruch ins Ungewisse. Die **Schwelle** wäre der geeignete Ort und das richtige Symbol zugleich, vielleicht kommt erst jetzt meine bisher ungelebte Seite zum Vorschein? In Wahrheit gibt es für die Medizin keine Trennung von Subjekt und Objekt, da das Beobachten und Heilen einer Störung nicht zwei getrennten Bereichen angehören – d.h. sie fallen zusammen.

Zahnfehlstellungen, Kieferdeformierungen, Beeinträchtigungen der Sprachbildung und der Bewegungsabläufe sowie meine Haltung und Einstellung dazu dürfen deshalb nicht unabhängig voneinander wahrgenommen werden. Der **Verfall der menschlichen Form sowie „Bild- bzw. Bildungsstörung" bei Sprache, Bewegung, Beziehungs- und Gemeinschaftsbildung sind der gemeinsame Nenner dieser Phänomene.** – Diese Prozesse sind nicht nur abstrakt und mechanistisch, sondern auch persönlich und schließen Wandlungen, Gefühle, Lebensgeschichten, soziales Umfeld und ein jeweils kritisches Beurteilen des Betreffenden mit ein. Wenn diese Elemente fehlen, verwandeln wir uns in Computer und reduzieren unsere Wahrnehmung vom konkreten und realen Menschen vor uns. – Das Buch soll dazu beitragen, eine erschlaffte, demoralisierte, normierte und intellektualisierte Therapie- und Konsumkultur wieder an ihre vitalen Ursprünge zu erinnern und damit an ihre Produktivkräfte.

Das Buch soll auch dazu anleiten, diese Phänomene als zusammengehörig zu erfahren, die wir vielleicht vorher als getrennt wahrgenommen haben und damit – vielleicht beispielhaft – zeigen wie ein Bereich des Menschen, **sein orofaziales System, von der Qualität seiner Lebensbedingungen abhängig ist** – ein Gewaltmarsch steht bevor. –

Deshalb kommt heute auch ein Therapeut der innovativ tätig sein will, ohne **phänomenologische, interdisziplinäre Vorgehensweise** und ohne gestaltbezogenes Kausalerkennen nicht aus. Indem wir auf diese Weise die Brücke zu Gesellschaft und Gemeinwesen schlagen, verlässt unser Handeln den Bereich der „Therapie" und wird bereits **Erziehung**.

Das heißt er braucht eine gute Wahrnehmung durch innere Bilder und ein gewisses Maß an schöpferischer Phantasie. Dann treffen sich **Romantisches und Wissenschaftliches** im **Schnittpunkt von Tatsache und Legende**. Alles in allem hat der Leser also keine kühl berechnete Literatur vor sich; manch „überflüssiges" Detail scheint absichtlich eingefügt – macht das Buch vielleicht chaotisch-romanhaft, aber – so ist das Leben.
Wie oft haben wir heute verdrängt, dass Phantasie keine minderwertige Form der Erkenntnis ist, vielmehr gleichen Ranges mit der Vernunft. Sind wir als Therapeuten bereit, nicht nur auszusenden, sondern auch zu empfangen, wird jede therapeutische Situation bereits zum **kommunikativen Ernstfall**, der obendrein Anerkennung zollt und das Selbstwertgefühl aufrichtet. –

Ich möchte deshalb meine Leser – ob nun Logopäden, Zahnärzte, Kieferorthopäden, Physio- und Ergotherapeuten, Heilpädagogen, Lehrer und andere Berufsgruppen, die sich kein Jammertal mehr leisten können und wollen, an die Hand nehmen und ein wenig traumwandelnd durch die Geheimnisse des Mundorganes mit seinem festen Biss, seiner schlangenschnellen züngelnden Zunge, der die Mythologie Symbole gab wie Flammen, Sexualkräfte, Redewaffen – uns auch ein bisschen zurückträumen in die Entstehungszeit des Mundes als **Ur-, Sinnes-, Sprach- und Erfolgsorgan**. Irgendwo müssen diese Phänomene in uns noch lebendig sein und sei es auch nur als „Phantomschmerz".

> Der Mund ist Abbild, Gleichnis einer höheren Ordnung; er ist vor allem Wahrnehmungs- und Kommunikationsorgan.

Der Mund ist deshalb lernfähig und kann sich ausdrücken; das ist sein Triumpf über die wachsenden Datenströme naturwissenschaftlicher Erkenntnis und dem Überangebot an mechanischen Manipulationsmethoden. Um es einmal überspitzt auszudrücken: Wozu brauchen wir gesunde Zähne, wenn wir nur noch „fast food" zu uns nehmen, warum Logopädie und Myofunktionelles Training, wenn wir immer mehr an verkürztem Vokabular und Sprachlosigkeit leiden?! Leider ist es kein Ergebnis der PISA-Studie, dass wir auch im Kieferbereich eine **„Bildungs"-Katastrophe** haben – was Form und Ausdruck betrifft. Ohne eine gewisse **„Leidenschaft für's Ganze"** wird sich aber daran nichts ändern. – Diese Leidenschaft ist die Triebfeder meines Buches.
Wir werden vielleicht auch zu der Einsicht gelangen, dass die einzelnen Fachbereiche in ihrer Thematik letztlich gar nicht so weit auseinander liegen, sondern über gemeinsame Wurzeln verfügen. Den Blick für die Einheit in der Vielfalt zu schulen, ist auch Aufgabe dieses Buches. Ich zitiere dafür gerne einen älteren Arztkollegen: „Als ich ein junger Arzt war, brauchte ich für eine Krankheit dreißig Medikamente, heute brauche ich für dreißig Krankheiten nur ein Medikament." Ich verstehe selber immer besser, was er damit ausdrücken wollte. –

Ich hoffe, das Buch liest sich gut und etwas lernen kann man auch noch dabei. Sollte jemandem ein Kapitel gut gefallen haben im Gegensatz zu anderen, kann ich nur den Vorschlag machen, dieses noch einmal zu lesen.
Selber wünsche ich mir möglichst viele Menschen, die diese Gedanken des Buches lesen, kennen zu lernen und mich mit ihnen auszutauschen und sei es auch nur darum, damit ich nicht das Gefühl habe, wahllos „Flaschenpost" ins Meer zu werfen, von der ich nicht weiß, wo sie landet.

Nach dieser Vorspeise à la Don Quijote, jetzt die Hauptspeise à la carte.

Freiburg i.Br., Januar 2007

Die Touché-Cartoons mit freundlicher Genehmigung von Tom Körner.

Inhalt

Weil unsere Kinder
unsere einzige reale Verbindung
zur Zukunft sind,
und weil sie die Schwächsten sind,
gehören sie
an die erste Stelle
der Gesellschaft.
Olof Palme

Einleitung

Wenn die Zähne im Kiefer zu eng oder zu schief stehen, haben wir die Wahl: sie zu „rupfen", sie „schön zu reden", farbenfroh anzumalen oder auf die Gunst der Götter zu zählen. Manchmal muss man dabei auch „einen Zahn zulegen". –

Ich schlage im Buch einen kleinen Umweg vor; fühlen wir dem Körper „auf den Zahn" und sehen ihm bei der Arbeit zu. –

Abweichungen bei den Sprechabläufen sowie in Form und Gestalt der Kiefer entstehen aufgrund von Bewegungsfehlern und Fehlfunktionen.

Für unser Erkennen brauchen wir eine Ganzheits- und Gestaltwahrnehmung; nicht die Vielfalt von Einzelstücken, sondern die Ganzheit der Beobachtung ist das Maßgebliche.

Gestalt, Haltung und Körpersprache, Stimme und Sprache des jeweiligen Menschen dienen uns als detailübergreifendes Erfassen und kann als Ergänzung der singulären Wirksamkeitsbeurteilung dienen.

Das Grundthema, der „rote Faden" des Buches ist die Bewegung, das Bewegt-sein und die Wahrnehmung in all seinen Schattierungen. Dabei können wir Sprachstörungen, Dysfunktionen und Deformierungen **als Spiegel einer sensomotorischen Entgleisung** begreifen. –

Gerade in **Logopädie, Physiotherapie, Ergotherapie, Pädagogik und Kieferorthopädie** sehen wir uns vor die Bewegungs- und Wahrnehmungsproblematik gestellt; denn die **meisten Sprachfehler – egal welcher Ursache – stehen im Zusammenhang mit einer taktil-kinästhetisch-motorischen Schwäche**. Die Sprache selber entwickelt sich von der non-verbalen Gebärdensprache zur verbalen Kommunikation. **Bewegungserfahrungen und sinnliches Erleben gehen also Spracherfahrungen voraus** und betreiben – über das zuständige neuromuskuläre System – gleichzeitig Kieferorthopädie.

Im therapeutischen Ansatz muss Sprache immer lebendig erfahrbar sein und in Gestik, Haltung, Atmung, Mimik umgesetzt werden; denn nur was kinästhetisch fest verankert ist, kann zu einer Änderung des Verhaltens führen.

Gerade **die Zunge** braucht dazu klare kinästhetische Meldungen, Hemmstellen, Gegenspieler, Widerstände, sonst kann sie nicht sprechen oder den Kiefer formen. Dabei arbeiten wir –

entsprechend der Entwicklung des Kindes – von peripher nach zentral/oral, d.h. von den großen Muskelgruppen des Rumpfes und der Gliedmaßen zu den kleinen des Mundes.

Sprachtherapie und Kieferorthopädie stellen wir vom Kopf auf die Füße und wollen Fehlformen in die Bewegung und damit in die Veränderung zurückverwandeln.

Wir erfahren, **dass Mundfunktionen Grundfunktionen** sind und wir stets ganzkörperliche Symptome bei gestörten Mundfunktionen vorfinden. –

Gleichzeitig spielen wir mit dem **Bild-Erlebnis- und Ausdruckswert von Lauten** und verbinden sie wieder **mit dem sinnlichen Erleben**. Laute sind hörbare und körperverbundene Hilfsmittel, um Gefühle und Gedanken auszudrücken. Spielerischer Umgang mit Diskrepanzen von Sprache, Mimik, Gestik, Körperhaltung kann zu besserer Übereinstimmung führen und den Bewegungsmechanismus bis in den psychischen Vorentwurf „über außen" therapeutisch angehen; damit werden **Körperwahrnehmung, Koordination, Motorik, Haltung und Atmung** in die Behandlung mit einbezogen.

Auch die gesunde Koordination und Korrelation von Kiefer und Kieferbewegungen sind leichter zu erreichen, wenn die Therapie im Unstofflichen, also im Bereich von Seele, Geist und Umwelt ansetzt. So können wir starre Verhaltensweisen, verfestigte Formen in Bewegung zurückverwandeln und damit verändern. Sprache und Form also als veräußertes inneres Bewegungsbewusstsein.

Wenn das sinnliche Erleben und die emotionale Quelle versiegt, bleibt auch die artikulatorische d.h. formgebende Ausführung im Mund und durch den Mund ohne wirklichen Impuls. –

Bewegung braucht:

- **Beweglichkeit**, damit der Körper funktionell auf seine Aufgaben vorbereitet wird. Atem- und Nasenreflexübungen, Atlastherapie n. *Arlen*, Lymphdrainage n. *Földi* und Physiotherapie dienen u.a. dazu.
- **Beweg-gründe, Bewegungsthemen**, etc., wozu wir Anstöße, Berührungen, Gesten, Worte, die zu Herzen gehen, Geschichten, Bilder zählen und kommen damit zurück zu den Quellen unserer Ausdruckskraft und Darstellungsfreude, die in den äußeren Bewegungen ihren Niederschlag finden. … **„So kommt Sprache in Bewegung."** –

Gerade im **Ausdrucksspiel** und **dem Tanz** als fließende Bewegung treffen sich körperliche Erfahrungen und Erlebnisse mit dieser geistig-seelischen Dimension. –

In **spielerischer Bewegungs- und Tanzimprovisation** und in **Auseinandersetzung mit den Elementen Raum, Rhythmus, Dynamik, Form** wird darüber hinaus ermöglicht, ein ureigenes Bewegungspotenzial zu erfahren, zu erkennen und selbstverständlich zu entwickeln.

In der künstlerischen Therapie geht es u.a. darum, nicht von außen bewegt zu werden (von außen können allenfalls Anstöße kommen), sondern von innen heraus, d.h. **Selbstbewegung** (das Bewegtsein) als oberste Bewegungsart zur **Stärkung des inneren Zentrums** und seiner **Ausdruckskraft**.

Die Neurophysiologische Entwicklung von Sprach-, Klang- und Stimmraum

Es ist nicht vorstellbar,
dass unsere Kultur vergisst,
dass sie Kinder braucht.
Aber dass Kinder eine Kindheit brauchen,
hat sie schon halbwegs vergessen.
Jene, die sich weigern zu vergessen,
leisten einen kostbaren Dienst.

Neil Postmann

Sprache wächst uns zu

... nein, nicht etwa ein kleines Versehen bei der Erschaffung des Menschen, dass er sich die Sprache erst aneignen muss – aber Sprache „wächst uns auch zu"; denn der Mensch ist für die Sprache geschaffen! –

Für *W. Humboldt* war es der „spracherzeugende Geist", der die Sprache „ganz im Zusammenhange" in das Kind legt. Als knapp hundertvierzig Jahre nach ihm *Noam Chomsky* (1977) über das gleiche Problem nachdachte, kam er zu der Annahme eines „Language Acquisition Device (LAD), eines Mechanismus des Spracherwerbs, d.h. einer **angeborenen menschlichen Veranlagung**, die befähigt, Sprache als solche wahrzunehmen und zu lernen.
Sprache ist also ebenso als **genetische Gegebenheit** in uns angelegt wie Verdauung oder Sexualität. Die Muskelreaktion auf Phoneme ist ebenso automatisch wie der Kniescheibenreflex, beginnt mit dem siebten Monat im Uterus und ist bei Geburt funktional vollständig.

> Sprache ist aber keineswegs eine isolierte Entwicklungsfähigkeit des Kindes, sondern steht immer in Verbindung zu emotionalen, kognitiven, sensorischen und motorischen Leistungen.

Das alles deutet auf ein wahres **neurologisches Wunderwerk** hin – kein Ingenieur könnte sich das ausdenken!

Es wird immer auf die **Bedeutung der integrativen Vorgänge** in den ersten sieben Jahren hingewiesen; d.h. die **Bildung einer neurologischen Organisation**, die alle sensorischen Wahrnehmungen differenzieren und integrieren kann, ist als wichtiger Entwicklungsschritt in der Kindheit zu betrachten. Alle späteren motorischen und kognitiven Fähigkeiten hängen von fundamentalen neurologischen Verbindungen ab, die **in den ersten sieben Jahren angelegt** sein müssen (*J. Ayres*, 1995).
Die Gesamtentwicklung des Kindes verläuft nicht kontinuierlich – alles baut aufeinander auf, wandelt sich ineinander um. Die Kinderpsychologie spricht von **„Umbruchphasen", Wendepunkten**, die durch Zahnwechsel, Geschlechtsreife und bestimmte Krankheiten markiert werden. –
Auch **für das Lernen der Erstsprache** (Sprachproduktion, Sprachverständnis) sowie für die übrige Bewegungsentwicklung einschließlich der Ich-Entwicklung gibt es solche Stadien, die gesetzmäßig aufeinander folgen und anschließend für alle Kinder der Welt die gleichen sind; allerdings muss **das Kind zeitgemäß und geeignet stimuliert bzw. entsprechend gefördert**

werden. Dabei ist es die **Ich-Du-Beziehung, die zur Sprache drängt** (*W. Riethmüller*, 2007). Die **„dialogische Methode"** (Mutter-Kind-Kontakt) verfügt über enorme Lern-Denkfähigkeiten, die ein Gefühl für Bedingungszusammenhänge und Intentionalität erkennen lassen. **Dialog braucht Gelegenheit!** Die Mutter versucht beim Säugling Aufmerksamkeit zu erwecken mit akustisch-rhythmischen „Signalen", unterstützt durch adäquate körperliche Stimulation. Indem sie das kindliche Lautangebot aufgreift und nachahmt (kindliche Gurrlaute) wird die Bereitschaft zu vokalisieren im Säugling verstärkt. Besonders auf diesem Grund gedeiht der Erwerb der Sprache. –

Der Prozess des Sprechens hängt also zunächst von der Reifung vieler motorischer Muster ab, die ihren Ursprung in der Entwicklung des Gehirns haben, in der Orientierung im Raum, in der Seitendominanz und in der Aktivierung der sensorischen und kognitiven Prozesse. Dabei steht die **sensomotorische Entwicklung** des Kindes im Vordergrund, weil sie die **„Programmierung"** der übergeordneten Zentren des ZNS einleitet (s. Kap. „Bewegungswahrnehmung").

Dazu hat das Kind den Körper als Instrument der Bewegung und als Instrument der Wahrnehmung.

Jeder Mensch lernt – wie wir festgestellt haben – zuerst sich zu bewegen, dann erst kommt das Sprechen. Bewegung ist von der Evolution her auch wichtig für das spätere Denken und Fühlen.

Bewegung macht klug

Neueste Hirnforschung bestätigt, dass entscheidende Botenstoffe des Gehirns und seiner Vernetzung im Dienste kognitiver Funktionen vor allem durch Bewegungsreize in ihrer Produktion stimuliert werden.

Die Entwicklungs- und Reifungsprozesse der zerebralen Regelzentren des Kindes und seiner sensomotorischen Funktionen sind dabei als Einheit anzusehen. –
Spielerisch entdeckt das Kind die Welt und nimmt sie wahr. Das Spiel ist die Voraussetzung für die eigene Bewegung. „Alles, was man dem Kind beibringt, kann es nicht mehr selbst entdecken" (*J. Piaget*). –
Aber nicht nur durch die Interaktion mit Gegenständlichem erwirbt das Kind Sprachkompetenz, sondern auch durch **die verbale Interaktion und Kommunikation** erlebt das Kind wie andere Personen die Welt darstellen und sprachlich repräsentieren. Insbesondere setzt dabei das Sprachverhalten der Mutter diesen Prozess in Gang.
Das hat zum einen die Funktion, sich in Semantik, Lexik und Syntax dem **Sprachverständnis des Kindes anzupassen** und zum anderen **sprachliches Vorbild** für den Gebrauch von Sprache **und damit für den Spracherwerb** zu sein.

Bei Mangel an körperlicher Zuwendung bleibt neben der soziale Entwicklung stets auch die Sprachentwicklung (Rückstand in Lautäußerungen, Sprachverständnis und in der Wahrnehmung) und das bei sonst neurologisch völlig gesunden Säuglingen! (*M. Wiedemann*, 1997).

Auch bei Störungen der motorischen Entwicklung (Statomotorik, Handmotorik und Mundmotorik) wird die Beurteilung des Sozialalters beeinträchtigt. –

Wir können annehmen, dass die Einstellung unphysiologischer Funktionsmuster der orofazialen Muskulatur in ursächlicher Beziehung zur gestörten Entwicklung zerebraler Regelmechanismen. Eine ursächliche Untersuchung der gestörten Funktionsmuster des orofazialen Komplexes ist ohne **Einbeziehung psychosozialer Aspekte** nicht möglich! – Auch die Korrelation zwischen motorischen Fähigkeiten und Intelligenz ist ebenfalls eindeutig belegt (LOS-Test u.a.). – Sind die **Bewegungsfähigkeiten** nicht richtig ausgebildet, ist auch bei den **sensorischen Fähigkeiten** mit Defiziten zu rechnen und umgekehrt. Sprachgesunde Kinder zeigten beim **Test der Tast- und Berührungswahrnehmung** bessere Leistungen als **Kinder mit Sprachauffälligkeiten** (*M. Wiedemann*, 1997).

> Sprachfehler haben also meist Entsprechungen in den motorischen Abläufen, beim Gehen, bei der Grob- und Feinmotorik der Atmung sowie der Mimik und Gestik des Ausdrucks.

Deshalb sind **Tänze, Reigen, Balancieren und Schaukeln** äußerst wichtige Faktoren für die Entwicklung und Ausgestaltung der Sprache und Kiefer. Auch Fingerspiele bis zum siebten Lebensjahr sollten wieder Allgemeingut der Mütter und Väter werden; entspricht nämlich die **Feinmotorik (Fingergeschicklichkeit) der Altersnorm, so ist auch die Sprachentwicklung altersentsprechend. „Zungenspitzengefühl ist Fingerspitzengefühl"**, sagt *U. Coblenzer*. Wenn sich Handarbeit, Werken, überhaupt Bewegungsgeschicklichkeit in sprachliche und tänzerische Beweglichkeit umwandelt, so schließt sich scheinbar sehr weit Auseinanderliegendes zu einer Ganzheit zusammen. –

So wird aus dem bisher Gesagten klar, **dass körperliche Bewegung (Grob- und Feinmotorik) die Sprache modifiziert** u.zw. in all ihren weitgehend unbewusst funktionierenden Anteilen wie Atmung, Stimmbildung, Artikulation, Rhythmus, Satzbildung, Bildgehalt, emotionaler Ausdruck (*W. Nefzger*, 2007); gleichzeitig kommt es zu einem ständigen Wechsel der Körperspannung sowie zu einem dynamischen Zusammenspiel in Blick, Geste und ganzer Gestalt (s. therapeutische Kapitel).

Sprache wird einverleibt

Das Instrumentarium, mit dem wir sprechen, umfasst nicht nur den Brustkorb, den Kehlkopf und den Mund, sondern auch Arme und Beine; alle Teile haben miteinander zu tun, werden konzertartig und – „von einem rhythmischem Prinzip als Ganzes bewegt" (*C. Schlaffhorst*, 1992) – gelenkt. Es geht um „Automatismen" und „Ereignisketten" (*H. Zimmermann*, 1992).

„Bei den kleinen Muskeln am orofazialen Komplex gehören jeweils nur 8-10 Muskelfasern zu einer Einheit, um ihre Präzision sicherzustellen. Im Gegensatz dazu innerviert ein Motoneuron bei einem Muskeln, der keine sehr feine Arbeit leisten muss, wie z.B. der M. soleus am Unterschenkel, ca. 200 Muskelfasern."
Nach I. Broich (1999) sind unsere Muskeln der Brust- und Bauchwände, des Nackens und Gesichtes, des Kehlkopfes, des Rachens und der Mundhöhle auf wundersame Weise so koordiniert, das über 100 Muskeln zentral gesteuert werden und sich ihre Aktionen in jeder Sekunde gemeinsam vollziehen.

Bevor ein Kind richtig sprechen kann, muss es also die perfekte Beherrschung und Koordination dieser über 100 Muskeln erlernen, die am Sprechvorgang beteiligt sind.

Dieses hochkomplexe Zusammenspiel von Atem-, Haltungs-, Stimm- und Artikulationsmuskulatur ermöglicht die Phonation und betreibt gleichzeitig Kieferorthopädie. Der ganze Körper wird gleichsam „verbalisiert" und „kieferorthopädisiert".

Der Körper ist also gewiss mehr als eine zufällige Anhäufung von Gliedmaßen. Seine Bewegungen ergeben immer einen Sinn, den wir entschlüsseln können. – Bereits ein einziger Störfaktor – z.B. die **chronische Mundatmung** – kann das Zusammenspiel nachhaltig stören (s. dort).

Die Evolutionsschritte

Ein entscheidender Evolutionsschritt ist nun aber für die Entwicklung der Sprache überhaupt wichtig und das ist die **Aufrichtung des Menschen** und damit zusammenhängend das **Erreichen der Polarität zwischen Händen und Füßen**. Die aufrechte Haltung hat direkte Auswirkungen auf die gesprochene Sprache. Es wird angenommen, dass sich im Verlaufe der Evolution des Menschen der Mund allmählich so formte, dass Sprechen möglich wurde, weil die Hände lernten, Werkzeuge herzustellen, und so der Mund von vielen seiner für Primaten wichtigsten Funktionen entlastet wurde.

Demnach hätte Sprache ihren Ursprung in der bildhaften Gestensprache der ersten Menschen.

Bestimmte Entwicklungen in den Muskelstrukturen des Mundes, die für Primaten besonders für die Nahrungsbeschaffung notwendig sind, werden beim Menschen von den Händen übernommen. Eine Theorie, wie die Kommunikation von den Händen zum Mund übertragen werden könnte, liegt darin, dass solche **Mundbewegungen** verwendet worden seien, die die Handbewegungen nachbildeten. Das Fehlen bestimmter Muskeln sowie das Fehlen verfestigter Muskelstrukturen ermöglichen die für den sprachlichen Ausdruck notwendige enorme Flexibilität, d.h. **Haltemuskeln werden jetzt zu Bewegungsmuskeln**. Diejenigen Kinder aber, die die **Halte- und Stellreflexe nicht erlangen konnten**, sind auch in ihrem Verhalten so, dass **sie keinen Sinneseindruck festhalten können**. –
Das Kind spricht also nicht, wenn es sich nicht aufrichtet. Weiterhin ist **ohne gute Lateralisierung eine vollständige Beherrschung der Sprache und der Stimme nicht möglich.** Weil der Mensch, besser gesagt das Nervensystem, den Körper als Instrument für die Sprache benutzt, muss er sich auf eine bestimmte Weise organisieren, d.h. aufrichten und lateralisieren, was dank der Kontrolle und Koordination durch das Ohr, den Augen und der Selbstwahrnehmung möglich ist.

Wir brauchen also die natürliche Abfolge aufbauender Wahrnehmungs- und Bewegungskompetenzen als wesentliche **Komponenten einer gesunden Kindesentwicklung**.

Die sinnliche Wahrnehmung muss zeit- und raumgerecht integriert werden; das lässt sie auch als besonders geeignet erscheinen, Entwicklungsverzögerungen aufzuweisen, wenn es zu irgendeiner Unregelmäßigkeit bei Prozessen der Sinnesverarbeitung kommt.

Die Entwicklungsschritte – zeitlich

Als motorische Grundlagen für die späteren Fähigkeiten dienen die **angeborenen Instinkthandlungen** bzw. Reflexe (Saug-, Kau-, Schluck- etc. Reflexe); z.B. muss auch der **Kaureflex** geübt werden, damit es zu einem **„Kauvermögen"** kommt, das wiederum zu dem „guten Biss" dem Leben gegenüber führen kann. Erst die Übungsvorgänge machen aus Reflexen ein bewusstes Handeln (Enzephalisation frühkindlicher Handlungen bzw. Abbau primärer Saugmuster etc.). Indem das Kind seine Umgebung wahrnimmt, überwindet es **spielend diese Primitivreflexe** – sie sind die Einzigen, die es wieder verlernen darf! – denn bleiben Greif- und Zielmotorik sowie die Orientierungsprozesse im Raum auf niedriger Stufe stehen, tut es auch die Kieferführung und das Sprechen.

Die verbale Sprache folgt der nonverbalen. Alle undifferenzierten Bewegungsmuster, nämlich die allgemeinen Körper- und Gliedmaßenbewegungen (Rollen, Robben, Krabbeln), Bewegungsabläufe bei der „Mundexploration" (s. Kap. „Die Mundraumentwicklung"), dem Lallen, Lächeln, Weinen, reflektorischen Grimassieren, Schreien gehören noch zu den **sprachlichen Vorläufern**.
So finden wir Stottern und Lispeln eher bei Menschen, die nicht gekrabbelt sind, einen Wegfall des Kriechstadiums bei Kindern, die nicht gestillt wurden, eine Bildeschwäche für b/m/p, wenn die Kinder die Finger, d.h. den Daumen, mit den übrigen Fingern nicht in Opposition bringen konnten (Pinzettgriff) und letztlich kann ein unzusammenhängendes Sprechen, das heißt eine schlechte logische Verbindung zwischen Sätzen und Satzteilen bei Kindern auftreten, die Schwierigkeiten beim Laufen bestimmter Raumfiguren haben bzw. beim Wiederholen derselben.

Von *A. Tomatis* wissen wir, dass auf der Ebene neuronaler Verbindungen das Ohr im engsten Kontakt mit dem Gesicht, speziell mit dem Mund, dem Artikulationsbereich steht. Die Ohren sind somit das zentrale Organ, um Sprache zu präparieren und zu realisieren. *A. Tomatis* hat auch gezeigt, dass der vestibuläre Apparat „mithört"; es besteht also eine auditiv-vestibuläre Koppelung, wobei noch die aufrechte Haltung und die Auslösbarkeit der Nackenstellreflexe hinzu kommt. Seinen Aufgaben zufolge wird sogar jeder Muskel vom Gleichgewichtssystem gesteuert;

> das heißt statisches und dynamisches Gleichgewicht, Bewegungskontrollen aller grob- und feinmotorischen Abläufe hängen von der Funktionsweise des vestibulären Systems ab.

Diese wichtige Verbindung zwischen dem Vestibularapparat und der Sprachentwicklung scheint sich schon dadurch zu bestätigen, dass mindestens 50% der Kinder mit Sprach- und Lernschwierigkeiten auch Probleme mit dem Gleichgewichtssinn haben.

Entwicklungsschritte – räumlich

Demnach geht das Lernen nicht in erster Linie über den Kopf, sondern läuft über den ganzen Körper und erreicht dann erst den Kopf.

> Die Wahrnehmung ist dabei **regelrecht sinnesübergreifend, da die primäre Integration des Gleichgewichts-, Tast-, Eigenbewegungs- und Vibrationssinnes auf der gleichen Hirnstammebene stattfindet, wo auch die sensorische Integration** bei der Sprachwahrnehmung abläuft.

Die zahlreichen „Überkreuzbewegungen" des Kleinkindes, homolaterale und heterolaterale Standardisierung führen zu der notwendigen Stimulierung des zentralen Nervensystems (z.B. zur Erlangung der Hemisphärendominanz und der Lateralitätsausprägung wie das für das Lernen, die Raumwahrnehmung und -erkundung, die Sprachentwicklung und die Koordination wichtig ist).
Das geschieht vor allem durch Bewegungen, die die visuelle, auditive, kinästhetische und taktile Mittellinie überkreuzen.

Die Bewegungs- und kognitive Entwicklung geht von peripher nach zentral, d.h. Hände und Füße bewegen sich auf dem Weg zum Mund und erreichen damit auch den Kopf.

Die Füße haben also nach einem Jahr nicht mehr die Aufgabe zu tasten und zu spüren, sondern die Aufgabe der Ausrichtung.

Deshalb brauchen die Füße Gegenspieler und Widerstände. Der Fersenlauf überträgt seine Stöße auf die Halswirbelsäule und den Kiefer, der Zehenlauf seine Bewegungen auf die Zungenspitze; das Gehen auf dem Fuß-Außenrist richtet das Becken auf. –

Wenn die Zunge sich sprachlich abstützen soll, müssen sich erst die Füße abstützen (s. Kap. „Die Zunge"). Hoher Handtonus bedingt einen hohen Zungentonus, ein guter Pinzettgriff verdeutlicht die Lippenlaute. Die Impulse, die von den Füßen ausgehen, müssen wir im Zusammenhang sehen mit den Impulsen, die von dem Becken ausgehen (s. Kap. „Die Körpersprache").

Für die Ausrichtung, Orientierung, Sprachvermögen sind also diese **„distalen Impulse"** (*R.C. Castillo-Morales*, 1991) notwendig. – Was bleibt uns zu tun, um versäumte Bewegungsmuster und Entwicklungsschritte nachzuholen und neue in Gang zu setzen?
- neurologische Reorganisation (z.B. *Padovan*);
- starre, gewohnte oder eingefahrene Bewegungsmuster in die Bewegung zurückführen und damit in die Veränderung; es muss sich dabei um rhythmische Bewegungen handeln – das schließt auch unerwartete Veränderungen aus.
- Sprache muss immer lebendig erfahren sein und in Mimik, Gestik, Atmung und Haltung umgesetzt werden;
- kinästhetische Aktionen in konstanter Umgebung mit ihren sensorischen Konsequenzen sind eine sehr wichtige Informationsquelle für die Funktion des Wahrnehmungsprozesses.

... und die liebe- und verständnisvolle Zuwendung einer „sprachlichen Umgebung".

Wir wollen nochmals zusammenfassen mit *P. Lutzker* (1996):

Für das Neugeborene vollzieht sich der Schritt zum späteren Sprachgebrauch durch die Entwicklung der sensorischen Integration und die Aktivierung des Sprachsystems durch die Wahrnehmung und die Interaktion mit der sprachlichen Umgebung so wie der Nachahmung etc.

Sprachentstehung und Sinneswahrnehmung

Zur Sprache werden wir ver-führt

erst be-rührt, dann ver-führt, so lauten gewissermaßen die „ Spielanweisungen"!
Der Antrieb, der Impuls zum Sprechen entsteht nicht automatisch beim „A"-Sagen; er kommt aus den geistig-unstofflichen Bereichen u.z. dem der Eigen- und Fremdwahrnehmung, dem der inneren und außen entstandenen Bilder sowie dem Bewusstsein vom sinnvollen Zusammenhang der Welt, den wir auch sprachlich repräsentieren und mit-teilen wollen.

Entscheidend für das Letztere ist, dass es ohne Beziehung zu anderen Menschen keine Sprache und keine Selbsterkenntnis gibt, weil alles Leben Beziehung ist. Wir existieren nur in der Beziehung zu anderen Menschen, Dingen und Ideen; ohne sie gibt es auch keinen Sinn-Frage.

Der Mensch wird also am Menschen und durch die Sprache zum Menschen. In der Zusammenfassung betrachtet, entsteht Sprache, weil das Innere auf die Sinnes- und Seelenerfahrungen an der Außenwelt antwortet und diese **„Sinnes-übergreifende" Wahrnehmung bündelt und integriert.**

Wie Hermann Hesse so herrlich in seinem Gedicht „Sprache" zusammengefasst hat, sprechen erst Licht, Blume, Luft, Regen zu uns in Gebärde, Farbe, Klang und Wort. Sprache ist demnach wie eine Landschaft, durch die man sich bewegt. – Sie hat zeitliche und räumliche Dimensionen und besteht nicht nur aus Wörtern und sprachlichen Bedeutungen, sondern auch aus Farben, Klängen, Rhythmen, Berührungen, Spannungen, Entspannungen und Düften. Der Mensch stimmt ein, lässt Bilder entstehen, antwortet, formt und gestaltet neu in Wort, Ton, Lied, Gebärde und Kunst: „nach Sprache sehnt sich alles Leben"!

Sprache

Die Sonne spricht zu uns mit Licht,
Mit Duft und Farbe spricht die Blume,
Mit Wolken, Schnee und Regen spricht
Die Luft. Es lebt im Heiligtume
Der Welt ein unstillbarer Drang,
Der Dinge Stummheit zu durchbrechen,
In Wort, Gebärde, Farbe, Klang
Des Seins Geheimnis auszusprechen.
Hier strömt der Künste lichter Quell,
Es ringt nach Wort, nach Offenbarung,
Nach Geist die Welt und kündet hell
Aus Menschenlippen ewige Erfahrung.
Nach Sprache sehnt sich alles Leben,
In Wort und Zahl, in Farbe, Linie, Ton
Beschwört sich unser dumpfes Streben
Und baut des Sinnes immer höhern Thron.
In einer Blume Rot und Blau,
In eines Dichters Worte wendet
Nach innen sich der Schöpfung Bau,
Der stets beginnt und niemals endet.

Und wo sich Wort und Ton gesellt,
Wo Lied erklingt, Kunst sich entfaltet,
Wird jedesmal der Sinn der Welt,
Des ganzen Daseins neu gestaltet,
Und jedes Lied und jedes Buch
Und jedes Bild ist ein Enthüllen,
Ein neuer, tausendster Versuch,
Des Lebens Einheit zu erfüllen.
In diese Einheit einzugehn
Lockt euch die Dichtung, die Musik,
Der Schöpfung Vielzahl zu verstehn
Genügt ein einziger Spiegelblick.
Was uns Verworrenes begegnet,
Wird klar und einfach im Gedicht:
Die Blume lacht, die Wolke regnet,
Die Welt hat Sinn, das Stumme spricht.

Aus: *Hermann Hesse*, „die Stufen"

Jede Vorstellung, die als **Synthese** von **Wahrnehmung und Begriff** in uns entsteht, hat demnach eine weitere Seelenreaktion zur Folge, eine Antwort der Seele auf den Eindruck von außen; dadurch sind wir in der Lage, die **Subjekt-Objekt-Spaltung durch unser Zutun zu überwinden**, Vorstellungen zu bilden und Dingen und Wesen Namen zu geben; d.h. auch nur wenn wir die Welt im geistigen Zusammenhang erlebt haben, in geistiger Sinnhaftigkeit mit ihr verbunden sind, entsteht auch das Bedürfnis Geistiges in Wort, Gesang, Stimme und Gestik zu artikulieren.

Sprache und Sinnesschulung

Unter diesem Ansatzpunkt sind zwei Momente für die Sprachtherapie besonders wichtig: das ist die **Sinneswahrnehmung**, durch welche die Außenwelt die Innenwelt erreicht und die Reaktion des **Innen auf dieses „Erreichnis"** (*W. Dreher*, 1983)

Ohne diese Sinneswahrnehmung, die ihr den Inhalt bietet, würde der Seele das Fehlen, an dem sie sich selbst erfahren kann, an dem sie zum Bewusstsein von sich selbst kommt.

Sprachlose Kinder mit undifferenzierter, schlecht ausgebildeter Sprache erreichen wir über das Tor der **Sinnesschulung**, zum anderen bieten sich zur Kräftigung schon vorhandener Sprachteile die der Innenwelt verwandten Vokale als Therapieansatz an, um die Reaktion des Innen auf die Sinnesreize von außen zu schulen.

Zur Sinnesschulung, die an dieser Stelle nur stichwortartig gestreift werden soll (genügend einschlägige Literatur liegt vor) gehören die bekannten Zuordnungsspiele, die Differenzierungsübungen in allen Sinnesbereichen, die Gehörschulung durch Vorspielen verschiedener Instrumente, das Vorsprechen, die Tastübungen, Gleichgewichtsübungen, taktil-kinästhetischen Erfahrungen, Übungen zu Gesichtskreiserweiterungen und zur Koordination von Wahrnehmung und Begriff.

… die Rede ist also stets der Rede wert …

Sprachimpuls durch Gleichgewicht

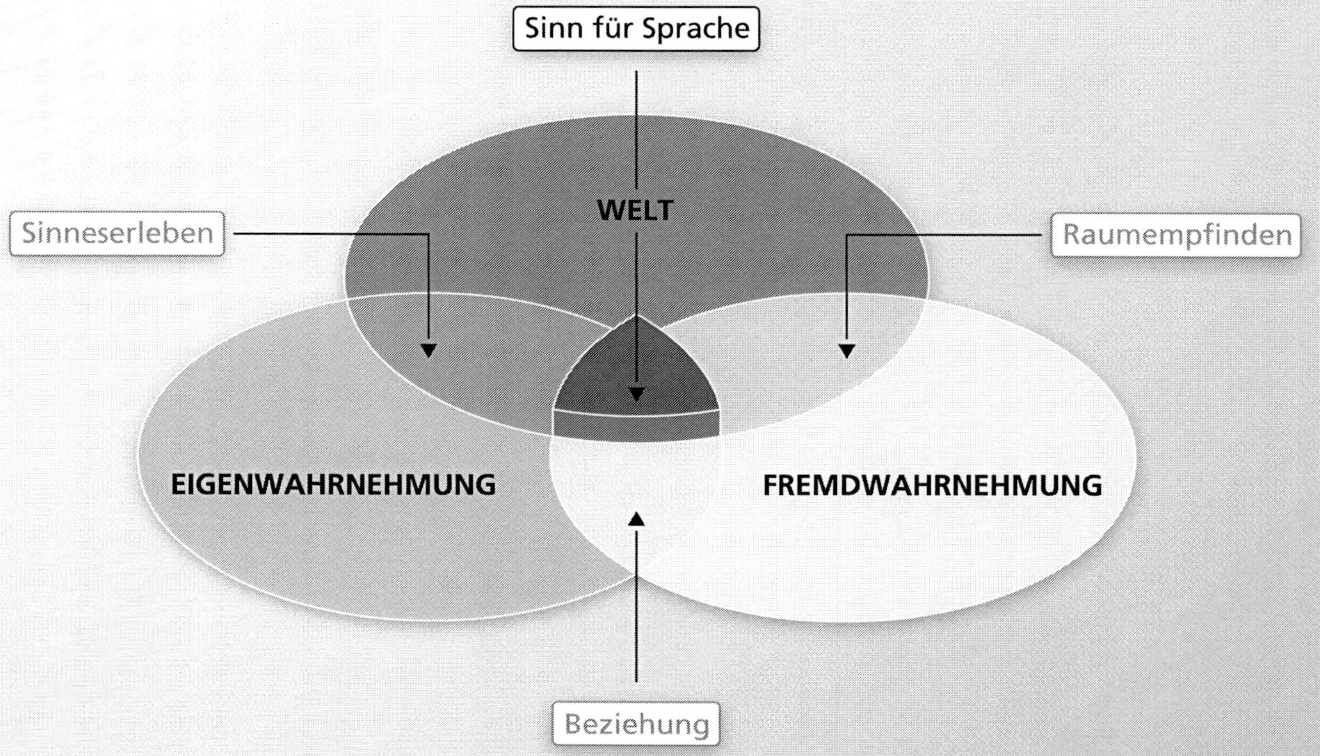

Metamorphose des Bewegungs-, Ess- und Sprachverhaltens

Die Entwicklung des Kindes verläuft – wie dargelegt – nicht kontinuierlich, sondern gliedert sich in grundsätzlich verschiedene Epochen, die auch mit den drei Jahrsiebten des kindlichen Lebenslaufes zusammenfallen. Der Kürze, aber auch der Bedeutsamkeit wegen, möchte ich nur das erste Jahrsiebt ansprechen.

Im Allgemeinen werden Kinder mit dem siebten Lebensjahr eingeschult; denn gerade dann stehen ihnen neben der wachsenden Fähigkeit, mit dem Körper umzugehen, auch die weiteren Ausdrucksmittel der Sprache und des Denkens zur Verfügung. **Mit dem Durchbruch der bleibenden Zähne verstärkt sich nämlich die Beiß- und Bisskraft**, weil diejenigen Kräfte, die bisher organbildend tätig gewesen sind, im Zahnwechsel zur Ruhe kommen; das Kind wird jetzt ***geistig bildsam***. Dadurch wird es auch in die Lage versetzt, härtere Dinge durchzukauen, auseinander zu nehmen, sich anzueignen. Interessant daran ist, dass **mit diesem Zerkleinern, Durchkauen, Sich-zueigen-Machen eben das analytische, „glasklare" Denken des Menschen einsetzt.** Jedem Naturwissenschaftler fällt es außerordentlich schwer anzuerkennen, dass „Denkkräfte" metamorphosierte Bildekräfte sind. – Die Konsonanten, die in diesem Alter verstärkt gebildet werden, sind ebenfalls eine Art Widerstand, der sich mit der Atemluft von innen durch die Formgebung im Ansatzrohr bei der Artikulation bildet.

Die Unterbewertung der Funktion

Geistige Nahrung erfordert also den gleichen Bearbeitungsprozess wie das Essen, das wir zerbeißen, schlucken, uns einverleiben und verdauen müssen; man muss sie sich mundgerecht zurecht legen, damit wir sie verdauen und unserem System integrieren können – wie sie von außen auf uns zukommt (Informationen, Konfrontationen und Emotionen); jemand, der beißen kann, „Biss hat, ist auch einer, der harte Konfrontationen nicht scheut und harte Brocken nicht unzerkaut schluckt und unverdaut von sich gibt" (*S. Molcho*, 1988).

„Am Widerstand wächst man", meinte dazu *Clara Schlaffhorst*. –
Leute, die ihre Kauwerkzeuge ungern benutzen und leicht verdauliche Kost, Süßwaren und vorgekaute Argumente an der Futterkrippe bevorzugen, sind wohl als ziemlich bequem und denkfaul anzusehen. Sie erwarten, bedient zu werden und strengen sich nicht gerne an. Es sei darauf hingewiesen, dass Mahlzeit von „mahlen" kommt, was nicht schlingen bedeutet. Also haben wir unsere Zähne nicht nur zum Essen und zum Sprechen, sondern auch zum Denken. – **Wer von der Welt überfordert ist und seine Realität nur mühsam verarbeiten kann, läuft nicht selten mit hängendem Unterkiefer herum.** Das passiert aber auch, wenn wir jemand zu viel zumuten, denn wenn „ein großer Brocken" (an Arbeit oder Informationen) auf uns zu kommt, reagiert der Mund in ähnlicher Weise wie bei der Nahrungsaufnahme: der Unterkiefer sinkt herab, dem beschriebenen „Glotzen" beim Fernsehen nicht unähnlich – die Zunge bekommt Angst und fällt herunter wie ein Opossum.

Auch die früh beginnende **Geschmacksbildung** hat eine sekundäre Bedeutung im späteren Leben, wenn es um die „Geschmacksbildung" am Dasein geht; ebenso kann man an der Sprache **Geschmack** finden, z.B. indem man sich einzelne Worte als „amuse bouche" auf der Zunge zergehen lässt. Wie beim eigentlichen Geschmackssinn, ist hier der Sinn der Träger einer Fähigkeit u.zw. in speziellen Bedeutungen, wie „Sinn für Harmonie", für Kunst, für Kleidung. Der Geschmack wird also auf alle Lebensbereiche ausgedehnt; jemand der Geschmack hat – in allgemeiner Bedeutung – Schönheitssinn. – Ernährung ist auch die Vorschule des Sprechens sagte schon *E. Fröschels*. Leider verliert der Mund heute einen Teil seiner Sinnesfunktion, wenn er darauf reduziert wird, ein bloßer **„Einfüllstutzen" für Nahrung** zu werden.

> Essensstudien am Gegenüber eignen sich auch immer als gute Verhaltensstudien. Wissen Sie noch nicht, ob er sich als Liebhaber eignet? Dann machen Sie mit ihm den „Apfeltest". Sie bieten ihm einen wohlschmeckenden Apfel zum Verzehr unter ihrer Beobachtung ... genießt er ihn in kleinen Bissen bis zum Schluss – na dann kann auch die Liebe zu einer befriedigenden Mahlzeit werden; schlingt er ihn jedoch in schnellen gierigen Bissen herunter, ja läuft ihm gar der Saft den Mund herab oder noch schlimmer wirft er ihn etwa halbgegessen weg ... dann, ja dann haben Sie selber nichts anderes zu erwarten – wahren Sie Ihr Gesicht und bleiben Sie ihm fern! –

Wie beim Apfeltest wird der Sinn des Essens mit dem Zweck vertauscht, nämlich bloß satt zu werden; ein regelrechtes Erfassen, Zergliedern, Verdauen der Nahrung findet nicht mehr statt. Der Geschmack ist heute oft künstlich gewaltig verstärkt; er ist damit vorgegeben und ergibt sich nicht erst nach reichlicher Kauarbeit (s. Kap. „Die Zunge"). **Die Funktion wird unterbewertet, hinterlässt Unbefriedigtsein** und eine „negative Stressresistenz" (*D. Garliner*, 1987). Wir werden krank, weil wir psychisch und physisch nicht ausgelastet sind. Produziert wird heute leider was Geld bringt und nicht was der Gesundheit nützt. Das Bedürfnis nach Sinneserleben erfüllen mehr und mehr die Medien.

> Aber allzu oft entsprechen die leeren Kalorien irgendwelcher Chips, Crunchs, Flips und süßen Teilchen den leeren Bildern und Sätzen auf dem Papier oder auf dem Bildschirm. –

Eine Art Instandjournalismus macht sich breit. Nahrung und Informationen werden zur Massenware, setzen beim Konsumenten nichts voraus und stellen den kleinsten gemeinsamen Nenner dar, wenn es darum geht, dem Magen oder dem Geist etwas anzubieten.

> Nun können positive oder negative Erfahrungen aus der Zeit der Grundfunktionen des Saugens, Kauens, Schluckens, Sprechens sowie auch der des frühkindlichen Sinneserlebens jeweils im Alter überwiegen und sich den Lebenshaltungen, den Einstellungen sowie der inneren Verfassung und damit der Sprache einprägen.

Damit können sie nicht nur durch **stimmlich-sprachliche Eigentümlichkeiten** auffallen, sondern sich auch als seelische Dauerspannung im Gesichtsausdruck niederschlagen; das macht letztlich auch, dass jedes Gesicht anders aussieht.

Da unsere Muskeln im orofazialen Bereich – einschließlich der Mimik – zu **Mehrzweckmuskeln** geworden sind, gibt es in diesem Bereich keine isolierten Schäden, sondern stets gekoppelte Begleitschäden. Um in der Therapie erfolgreich sein zu können, müssen demnach die **korrelierenden Funktionen** (Saugen, Kauen, Schlucken, Atmung, Sprache, Mimik, Haltung) mitbehandelt werden.

Das siebte Lebensjahr

Zugleich bekommt beim Kind im siebten Lebensjahr das Stehen eine neue Qualität. Die Fußsohle nimmt einen sicheren Stand auf dem Boden ein und das heißt: in der Realität. Mit dem gründlichen Kauen und der neuen Standfestigkeit entwickelt sich sowohl die Fähigkeit zu abstraktem Denken als auch der Realitätssinn.
Durch die verstärkte Begriffsbildung nehmen wir auch aktiv an der Gestaltung unserer Umwelt teil und der von dort kommenden Sinneseindrücke; vom Greifen über das Begreifen zu den Begriffen geht bekanntlich der Weg. Wenn die Begriffe nicht richtig sind, so stimmen die Worte nicht; und stimmen die Worte nicht, so kommen die Werke nicht zustande (*Kung Fu-tse*).

Das formbildende Element der Bewegung kann am ehesten vor dem siebten Lebensjahr impulsiert werden, wollen wir logopädischen und kieferorthopädischen Maßnahmen vorbeugen (s. Kap. „Therapieaufbau", „künstlerische Therapie" u. „Wahrnehmung der Formen").

Das zweite Jahrsiebt beginnt dann mit der Periode des Zahnwechsels, d.h. mit dem Freiwerden der so genannten Formbildekräfte (Ätherleib). Die geschlossene Form der ersten Lebensperiode löst sich auf zu Gunsten eines in der Zeit verlaufenden wechselnden Geschehens (das zahnlückige Gesicht des Schulanfängers verrät es direkt!). Die vorher einheitliche Gestalt gliedert sich. Der flache Rücken des Kleinkindes gerät jetzt in rhythmische geschwungene Formen, Schwingen, indem sich die doppelt s-förmige Kurvatur der Wirbelsäule ausbildet. Das Kind ist ganz dem seelischen Erleben hingegeben (Sympathie – Antipathie, Freude – Leid, Hingabe – Rückzug). Das **Vorbild** des Lehrers entscheidet; das Kind versteht jetzt alles das, was durch Sprache an es herangebracht wird.

Der aufrechte Gang ist in jedem Falle die gewaltigste Leistung, die der Mensch im Laufe seiner Evolution vollbracht hat. Die größte Neubildung im Körper, die es geben müsste, damit wir uns aufrichten konnten, ist dabei das **Fußskelett**.
Damit fing das Drama an! Eine „gute Figur" zu machen, ist auf Dauer gar nicht so einfach. Wir bekommen Haltungs- und Bewegungsprobleme, die wir nicht hatten, als wir noch auf vier Füßen liefen. Doch führt uns der Zukunftstrend eindeutig zum „Homo Computerus", der sich in seiner Kriechhaltung wieder dem frühen Entwicklungsstadium annähert. Der Mensch ist immer auch das, was er erlebt hat! ... unser Schicksal? ...

Die Mundraumentwicklung

Schiefe Zähne sind keins der so oft beschriebenen „Erbstücke", sie sind auch durchaus nicht etwa „ansteckend" – ein Berufsrisiko für den Zahnarzt scheidet also aus.
Es geht in diesem Kapitel darum, nicht etwa nach festen Normwerten und unverrückbaren Messdaten zu schielen, die dann ein bloßes Extrahieren, technisch-apparatives Manipulieren und Schieben von Zähnen nach sich zieht. Zahnärzte stellen dann mit dem Kiefer von Jugendlichen das Gleiche an wie ein japanischer Bonsai-Gärtner mit einem Baum! Das ist eine kieferorthopädische Behandlung gegen die Natur des Menschen

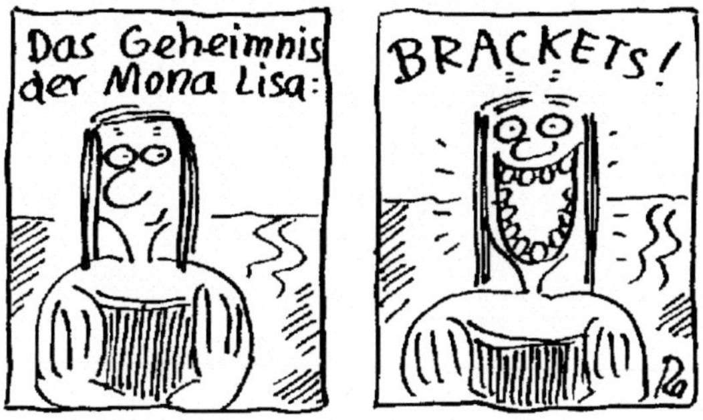

Abb. 1: Renate Alf

Allerdings werden in der Natur alle Aufgaben zugleich mit den Lösungen vergeben ... sehen wir deshalb zu, ob wir im Zusehen etwas über die zu verrichtende Arbeit erfahren. –

Der Mund ist ein Organ mit vielen Funktionen, die mit dem Gesamtorganismus innigst verkoppelt und vernetzt sind. Insofern spiegelt der Mund jeweils die geistig-seelisch-körperliche Verfassung des Betreffenden wider (s. Kap. „Körpersignale des Mundes"). In der ganzheitlichen Kieferorthopädie wollen wir über den ganzen Menschen den Mundraum entwickeln – dann bewegen sich auch die Zähne. Mundfunktionen sind immer Grundfunktionen. Der Mund ist für lange Zeit der frühkindlichen Entwicklung unsere Hauptinformationsquelle und ein Schlüsselorgan für übergeordnete Prozesse. Von seiner Entwicklung her wurde er dafür bestens vorbereitet:

Der erste formative Reiz der Funktion geht vom Stillen aus.

Durch die heftigen Saugbewegungen – es ist immer ein Saugen mit dem ganzen Körper, den Schwimmbewegungen durchaus ähnlich – kommt es zum Kräfteausgleich der ventralen und dorsalen Halsmuskulatur, wodurch sich der Unterkiefer nach vorne entwickelt, Kopf und Hals aufgerichtet werden.

Gleichzeitig wird im Mund das Bewusstsein geweckt für die Stellen, an denen die Laufbildung zum Lallen und Sprechen stattfinden wird.

Bei Saugschwäche lassen sich die Saugbewegungen verstärken, wenn man die Fäustchen des Säuglings über seinem Kopf eine Art „Klimmzug" machen lässt.

Der Mund – Biotop und Hauptinformationsquelle

Das Biotop Mundraum bezaubert jeden Zahnarzt – er wird zum steinzeitlichen Höhlenforscher, der sich auf Höhlenmalereien versteht und auch manch finsteres Geheimnis lüftet und aus den sprühenden Speichel-Geysieren und seinen Tsunami-Wellen fischt, frei nach Friedrich Schiller: „... es wallet und woget, es brauset und zischt ..." und fast psychosomatisch schlüpfrig, „wer wagt es, Rittersmann oder Knapp, zu tauchen in diesen Mund" – nun der Zahnarzt wagt es jeden Tag und begibt sich für Gold in Gefahr ... verfolgen wir dieses odyseeische Abenteuer jetzt nicht weiter und werden nüchterner; der Mund ist auch **Schlüssel** für die Weltengeheimnisse – sozusagen ein **„Sesam öffne dich"**.

Der Säugling nimmt durch sein Zugreifen mit dem Mund (das Saugen) auch zum ersten Mal aktiv Kontakt zur Umwelt auf und macht dadurch die ersten taktil-kinästhetischen Sinneserfahrungen (Reafferenz zu den höheren Zentren), die sich umgekehrt später als Sprache äußern.

Auch Sprechen und Zuhören sind – wie angedeutet – als Einheit zu verstehen, als simultaner Prozess. **Dazu braucht es Herausforderungen und Reibungsflächen**. Schon der Säugling setzt sich nämlich in Beziehung zu den Objekten; er hält die Dinge nicht nur in der Hand, er schätzt die Distanz ab zwischen sich selbst und dem Objekt, streckt die Hand danach aus, steckt sie in den Mund, greift und begreift.

Das ist auch das Schlüsselwort überhaupt: sich in Beziehung setzen.

Dies weist auf die vorrangige Bedeutung der Mundregion mit der „Urhöhle" hin; denn es sind die ersten Körperoberflächen, die zur taktilen Wahrnehmung und Entdeckung der Außenwelt benutzt werden. Sie sind zu diesem Zweck besonders geeignet, weil in dem einen Organ der Mundhöhle die verschiedenartigsten Sinneswahrnehmungen angelegt sind. Gefühl, Geschmack, Temperatur-, Geruchs- und Schmerzempfindung sind in der Anlage vorhanden, aber auch die mit dem Akt des Schluckens verbundene Tiefensensibilität.

Dem „in den Mund stecken" bzw. der „Mundexploration" (*F. Affolter*) kommt entwicklungspsychologisch eine nicht zu unterschätzende Bedeutung zu. Das häufige **Stammeln** der Lutscher wird mit der Erschwerung der kinästhetischen Reafferenz erklärt, die dadurch zustande kommt, dass unter dem Druck der primären Saugmuster differenziertere Bewegungsgestaltungen den Zentren nicht übermittelt werden können. –

So vollzieht sich in den ersten Lebensmonaten – auf der vorsprachlichen Ebene – u.a. das besagte **„Gurren"** und das **Spiel mit der Stimme**. In diesem Vorsilbenstadium erübt der Säugling Stimmgebung, Resonanz, Frequenzmodulation und anfängliche Artikulation, Rhythmus, Intensität und Dauer seiner lautlichen Äußerungen. **Es hantiert als „Material" mit Lippen, Speichel, Zunge und Fingern**. Entscheidend ist, dass in dieser Phase sich auch gleichzeitig bestimmte **neuromuskuläre Reifungsprozesse des Stimmtraktes** (Herabsteigen des Kehlkopfes, Hemisphärendominanz mit Rechtszüngigkeit, bimanuelle Koordination) vollziehen, die gleichzeitig auch als **Formkräfte** dem Mundraum zur Verfügung stehen.

So ist in der Tat die Mundhöhle eine hochsensible kinästhetische Region, die alle Bewegungen in ein Wahrnehmungsfeld hineinsteuert und besser als jede andere Körperregion geeignet ist, die Kluft zwischen innerer und äußerer Wahrnehmung (Hineinnahme von Nahrung, Abgabe von Sprache) zu überbrücken bzw. ein Bewusstsein von Innen- und Außenraum zu schaffen.

Das **Raumsehen** selbst und das dazugehörige Augenmaß kommen erstens durch die Propriozeptoren der Augenmuskulatur, zweitens durch wiederholte Kopplungen der Entfernungsschätzung durch Augen, Hände, Füße, Zunge und Kiefer zustande. Gleichzeitig wird das Saugen von anderen „Gesten" und Organen begleitet, die später noch wichtiger sein werden, z.B. das Greifen (mit den Händen), das Lachen und Weinen (mit der Stimme). Das Spiel des Säuglings fängt mit Schmecken, Kauen und Schlucken an; erst später kommt das Ergreifen dazu, das aber auch ein Schmecken, Kauen, Verdauen mit den Händen bzw. mit dem ganzen Leib ist.

> Unsere verbale Sprache ist lediglich eine Erweiterung unserer frühen taktilen Sprache, und sie dient dem gleichen Zweck, nämlich eine Verbindung mit anderen Menschen herzustellen, den anderen zu berühren.

Ich möchte in diesem Zusammenhang das Beispiel von der taubblinden Helen Keller erwähnen, die allein durch ihren Tastsinn das Sprechen lernte; u.a. konnte das deshalb gehen, weil der Tastsinn unser einziger Sinn ist, den wir nicht einem umschriebenen Körperteil zuordnen können. –

Wollen wir aus dem Gesagten **therapeutische Maßnahmen** ableiten, müssen wir von der folgenden Vorgabe ausgehen: Der Mensch steht immer in sich veränderbaren Situationen, in unterschiedlichen **Kommunikationsbezügen** (s. Kap. „Sprach- und Raumentwicklung durch das Ausdrucksspiel" und „Der Tanz"). Wenn der Mensch sich nämlich auf die Anforderung der gegebenen Situation einstellt, sich bezieht, ist die **Muskulatur am optimalsten tonisiert**, d.h. mit ihr sind Mimik, Gestik, Haltung, Bewegung, Atmung und Stimme am besten koordiniert. *V. Glaser* begründete die Lehre von der **Identität der Emotionalität und Muskulatur** (Psyche und Tonus). Auch eine Eutonie bzw. Psychotonik ist ein atem- und bewegungstherapeutisches Verfahren. Die Kommunikation wird hierin „als ein ausgewogenes Zusammenspiel von Wirkung und Rückwirkung, in dem beide Partner sowohl auf den anderen wirken, als auch dessen Rückwirkung nicht nur zulassen, sondern auch verarbeiten und ihrerseits wieder zurückwirken" definiert. Dadurch, dass ich mich in diesem Sinne als Kommunikationspartner meinen PatientInnen zur Verfügung stelle, unterschiedliche Situationen anbiete und dadurch, dass die PatientInnen sich auf diese Situationen einlassen und sie bewältigen, verändert sich die **Gesamttonisierung** so, dass dann die gezielte logopädische – (*F. Anselment-Becherer*, 1997), pädagogische – und kieferorthopädische Arbeit an der orofazialen Muskulatur in hohem Maße erleichert wird.

Bewegung formt

> Wie eine unausgewogene Muskelbalance im Mund-Gesichtsbereich zu Fehlformen, den so genannten Gebissanomalien führen kann, führt eine Beeinträchtigung der Form und Funktion der Artikulationsorgane in der Regel wieder zu Sprechauffälligkeiten.

Form und Funktion bedienen sich also gegenseitig. Wir müssen beim Sprechen sehr feine Bewegungsformen unterscheiden können, wir müssen die Lage der Zunge genau erleben und die Dosierung ihrer Bewegungskraft spüren.

> **Die Bewegungsgestaltung des Mundraumes selbst beruht auf zahlreichen Integrationsprozessen sinnesübergreifender Wahrnehmung und ist deshalb besonders geeignet, Entwicklungsverzögerungen aufzuweisen.**

Deshalb können wir Fehlformen im Mund-/Kieferbereich auch als „Spiegel" einer sensomotorischen Entgleisung und einer falschen Propriozeption ansehen.

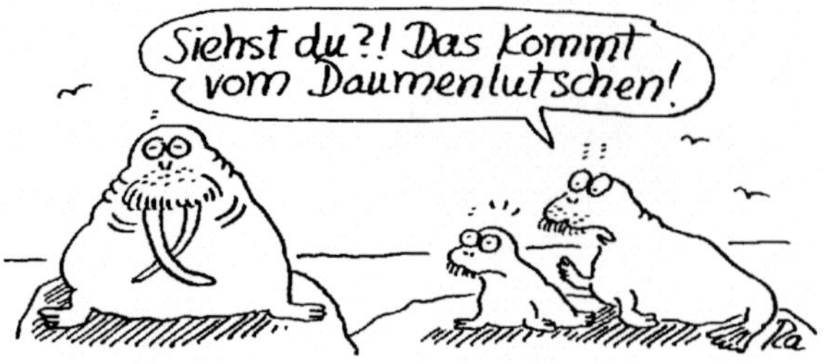

Abb. 2: Renate Alf

Fehlentwicklungen im vorsprachlichen Bereich, undifferenzierte Bewegungsmuster beim Saugen, Kauen und Schlucken können Ursache sein für spätere sprechmotorische Defizite. – Damit ist es auch möglich, Entwicklungsrückstände besonders in den Wahrnehmungsbereichen Tast-, Eigenbewegungs-, Vibrations- und Gleichgewichtssinn sowie visueller Eigenkontrolle nachzuvollziehen. Gleichzeitig können die Wachstums- und Bildekräfte bei der Gebissentwicklung fehlgeleitet werden. Besonders häufig kommt es zum Vorstehen der oberen Schneidezähne bzw. zu einer Rücklage des Unterkiefers – Viele unserer kieferorthopädischen PatientInnen mit gleichzeitiger Verzögerung der Sprachentwicklung haben auch Schwierigkeiten in den folgenden Wahrnehmungsbereich (*F. Anselment-Becherer*, 1997):

- Kinästhesie
- Propriozeption
- orale Stereognose

Die orale Stereognose verschafft uns Informationen über die räumlichen Gegebenheiten. Ist diese beeinträchtigt, so kann sich beispielsweise die physiologische Balance zwischen Zungen- und Kieferaktivität nicht ausreichend entwickeln, und es kommt zu motorischen Fehlfunktionen. Die Folge kann ein gestörtes orofaziales Gleichgewicht mit Zungenvorstoß, interdentalem Sigmatismus (Lispeln), ständig offenem Mund (mit offenem bzw. verschobenem Biss) und abweichenden Schluckfunktionen sein; denn gerade die Schluckfehlfunktion geht auch häufig einher mit grobmotorischen Koordinationsproblemen, eingeschränkter propriozeptiver Wahrnehmung und daraus folgend gestörtem Lage- und Bewegungsgefühl. Deshalb werden Körperwahrnehmung, Koordination, Motorik, Haltung und Atmung in die Behandlung miteinbezogen.

Form bedingt Bewegung

Die Beeinträchtigung der Form führt zu Sprachauffälligkeiten. – Die Form der Kiefer und die Zähne geben den Weichteilen Begrenzung und Orientierung. Sind die Weichteile z.B. durch einen Lymphstau im Gaumen und Rachenbereich geschwollen, propriozeptiert die Zunge weg vom Gaumen und hinteren Rachenbereich und liegt zwischen den Zähnen; eine physiologische Balance zwischen Zungen- und Kieferaktivität kann sich deshalb nicht ausreichend entwickeln, und es kommt zu einer Störung des orofazialen Gleichgewichtes.
Dabei sind wieder die verschiedenen Formen des Sigmatismus (Lispeln) besonders häufig vertreten.

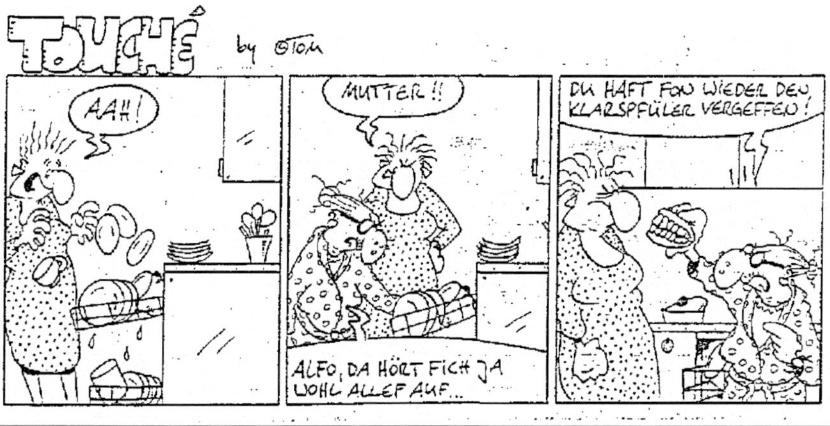
TOUCHÉ
by ©TOM
AA!!
MUTTER!!
ALFO, DA HÖRT FICH JA WOHL ALLEF AUF...
DU HAFT FON WIEDER DEN KLARSPFÜLER VERGEFFEN!

Abb. 3: Touché (karikaturistischer Zusammenhang zwischen Funktion und Form)

Zusammenfassend können wir sagen, eine Kieferanomalie zeichnet sich durch ein verschobenes Kräftespiel und damit Ungleichgewicht der perioralen Muskulatur aus. – Die komplexe und vielschichtige Problematik der Beziehung zwischen Funktion und Form kann in diesem Zusammenhang allerdings kaum abgehandelt werden.

Die gestörte Physiologie im orofazialen Bereich – sofern sie unter dem klinischen Aspekt relevant ist – hat R. Fränkel (1973) zusammengefasst:

1. **Dysbalancen im antagonistischen dynamischen Wechselspiel** der orofazialen Muskulatur bedingt durch:
   - **Haltungsschwäche bzw. neuromuskuläre Hypotonie**
   - die funktionelle Aberration treffen wir z.B. bei der bialveolären Protrusion und beim skelettalen offenen Biss an.
   - **Neuromuskuläre Hypertonie**
     Als Beispiel hierfür sei das Funktionsmuster des Deckbisses wie aber auch der mandibulären Prognathie angeführt.

2. **Gestörte Physiologie des Raumes**
   Merkmale:
   - Abwegigkeiten in Form und Größe des Funktionsraumes.
   - gestörter bzw. fehlender Abschluss des oralen Funktionsraumes
   - unphysiologische atmosphärische Druck- und Strömungsverhältnisse in den oro-naso-pharyngealen Funktionsräumen.
     Bei der Entstehung dieser funktionellen Störung spielt die gestörte Schließfunktion des hinteren Ventils (oropharyngeale Trennwand), das von dem respiratorischen Regelzentrum – also zentralnervös – maßgeblich beeinflusst wird und das Fehlen eines intakten Lippenschlusses ursächlich eine entscheidende Rolle.

Die **Schluckfehlfunktion** ist z.B. hauptsächlich durch ein gestörtes Bewegungsmuster der Zunge im Hinblick auf ihre Saugkraft gekennzeichnet. Die Sogwirkung wird oft auch durch die Schwäche der vorderen und hinteren Schließmuskeln, d.h. der Lippen und des weichen Gaumens (einschließlich Zungenrücken) verhindert. Diese Fehlleistung ist wiederum von der beschriebenen Fehlform der Kiefer und Zahnbögen mit ihren Einengungen nicht zu trennen: Durch den tiefen Biss und die Rücklage des Unterkiefers steht nur noch ein **geschmälerter Schluck- bzw. Sograum** zur Verfügung.

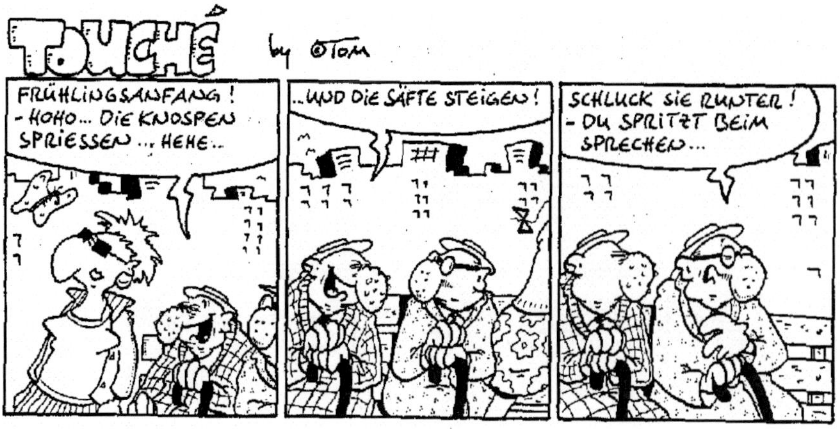
TOUCHÉ
by ©TOM
FRÜHLINGSANFANG! - HOHO... DIE KNOSPEN SPRIESSEN..., HEHE..
..UND DIE SÄFTE STEIGEN!
SCHLUCK SIE RUNTER! - DU SPRITZT BEIM SPRECHEN...

Abb. 4: Touché

Es besteht:
1. ein Mangel an freiem (Bewegungs-)Raum,
2. ein Mangel an freier (Raum-)Bewegung.

Die anderen Grundfunktionen wie der Lippenkontakt für die Nasenatmung, das Abbeißen, **Kauen und Sprechen unterliegen den gleichen Störfaktoren reduzierter Raum-Bewegungen.** Da sie gleichzeitig über dieselben Nervenbahnen versorgt und von denselben Muskelzügen angetrieben werden, treten sie als mehr oder weniger kombinierte und gestörte Begleiterscheinungen auf.

Das Balters'sche Heilprinzip besteht nun darin, die verfallenen Mund-Raum-Funktionen wieder aufzurichten und eine Neuorientierung der Bewegungsabläufe in Gang zu setzen (*H. v. Treuenfels*, 1992) – etwas das *W. Balters* als das Rezidiv zum Gesunden bezeichnet.

Raum und Bewusstsein

Zwar behauptete schon der Mathematiker und Astronom Carl Friedrich Gauß **der Raum** sei faltig, gekrümmt und sehr seltsam; das gilt aber nicht für unseren inneren Raum, den wir ständig aufrechterhalten und erweitern müssen. Denn die Erlangung von Bewusstsein ist ohne innere Raumbildung, ohne Konzentration der Kräfte auf ein räumliches Zentrum hin nicht möglich – das betrifft den Mundraum in besonderem Maße.

Durch das gleichzeitige **Erleben der beiden Pole der Wirklichkeit** (des Innen und Außen, des Oben und Unten, der harten, sphärisch ausgedehnten Kieferform und der Zungenbeweglichkeit, der Zahnhartsubstanz und der weichen Pulpa), speziell der Öffnung und Schließung der Kiefer, der Hereinnahme der Nahrung und der Abgabe in Form von Sprache sowie auch der Ein- und Ausatmung und Spannung zwischen Innen (Zunge) und Außen (Lippen und Wange), wird nämlich eine Art innerer Raum geschaffen, der die Voraussetzung bietet für Tiefe und Intensität unserer seelischen Erfahrungen. Raumengen bedeuten Angst, Einengung, Selbstbeschränkung, Unfreiheit und Isolation; **Raumweite oder -öffnung** können bei Übersteigerung auf Weltflucht, Sich-Verlieren oder Sich-vom-Inneren-bedrängt-

Fühlen hinauslaufen (s. Kap. „Körpersignale des Mundes"). **Innere und äußere Haltungen bzw. Fehlhaltungen bedingen also einander.** Es ist auch möglich, in diesem Sinne von dem Versuch des Organismus zu sprechen, einem Ausgleich zwischen den Polen zu finden – unserer „Mitte". Bewegung und Leistungsfähigkeit bieten also die Voraussetzungen dafür.

Um es einmal anschaulich zu machen: Wir können die Zähne allgemein als eine Art Grenze ansehen – eine Grenze zwischen dem Individuum und der Welt, zwischen dem oberen und dem unteren Menschen; es geht um diese zwei Pole der Wirklichkeit in ihrer gegenseitigen Abhängigkeit. Ist der **„Eindruck" von außen zu stark** (Sprache ist immer **Ausdruck!**), d.h. wird der Außenraum als bedrängend und einschränkend erlebt, kommt es zu einer **„Eindrückung" des Kiefers**, d.h. die Funktionen sind im Ungleichgewicht, und es kommt zum **Engstand der Zähne**. Das Bedürfnis, den eigenen Raum zu erweitern, mehr vom Außenraum für den Innenraum zu erobern, erlischt, ebenso das Über-sich-hinaus-spüren-Wollen, der „Transsensus" (*V. Glaser*, 1980).

> Enge Kiefer, ein eingeschränkter Mundraum können auch als Zeichen einer eingeschränkten den bzw. veränderten Spielsituation gewertet werden; denn nur im Spiel macht das Kind motorische Erfahrungen zusammen mit sensorischen Erlebnissen.

In einem zweckorientierten und verwalteten Lebensstil geht freies Spiel aber verloren.
Das Bewegungsvermögen, auch das psychische Zutrauen in die eigenen Bewegungsmöglichkeiten ist in den letzten 40 Jahren rapide gesunken. Wir nutzen nicht mehr unsere Gestaltungsmöglichkeiten und Formkräfte (s. Kap. „Laut und Formkraft").
Bei der sprachlichen Artikulation fällt heute die fehlende Hemmstellenbildung im Mund bzw. die fehlenden Anschlagsstellen im Organismus auf.

> Es ist erschütternd zu sehen, wie verwaschen, kehlig, näselnd und wie regelrecht konsonantenarm die Sprache der Kinder heute ist.

Manchmal fehlen ganze Konsonantengruppen und oft kann ein Kind nicht einmal so laut sprechen, dass es z.B. von der ganzen Klasse verstanden wird. Die Berührungen der Zunge an der richtigen Stelle der Sprachwerkzeuge beim Hervorbringen der Laute sind heute keine Selbstverständlichkeit mehr. Die Stoß- oder Explosivlaute (G, K, D, T, S), die Zahnlaute, die Lippen-Verschlusslaute B, P werden häufig ohne den vorherigen willentlich herbeigeführten Atemstau gebildet, der dann die nötige Sprengkraft zur Bildung der Laute entwickelt. Insofern hängt das richtige Atmen auch vom richtigen Sprechen ab. Viele Kinder „verschließen" sich vor der Außenwelt und ersetzen dabei z.B. „t" und „d" durch „g" und „k", d.h. sie verlagern eine Artikulationszone weiter nach hinten. –

Wir haben Sprache und ausgeformte Kiefer zu keinem bestimmten Zweck oder Ziel – sie sind vielmehr **Ausdruck einer vollzogenen Mensch-Umwelt-Anpassung**, Zeugnis unseres aktiven – reaktiven Verhaltens.

Eine Übung am Ende dieses Kapitels soll uns – innerhalb eines kleinen Zeit-Raumes – Raum und Bewusstsein näher bringen: Wir nehmen durch Bewegung und Fokussierung (zu best. Musik) unsere Körperräume wahr, beginnend mit unserem Bauch-/Beckenraum (unserem Gefühls- und Kraftzentrum), indem wir das Wort „Raum" geflüstert oder tonlos als eine Art Mantra sprechen, R-A-U-M, stellen wir die Verbindung über die Wirbelsäule zu unseren anderen Körperräumen her (Achselhöhlen, Brustraum, Mundraum etc.) her; es können Empfindungen, Erinnerungen, Geräusche, Gerüche auftauchen. Dann suchen wir ggf. Korrespondenz zu den Räumen der anderen Menschen. Wir regen sie zu Bewegungen an und nehmen Anregungen auf; so kann ein neues Beziehungs-Muster entstehen (s.a. Kap. „Der Tanz"). –

Für die Mundraumgestaltung ist **die Zunge** phänomenal wichtig; dafür muss sie **zentral zeit- und funktionsgerecht stimuliert** werden (breitgefächerte Sinneswahrnehmungen, entsprechender Bewegungsaufbau, Gebrauch umfassender Bilder – s. später).
Aufgrund ihrer **hochgradig zerebralen Steuerung** sucht sich die Zunge einen Weg den Mundraum plastisch formend – wie ein „Bildhauer" – zu verändern, u.zw. so, dass er zu einem Abbild ihrer Funktion wird (Abb. 5 a-d)

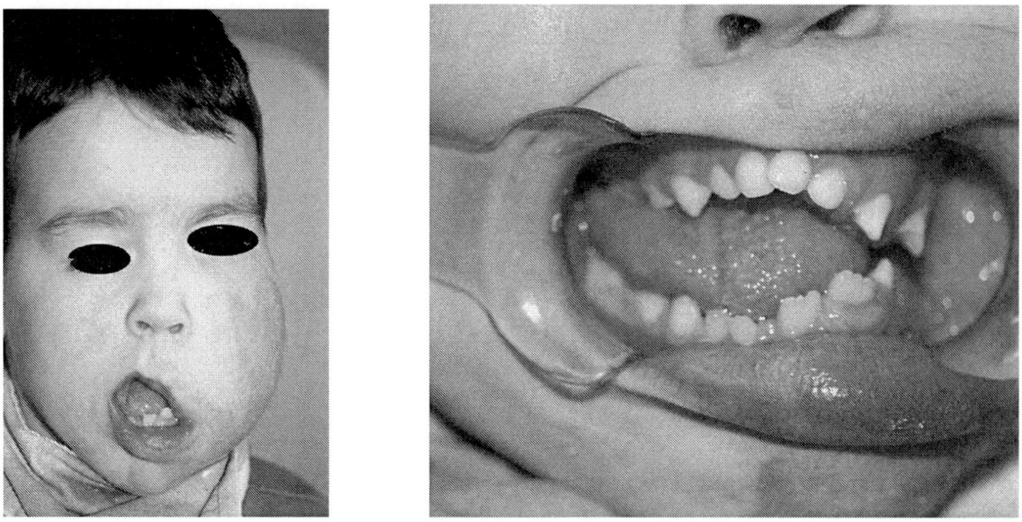

Abb. 5 a, b : Junge 7 Jahre Entwicklungsverzögerungen in allen Bereichen, dypraktische Dysarthrie, re.-seit. Hirnvergrößerung, li.-seit. Fettgeschwulst der Wange, Asymmetrie des Kiefers, der Zunge, der Zähne, seitl. Extrem offener Biss, re.-seit. Kreuzbiss; der Körper kompensiert und reagiert in der Vertikalen mit verstellenden Ausgleichsbewegungen.

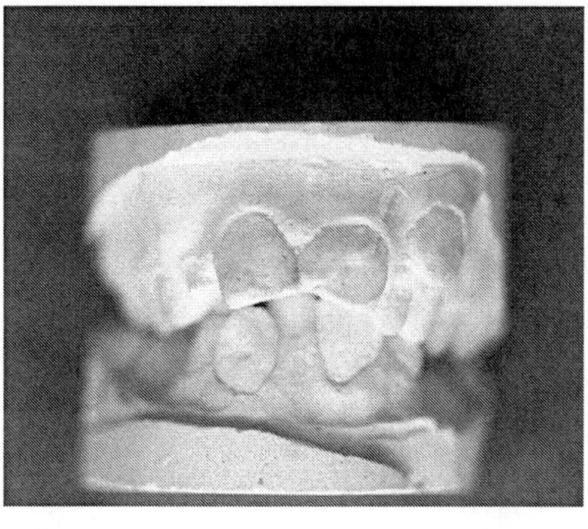

Abb. 5 c: ca. 13-jähr. Junge aus Sammlung Prof. W. Balters; Zungenhypoplasie der periorale Druck überwiegt; der Mundraum kollabiert zusammen mit den korrespondierenden Kopf- und übrigen Körperräumen.

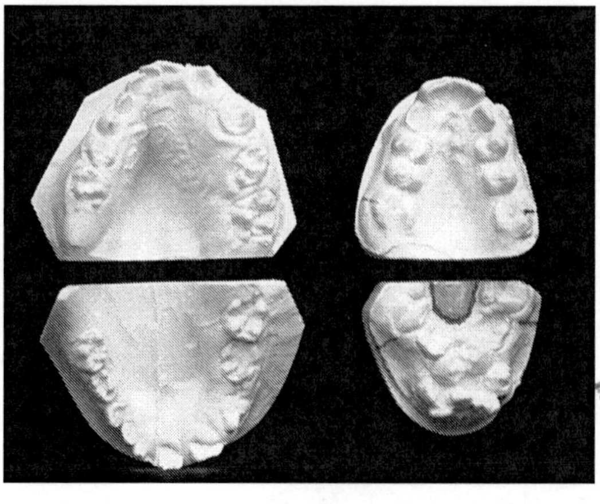

Abb. 5 d: Mundraummodelle beider Kinder in der Draufsicht

Die Zunge – Kunsthandwerkerin des Geistes

Die Zunge – Organ der Verführung

Falls Sie gerade essen – halten Sie die Gabel auf dem Weg zum Mund kurzfristig an, langsam kommt die Zunge der Gabel entgegen, die Augen folgen so gut es geht. Hilfe!, die Zunge ist ja nackt und glitschig, werden Sie vielleicht sagen, aber lassen Sie sich nicht beirren und lecken Sie sich ruhig erstmal die Lippen ... nehmen Sie jetzt genau wahr, was, wie schnell und wie viel Sie essen wollen, was machen Speicheldrüsen, Augen, Magen? Was die Glieder? Die Haltung? Wollen wir uns mit dem Geschmack verführen lassen? ...

Tatsächlich fühlen wir uns auch im übertragenen Sinne häufig als **„arme Schlucker"** und würgen so manches im Leben herunter, was uns dann „auf den Magen schlägt". – Nur Hunde und Katzen haben damit kein Problem, sie würgen es wieder rauf und raus. Wenn wir eine so sensible Zunge oder gar anspruchsvollen Gaumen hätten wie unsere Hunde Nasen, könnte uns das wohl weniger passieren!

> Bei dem globalisierten Einheitsbrei, der heute zunehmend zum Essen angeboten wird, fällt es immer schwerer, mit Geschmack verführt zu werden – es hinterlässt allenfalls einen bitteren Nachgeschmack.

Auf diese Weise **werden wir geistig, seelisch, körperlich nie wirklich satt**. Trotz mancher Geschmacksverstärker: Es hinterlässt Unbefriedigtsein bei uns, wir verlieren **seelisch an „Gewicht"**. Vielleicht ist das der Grund, warum viele Menschen glauben, ein Leben lang saugen zu müssen – und dabei den einen oder anderen Menschen „aussaugen".

Sprache beschreibt Körpersprache

„Es liegt uns auf der Zunge", aber fällt uns nicht ein; vielleicht wollen wir auch etwas nicht und es bekommt deshalb „so ein G'schmäckle" (schwäbisch). Nun ja, Geschmack kommt ja nicht umsonst von Schmecken.

> Schmecken ist die eigentliche Urteilsinstanz des Menschen. Im Italienischen hat „sapère" noch die Bedeutung von schmecken und wissen gleicherweise.

Es gibt Menschen, die mit ihrer Zunge wenig anzufangen wissen; die haben da nur „etwas" im Mund, das sie hin- und her bewegen und es ergibt sich die Preisfrage, was ist es, Müsliriegel oder Zunge? – Aber vielleicht lernen **wir**, die Zunge anders zu gebrauchen und wieder mit Worten, vielleicht sogar mit Engelszungen zu verführen – es dürfen nur keine gespaltenen Zungen sein; auch „scharfe" Zungen sind eher für die „geschliffene Rede gedacht". Am ehesten geht es aber um das deutlich-laute Sprechen, bei dem man kein Mikrophon braucht, um sich überhaupt verständlich zu machen!

Alte Gemälde und Skulpturen zeigen die Zunge oft in aggressiver Mimik, als Redewaffe, als Sexualitäts- oder Zeugungssymbol (s. Abb. 6)

Die ägyptische Göttin Bes wird mit herausgestreckter Zunge dargestellt, die das Böse abwenden soll, während die Göttin Nut jeden Morgen aufs Neue dieser Sonnenscheibe aus ihrem Mund gebiert. Es gibt zudem eine starke symbolische Verbindung zwischen Zungen und Flammen; beide sind rot, aktiv, verschlingend und schöpferisch-destruktiv. Darum wird der indische Feuergott Agni oft mit sieben Zungen dargestellt. –

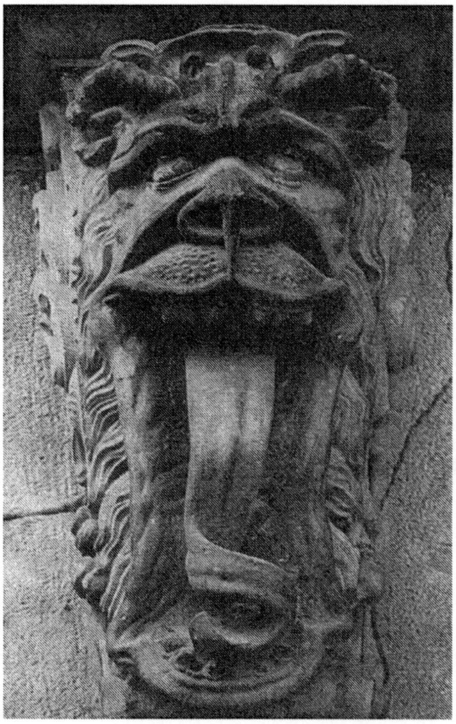

Die Zunge bildet nicht ab, sie symbolisiert demnach. Ihre Zeichen sind grundsätzlich beliebige symbolische Stellvertreter, die von Sprache zu Sprache verschieden sind und geschichtlich sich wandelnden Regeln folgen. Aber „weil das Wesen dieser Zeichen Energie ist, eine Kraft, die an sie geknüpfte Vorstellungen vor das innere Auge zu rufen", variiert die Ausdruckskraft der Zunge (*U. Pörksen*, 1997).
Weil aber jedes Wort ein „Doppelwesen" hat, eröffnet sich der Sprache nicht nur ein unendliches Möglichkeitsspiel, sondern verleiht der Zunge auch eine unbegrenzte Fähigkeit zur bildhaften Gestaltung.

Abb. 6: Figur am Erfurter Schloss

Zungenausdruck und Bilder

Logopäden und Kieferorthopäden gleichermaßen interessiert die Druck- und Ausdrucksfunktion der Zunge – muss sie interessieren, weil die Zunge wieder sozial lernen muss, sich soziale Intelligenz aneignen muss. –

> „Alle Umstände, Sinnesfunktionen und Empfindungen, die Einfluss nehmen auf die Zungenaktivität sowie die Druck- und Sogverhältnisse (im Mundraum) beeinflussen schließlich die Kieferform" (*Ch. Herrmann*, 1997).

d.h. **Sinnesempfindungen beeinflussen die formgebende Entwicklung. –**

Es bedeutet auch zu verstehen, dass die Zunge mehr ist als der Geschmackssinn.

> „Zu wissen, dass die Zunge durch ihre Kraft das Wort ausspricht und dass sie direkt mit dem denkenden Gehirn verbunden ist, kreiert ein Bewusstsein, das einen Kontakt zu den elektromagnetischen Zentren produziert. Die bewusste

Zungen ermöglicht Kräfte in Bewegung zu setzen, die zur Natur gehören: die Gebärkräfte ...
Tatsächlich spürte ich plötzlich, dass meine Zunge mehr Form annahm, größer und muskulöser wurde. Ich merkte, dass der ganze Bereich der Halswirbel entspannt war. Körperräume, die ein anderes Bewusstsein ermöglichten, hatten sich geöffnet. Die Zunge zeigte sich wie eine unwidersprechliche Realität: Sie hatte sich in ihrer Basis entspannt, und ich atmete tiefer. Ein neuer Glanz erschien im Muskel-Tonus.
... Die Zunge wurde bald zur Metapher: Sie war der Schlüssel, die Trägerin einer neuen Sprache, nicht zufällig. Die gewaltige Kraft für eine neue Geschichte, wie wenn dann ein noch fähigerer Mensch entstehen kann, mit derselben Kraft wie ein Kind bei seiner Geburt. Mit den gewaltigen Kräften, die diesen Augenblick regieren, ohne Druck, ohne Aggression. So, denke ich, muss der Mensch sein, der sich dem nächsten Jahrhundert nähert, um die überwältigende Realität, in der er leben wird, auszuhalten." So schreibt die Gesangslehrerin *Feodora Aberastury*.

Die Zunge ist kein Jammerlappen

Wir erfahren, dass das **frühe Ausbleiben** von **Bildvorstellungen** bedeutet, dass keine Phantasie und Vorstellungskraft vorhanden ist; das hat auch Folgen für die **Zungenkraft**. –

Wie wir wissen, stimulieren Worte (Geschichtenerzählen) zur richtigen Zeit und am richtigen Ort das Gehirn zur Erzeugung des entsprechenden Bilderflusses. „Alle metaphorisch-symbolische Aktionen müssen vom R-System mittels des limbischen Systems zum Neokortex übersetzt werden." (*Ch. Pearce*, 1992). Deshalb ist es anzunehmen, dass die **Zunge den Gefühlszustand „speichert" oder „erinnert", in dem das Lernen stattfand**. Je mehr Geschichten ein Kind hört und hier häufiger die Wiederholungen sind, desto mehr Neuralfelder werden myelinisiert und umso mehr Zwischenverbindungen kommen ins Spiel.

Je stärker und dauerhafter aber die Fähigkeit zur visuell-verbalen Interaktionen wird, desto kraftvoller werden auch Begriffsbildung, Bildvorstellung und Aufmerksamkeit, wodurch gleichzeitig der Umfang der Neuralfähigkeit zunimmt, aber auch Kraft und Flexibilität des Zungen-„Ausdrucks" beeinflusst wird.

Waldorfschulen wiederholen klugerweise alle Geschichten ein halbes Dutzend Mal oder öfter oder „leben" sogar mehrere Tage lang mit einer Geschichte, bevor sie zu einer anderen übergehen. Kinder sind nun eher bereit, den Vorgang umzukehren, d.h. den inneren Bilderfluss eigener Gestaltung einem passenden äußeren Stimulus überzulegen. Sie möchten ihre Außenwelt durch ein inneres Bild gestalten und modulieren, ein erster Schritt auf Schöpfung selbst zu, der – wie gesagt – im frühen „sensomotorischen" Alter beginnt.

Ohne die Fähigkeit der inneren und vor allen Dingen der eigenen Bilderumgebung bleibt der überwiegende Teil des Gehirns unbeschäftigt (u.a. durch zu viel Fernsehkonsum) und das Kind ohne Vorstellungskraft. Damit verfällt Dynamik, Vitalität und Funktionen, deren Ausdruck die Form ist (*I. Broich*, 1999).

Die **Bewegungsempfindung**, d.h. die Informationsverarbeitung der Lage- und Bewegungsrezeptoren beim Sprechen im Mund, die **so genannte Sprechkinästhesie hat dabei einen maßgeblichen Anteil an der gedächtnismäßigen Speicherung von Laut-, Wort- und Satzschemata** beim Spracherwerb und ist die Grundlage für das so genannte **innere Sprechen**.

Um noch einmal auf die eingangs erwähnte Geschmacksfindung beim Essen zurückzukommen: Schon eine neue – vielleicht überraschende Auswahl der vier Geschmacksrichtungen, die mit der Zunge zu empfinden sind, beeinflusst ebenfalls unterschiedliche Muskeln im Kiefer und Gesichtsbereich, **setzt dadurch Reflexkräfte frei**, die sich auf Dauer in der Gestalt niederschlagen, ganz entsprechend dem **seelischen** Eindruck von „bitter", „süß" etc.

Zur Lektüre über diese Zusammenhänge empfehle ich gerne drei Grimm'sche Märchen:

Die weiße Schlange
Die drei Männlein im Walde
Die drei Sprachen

... schließlich leben wir in Bildern.

Zungenentwicklung und Funktionsbild

Die Entwicklung der **Zunge** aus den so genannten vier Kiemenbögen erklärt ihre komplizierte und frühzeitige Nervenversorgung aus fünf Hirnnerven.

> Wegen der Vielzahl ihrer sensiblen und motorischen Nervenfasern wird die Zunge zu einem besonders „nervösen" Organ und zu einem besonderen Wirkungsfeld des Gehirns. Auch die Fähigkeit zu hochgradig cerebral gesteuerter Tätigkeit der Zungemuskulatur ist eine der frühen Äußerungen der menschlichen Cerebralisation.

Bei der Funktionsentwicklung entsteht das räumliche Muskelgitterwerk der Zunge zunächst durch Längenwachstum, dann durch das Breitenwachstum und zuletzt durch das senkrechte Wachstum des Kopfdarms und der Zunge. Mit dieser Entwicklung wird das Sprechen gleichsam morphologisch vorbereitet (*E. Blechschmidt*, 1978). Zunge und Mundraum gehören beide zu den entwicklungsgeschichtlich besonders früh entwickelten Organen.
Die Differenzierung der Gewebeanteile beginnt schon etwa mit der vierten Embryonalwoche und bereits in der neunten Woche ist die Mundhöhle fertig ausgebildet und – wie beschrieben – besonders reich innerviert und vaskularisiert.

> Über die Stimulierung, d.h. also besonders über die Zungenfunktion wie Saugen und Schlucken, aber auch über die räumliche Orientierung der Zunge in der Mundhöhle und zwischen den Kiefern vollzieht sich während der ersten Lebensmonate wiederum eine fortschreitende Enzephalisation der frühkindlichen Aktionen, wie sie der Reifung von Sensorium und Gehirn entsprechen.

Die Zunge erobert sich gewissermaßen den Mundraum in dem gleichen Maße wie sich das Kind seinen Außenraum, d.h. seinen Sprach-, Atem- und Lebensraum schafft. –

In dem heute häufig zu beobachtenden **Rückzug der Zunge aus dem Kontakt mit der Umwelt**, sehe ich auch einen Grund für den **Verlust der Artikulationsstellen** und dem schwachen Konsonantieren. Gerade bei der sprachlichen Artikulation fallen heute die fehlenden Hemmstellenbildungen im Mund bzw. die fehlenden Anschlagstellen im Organismus auf, so dass es oftmals erschütternd ist zu sehen, wie verwaschen, kehlig, näselnd und die regelrecht konsonantenarm die Sprache der Kinder heute ist.

Und dies ist sicher kein Problem, um es – selbst in einer pharmahörigen Zeit – wegen einer „erektilen Dysfunktion der Zunge" mittels Viagra aus der Welt zu schaffen ... allerdings ist es bei jeder Art verwaschenen Sprechens nicht als allzu abwegig erst einmal nachzusehen, ob nicht die Zunge oder gar das Zäpfchen gepierct sind.

Aus diesem Rückzugsverhalten der Zunge **Hinwendungs- und Kontaktformen** zum anderen Menschen zu schaffen, brauchen wir eine Kultur des leiblichen Erlebens, Wahrnehmens und Handelns in den aktuellen Lebenssituationen.

> Diesem Erweitern des eigenen Außen- und Orientierungsraums entspricht nämlich gewissermaßen der Erweiterung des Innenraums durch Lockerlassen der Zunge und der damit verbundenen Vergrößerung des Supraglottischen Raumes (*M. Glatzer*, 1997).

Ich habe das Thema **des offenen Zungen-Bisses** oder Mundes sowie die Vorwärtsorientierung angesprochen und darin einen Mangel an Geschlossenheit, Verinnerlichung und Abgrenzung gesehen bzw. die fehlende Möglichkeit zu sich selbst zu stehen. Das Seelische, für das die Zunge steht, wagt sich zu weit vor und wird nicht von den Zähnen beherrscht. Das Problem der inneren Abgrenzung gegenüber anderen Menschen und das Problem der Gegenwartslosigkeit scheinen in der Tiefe ein und dasselbe Problem zu sein. (s.a. Kap. „Körpersignale des Mundes" und „Allgemeine Physiologie").
Um Kieferorthopädie und Lautbildung betreiben zu können, muss die Zunge von den Zähnen beherrscht sein; sie darf weder zwischen den Zähnen liegen, noch „zum Halse heraushängen" bzw. in den Hals „rutschen". Sie gehört zu unserem sensomotorischen Apparat und braucht **klare kinästhetische Meldungen** – durch Hemmstellen, Gegenspieler, Rückmeldungen und den Widerhall ihrer Tätigkeiten (s. Kap. „Allgemeine Physiologie"). –

Ausschließlich mundmotorisch ausgerichtete Übungen sind aufgrund dieser Überlegungen häufig erfolglos und verlängern unnötigerweise die Behandlung. Viele myofunktionell dyspraktische Kinder haben Schwierigkeiten mit der oralen Objektwahrnehmung und -differenzierung, was als Ausdruck einer sensomotorischen Integrationsstörung zu werten ist (*U. Burhop*, 1995). Hier sind Spiele, die mit Eigen- und Raumwahrnehmung arbeiten, vorzuziehen.

Zungenerfahrungen

Die **Zunge** ist
- unser beweglichstes **Stimmorgan**, da sie auch an Bewegungen des Kehlkopfes und des Gaumensegels beteiligt ist und dadurch stark den Stimmklang verändern kann.
- unser beweglichstes Sprechorgan, da sie natürlich auch in den Bereich der Artikulation geht.

Kleine Vorübung:
Um Zungenbewegung und -empfindung als Einheit zu erleben, fahren wir einfach mit ein paar einschmeichelnden, verführerischen Zungenbewegungen um die Lippen herum und beobachten, wie sich die Bewegungen unseres Beckens und unserer Gangart dabei verändern – oder, wenn es da Schamgrenzen gibt, wie wär's wieder mit einem kleinen Geschicklichkeitsprogramm: von einfacher Zungenakrobatik über doppelten Salto, Zungenballett zum Hürdensprung und dann vielleicht weithin zum Quantensprung und ab und zu und nur vielleicht – ein kleiner Seitensprung! – von allem nicht zu viel, schließlich ist der Mund kein Fitnesscenter!

Übungen v. *H. Eckert, J. Laver*, 1994:

1. Sagen Sie bitte „iiiiiiüüüüüüü" mehrmals und achten Sie dabei auf Lippen und Zunge. Die Lippenbewegung ist spürbar und auch im Spiegel beobachtbar, während die Zungenstellung unverändert bleibt. – Wenn Obertöne hörbar auftauchen sollten, genießen Sie sie.
2. Sagen Sie jetzt bitte „üüüüüüüüuuuuuuu"; jetzt ist es umgekehrt: Die Lippen bleiben gerundet, aber die Zungenstellung ändert sich.
3. „eeeeeeeöööööööööö" – ist wieder analog der ersten.

Sie kennen vielleicht das Spiel „Drei Chinesen mit dem Kontrabass"*, das ich nach *H. Eckert, J. Laver* 1994 zitiere. Es wird meist von Kindern und auch von Erwachsenen zu vorgerückter Stunde gespielt und stellt wohl ein seltenes Vordringen der Phonetik in die Freizeit dar. Es kommt bei diesem Spiel darauf an, immer diesen selben Satz mit jeweils nur einem Vokal im Chor aufzusagen, z.B. so: „Dro Chonoson mot dom Kontroboss" oder „Dri Chinisin mit dim Kintribiss". Nehmen wir die lautlichen Veränderungen wahr. Bei jedem Aufsagen wird die Zunge (wenn auch in übertriebener Weise) sozusagen in einer Stellung verankert, während Mimik (Lippen) und Unterkieferbewegungen sich verändern. Bei dem „o"-Durchgang dieses Spruches – mit Chonoson – werden einige Wörter stärker und somit lustiger verändert, während die Vokale bei dem normalen Wort „Chinesen" vorne oben und ohne Lippenrundung gebildet werden. Wie geschickt der Satz ausgewählt ist, kann man daran erkennen, dass die Wirkung auf diese beiden Wörter beim „i"-Durchgang genau umgekehrt ist.
Die Resonanzverhältnisse im Mundraum beim „o" und „i" sind so verschieden, dass man den Eindruck bekommt, es handelt sich beim zweiten Durchgang um andere Sprecher mit anderen Stimmen.

Auch einer der Schauspieler in dem Film „die Feuerzangenbowle" wurde durch die von ihm absichtlich benutzte „o"-Lautierung sehr bekannt. Seine Anweisung „Sötzen Sö söch!" an den „Schöler Pfoiffer" wurde durch seinen komischen Effekt zu einem geflügelten Wort.

Die Zunge kann **Färbungen, Faltungen** haben und **Beläge** bekommen (s. Kap. „Die Körpersignale des Mundes"). Auch bei Zungenträgheit handelt es sich bei den Belägen nicht um Moos, Schimmel oder gar Fußpilz, sie können aber trotzdem zu **Mundgeruch** führen (leicht flüchtige Schwefelverbindungen). Zungenschaber können von Belägen befreien und stimulieren gleichzeitig die Reflexzonen der Organe und verbessern die Geschmacksfähigkeiten.

---

* Ganzer Text: Drei Chinesen mit dem Kontrabass,
saßen auf der Straße und erzählten sich was,
kam die Polizei, ja was ist denn das?
Drei Chinesen mit dem Kontrabass!

Die Körpersignale des Mundes

In welcher Weise nun der Mensch geistig-seelisch auf Lebensnöte und -freuden reagiert, das zeigt er in Gestik, Mimik und Mundbild; bei intakter Wahrnehmung wird dabei die Kommunikation mit den Mitmenschen erleichtert. Die Mimik des Mundes und die Stellung der Kieferbögen, ähneln einer hochdifferenzierten Sprache; der sich darin äußernde Affekt ist gleichzeitig umweltbezogen als auch situations- und selbstwahrnehmend. In welcher Verfassung sich der Mensch körperlich befindet, zeigen die Reflexzonen und Körperzustandsbilder von Lippe und Zunge.

Und was zeigen uns erst die Zähne, mit denen wir auf unseren Problemen herumkauen, manchmal „einen Besen fressen", wenn wir nicht gar „auf Granit beißen" oder uns gar so manches „Gefühl verbeißen". Wir verzehren uns nacheinander und haben uns „zum Fressen gern". Natürlich kann das in Bissigkeit umschlagen und ist wie die „Bärbeißigkeit" bereits eine Charaktereigenschaft, aber kannibalistisch sind wir nur, wenn etwa die „Beißhemmung" wegfällt. Zähne bedeuten immer Entscheidung und signalisieren: Wir sind zum Kampf bereit. Manchmal liegt zwar ein böses Wort „auf der Zunge", wagt es aber nicht dem engen Gehege der Zähne zu entfliehen.

All meinen Lesern wünsche ich, dass sie noch auf ihren Zähnen und noch nicht „auf dem Zahnfleisch" gehen. Wenn wir einen „guten Biss" dem Leben gegenüber zeigen, ist die Angst unbegründet, dass die Zähne im Brötchen stecken bleiben könnten. Das passiert auch nicht, wenn wir „Haare auf den Zähnen" haben – und die haben wir dort sicher nicht deshalb, weil wir sie jemandem vorher „vom Kopf gefressen haben".

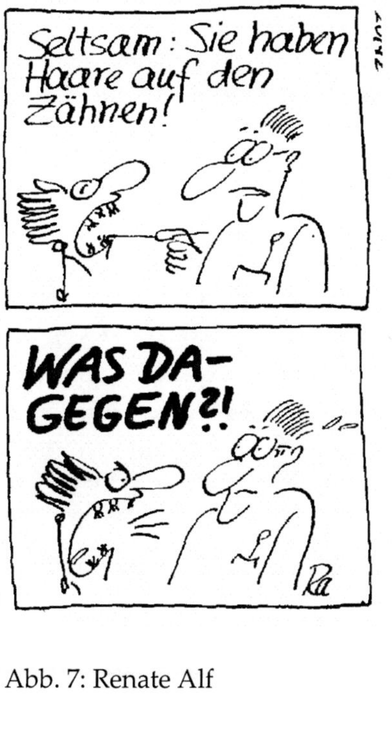

Abb. 7: Renate Alf

Wie so ein richtiges „Knautschgesicht" aussehen kann, zeigt folgendes Gedicht von *Robert Gernhardt*:

Als er mit vierzig in den Spiegel sah

Seht mich an: der Fuß der Zeit
trat mir meine Wangen breit.
Schaut mein Ohr! Die vielen Jahre
drehten es in's Sonderbare!
Ach des Kinns! Es scheint zu fliehen,
will die Lippen nach sich ziehn!
Ach der Stirn! Die vielen Falten
drohen mir den Kopf zu spalten!
Die Nase! O, wie vorgezogen
Der Mund! So seltsam eingebogen!
Der Hals! So krumm! Die Haut! So rot!
Das Haar! So stumpf! Das Fleisch! So tot!
Nur die Augen lidumrändert
strahlen blau und unverändert,
schauen forschend, klar und mild
auf's und aus dem Spiegelbild
leuchten wie zwei Edelsteine –
sind das überhaupt noch meine?

Genüsslich als ginge es um die Begutachtung eines Gebrauchtwagens – stellt *R. Gernhardt* (im „Wörtersee") all die „irdischen Jammertäler", nämlich hier die vielen Hebungen, Senkungen, Falten und Färbungen im Gesicht eines leicht „Herangealterten" zusammen, die ja nicht immer regelmäßig und fein im Gesicht drapiert sind.

Aber schon „ab 30 ist jeder für sein Gesicht selbstverantwortlich", sagt der Volksmund. Auch Goethe äußerte sich ähnlich: „in jedes Menschen Gesichte steht seine Geschichte, sein Hassen und Lieben deutlich geschrieben". Früherworbene Lebenshaltungen und -einstellungen können sich tatsächlich als Dauerspannung dem Gesicht einprägen und bewirken schließlich, dass jedes Gesicht anders aussieht. Hat das Gesicht aber keine Falten, kann man es doch in solche legen. Die Mimik übermittelt dabei die Formkraft der Psyche und zeigt am ehesten, welche Gefühle die jeweiligen Gedanken begleiten; sie spielt schließlich in Kommunikationssituationen bei der Übertragung von Informationen eine entscheidende Rolle. Sie reagiert so unterschiedlich, wie die Stimme in erstaunlicher Vielfalt.

Durch **eine nicht aussagekräftige Mimik kann eine Störung der Kommunikation entstehen, die sich auf das Kommunikationsverhalten, das psychische Eigenleben, aber auch auf Sprachentwicklung und Kieferformung insgesamt auswirkt.**

J. Diamond (1997) geht soweit, dass er für jeden Meridian, also der gedachten Energieleitbahn zwischen den Organen, die vorherrschenden negativen und positiven Gefühle ableitet und sie mit mimisch entsprechenden Fotos anschaulich macht (s. Abb. 8). Mit entsprechenden „positiven Affirmationen" versucht er die schädigenden negativen Nebenwirkungen zu beheben.
Wenn man das Singen und vor allem das Hören lernen kann, was liegt näher als auch den Körper und die Mimik wieder zum „Singen" zu bringen.

Es soll in diesem Zusammenhang jedoch weniger um die Wahrnehmung und Prüfung von Bewegungssequenzen der Lippen und der Zunge gehen; sondern um den **Mundraum als Spiegel des inneren Seelen- und Erlebnisraumes beziehungsweise als Spiegel einer vollzogenen Mensch-Umwelt-Anpassung und seines aktiven und reaktiven Verhaltens.** Auch entwicklungsgeschichtlich gehört der Mund zu unserer **Abwehrzone und Eroberungszone**, er wird damit zu einer Art „Schließmuskel" der Seele.

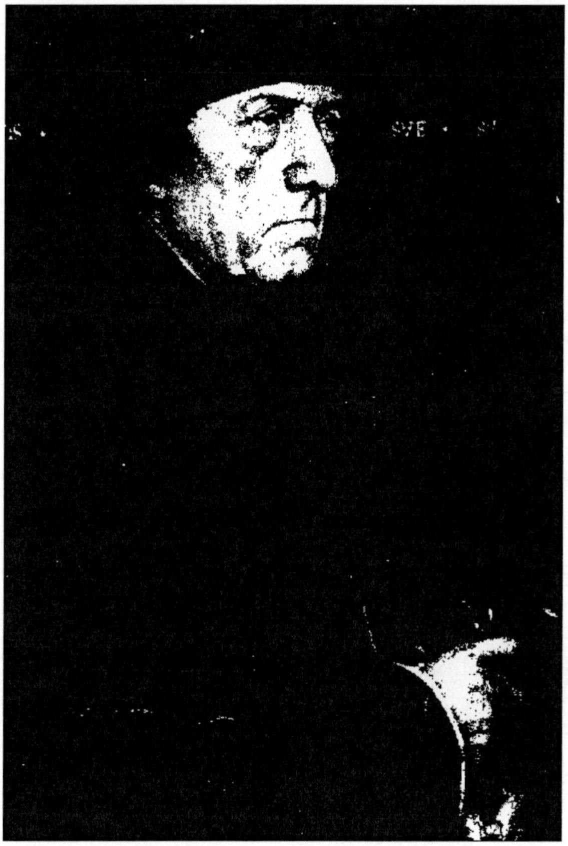

Abb. 8: Hier ist es zum Beispiel der Gallenblasenmeridian, der bei der Betrachtung dieses Bildes schwach testet (*J. Diamond*, 1987). Um wieder ein Lächeln erkennen zu können, sollte man das Bild spaßeshalber einmal auf den Kopf stellen.

Metamorphose

Die Mundraumentwicklung hat neben räumlich-zeitlichen Dimensionen auch einen metamorphotischen Gesichtspunkt. Einen kleinen Exkurs dazu möchte ich voranstellen. Demnach haben wir den **Oberkiefer** dem Ruhe- und Bewusstseinspol zuzuordnen; er ist der Ort für unsere Gedankenwahrnehmung. „In der oberen Zahnreihe konzentriert sich dasjenige, was in der Menschheit nach Verfestigung strebt, was der Mensch aufnehmen will, als die in ihm zur Ruhe gekommene Summe von Weltgeheimnissen" (*R. Steiner*, 1921).

Der **Unterkiefer** hat nach *J. W. v. Goethe* (1810) **Gliedmaßencharakter** und kann mit Beinen und Armen gleichgestellt werden. Er ist der bewegliche Teil des Kiefers und auch derjenige von den beiden, der sich immer „beklagt", dass er die ganze Arbeit alleine tun muss ... Tatsächlich sind die Bewegungsabläufe von Kiefer-, Zungen- und Kopfbewegungen Teil des gesamten senso-motorischen Apparates, zu dessen Gliedern auch Rumpf und Extremitäten gehören. Den **Unterkiefer können wir somit dem Emotionalen – und Willenspol zuordnen**, was wir uns leicht verdeutlichen können, wenn wir zum Beispiel bei einer Wutgebärde den Unterkiefer vorschieben.

> Der untere Gesichtsbereich allgemein lässt etwas von der Tatkraft, Lebensenergie und Willensstärke der Betreffenden erkennen.

Auch „in den Muskeln der Unterlippe wellen und strömen alle diejenigen Kräfte, die durch die menschlichen Glieder gehen"; es kommt hier der Mensch zum Ausdruck mit demjenigen, was „die Unterlippe als Akteur tut". Tatsächlich ist zu beobachten, dass bei Menschen mit schlaff herunterhängender Unterlippe eine entsprechend schlurfende Gangart mit schlechter Aufrichtung anzutreffen ist. „In der Unterlippe konzentriert sich ..., was in dem Menschen geheimnisvoll selbst in seinem Karma vorhanden ist" und es spielt sich da zwischen Unterlippe und oberer Zahnreihe dasjenige ab, was der Mensch durch die Welt geworden ist" (*R. Steiner*, zitiert nach *U. Herberg*, 1986). Sicher nicht ohne Grund, sagt der Volksmund: jemand kann etwas aus dem „f, f." heraus tun. Auch wenn wir uns zum Beispiel ein Lachen beziehungsweise innere Bewegungen verkneifen wollen, beißen wir uns gerne auf die Unterlippe, das heißt der „Bewusstseinspol" bremst die Emotionen. So können Körperbewegungen auch auf unser Innerstes zurückwirken und Gefühle blockieren.

Der Mundraum und das Psychosoziale

> Der Mundraum und die Stellung der Zahnreihen zueinander, entwickeln sich im Gleichgewicht der Kräfte zwischen Innenwelt (Zunge) und Außenwelt (Lippen, Wange). Wo die Einheit des körperlichen, seelischen und geistigen Ganzen gestört wird oder das Verhältnis von Einheit zu Ganzheit von Mensch und Umwelt (Erlebnisbereitschaft) getrübt ist, muss sich das negativ an der Artikulation, Okklusion (Schlussbissstellung), Ausformung und Übereinstimmung der Kiefer bemerkbar machen und damit an dem fehlenden Ausgleich von innerer und äußerer Harmonie beziehungsweise zwischen dem „Insichsein" und der Öffnung nach außen (*I. Broich*, 1992).

Geistig-seelischer Stress wirkt sich direkt auf Zähne und Kiefer aus. Ausgeglichenheit im Antagonismus (Gegenwirkung) der Zungen- und mimischen Muskulatur hängt also ab vom äußeren Einfluss und den Lebensanforderungen einerseits und von den Anlagen, dem eigenen Drängen und Wunschstreben andererseits. Es ist dabei von besonderer therapeutischer Bedeutung, dass umgekehrt auch die Fähigkeit zum starken Erleben nicht etwa allein von äußeren Faktoren abhängt, sondern gerade auch von der Elastizität und dem Tonus der Wangen, der Lippen und der Zunge sowie der Angleichung der Form und dem Zustand der Kieferbögen; alles das gibt den Emotionen und Gemütsbewegungen sowie der Sprache, Form und Gestalt (*W. Balters*, 1973).

Zusammengepresste, manchmal fast auf Knopflochgröße verengte Lippen zeigen starke Gefühlskontrolle; es entbrennt ein regelrechter Lippenkrieg. Die Lippen sind so schmal, als seien sie ständig dabei einen Faden einzufädeln – in extremen Fällen können sie an eine Narbe erinnern. Wie sollen sie da etwa schöne Worte formen? Und zu einem sinnlichen Fest laden sie schon gar nicht ein; der Mund kann energisch oder hochmütig verschlossen sein – in beiden Malen wie zu einem **Schrei nach innen**. ... Nach Untersuchungen in Australien über die strukturellen und funktionellen Abwegigkeiten der äußeren Weichteilkapsel des Mundes (*R. Fränkel*, 1984) wurde herausgefunden, dass die Druckwerte der perioralen (äußeren) Weichteile bei den Aborigines signifikant geringer sind, als die der weißhäutigen Einwanderer. Jeder erhöhte Druck der mimischen Muskulatur führt aber auch umgehend zu einer Spannungserhöhung der Halsmuskulatur mit Auswirkung auf Atem- und Sprechvorgang.

Alles Beeindruckende im Leben, kann aber im weiteren Verlauf auch eine „Eindrückung" im Kiefer hervorrufen und den Kiefer eng werden lassen. Wie auch das „Grübeln" andeutet, kann man im Gesicht „Gruben" graben, in die andere hineinfallen könnten – nicht zu verwechseln mit den netten Grübchen, die sich zu einem „Massengrab" des jeweils anderen Geschlechtes entwickeln können ... Wir müssen nach dem fragen, was wir von uns „ausdrücken" wollen. Sprache zum Beispiel ist Ausdruck!

- Die auftretenden **Raumengen im Mundinneren** werden nur durch hohen Energieverlust geschaffen, sie können Angst, Selbstbeschränkung, Unfreiheit, Isolation signalisieren. Es scheint immer mehr, dass gerade bei negativ eingestellten Menschen die Mundwinkel mehr und mehr der „Erdanziehung" gehorchen, in Einzelfällen scheint es nicht mehr lange zu dauern, bis sie ganz unten angekommen sind. (Die Falten unserer Bundeskanzlerin stehen ständig auf halb acht.) Es ist der Bitterzug dem Leben gegenüber, der reflektorisch diese Geschmacksrichtung immer wieder durchleben lässt, solange bis alle „Galle" über die Mundwinkel abgeflossen ist: Beim Lachen verzieht sich nur der Mund und zeigt die Zähne fest aufeinander gepresst – es ist ein gefräßiges Lachen. In die Zahnreihe des Oberkiefers findet sich nicht selten eine Omega-Form hineingepresst. Oft wehrt sich der Mentalismuskel trotzig von unten gegen die unausweichliche Schwerkraft der Mundwinkel als wolle er Mund und Haltung wieder aufrichten. Es gibt heute bereits eine generalisierte Heiterkeitsstörung – sehr bedenklich.

- Haben wir dagegen eine übergroße **Raumweite oder gar -öffnung im Kieferbereich** kann das auf „ein Sich-Verlieren", – sich Vom-Inneren-bedrängt-Fühlen oder gar auf Weltflucht hindeuten.

Die Körpersignale des Mundes und der Bissstellungen

Unbestritten gehört der Mundraum zu unserer Privatspäre oder besser gesagt zu unserem Intimraum; hier öffnet der Mensch seine berührungssensibelsten Flächen nach außen und gibt Empfundenes und Gedachtes durch seine Sprache nach außen ab.

Auf den Titelseiten unserer Illustrierten signalisieren **volle, rote, offene Lippen** dagegen Bereitschaft und Verlangen durchaus im erotischen Sinne; die gleichen Lippen können aber auch für die Sehnsucht nach Sicherheit, Fürsorge und materieller Erfüllung stehen; dagegen sehen schmale Lippen richtig geschlechtslos aus.

> In gewisser Weise sagen die „Höhen und Tiefen" der menschlichen Beißwerkzeuge auch etwas über die Höhen und Tiefen beziehungsweise den „Ordnungsgrad" des menschlichen Lebens aus.

Was nun Zahnkosmetik vermag, zeigt in besonders abschreckender Weise die Leuchtkraft und das Blendwerk amerikanischer Gebisse. Jede natürliche Verschiedenheit und Unvollkommenheit ist wegoperiert, mit Klammern, Spangen, Drahtverhauen, Kronen und Brücken vereinheitlicht und gezähmt. Demokratisch geordnet in Reih und Glied steht jetzt, was vorher zu schief, zu krumm oder zu gelb gewesen ist. („it looks good but no function").

Die Globalisierung der Gebisse ist im vollen Gange. Wer auch in Zukunft ungebrochen lächeln möchte, braucht „Gebisse zum Anbeißen".

Die Kieferanomalie wie wir sie antreffen, ist aber stets als Ausdruck einer Störung dieser somatischen und psychischen Ganzheit anzusehen. Eine kieferorthopädische Behandlung, die manipulierend gegen die Natur gerichtet ist, kann deshalb nur „teuer" werden. Vielleicht ist eine Behandlung mit festsitzenden Patentlösungen zunächst wunderbar, aufs Ganze gesehen kann sie jedoch katastrophale Folgen haben.

In der ganzheitlichen Kieferorthopädie versuchen wir dagegen, den ganzen Menschen zu gestalten – dann bewegen sich auch die Zähne. Was der Kieferorthopäde mit seinen Kräften ausrichtet, kann auch mit den Kräften geschehen, die natürlicherweise im Mund vorkommen, weil die Verbindung von Form und Funktion nirgendwo enger als ist als im Mund.

Bei allem Vorbehalt vor vordergründigen und vereinfachenden Zusammenhängen möchte ich im Folgenden den körpersprachlichen Ausdruck einiger Biss- und Zahnstellungsbesonderheiten verdeutlichen. Dabei will ich ausdrücklich den betreffenden Menschen nicht alleinig auf die Aussagekraft von Kieferanomalien reduziert sehen – sie können jedoch Hinweischarakter haben.

Einige Beispiele sollen nun den körpersprachlichen Ausdruck verdeutlichen:

1. Beim **Distalbiss** (Eckzähne stehen direkt aufeinander oder die oberen liegen vor den unteren, s. Abb. 9) bleibt der Unterkiefer, den wir – wie wir sehen – auch dem Stoffwechsel-Gliedmaßen-System, das heißt dem Bewegungsbereich zuzuordnen haben, gegenüber dem denkend-wahrnehmenden Bereich des Oberkiefers zurück. Bei diesem Rückbiss ist der Mensch entweder an der Verwirklichung seiner Wünsche gehindert worden, oder er handelt verhalten beziehungsweise sehnt sich nach den Zeiten der Pflege und Versorgung als Kind zurück.

   Es ist gleichsam eine Disharmonie entstanden, die „bei körperlicher Sättigung jedes psychische Regen tötet, jede Selbständigkeit erstickt und im Sattsein sich zufrieden gibt, statt in der Stillung des Hungers und im erfüllten Wunsch Befriedigung zu finden" (*W. Balters*, 1973).

   Oft haben wir einen **erschöpften, resignierten Menschen** vor uns mit einem dranghaften Bedürfnis nach spannungsloser Ruhe. Es besteht der Hinweis auf eine Schwäche im Bereich des Lunge-Dickdarm Meridiansystems (= Kreativität und Austausch) vor uns; Letzteres ist auch der Fall, wenn wir uns auf eine Vierer-Extraktionstherapie (Ziehen der ersten Backenzähne) einlassen. Weil diese Extraktionstherapie leider so häufig gehandhabt wird, möchte ich hinweisen, dass **die Vierer für den Planeten Jupiter stehen, der etwas mit dem Selbständigstehen auf der Erde zu tun hat**. Der meist gleichzeitige

Rückzug der Zunge kann etwas mit dem Rückzug in der Auseinandersetzung mit der Welt zu tun haben. Oftmals treffen wir auf einen **Sigmatismus interdentalis frontalis** („Lispeln", wobei die Zunge zwischen den Schneidezähne erscheint). Wenn beim Distalbiss nun auch noch als Ausgleich der Kopf zurückkippt, kollabiert die gesamte Haltung – die/der Betreffende ist ohne Selbstschutz oder besser gesagt praktisch „gar nicht mehr vorhanden". Es ist die Geste der „Unterwerfung". Nehmen wir einmal an, wir würden die empfundene Leere an unserer Vorderseite passiv dehnen, entstünde sofort der Zwang zur Einatmung. Wäre ein zwanghafter Haltungsaufbau noch eine hohle Geste, erfährt er durch dieses Mitgehen des Atems gleichsam eine „Beseelung". Jede Dehnung eines Muskels wird nämlich – durch die Aktivierung des vegetativen Nervensystems – stärker empfunden als der Kontraktionszustand. Dadurch empfinden wir auch mit dem Dehnungsvorgang des Muskels den Sinn- und Ausdrucksgehalt einer Bewegung stärker verknüpft. Wo vorher Leere war, ist jetzt Fülle und Austausch.

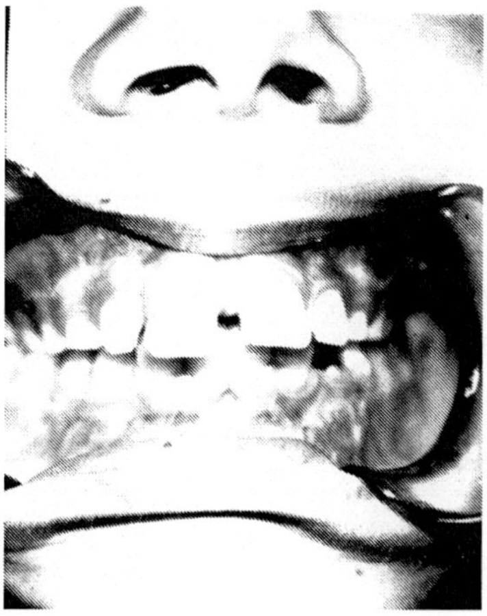

Abb. 9: Distalbiss (Schneidezähne), „1-er" unterhalb der „Füllebene", Diastema („Glückszähne") bei gleichzeitiger Prognathie (Vorstehen des Oberkiefers, der oberen Zahnreihe vor der unteren).

2. Stehen die oberen Zähne beziehungsweise der Oberkiefer zu weit vor wie bei der **Prognathie, dominiert der „obere" Mensch zu stark den „unteren", das Denken hemmt das Wollen. Die Kinder sind schnell aufnehmend, wenig durchhaltend**, sie verströmen sich in die Welt; sie können einen Sigmatismus palatalis (Reibung des Luftstroms im Bereich des harten Gaumens erzeugt unscharfes, dem ch ähnliches s) aufweisen.

Abweichungen in der sagittalen – das heißt Vorn-hinten-Richtung, also die Richtung, in die der Mensch läuft, können wir allgemein als Abweichungen in der Willensrichtung ansehen. Während ein transversal breiter Kiefer für irdische Machtentfaltung spricht, steht die **seitliche Stauchung des Schmalkiefers** für das **„kompensatorische Nach-vorne-Drängen"**, also für eine erhöhte „Vorwärtsdynamik"; statt der Machtentfaltung ist es zur Machteinengung gekommen. – Die **Wirbelsäule** schwankt zwischen Rundrücken und Holkreuz. Sind die **oberen Zähne in Bezug auf die Mittel- und „Fühlebene" (Artikulationsebene)**, sichtbar zu lang (s. Abb. 10), kann das allgemein auf Schwierigkeiten der/des Betreffenden in Bezug auf die praktischen Dinge des Lebens hinweisen.

Als Schreckensvision taucht das Raubtiergebiss auf und zwar eines, dessen Zähne (Haifisch) nach innen gerichtet sind; hinein geht alles leicht, aber hinaus? ... –

3. Stehen die **oberen Frontzähne zum Beispiel nun zu sehr nach innen** und verdecken zudem noch die unteren, wie es unter anderem beim **Deckbiss** der Fall ist, ist der Mensch eher etwas zu sehr auf sich selbst gerichtet und kann etwas „verdecken“. –

4. Stecken die Seitenzähne obendrein zu sehr im Kiefer wie beim **Tiefbiss** (s. Abb. 10), ist die Kaumuskulatur (Marskräfte) zu stark, und der wollende-irdische Mensch (Unterkiefer) steht in zu engem Kontakt mit dem geistig-seelischen Menschen (Oberkiefer) und engt den Spielraum in der Mitte (die Fühlebene = Rhythmisches System) zu stark ein. – Die Nase könnte manchmal fast schon der Unterkiefer sein! – Der Mensch zeigt eher **Verschlossenheit** bis hin zur „Verbissenheit“ (Pressen/Knirschen). Der Innenraum ist doppelt (durch zwei Zahnreihen) gegenüber dem Außenraum abgesperrt. Der tiefe Biss hat Entsprechungen in den Plattfüßen und einer Stauchung der Wirbelsäule neben einer Kiefergelenkskompression. Hier können wir den Sigmatismus addentilas („fehlerhafte S-Bildung durch Anlegen der Zunge gegen die Schneidezähne“) antreffen.

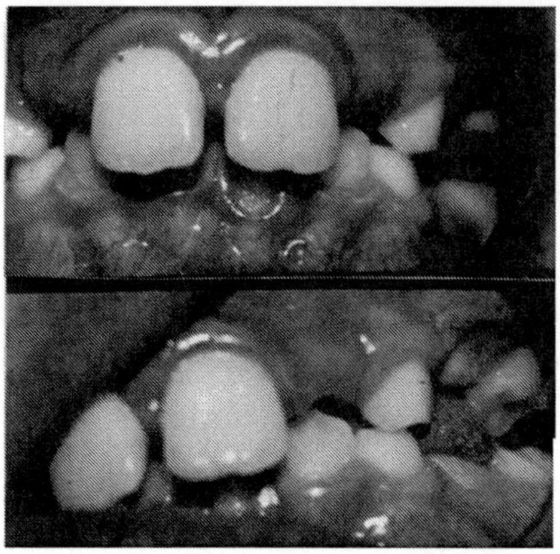

Abb. 10: Tiefer Biss bei gleichzeitig seitlich offenem Biss, Sigmatismus lateralis.

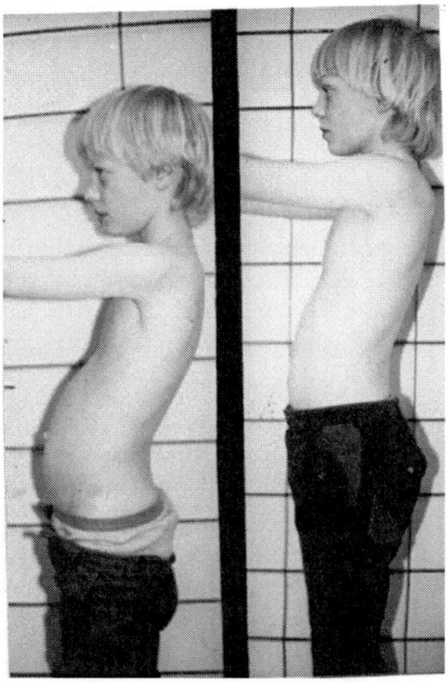

Abb. 11: 9- und 11-jähriger Junge; die rechtsseitige Abbildung zeigt die Aufrichtung nach kieferorthopädischer Behandlung.

Beim normalen Kauen berühren sich die Zahnreihen kaum, das heißt der Zahn-Zahnkontakt ist eher die Ausnahme; er beträgt genau nur 18 Minuten pro Tag! Kontaktaufnahme verbunden mit Sprechen und Ansprechen setzt Kontaktlosigkeit voraus, das heißt Entkoppelung, ein „Loslassen" der Zahnkontakte, was immer gleichzeitig eine Dekompression des Kiefergelenks beinhaltet. Bewegungs- und Berührungsreize schaffen dabei Lockerung der Muskulatur, Um- und Neuorientierung. Versuchen wir einmal mit zusammengebissenen beziehungsweise mit ständig geschlossenen Zahnreihen zu sprechen: Wir kommen ins Stottern, beißen uns am Satz fest oder scheitern ganz – es ist eben nicht „mundgerecht"

Beim Tiefbiss erscheinen die entsprechenden Kinder überformt, reif. Das Gefühlsleben nimmt einen zu geringen Raum ein. Oft liegt eine Grundprotesthaltung vor oder ein starker Selbstbehauptungswille mit Respektforderungen. Allgemein ist bei einer vertikalen Abweichung der Gefühls- oder „Atmungsmensch" betroffen. Obendrein haben wir den Hinweis auf eine Schwäche des Systems Magen/Milz/Pankreas vor uns.

5. Beim **offenen Biss** wie in Abb. 12 ist ebenfalls der Atmungsmensch betroffen, das heißt das Gefühlsleben nimmt einen zu großen Raum ein. Der offene Biss, der **„Biss des Unglaubens"** (*W. Balters*, 1973) zeigt ein Staunen und deutet auf eine **allgemeine Schwäche des Bindegewebes, des Darms und der Persönlichkeit** hin; „man kann den Mund nicht halten". Die Frontzähne sind teilweise gar nicht sichtbar. Zugeordnet werden sie dem **Funktionskreis Niere/Blase**, der für sexuelle Sicherheit oder Unsicherheit steht beziehungsweise etwas über die Friedfertigkeit der/des Betreffenden aussagt.

Da keine richtige Raumbildung möglich ist, können wir jeden Mist von außen ungefiltert hereinlassen, wagt sich auch das **Innenleben zu weit vor** (Zunge), verflüchtigt sich gewissermaßen in die Außenwelt, wobei sich gern ein **Sigmatismus labiodentalis** (Luftstrom bei S-Bildung reibt an der Unterlippe anstatt an den Schneidezähnen) zeigt (Abb. 12). Im vorliegenden Fall sinkt die Stimme in den Halsbereich und die Konsonanten klingen unscharf – als läge eine „heiße Kartoffel" im Mund. Hier ist innere Raumbildung, Konzentration und Geschlossenheit angesagt, Übungen des Ballen und Spreizens (s. Therapieteil).

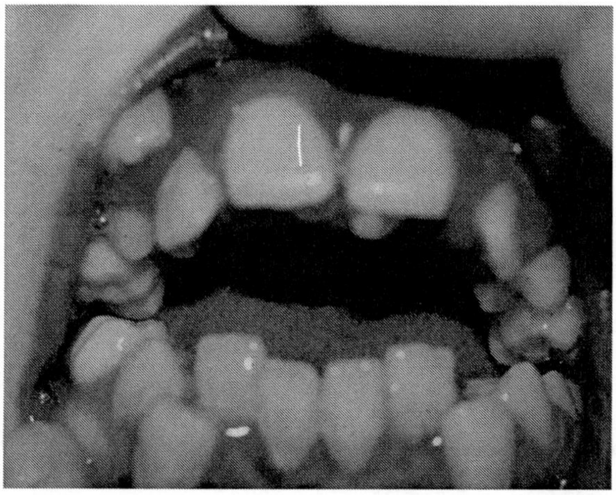

Abb. 12: Offener Biss, die Mundraumfunktionen sind eingeschränkt, die Zunge verliert die Gegenspieler am Gaumen, zusätzlich geht der Unterdruck verloren, da es keinen vorderen und hinteren Ventilmechanismus mehr gibt. Mit der Kieferdeformation geht die Ausgewogenheit, die Geschlossenheit und das „Runde" verloren.

Der „offene Biss" kaut nicht gerne, er meidet eher den Widerstand, der ihm entgegen gebracht wird. Die Sprache ist emotionslos und klingt wie verhaucht. Mundatmung (s. Abb. 13) und Darmstörungen sind häufig.

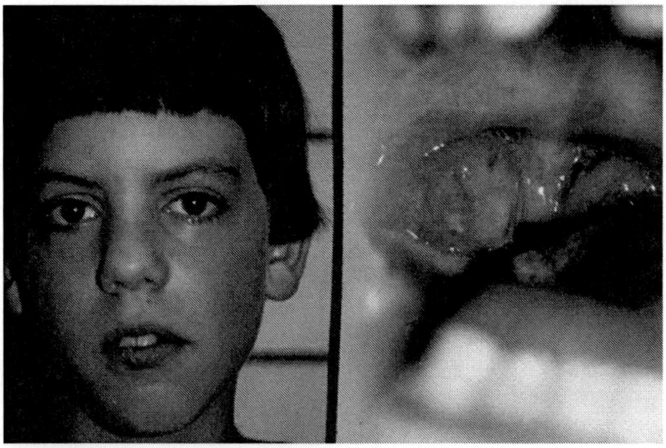

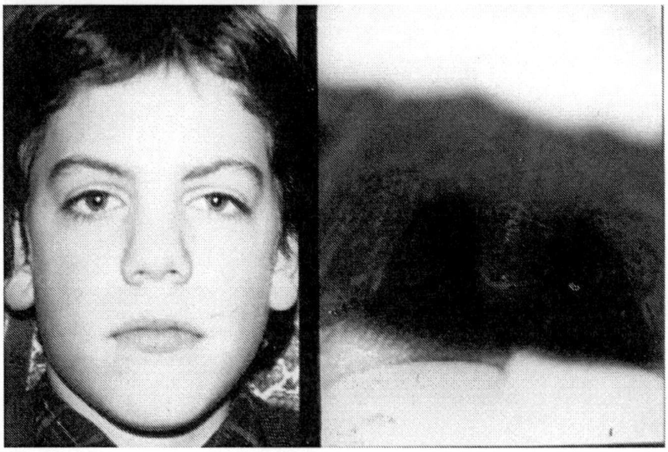

Abb. 13: *oberes Bild:* Mundatmung, lymphatische Diathese (erhöhte Anfälligkeit), Tonsillenhypertrophie (Mandelvergrößerung), geschlossenes Näseln, flache Atmung; Wegfall der Nasenreflexe und des Lymphabflussmechanismus.
unteres Bild: nach 2-jähriger „ganzheitlicher" kieferorthopädischer Behandlung zeigt das Gesicht mehr Geschlossenheit, aber auch Wachheit und Integration; die Tonsillen haben sich (durch Hohlsog/Kavitation) zur normalen Größe zurückentwickelt. Es besteht Nasenatmung.

5a. Physiognomisch steht der **offene Mund für Unentschlossenheit, Instabilität und als Zeichen für Passivität.** Der fehlende Mundschluss wird gerne im Zusammenhang mit Primitivreaktionen gesehen, deren Leitmotiv in dem Streben nach Sicherheit (*R. Fränkel*, 1984), Versorgung beziehungsweise Genusssuche liegt; also sprechen wir nicht von einer geschlossenen „Persönlichkeit".

Wer sich überdies von der Welt überfordert sieht und seine Reaktivität nur mühsam verarbeiten kann, läuft nicht selten mit **hängendem Unterkiefer** herum – sie/er lässt den Mund hängen oder macht ein „langes Gesicht". Das passiert aber auch, wenn wir jemandem zu viel zumuten, denn wenn „ein großer Brocken" (an Arbeit oder Information) auf uns zukommt, reagiert der Mund in ähnlicher Weise wie bei der Nahrungsaufnahme: der Unterkiefer fällt herunter. Der Atem ist flach und stockt; „mach den Mund zu, das Herz wird kalt", heißt es im Alemannischen – nicht ganz zu Unrecht. Der Kiefer ist oft schmal, der Gaumen „gothisch" hoch. **Der „Eindruck" von außen zu stark, die „abbauenden" Kräfte überwiegen: das Kind lebt mehr in der Einatmung**, wie es zum Beispiel bei der seelischen Betroffenheit oder dem Schock der Fall ist. Wie wir wissen, belüftet aber nur die Ausatmung die Nasennebenhöhlen, schafft somit Weite und Gelassenheit im körperlich-seelischen Bereich, das heißt die aufbauenden Kräfte überwiegen.

Die PatientInnen haben oft **Angst vor Verlust**, sind sehr **unsicher und zaghaft/leise** in ihren Forderungen.

Derjenige, der mehr in der Einatmung beziehungsweise sehr im Gefühlsleben drinsteckt, fühlt sich weniger mit der Erde verbunden und **spricht deshalb eher überhaucht, hastig und unartikuliert**, so dass man den Eindruck gewinnt, ganze Wortfetzen würden zwischen den Zähnen hängen bleiben.

6. **Bei dem umgekehrten Vorbiss** (Progenie), s. Abb. 14, ist der Mensch zu sehr „in die Schwere" gefallen und scheint regelrecht hinter seinem Unterkiefer herzulaufen; er zeigt oft Starrheit, Überformung und Trotz und begehrt ungeduldig, aber willensstark, handelt zuerst und denkt erst später über Handlung und Folgen nach" (*Ch. Herrmann*, 1985); das Wollen kann das Denken gefangen nehmen. Ein „ausladendes" Kinn hat nicht unbedingt etwas „einladendes" – vor einem richtigen „Nussknackerkinn" müssen sogar die Walnüsse Angst haben ... Kommt durch Alterung, Fehlhaltung und Fehlernährung noch eine Stauchung der Halswirbelsäule dazu, kann es aussehen, als würde bei dem Betreffenden das Kinn direkt aus der Brust herauswachsen.

   Als psychisches Korrelat steht hierfür eine **Schwäche des Systems Herz/Dünndarm und/oder des Dreifach-Erwärmers**. Ebenso ist der Bereich der Achter (Weisheitszähne) ein funktionelles Zentrum dieser beiden Systeme (Freudigkeit, Empfindungsfülle). Das wäre abzugrenzen zu den Menschen, die sich gerne selbstgerecht äußern aber nicht zuhören können; denen also „wenn ihnen der Mund aufgeht gleichzeitig die Ohren zufallen" – auch das wird scheinbar oft über viele Generationen weitergereicht.

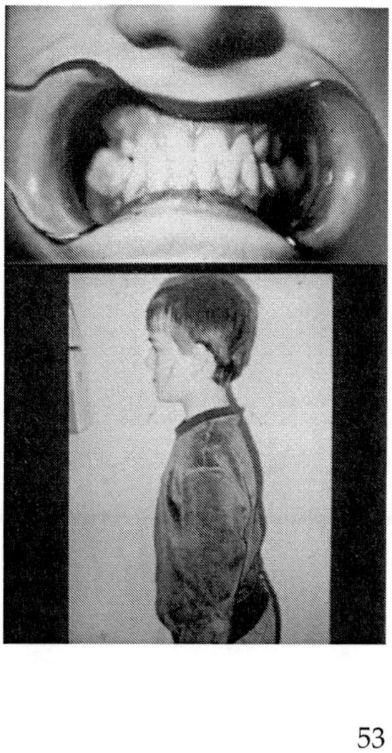

Abb. 14: Progener Biss oder Mesialbiss (Vorstehen des Unterkiefers/Kinns), die Gestalt reagiert mit Kyphosierung (Buckelbildung) der Halswirbelsäule, und Lordosierung (Krümmung nach vorn) der Brustwirbelsäule, Beckenkippung; dieses Kind ist laut Mutter der „Familienrebell".

7. **Der Kreuzbiss** (s. Abb. 15) ist nichts anderes, als eine progene Situation im Seitenzahnbereich oder eine Dominanz des Unterkiefers in transversaler (querverlaufender) Hinsicht. Beim einseitigen Kreuzbiss, das heißt **der Rechts-links-Verschobenheit**, kann es zu Auswirkungen bis hinein in **eine Rechts-links-Hirndominanz und den damit einseitigen Denk- und Fühlweisen** (*J. Edelmann*, 1998) kommen.

   Häufig bestehen Schwierigkeiten mit der Raumorientierung, die „Mitte" ist verloren – es kann sich **eine Skoliose** (seitliche Verkrümmung der Wirbelsäule) ausprägen (s.a. Kap. „Allgemeine Physiologie").

   Störungen zwischen der Rechts-links-Koordination offenbaren allgemein den Unterschied zwischen Bewusstem und Unbewusstem (die Denkrichtung ist betroffen); es kann ein **Sigmatismus lateroflexus** (gleichzeitige interdentale und laterale S-Bildung. Zungenspitze geht nach rechts oder links. Luft strömt an den Eckzähnen vorbei, Verschiebung des Unterkiefers nach der gleichen Seite) bestehen.

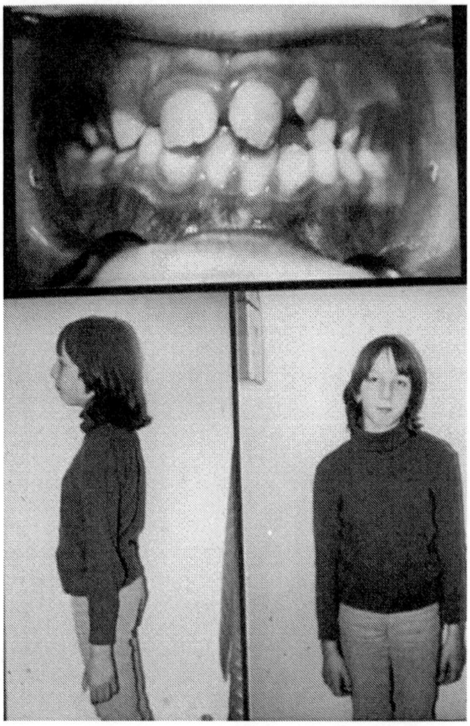

Abb. 15: Linksseitiger Kreuzbiss mit seitlicher Verkrümmung der Wirbelsäule (Skoliose); die Schultern versuchen den Kopf aufzurichten, um die Augenachse wieder möglichst geradeaus zu stellen.

Form- und Lageveränderungen der Kiefer (s. Abb. 16) zeichnet sich allgemein natürlich stets durch ein verschobenes Kräftespiel der umgebenden Muskel- und Weichteilgewebe aus: Lippen-, Zungen- und Kaumuskulatur geraten dabei in ein unkoordiniertes Zusammenspiel; verständlicherweise zeigt sich das dann auch in einem gestörten Sprechablauf.

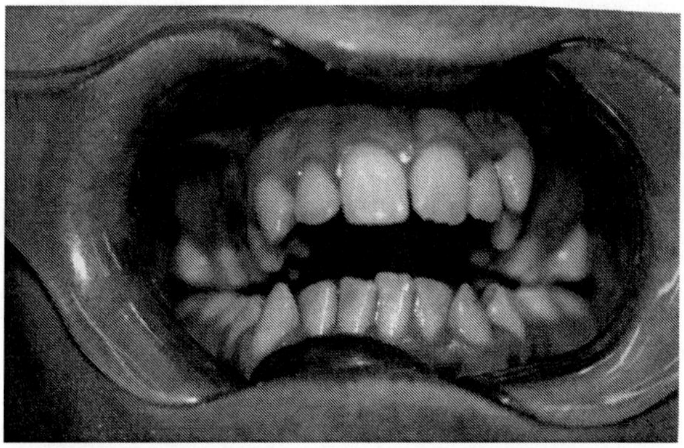

Abb. 16: Distalbiss, offener Biss, Mittellinienverschiebung. Funktionelle Abweichung im muskulären Zusammenspiel ziehen nicht nur Fehlformen nach sich; die Sprache wird konsonantenarm und die Stimme scheint im Hals zu versinken. Form und Funktion werden zu einem Spiegel sensomotorischer „Entgleisung".

So wie die verschiedenen Bissanomalien eine relativ große Aussagekraft über unsere betreffenden PatientInnen beinhalten, sind auch unsere einzelnen Zähne in ihrer Stellung und Anfälligkeit perfekte Spiegel körperlicher und seelischer Zustände. Deshalb hat sich hierzu ein besonderer Wissenszweig der Psychodontie entwickelt. Da es in diesem Zusammenhang zu weit führen würde im Einzelnen darauf einzugehen, empfehle ich die Lektüre: „Was Zähne zeigen" (*M. Caffin*, 1997). –

Auch wenn die Zähne das Härteste sind, was wir im Körper haben, auch wenn wir ihnen täglich etwas Gutes zu essen geben, ihnen gut zureden und sie sogar bisweilen mit Gold füllen, kann das passieren, was mein Freund Daniel Baumgartner dichtete:

> „Wenn der Zahn der Zeit dem Zahn begegnet,
> hat der Zahn das Zeitliche gesegnet." –

Für Dentokolics und Linguophile empfehle ich unser folgendes zahnärztliches Zusatzangebot, u.a.:

- Liften depressiver Mundwinkel (Lachmundstellung), statt Antidepressiva.
- Wie richten wir alle Zähne gerade durch die suggestive Kraft der Gedanken?
- Gegenseitiges lustiges Zähnerupfen, richten oder hinrichten.
- Feldenkrais für „steile Zähne"
- Voodoo Zauber für Hexenzähne (nur für Esoteriker)
- Zähne teamfähig machen
- Survivalcamp für Zahnruinen und die Gunst der Götter erflehen
- Wie bastele ich schnarchfreie Prothesen?
- Aus unserem Ferienprogramm, „Der Mund ist für alles offen": „Vom Neandertaler zum Michelangelo des Gaumens" – farben-frohe Mund-Höhlenmalerei, von Fresken zu allerbesten Arabesken.
- Lustige Unternehmungsreise von oral nach anal und wieder zurück. Auch mit Übernachtungen eine echte Pfadfindertat!

Was sagt uns die Zunge?

Wenn wir mit **Engelszungen** oder mit **gespaltener Zunge** sprechen, sogar wenn wir uns auf die Zunge beißen müssen, sie ist und bleibt die stärkste Waffe über die wir verfügen. Sie kann sich weit vorwagen und ist im Normalfall extrem beweglich, macht Saltos, fährt Slalom, Hürdensprung. Ja selbst, wenn sie dick und breit zwischen oder über den Zähnen liegt wie eine Gummiwärmflasche oder gar wie ein Jammerlappen und uns vielleicht sogar „zum Halse heraushängt“: in ganz feinstofflicher Bewegung ist sie ständig, was sie zu einer Art Kunsthandwerkerin des Geistes werden lässt.

Von den **vier Geschmacksrichtungen**, die mit der Zunge zu empfinden sind, wissen wir, dass bereits die **gedankliche Vorstellung von einer Bewegung eine feinstoffliche Reaktion in uns auslöst**. Ebenso kann die Auswahl der Geschmacksrichtungen – wenn ein zurückliegender seelischer Eindruck von einem Bitter-, Süß- oder Salzreiz erinnert wird, unterschiedliche Muskeln im Kiefer- und Gesichtsbereich beeinflussen; dadurch werden Reflexkräfte frei, die sich auf Dauer in Form und Gestalt niederschlagen.

Geschmack kommt nicht umsonst von Schmecken und tritt in unserer geistig-seelischen Parallelwelt als moralische Urteilsinstanz den weltlichen Dingen gegenüber auf (s. Kap. „Die Zunge“). Unter dem Druck denaturierter Nahrung und globalisierten Einheitsgeschmacks und -breis **verlieren Mund und Zunge einen Teil ihrer Sinnesfunktion; ein regelrechtes Erfassen, Erarbeiten, sich Aneignen und Verdauen findet nicht mehr statt**. Schon der Gedanke daran hinterlässt in mir einen bitteren Nachgeschmack auf der Zunge. Eben das schlägt sich **an den Reflexzonen und Somatotopien der Zunge** nieder, auch **Form und Farbe des Zungenkörpers variieren** je nach organischem Zustand. Es sei daran erinnert, dass gerade der **trophische Einfluss der Zungeninnervation in Form von Belägen, Faltungen, Vertiefungen** seit alters her diagnostische Hinweise liefert. Ein grau-schwärzlicher Belag kann (nach *J. Gleditsch*, 2001) auf Störungen im Nieren-Blasensystem hindeuten, ein weißer Belag auf ein gastro-duodenales Syndrom, ein gelblicher auf das Leber-Gallen-System und ein brauner Belag und eine mittlere Längsfalte auf enteritische Symptomatik. Ist der Zungenrand von girlandenförmigen Impressionen geprägt, so ist dies häufig Ausdruck einer funktionellen Schwäche des Pankreas oder gar der Leber (s. a. Kap. „Die chronische Mundatmung“). Das alles macht die Zunge zu einer Art **Visitenkarte** der ca. 300 qm Fläche des Verdauungstraktes sowie der übrigen Organe!

Eine allgemeine gebräuchliche Topographie der Zunge ist der Abb. 17 zu entnehmen.

Die oben angegebenen Veränderungen an entsprechender Stelle können Hinweise auf Organbelastungen abgeben.
Von Bedeutung sind die Fragen: Wie streckt jemand die Zunge raus? Gibt es Seitenabweichungen? Ist die Zunge obendrein **steif und steht unter Spannung**, sehen wir hierin den **Hinweis auf eine Leberbelastung**. Ist die Zunge zu **schlaff und energiearm**, haben wir an die **Nieren** zu denken – also alles andere als ein „armer Schlucker“ werden! Bei zu großer **Feuchtigkeit und Zahneindrücken an den Rändern**, kann es sich um eine **Milzbelastung** handeln.

Sehr häufig treffen wir weiße oder gelbe bis **braune Zungenbeläge** an, die uns je nach **Lokalisation – wie erwähnt – an Magen, Darm oder Nieren denken lassen**. Diese Beläge sind wegen ihrer leichtflüchtigen Schwefelverbindungen für den Mundgeruch hauptverantwortlich und sollten mit einem Zungenschaber entfernt werden (vor allen Dingen, wenn man nicht die Zunge „im Zaum halten" kann ...!).

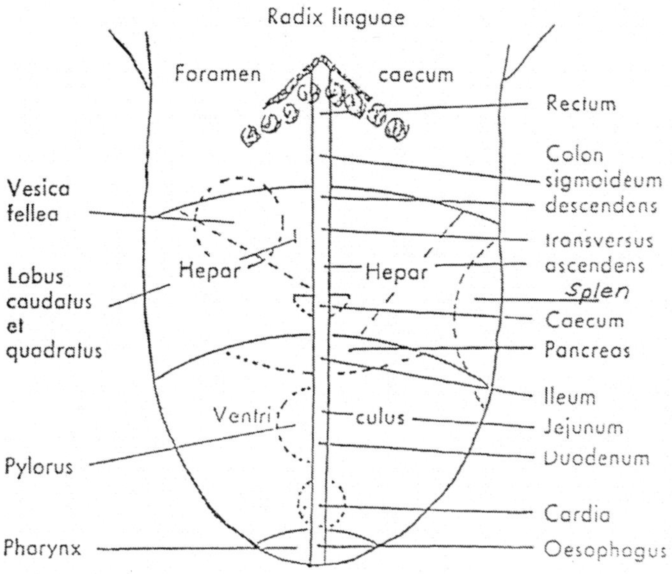

Abb. 17: Die Zungen-Topographie der Verdauungsorgane nach *Kronenberger*, 1949

Die o.g. Aufzählung kann nur willkürlich oder oberflächlich sein. Wer sein Wissen vertiefen möchte, findet im Anhang entsprechende Literaturangaben, wie zum Beispiel: *H. D. Bach* (1993), Krankheit der Zunge.

Die nimmermüden Lippen

Ähnlich viel an Arbeit und Aussagekraft wie die Zunge leisten auch die Lippen. Um ihren Möglichkeiten in Sachen Gefühlsbekundungen gerecht zu werden, müsste man ein ganzes Buch schreiben. Der vielleicht ausdrucksstärkste und geschäftigste Teil des Körpers muss an dieser Stelle zu kurz kommen und dabei sind Essen und Sprechen sicher nur das zweitbeste, was man mit dem Mund und Lippen machen kann! Was die Lippen angeht, hat sich das Schönheitsideal verändert: Heute könnte es heißen: big is beautiful – etwa die schlauchbootartigen Lippen von Angelina Jolie (schon früher konnte etwa Brigitte Bardot damit den Beschützerinstinkt einer ganzen Männergeneration aufwallen lassen) oder der breite Mund von Julia Roberts – laut einer Umfrage zwei der 50 schönsten Menschen des Jahres.

Es überrascht aber keinen, dass der Mund immer als **„Schlachtfeld des Gesichtes"** bezeichnet wurde. Wie jedes andere Organ zeigt auch er im Laufe der Zeit „Verschleißerscheinungen": das volle, schwellende Rot verschwindet, die Lippen werden schmaler, gebogener, faltiger, trockener – wir entnahmen das schon dem eingangs zitiertem Gedicht von *R. Gernhardt* – und weisen nach und nach viele Besonderheiten in Struktur, Farbe und Schattierungen auf. Wie der Abb. 18 zu entnehmen ist, **repräsentiert die Oberlippe, vereinfacht gesagt, den Oberbauch** und **die Unterlippe den unteren Verdauungstrakt, insbesondere den Dickdarm**.

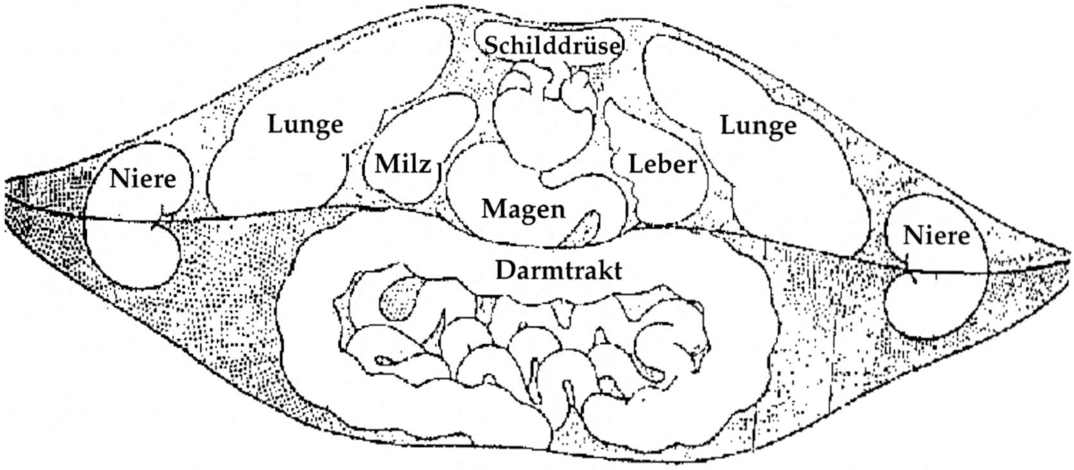

Abb. 18: Reflexzonen und körperliche Entsprechungsfelder der Lippen

Dem Magen muss man die Mundwinkel zuordnen (s. Abb. 19), die sich meistens nach Festtagen mit üppigem Essen durch Risse, Rötungen und Schmerzen unangenehm melden – und zwar als ausgefranste „Gosch" (alemannisch). Teigige Verdickungen neben den Mundwinkeln beobachtet man bei Pankreaserkrankungen. In der verdickten Unterlippe mit seiner feinen kapillären Versorgung, haben wir den Hinweis auf Verstopfung oder andere Erkrankungen im Darmbereich. Mit dem Alter verschwindet etwas aus dem Gesicht: etwas Genussfähiges, nämlich die Unterlippe, diese sinnlich vorgeschobene Unterlippe ist schmaler geworden, zeigt kleine Falten. – Bei trockenen brüchigen Lippen sollte man an Symbioselenkung zur Verbesserung der Darmflora denken.

Klammheimlich wähle ich für mich den jeweils hässlichsten Mund des Jahres (für 2006 schlage ich nur folgende Kandidaten vor: den hessischen Ministerpräsidenten? Die amerikanische Außenministerin? Die Bäckerin von gegenüber?).

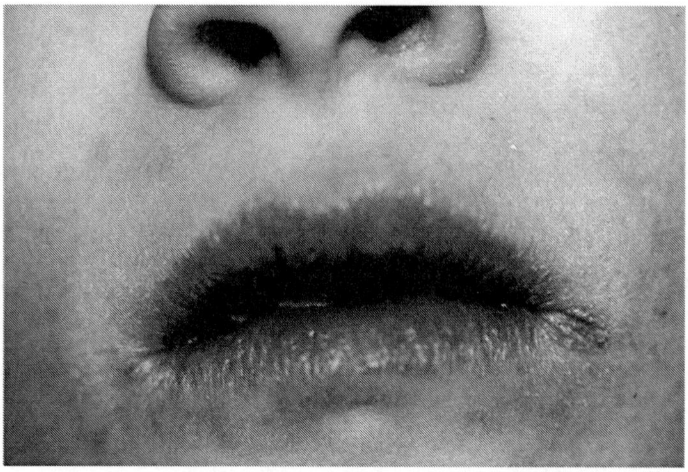

Abb. 19: Spröde, trockene, tonuslose (spannungslose) Lippen mit Mundwinkelrhagaden (-risse) bei Dysbiose (gestörtes Gleichgewicht zwischen den Darmbakterien), Mundatmung, der Speichel verliert seine Abwehrfunktion.

Zum Abschluss sei in diesem Zusammenhang noch die **Geschichte aus dem Talmud** zur – ganz unpathologischen – Entstehung des Philtrums erwähnt, jener Furche, die senkrecht von der Oberlippe weg zur Nase führt. Sie geht so: Vor der Geburt, wenn das Kind sich also noch im Mutterleib befindet, trägt es noch alle Weltengeheimnisse in sich. Nach der Geburt muss es aber auf der Welt leben und diese Geheimnisse vergessen; damit es das auch tut und nichts ausplaudert, legt der Engel ihm seinen Finger quer über den Mund und sagt, „psst". Den Abdruck des Fingers sehen wir noch heute in dieser Furche unter der Nase.

Die Stimme oder der „gute Ton“

Auch wenn wir **be-greifen** müssen, etwa von einer Nachrichtensendung nicht viel **be-griffen** zu haben, kann eine schöne **Stimme** in **Stimmung** versetzen, deswegen konnte die Südwestfunkansagerin Susi Müller („Wenn Susi sanft auf Sendung geht“) ihren Zuhörern den Kopf verdrehen und wurde zu „Deutschlands erotischster Stimme“. – Die menschliche Stimme ist das stärkste, vielfältigste und wundersamste Instrument, das die Natur hervorgebracht hat. So gesehen sind **wir alle Virtuosen** – auch wenn nicht jeder gut sprechen oder singen kann.

Stimmigkeit ist Glaubwürdigkeit

Wie viel über die seelische Verfassung eines Menschen verrät uns seine Stimme!? Bei einer Umfrage (Geo, 12/1998) „Worauf achten Sie besonders, wenn Sie jemanden zum ersten Mal treffen?“ nennen 40 Prozent von insgesamt 1000 Befragten die Stimme. Je nach seelisch-geistiger und körperlicher Grundausstattung des Betreffenden kann die Stimme nun säuseln, donnern, flöten und schmettern, sie kann klirren, erotisieren und behaglich brummen. Wer kennt nicht die kneipenheisere Grönemeyer-Stimme?
Übertragen sagen wir auch: Wir sind gut „gestimmt“ oder „verstimmt“, wenn wir von einem Gefühl erfüllt sind, welches uns in einer ganz spezifischen Weise „stimmt“.

> In der Sprechweise wie auch im Stimmklang drücken sich Stimmungen aus, die sich oft in suggestiver Weise übertragen.

Wer verstimmt ist, „verstimmt“ leicht. Je jünger Kinder sind, desto mehr orientieren sie sich ganzheitlich und imitieren automatisch ihre Sprach- und Sprechvorbilder.

Meist können wir sogar aus der **Stimmlage** darauf schließen, welche Statur, Kopf-, Kieferform, Kieferstellung der Betroffene hat. Es wird der Gesangslehrerin *C. Schlaffhorst* (zitiert nach *G. Köpp*, 1996) zugeschrieben, dass sie Abweichungen im Stimmklang sogar spezifischen Veränderungen und Krankheiten der Bauchorgane zuordnen konnte.

Eine veränderte Stimme aber verlangt wiederum eine andere Art den Mund zu öffnen, eine andere Zungenstellung, Atmung, Haltung usw., das erfolgt ganz automatisch. Möglich wird das, weil sich im Ohr das Kontrollorgan für den Stimmklang mit dem Kontrollorgan für jede Muskelaktivität (Eigenwahrnehmung durch das Gleichgewichtsorgan) vereint.

Man merkt es tatsächlich einer Stimme an, wenn sie nicht zu einem Gesicht passt; mit der Stimme zu lügen ist also unglaublich schwer – auch wenn Sie mit mir darin vielleicht nicht übereinstimmen. Denn manchmal sagen unsere Worte das eine, aber unser Tonfall oder unsere Körpersprache etwas ganz anderes (z.B. wenn ich jetzt sage, ich würde sehr gerne das Geschirr abwaschen); d.h. wir senden oft doppelte Botschaften. Aber unser Partner wird unsere Botschaft nicht so sehr aufgrund der Worte deuten, sondern sich eher auf unsere Stimme verlassen. So wird **die Stimme oder das „Ungesagte“ der Resonanzboden des Gesagten. Unstimmigkeit wäre Selbstentfremdung.**

Auch wenn Sie Ihre „Stimme bei der letzten Wahl abgegeben" haben – Sie brauchen sie immer" – inzwischen gibt es sogar von Marketing-Unternehmen Seminare zum Thema **„Wirtschaftsfaktor Stimme"**; sie dienen der Verkaufsoptimierung durch die stimmliche **„Authentizität der Botschaft"** – schon möchte man jemanden um-stimmen ...

Politiker heften häufig dynamisch unbewusste Botschaften an ihre üblichen Formulierungen von sprachlichen Leerformeln und Fertigteilen.
In ihren Talkshows benutzen sie gerne das berühmte **Pokerface zur Tarnung**, wenn sie Auswendiggelerntes herunterrasseln; die Haltung ist starr aufgerichtet – also nicht das Ergebnis eines lockeren Auspendelns. Der Sprachgebrauch ist ebenfalls abstrakt und oft hoch-intellektuell.

> Aber es gibt ja noch die Stimme und die spiegelt immer die ganze Persönlichkeit wider und ist unverwechselbar für geübte Ohren.

Sie ist nicht so leicht manipulierbar wie das gerühmte Pokerface und kann uns auch signalisieren, was wir von bloßen „Lippenbekenntnissen zu halten haben. Keine Traurigkeit, kein Verlegenheitsschlucken und keine Verdutzung kommt an Kehlkopf, Zunge und Gaumen vorbei; ganz zu schweigen von den Versprechern. Verlegenheit und Schrecken schnüren den Hals zu, bevor das überlegene Lächeln sie überrollen kann.

> Die Stimme ist ein Instrument, ein Instrument der Liebe, der Gerechtigkeit und Menschlichkeit; ihr Klingen muss geübt werden bis man sie hört!

Deshalb ist wie jeder **Laut** auch die **Stimme selbst einer großen Vielfalt unterworfen**.

> Das bewegliche Ansatzrohr von Rachen, Mundhöhle, Muskeln des Brustkorbes und Bauchraumes, des Kehlkopfes und der Artikulationsorgane regelt im Einzelnen Tonhöhe, Lautstärke, Klang und Schärfe des Ausdrucks.

Die **unterschiedlichen Stimmlagen** können sinnent-sprech-end angedeutet werden:

- Es gibt die **Bauch-, Brust- oder Kopfstimme**, die das Gefühl, das Herz oder den Verstand sprechen lassen.
- Eine **näselnde Aussprache** bedeutet eine Umleitung in Stirnnähe, also mehr Hirnlastigkeit, lautliche „Überheblichkeit".
- Die Stimmen können – zusammenfassend – hell, dumpf oder belegt sein und
- die Aussprache abgehackt, verschwommen, rau, undeutlich, mundfaul, schleppend usw., damit kann sie uns **zu dem verborgenen Kern des betreffenden Menschen**, seiner Antriebe und Befindlichkeiten, führen.

Stimmeinsatz bedeutet Handlung

Kein Mensch verfügt heute über sein **gesamtes** Stimmpotenzial – damit müssen wir uns abfinden.

Die Stimme ist aber dazu da, um etwas in die Welt hinaus zu schicken, seine Aussage muss deshalb geübt werden, um die Welt und den anderen Menschen zu erreichen. Stimme ist Handeln, weil sie mit Hilfe unseres Muskelsystems erzeugt wird.

Im Supermarkt – wie auch sonst – bin ich gewöhnt, mir alles zu **nehmen**, zu mir herzuziehen – für mich(!) „ein wirkliches Handeln, also etwas herzustellen **für den Anderen** gibt es kaum noch. Stimme ist aber dazu da, dass sie **etwas rübergibt**. Dazu müssen wir **den Körper durchlässig** machen und in Abhängigkeit von seinen inneren Räumen sehen.

Der **modernen Stimme der modernen Medien wird der Körper entzogen**; es handelt sich also um verzerrte, **entkörperte Stimmen**. Es werden dann in den Softoperas und Actionfilmen Körper dazu erfunden, das führt zu einer **Veränderung der Wahrnehmung**!

Stimm-beeinflussende Faktoren

Körperhaltung und Atmung beeinflussen die Stimme und den Redefluss in der Sprechsituation. Variablen wie Intonation, Sprechmelodie, Tonfall, Akzent, Sprechgeschwindigkeit und Lautstärke schwingen beim Sprechen mit. Die Eigenheiten des Stimmeinsatzes, der Stimmführung, der Sprechtonhöhe und der Gestaltung der Satzmelodie wirken auf die Kommunikation. –
Grundlage dafür ist eine innere Aktivität, die unbewusst bleibt und alle Einzelheiten zu einem Gesamteindruck verknüpft, welches dann die Grundlage für unsere Gestimmtheit wird.
Es besteht also eine Art neurodynamische Resonanz zwischen Haltung, Stimmung und Stimme sowie der Art, den Mund zu öffnen.

Der Gesamtklang der Stimme und Sprache ist nämlich nicht nur das Produkt der Stimmlippen-Vibration, sondern vielmehr ein Gesamtkunstwerk, an dem wieder fast der ganze Körper beteiligt ist: **Das bewegliche Ansatzrohr aus Rachen- und Mundhöhle**, das wie der Schalltrichter eines Blasinstrumentes bestimmte Obertöne verstärkt und andere dämpft, die Muskeln des Brust- und Bauchraumes, des Kehlkopfes und die des Artikulationsapparates, die alle in kompliziertem, vernetztem Miteinander den Atemdruck, die Länge, Spannung, Elastizität und Stellung der Stimmlippen regeln und damit wiederum Tonhöhe, Lautstärke, Klangfarbe, Resonanz und Schärfe der Artikulation bzw. der Lautbildung beeinflussen. Dieser Stimmweg ist der Resonator.

Der variable Stand des Unterkiefers, der Zunge, der Lippen und des weichen Gaumens sowie die Form des harten Gaumens können nicht unerhebliche Veränderungen der eigenen Frequenz hervorbringen, die im Resonator herrscht.

Die **Zunge ist dabei eine Art „Schieberegler"** für die so genannten Formanten und es ist deshalb nicht egal in welcher Lage sich die Zunge befindet. – Jeder **Gestaltwandel**, ob in **Funktion oder Form** (s. Kap. „Die Bewegungsentwicklung des Mundraumes") bewirkt Wachstum und muss darum Spiraltendenz besitzen. *C. Schlaffhorst* machte in ihrem Unterricht für die Stimme die Erfahrung mit der Bewegung in Form einer embryonalen Spirale, einer doppelten Spirale und der verschiedenen Bewegungsformen der logarithmischen Spirale. Hieran hatte die ihr Leben lang gearbeitet.

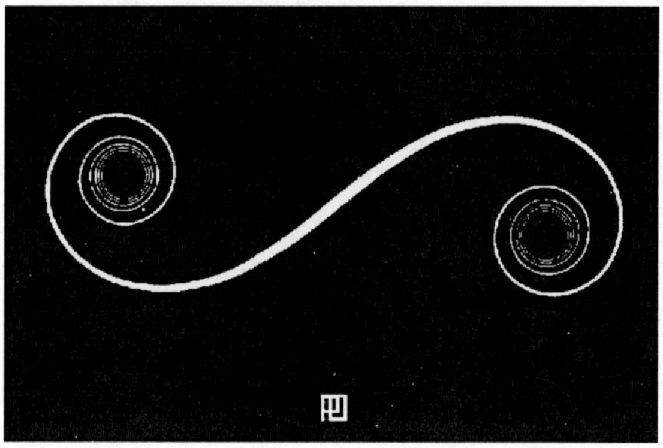

Abb. 20: Aus: „Leben mit Stimme", *G. Köpp*. – „Es ist ein phänomenales Problem, nämlich die Überführung der gesetzmäßigen Geometrie in den Rhythmus" (*Paul Dobe*)

Sie hörte **die Polarität** von Stimme und Zwerchfell, Ein- und Ausatmung, die Polarität von willkürlich und unwillkürlich Gesteuertem für den Bewegungsvorgang der Organe. Der **Rhythmus kann dabei nur schwingend erfahren werden**, die Stimme nur schwingend gehört werden (s. Kap. „Therapieaufbau")

Auch die **Form** kann in der Stimme nur durch schwingende Bewegung mit Spiraltendenz bewegt werden. Sie lässt dabei Zusammenhänge erkennen zwischen innerer und äußerer Bewegung und Haltung, zwischen Atem- und Stimmschwingungen, zwischen Rumpf-, Arm- und Beinschwingung.

Seitdem es die **Therapie des Watsu (= Wassershiatsu)** gibt, müssen auch Behinderte nicht mehr auf so viele Sinneserfahrungen verzichten. Wasserwellen, die **das Kind in schaukelnde Bewegungen** versetzen – wie im Uterus – lösen **Bewegungsimpulse** aus und **lassen Berührung und Gleichgewicht** erfahren. Außerdem wird das Gehirn angeregt durch die verschiedenen **Urbewegungen**, die wir mit den Kindern durchführen: **das Schlängeln, die Spiralen, die Wellen**; d.h. viele sensorische Informationen stimulieren das Gehirn zur Reifung. Ich habe es selbst erlebt, dass Behinderte mit starken Sprachstörungen beim Watsu plötzlich mehr Laute formen können und fließender sprechen. Wir sehen auch hier, wie Bewegungsentwicklung und geistige Entwicklung eng zusammenhängen. Es gibt immerhin einige Logopäden, die diesen erfolgreichen Weg beschreiten, um sensomotorische Fähigkeiten zu schulen, neue Impulse zu setzen und Dysrhythmien auch im Mund-, Kieferbereich zu beseitigen. (In dem Buch von *G. Köpp* findet sich ein großer praktischer Übungsteil.)

Die Eigenwahrnehmung

Vor über 100 Jahren beschrieb *C.S. Sherrington* (zitiert nach *O. Sacks*, 1990) das was er „unseren verborgenen sechsten Sinn" genannt hat, jenen ständigen, unbewussten Fluss von Informationen über die beweglichen Teile unseres Körpers (Muskeln, Sehnen, Gelenke). Mit ihrer Hilfe werden Haltung, Muskeltonus und Bewegungen unabhängig überwacht, dem Gehirn ermöglicht, in jedem Augenblick zu erkennen, wo sich jeder Körperteil befindet und wie er sich bewegt – dann wird er den jeweiligen Umständen angepasst; das geschieht unbewusst und unwillkürlich. Er nannte diesen sechsten Sinn „Propriozeption" (Eigenwahrnehmung), weil er für die Wahrnehmung unserer selbst unerlässlich ist.
Die komplexen Mechanismen und Steuerfunktionen, die uns in die Lage versetzen, unseren Körper auszurichten und im Gleichgewicht zu halten, sind erst später nach und nach und sicher noch nicht endgültig bestimmt worden.

Für Aufrichtung und Haltung brauchen wir die komplexe Integration der drei verborgenen Sinne, in der die Wahrnehmung durch das vestibuläre System, die Eigenwahrnehmung und die visuelle Wahrnehmung zusammenfließen. Für unser Gehirn haben sie in gewisser Weise die Funktion einer Wasserwaage.

Wir erleben dadurch unseren Körper als fraglos zu uns gehörig und dieses unbestreitbare Vorhandensein des Körpers, die Gewissheit seiner Existenz ist der Ausgangspunkt allen Wissens und aller Gewissheit. Wie ich im Kapitel „Sinnesunlust und Bewegungsfrust" näher ausführe, gibt es ohne körperliche Wahrnehmung keine Identität. Vielleicht spüren wir unseren Körper, wenn wir ihn einseifen oder kratzen und fragen uns einmal: Ist das mein Körper? Warum ist er es gerade? Könnte er auch wem anders gehören?

Sherrington's Entdeckung war also gewissermaßen die Geburtsstunde des motorischen und wahrnehmenden Individuums und letztlich auch dessen, was man als unser „Körperbild" oder „Körperschema" bezeichnet.
In der Neurologie spricht man von der Gesichts- und Stimm-„Haltung" und meint damit, dass ihre Grundlage letztlich auch wieder die Unversehrtheit der Eigenwahrnehmung sei. Ein Gesicht wird starr, wenn ihm die Eigenwahrnehmung der Gesichtsmuskeln fehlt; denken wir daran, wie es unserem Gesicht ergeht, wenn es extremer Kälte ausgesetzt ist. Wenn andererseits unsere Mimik erstarrt, nehmen wir auch unsere Gefühle eingeschränkt wahr.

Die Mundwahrnehmung

Wir bewegen die Mundmuskeln, um mehr zu empfinden; je besser dann die Wahrnehmung, desto besser und kontrollierter wiederum die Mundbewegung usw. Es ist nachgewiesen worden, dass z.B. auch ein vollkommen statischer Gegenstand jeweils nicht länger als einen Sekundenbruchteil gesehen werden kann. – **Auch Menschen, die sich wenig bewegen – wir können sie „statisch" nennen –, haben wenig Eigenwahrnehmung.** Zu Recht wird nicht nur aus psychoanalytischen Kreisen auf die Mundhöhle als ersten wichtigen, im Vergleich zu den Händen auch differenzierteren Erkundungs-, Wahrnehmungs- und Erfahrungsbereich hingewiesen. Dies ist für unser Anliegen schon daher von Bedeutung, da das Sprechen – wie gesagt – nicht nur von der Bewegung getragen wird, sondern vor allem eben auch von der Wahrnehmung dieser Bewegung (s.a. Kap. „Bewegen und Wahrnehmen"). Wir müssen beim Sprechen sehr feine Bewegungsformen unterscheiden können, wir müssen die Lage z.B. der Zunge, genau erleben und die Dosierung ihrer Bewegungskraft spüren.

Der Mund ist somit eine hoch sensible taktil-kinästetische Region, die alle Bewegungen in ein Wahrnehmungsfeld hinein steuert und so das Gefühl für Außen- und Innenräume schafft. Diese Fähigkeit bedarf der Erfahrung, der Übung. Dem „In den Mund stecken" kommt entwicklungspsychologisch ein nicht zu unterschätzender Wert zu.

Zum anderen zeigen mundmotorisch auffällige Kinder nicht nur Probleme beim Sprechen, sondern auch in der Mimik, weil es im Gesicht eine enge „muskuläre Verzahnung" von lautsprachlicher und mimischer Bewegung gibt. Ebenso einsichtig ist, dass bestimmte Berührungen und „Massagen" im Gesicht nur in bestimmten, der Verlaufsrichtung der Muskeln folgenden Richtungen ausgeführt werden dürfen bzw. dass falsche Bewegungsmanipulationen vermieden werden müssen (s. Kap. „Therapieaufbau").

Wenn die Eigenwahrnehmung nicht mehr funktioniert, wird der Körper sozusagen blind und taub für sich selber – er hört auf sich zu besitzen und sich im Bereich von Körper und Gefühl angemessen zu bewegen.
Das „Ich" – hervorgerufen durch die Eigenwahrnehmung – muss also vorhanden sein; **ich bin aber am Du interessiert**, denn Sprache ist Beziehung. Wenn ich nur für mich alleine wäre, bräuchte ich keine Sprache. Also muss unser Körper schwingen, durchlässig werden. Ist er verspannt (Stress, falsche Lebensgewohnheiten, Schmerzen, Narben etc.), ist er nur „mit sich selbst beschäftigt", die gekreuzten Arme vor dem Bauch reduzieren die Wahrnehmung und deuten auf diese Selbstbeschäftigung hin. Der „Transsensus", der Dialog, das in Beziehungtreten wurde aufgegeben (s.a. Kap. „Die Körpersprache") – aber Sprache ist Handeln: „Ich habe etwas zu sagen", „ich will etwas bewirken", „mich habe ich sowieso", „bin mir meiner selbst sicher" – „ich habe mich als Instrument um andere zu erreichen." –

Jeder Lauf, jeder Ton ist schließlich nie körperlos, sondern immer mit ihm verbunden.

Umgekehrt kann jeder Laut auch mich stützen. – Der Körper ist schlau, er weiß, was er tut; wenn er sich hat, sich seiner „sicher" ist, geschieht alles „wie von selbst" – mühelos.

Gefühls- bis leblos

Wer sich in seiner Haut wohlfühlt, strahlt das auch aus – das macht schön und zwar auch ohne sich für irgendwelche „Barbie"-Maße (90–60–90) zweizuteilen. – Dabei ist der Mensch normalerweise in nichts so sehr Experte wie für das Lesen von Gesichtern.

Heute beklagen wir ein mimisches verstummen in Verbindung mit einer allgemeinen Einschränkung der Körpersprache (s. Kap. „Die Körpersprache"). Das heißt, dass die einzelnen Veränderungen im Gesicht eines Gegenübers zwar analysiert und minuziös beschrieben werden (z.B. bei Schmerz), aber nicht mehr im Gesamtzusammenhang/im Kontext wahrgenommen werden, d.h. sie hinterlassen (z.B. nach körperlicher Gewalt gegen andere) beim Täter keinen Gefühlseindruck mehr, z.B. den Ausdruck von Schmerz oder Erstaunen (*H. Zimmermann*, 2000), es sei denn sie würden sich der Riesenanstrengung unterziehen, die einzelnen kleinen Veränderungen beim Opfer wie die Teile eines Puzzles zu einem Ganzen zusammenzufügen. Viele Menschen leiden unter dieser „Gefühlserblindung". Auch was sie selber angeht, werden statt des Gefühlsausdrucks (z.B. Scham, Verlorenheit, Wut) nur die parallel auftretenden körperlichen Reaktionen wie Magenschmerzen oder Herzstiche wahrgenommen. –

Wenn wir demnach den gegenwärtigen Zustand des Körpers nicht wahrnehmen können, entstehen keine Gefühle und Empfindungen.

Immer mehr verliert der Mund heute seine Funktion als Sinnes-, Verarbeitungs- und Wahrnehmungsorganes; also auch der eines Kommunikations- und Ausdrucksorganes. Man sieht zwar die aberwitzigsten Fratzen und Mimen, die Menschen sich ausdenken können; das Lächeln von Mund und Gesicht scheint einem tragischen Verschleiß zu unterliegen, wenn man von den Schmalzgewittern der Soft-Operas mit diesem öligen Lächeln einmal absieht; andere Gesichter wieder eher bitter: Mona Lisa mit „Gallenkoliken" wäre das vorstellbar? Und wenn sich eine Gräte in ihrem Hals quer gestellt hätte? Wie sähe sie dann aus? Der ganze Körper lächelt und lacht schon längst nicht mehr. Am Schluss des Kapitels folgt eine Übung zur Wahrnehmungsschulung des Gesichtes. –

Zunächst gab es von der Evolution her nur den Apparat der Emotionen, der Reaktionen auf das Objekt oder die Umstände richtet, die dem Leben zuträglich oder gefährlich waren; dann folgte der Apparat der Gefühle zur Erzeugung einer Hirnrepräsentation und dann einer mentalen Vorstellung. Die Gefühle eröffnen die Möglichkeit, die automatischen Emotionen bewusst besser zu kontrollieren.

Das Denken ist ohne das Fühlen nicht vorstellbar – und deren Zusammenspiel nicht ohne die Signale des Körpers. Der Mensch wird von diesem neurobiologischen Dreieck bestimmt (*A.R. Damasio*, 2005). **Ein Gefühl ist demnach die Wahrnehmung eines bestimmten Körperzustandes in Verbindung mit der Wahrnehmung einer bestimmten Art zu denken und auch solcher Gedanken, die sich mit bestimmten Themen beschäftigen.** Die Art der Gedankenwahrnehmung entsteht aus der Konstruktion von Metarepräsentationen unseres eigenen mentalen Prozesses in den verschiedensten Hirnstrukturen; dort wird unser Körper repräsentiert, dort wird er vom Bewusstsein wahrgenommen und dort entstehen auch die Gefühle. **Ein Gefühl ist im Wesentlichen eine Vorstellung des Körpers, seines Inneren, wie sie in den Kartierungen der verschiedenen Gehirnregionen stattfinden muss**; es ist damit auch abhängig von dem chemischen Muster des inneren Milieus dieser Regionen. Oder anders herum: „Ein bestimmtes Gefühl zu empfinden, etwa Lust, ist die Wahrnehmung, dass sich der Körper in einer bestimmten Verfassung, einem bestimmten Zustand befindet" (*A.R. Damasio*). Bestimmte biochemische Veränderungen dieses inneren Milieus oder Stoffwechsels beispielsweise können sich als Hintergrundgefühle wie Energie, Erschöpfung oder Unbehagen bemerkbar machen. Wir erfahren also die Konsequenzen dieser Veränderungen, nehmen sie wahr. –

Ein Gefühl kann also nur dann auftreten, wenn das Gehirn die Möglichkeit hat den eigenen Körper zu repräsentieren. Es wird vermutet, dass wegen frustrierender Erfahrungen aus der Kindheit Gefühlsinformationen nicht bis zum limbischen Cortex durchdringen konnten. Auf der anderen Seite werden Gefühle oft gar nicht mehr an konkret sinnliche Erfahrungen gekoppelt – sie sind gleichsam von der Welt abgekoppelt und verbleiben im Niemandsland. – Wenn das Leben aus Dingen und Körpern gewichen ist, bleibt eine Welt zurück, die wie eine leblose Kulisse aus Pappmaché erscheint, durch eigene Bewegungen – mit Wahrnehmung – kann ein bisschen Wirklichkeit zurückgewonnen werden.

... Auch eine Frage der Übung:

> Bei „Gefühlserblindung" sollte man zu fragen anfangen, welches Gefühl oder auch welche Sprache zu diesem oder jenem körperlichen Ausdruck passen könnte – z.B. sich in Tonfall, Lautstärke, Haltung, Gestik, Mimik auf den Anderen einstellen. Oder wir gehen weiter und beschreiben Bilder, Personen, Begebenheiten, rein mimisch d.h. wortlos und unterstreichen sie gestisch.

Beim Tanzen (Kap. „Der Tanz") **erzeugen Bilder die entsprechenden Vorgaben und damit den nötigen Orientierungsrahmen, um Eigenwahrnehmung zu schaffen** (z.B. „unsichtbare Fäden verbinden die Teilnehmer", „wir bewegen uns in verschiedenen Medien wie Honig, Öl, heiße Luft" etc.); wir stellen uns bei extremer Kälte vor oder mit einem zu heißen vollen Teller in den Händen – wie reagiert unsere Mimik? Wie fühlt es sich an, wenn einem Schnecken über den Rücken kriechen, d.h. wenn ein echter Ekel zu spielen ist? –

Im therapeutischen Teil und im Kapitel „Die Körpersprache" folgt beispielhaft eine kleine Übungsfolge zur Eigenwahrnehmung.

Es gibt allerdings eine natürliche und nötige Einschränkung der Eigenwahrnehmung, z.B. wenn wir herzhaft lachen, uns vor Lachen schütteln oder ausschütten, uns biegen vor Lachen (Sprache beschreibt wieder Körpersprache). Wie beim Sprechen auch lacht der Mensch von Kopf bis Fuß, der Körper kann sich verkrampfen und denken können wir dann obendrein nicht.
Auch **bei bestimmten Arten des Sprechens büßen wir Eigenwahrnehmung** ein, z.B. wenn wir jemanden vielleicht fanatisch, wütend überzeugen wollen – wir geraten außer uns und verlieren den Boden unter den Füßen, unserem Widerlager; oder wir sprechen wie verhaucht, „nuscheln" – erscheinen somit nicht überzeugt von dem, was wir sagen wollen, haben die Anschlag- und Hemmstellen, an denen wir uns sprachlich abstoßen müssen, aufgegeben oder verloren. Wir nehmen uns nicht wahr und können somit auch die Laute nicht mehr sinnlich, d.h. berührend, wahrnehmen. Alles fließt zwar im Körper, aber es sind an den Schaltstellen, den sprachlichen Anschlagstellen Widerstände eingebaut, damit nichts einfach rausfließen und damit verloren gehen kann.

Zum Schluss dieses Kapitels die Frage aus einem Männerseminar:

„Warum liebst Du Dich?"

Es lohnt sich mit dieser Frage genau zu befassen ...

Aber wie bei allen Fragen der Gesundheit, seinen Problemstellungen, den Körperübungen geht es auch hier nicht um Leistung – lassen wir also den Körper mit seiner Eigen-Erfahrung selbst bestimmen, wann er damit aufhören will! Dazu möchte ich jetzt auf der „vertikalen Schiene", d.h. von Körper zu Geist und wieder zurück, noch ein Kapitel anfügen.

Eigenliebe und Selbsterkenntnis

Ohne Erfahrung der Eigenliebe fällt es schwer, den Mitmenschen lieben zu können. Wie heißt es doch so schön in der Bibel: „Liebe Deinen Nächsten wie Dich selbst". Da ist was dran!

> Man kann den Nächsten nur so weit lieben, achten und wahrnehmen, wie man sich selbst liebt, achtet und wahrnimmt.

Selbsterkenntnis ist der Weg zur Erkenntnis der Welt oder um es mit den Worten von *E. Kant* zu sagen: Das Erkennen ist vom Erkennenden konstruiert, das was erkannt wird, hängt zwangsläufig von dem ab, der es erkennt. Wenn das alles richtig ist, dann ergibt sich zwangsläufig die Frage, wie kann ich mich selbst erkennen? Antwort:

> Ich kann mich nur erkennen über den Spiegel des anderen.

Und da schließt sich dann wieder der Kreis. Das, was ich bin, ergibt sich, neben einigen genetischen Ausprägungsmerkmalen, im Wesentlichen daraus, wie ich andere wahrnehme und wie diese wiederum mich wahrnehmen (H. Schramm, 2005). Das ist die Reziprozität der Perspektiven, die sich in allen menschlichen Ausdrucksformen manifestiert und anschaulich von Watzlawik in dem Satz **„Man kann nicht nicht kommunizieren"** umschrieben ist. Dieser Zusammenhang ist nicht nur für die Sprachentwicklung, sondern für die Entwicklung der gesamten Persönlichkeit wichtig! –

Machen wir zum Schluss – zur Verlebendigung des Denkens in Bezug auf das Gesicht – unsere kleine Wahrnehmungsübung:

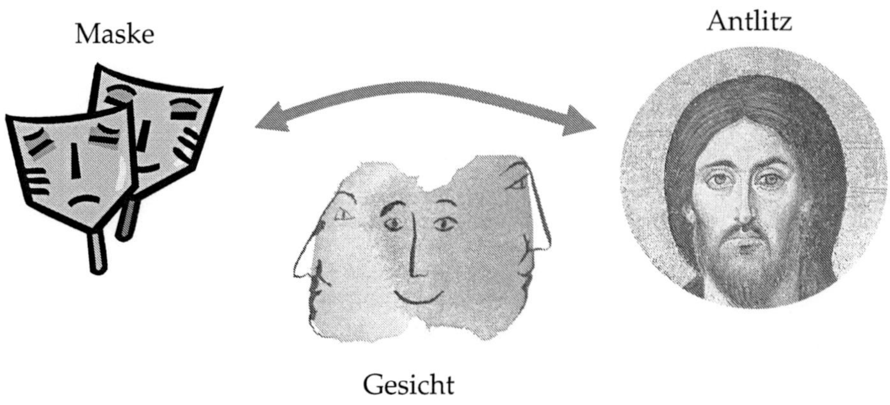

Die **Maske** ist starr physisch – das **Antlitz** (Antlitz Gottes, Mona Lisa etc.) ist kosmisch/nicht mehr physisch. **Das Gesicht** dazwischen ist Bewegung d.h. warm, strömend, was passiert mit diesem Gesicht, wenn es mehr zum Antlitz wird uns was, wenn es mehr zur **Maske** wird? Wie erscheint es? Auf welche dieser extremen Anteile, auf welch **Urbildhaftes** daran will ich auf keinen Fall verzichten.

Übungsweg:

1. Wir nehmen spontan **einen Mund** oder **zwei Augen** wahr.

2. Wir versuchen die **Bildekräfte/Formkräfte** zu spüren, die **zu diesem Ausdruck** eines Mundes oder zweier Augen führten u.zw. die, die **von außen** kommen und die, die **von innen** kommen, indem wir **hinter dem Mund/den Augen** anwesend sind, können wir kurzfristig die Trennung zwischen Herz und Gehirn aufheben?

3. Stellen wir jetzt – innerlich wahrnehmend – das **Maskenantlitz eines Metallrockers dem Gesicht gegenüber**. Können Masken/Puppen lachen?

4. Kontrollieren wir verschiedene Arten des Lächelns vor dem Spiegel, machen wir uns jeweils ein Bild von uns. Was sieht gut/stimmig aus? Setzen wir dazu ständig neu an und wiederholen sie. Gehen wir damit durch den Raum – wie fühle ich mich? – Meist lächeln wir, weil wir glücklich sind – wir können aber auch glücklich werden, weil wir strahlend und wahrhaftig lächeln! Fangen wir gleich mit dem Üben an.

Bewegen und Wahrnehmen

Die Auferstehung der Bewegung

Wir haben so scheint es die innige Beziehung von Bewegen – Sich sammeln – Wahrnehmen wieder entdeckt; und das in Zeiten des **„Bewegungsmangelsyndroms"** mit den Kennzeichen **„Stase" und „Stau":** Stau auf den Autobahnen, Reformstau in der Politik, Stau in den Beinen, Hitze- oder Kältestaus ... Vielleicht gab es früher noch so etwas wie ein Bewegungs-Muss zur eigenen Wärmeproduktion zumindest in den extremen Kältezeiten des Winters bei Heizölmangel, längere Wartezeiten bei Zug- oder Straßenbahnverspätung etc. Mit der heute üblichen einseitigen Steigerung standardisierter, technisierter, normativer, rein äußerer, linearer Bewegungen in Sport- und Fitnesszentren geht mehr verloren als Gelenkelastizität, nämlich ein feinstabgestimmtes, filigranes und mehrdimensionales Bewegungsgeflecht.
Das erste, was darunter leidet, ist die **Wahrnehmung** – unser **„Radarsystem"**. Es ist ein System, was wir zwar immer „bei uns haben", aber meist nie richtig entwickeln konnten.

> Milliardenschwere PR-Agenturen und Marketingzentralen manipulieren heute die Wahrnehmung des Menschen, oft ohne dass diese es merken; sie versuchen die Deutungsmacht über Begriffe zu erlangen – solange bis die Menschen ihren eigenen Wahrnehmungen nicht mehr glauben.

Dieses **„Wahrnehmungsgewitter"** ist nicht mehr nach-empfindbar, nach-vollziehbar und ist damit ein **Angriff auf unseren Realitätssinn**; die letzte Konsequenz ist: Wir werden **un-einfühlsam** in andere, weil wir unsere eigenen Gefühle nicht kennen oder ihnen nicht mehr trauen. – Zu den Grenzen und Gefährdungen des „Wahrnehmungserlebens" möchte ich als anschauliches Beispiel am Ende des Kapitels die Geschichte über „die Spinne" von *P. Høeg* abdrucken.

Der Zusammenhang zwischen Bewegen und Wahrnehmen steht heute nicht nur im Zentrum vieler Therapien. Auch manche Protestveranstaltungen sehen sich neuerdings in diesem Zusammenhang; der banale Spruch: „Wer sich nicht bewegt, spürt auch seine Fesseln nicht", ist zu einer ihrer Aushängeschilder geworden. **Wer wissen will, muss sich bewegen und er muss wahrnehmen.** Heute trudeln fortwährend Sinneseindrücke ein; unsere „Birne" muss dann entscheiden, was sie davon ernst nehmen muss. Deshalb neigt sie auch dazu die die Komplexität der Welt zu reduzieren; sie wird plötzlich sparsam mit den Wahrnehmungen, geizt mit dem Denken – das ist die **Geburtsstunde des Vorurteils und der Blendung durch Ideologien und Trugbilder.** In der Folge filtern wird die Wahrnehmungsvielfalt einfach weg und übrig bleibt nur, was uns unser Vorurteil bestätigt und ins Bild passt.

> Wie verliert man Vorurteile? Durch Bewegung! Denken müssen wir selbst und immer wieder neu.

Den Kontakt jedoch zur Wahrheit der eigenen Erfahrungen herzustellen, führt nun mal nur über den Körper: Wir müssen zur **Be-sinnung** kommen. Dabei gibt es immer eine Wahl – was der Körper auch anstellt, Schuld hat immer der Geist. Hier werden die Vorabentscheidungen getroffen. In letzter Konquenz gelingt auch das gute Sprechen am besten aus der guten Wahrnehmung für uns selber heraus. Dadurch erreichen wir die Selbst-zufriedenheit und eigene Überzeugung, die uns beim Sprechen **in Resonanz mit uns** bringen. Wir werden auch am besten verstanden, wenn wir nicht „weg von uns, zum anderen hin" sprechen, sondern gleichsam zu uns selbst; dadurch beziehen wir auch den Raum hinter uns mit ein.

Wenn wir uns ständig von außen selbst überwachen, ist Selbstzerstörung die Konsequenz. – Auf unsere Wahrnehmung werden wir bereits im Kleinen und alltäglichen aufmerksam;

- Jeder kennt es: bei Bewegungseinschränkungen bedingt durch Krankheit, Verletzung (Gipsbein) oder Alter fällt je nach Ausmaß ein Stückchen weg vom Erleben.
- Oder starren wir längere Zeit auf einen kleinen Punkt, verschwindet er bis wir nach einer kleinen Bewegung der Augen mit dem Blick wieder neu ansetzen.
- Wir geben im Liegen oder Sitzen irgendeinen Bereich des Körpers einen Impuls, der sich über den gesamten Körper fortsetzt; wir koppeln zurück und spüren wie sich der Körper in seiner Beziehung zur Unterlage verändert hat.
- Ist unser Bein eingeschlafen, können wir bei aller Intaktheit nicht mehr laufen bis wir durch viel Bewegung wieder seine Wahrnehmung zurückhaben.
- Und wenn wir letztlich durch den Zahnarzt die Zunge betäubt haben, können wir nicht nur nicht sprechen, weil unser Sensorium gestört ist, sondern weil wir auch kein Bedürfnis mehr empfinden zu sprechen.

Weiterführend können wir sagen: Wenn alles taub wäre, gäbe es keine Entwicklung. Aber gehen wir in unserer Selbstwahrnehmung und Selbsterkenntnis noch ein bisschen weiter.

Warum negative Emotionen anstecken

Wir wissen es alle: Negative Emotionen können anstecken wie ein Schnupfen. Menschen, die keinen Hehl aus ihrer Gemütsverfassung machen, infizieren auch ihr Gegenüber damit, d.h. ein „Kotzbrocken" vergiftet die ganze Gemeinschaft.

> Tatsächlich kann unser Bewegungs- und Wahrnehmungs-/Gefühlsapparat eine neue Situation bestens bewerten und ist sogar schneller als der Bewusstseinsapparat.

Ursächlich dafür ist, dass die Entwicklung der Gefühle älter als die Entwicklung des Verstandes ist. Der emotionale Teil des Gehirns wird vor dem Großhirn, der Heimat der Logik über Meldungen unserer Sinnesorgane informiert. Es handelt sich um den limbischen Cortex, der auch als unser „Reptiliengehirn" bezeichnet wird, es ist nervlich mit Kehlkopf und Mimik bestens verknüpft. Wenn wir also haltlos brüllen, ist es vielleicht unser „innerer Alligator?!"

Es geht hier um Zusammenhänge, die für uns selber unmittelbar erfahrbar sind, dann nämlich, wenn wir zu jemandem sprechen und dabei das Bedürfnis haben, diesem ein-dringlich etwas „klar" zu machen, so dass es ihm „einleuchtet" und wir es ihm „ans Herz legen" können. Wie viel Eindringlichkeit können wir in unsere Worte legen, und es ist dann ganz sicher, dass wir ihn erreichen können! Ja, wir können sogar so „synchron" werden, dass falls uns der Atem stockt oder wir uns heiser räuspern – beim Zu-hörer das Gleiche passiert. Wir können anders herum sicher sein, dass wir Niemanden „erreichen", wenn wir an ihm vorbei seelenlos Fakten herunterbeten – selbst wenn es sich dabei um ausgesuchteste Wissenschaft handeln sollte.

Zwischen Wahrnehmung und Motorik ist also alles perfekt verschaltet und koordiniert. Die physiologische Lösung dieses Rätsels liegt nämlich darin, dass nicht nur Lippen, Zunge, Kiefer und Kehlkopf, sondern unser gesamter Bewegungsapparat mitschwingendes Sinnes- und Wahrnehmungsorgan nicht nur für die Sprache, sondern auch für sämtliche Anteile der Körpersprache ist.

Heute weiß man, dass bereits der Embryo im Rhythmus der Muttersprache schwingt, die zu ihm spricht. In Form von „Engrammen" (*A. Tomatis*, 1990) prägt sie sich ihm ein und legt bestimmte Rhythmen und Grundstrukturen für das spätere Leben fest – als so genannte „Lebensmelodie". Wie bereits angesprochen, werden diese ersten Sinneswahrnehmungen – so *Tomatis'* Theorie – von den Vestibularis- und Cochleariskernen engrammiert, von wo sie später, wenn die weitere Entwicklung es zulässt, auf die Großhirnrinde projiziert werden. – Schon jetzt ist das Leben ein Abenteuer …

Was passiert, wenn wir uns verständigen?

Die Mikroanalyse von Tonfilmen hat gezeigt, dass der ganze Mensch sich zur Sprache bewegt, sowohl beim Selbersprechen (Selbstsynchronisation) als auch beim Zuhören, und zwar mit einer Zeitdifferenz von 50 Millisekunden synchron zum Sprechenden (Fremdsynchronisation). **Laut- und Sprachverständnis sind also ein inneres Nachbilden und unbewusstes Nachsprechen.** (*M. Condon*, 1996)

Wie ich bereits dargestellt habe, hat auch die Bewegungsempfindung, d.h. die Informationsverarbeitung der Lage- und Bewegungsrezeptoren beim Sprechen im Mund, die so genannte **Sprechkinästhesie** einen maßgeblichen Anteil an der gedächtnismäßigen Speicherung von Laut-, Wort- und Satzschemata beim Spracherwerb und ist die Grundlage für das so genannte **innere Sprechen**. (Breuer, Weuffen)

Wahrnehmung von Sprache ist also eine abgeschwächte Hervorbringung, regelrecht ein „Mitsprechen", „Mitvollziehen", „Mittanzen" der Bewegungen des Anderen. Wir können demnach sogar sagen: **Das leibliche Nacherleben, Nachtasten mit der eigenen Stimme ist bereits ein kommunikativer Vorgang!** Laut- und Sprachverständnis ist nichts anderes als ein inneres Nachbilden.

Eine echte Begegnung zwischen zwei Menschen kann aber nur stattfinden, wenn sich beide auf die Gefühlszustände des Anderen einlassen, z.B. durch die Angleichung des Gesichtsausdruckes, der Gangart, der Atmung, d.h. sich ein-stimmen und später übereinstimmen (Synchronizität). – Damit beruht die **Dynamik jeder menschlichen Kommunikation auf diesen angeborenen Potenzialen der rhythmischen Bewegung.** Im Einzelnen besteht – wie erwähnt – eine Synchronie zwischen den sprachlichen Bewegungen des Sprechers und dem motorischen Miterleben des Zuhörers, die wiederum **vom Muskeltonus** abhängig ist.

Wenn wir Kinder, die sich im 2./3. Lebensjahr befinden, beobachten, wie sie zuhören oder versuchen, komplizierte Worte auszusprechen, wie dabei der ganze Körper mitmacht, die Kinnlade herunterfällt, die Lippen sich schon beim Zuhören mitbewegen, dann können wir auch eher verstehen, wie Sprache die Atmung reguliert und den Körper aktiviert. **Atem-**

schwache sind oft stimmschwache Kinder mit Haltungsverfall und Mundatmung. Sprache muss erlebt und imitiert werden können. Es nimmt nicht Wunder, dass Kinder, die im frühen Alter viel Fernsehen konsumieren, u.a. erst sehr spät oder gar nicht sprechen lernen.

> Eine intakte Bewegung braucht also eine intakte Wahrnehmung.

Wenn wir nur im Vorwärtsgang die Welt wahrnehmen, können wir ihr nicht mehr naiv begegnen. Der Beruf des Kameramannes kann seine Wahrnehmungen prägen, wenn er nur in Einstellungen und Schnitten denkt – das wäre der reine **Selbstbezug der Wahrnehmung**. Wenn die Wahrnehmung bruchstückhaft ist oder uns ein Überangebot an Informationen überflutet, **parallelisieren sich die Reize** und können nicht mehr richtig verinnerlicht werden; wir werden ihnen keine Aufmerksamkeit mehr entgegenbringen können. **Eine Wahrnehmungsstörung ist eine Aktivitätsstörung der entsprechenden Sinne**. – Es besteht ein unmittelbarer Zusammenhang zwischen dem Ausformungsgrad einer Bewegung und der Bestimmtheit, mit der sie durch den Eigenbewegungssinn wahrgenommen wird.

> Das ist bei der Entwicklung kindlicher Bewegungsstörungen (Hyperaktive, Bewegungsarme, Athelotiker, Spastiker) bzw. bei der Deformierung der skelettalen Anteile deutlich zu beobachten. Schlaffe oder überspannte Muskulatur passt nicht zum inneren Zuhören.

Sind also die kinästhetischen Rückmeldesysteme gestört, so wird auch die Sprachwahrnehmung gestört.

Zum Zusammenhang von Empfindungen im Mund und Sprachwahrnehmung gibt es auch eine aufschlussreiche Untersuchung (*A.R. Lurija*, zitiert nach *M. Wiedemann*, 1997): Normal entwickelte Kinder im 2. Schuljahr schrieben Diktate, während sie einen Bleistift im Mund halten mussten. Unter einer solchen Einschränkung der Möglichkeit zur Mitartikulation der gehörten Texte machten die Kinder etwa fünf- bis sechsmal so viele Fehler wie unter normalen Bedingungen. Fixieren wir also Kopf, Kiefer und Hals oder lassen sie erstarren, können wir den Anderen schlechter folgen und verstehen.

> Jede Veränderung des **„Output“**, also des Verhaltens, muss am **„Input“** durch die Wahrnehmung ansetzen.

Hat diese Verbindung zwischen ausgiebiger **freier, äußerer Bewegung** und innerer Wahrnehmung zu unserer Entwicklung genügend beigetragen, brauchen wir in späteren Jahren nicht mehr dieses Maß an Bewegung. Die **äußere Bewegung** wird zur **inneren Bewegt-heit** – zu den inneren Sinnen. Wir bewegen unsere Themen **„in unserem Herzen“** und nehmen sie dort in anderer Tiefe wahr, Gefühle bewegen uns jetzt in ebensolcher Weise – auch wenn wir stillsitzen – und führen uns zum Handeln. –
Ich bin sicher, der eine oder andere kennt das Gefühl: Man ist über alle Maßen glücklich und rührt sich für lange Zeit nicht, als könnte schon die geringste Bewegung alles zerstören; der Schwerpunkt der Wahrnehmung kann sich verlagern, z.B. auf die Empfindlichkeit der Haut übergehen, die anscheinend noch ununterbrochen auf vorangegangene Bewegungen, Gesten oder Berührungen reagiert. –

Zu den Wurzeln der Verbissenheit

Anscheinend spielt beim Sprechen das auditive Feedback nicht die übergeordnete Rolle von der wir bisher ausgingen; denn auch wenn sich unser Gehör infolge eines Schnupfens verschlechtert, sprechen wir wie immer. Die Modulation der Laute ist nämlich gewöhnlich ebenfalls durch die Eigenwahrnehmung bedingt und wird durch Impulse gesteuert, die von allen lauterzeugenden Organen ausgehen (*Sacks, O.*, 1990).

> Auch Zähne und Kiefergelenke haben nicht nur eine stützende und haltende –, sondern ebenfalls eine fühlende, wahrnehmende Funktion bedingt durch die zahlreichen Rezeptoren im Parodontalspalt, in den Gelenkkapseln, Sehnen- und Muskelspindeln.

Wir können unsere Zähne deshalb auch ruhig „am Leben versuchen" – wir werden sensorisch viel lernen dabei:

- **Als kleiner Selbstversuch:**
  Wenn wir uns mit zusammengebissenen Zähnen am schönen Wetter erfreuen wollen, gelingt uns das nicht – alles physiologisiert zurück. Körperbewegung kann also Gefühle verstärken oder blockieren, d.h. wenn wir verbissen sind, fühlen wir uns auch bald so. Führen wir als Ausgleich die Mundwinkel mit zwei Fingern in Lachmundstellung und halten sie über zwei Minuten da – was verändert sich? Wenn dann schließlich die strengen Wachen von den wichtigsten Schaltzentralen abgezogen werden, lockert sich das Gesicht.

- **Auch dazu einen Selbstversuch:**
  Ziehen Sie ein bisschen die Lippen zusammen, dann etwas die Schultern hoch und nach vorne zusammen; anschließend den Bauch zurückziehen, die Pobacken leicht zusammen, weiterhin die Oberschenkel anspannen und die Füße nach innen stellen – wenden Sie sich dann ihrem Nachbarn oder ihrer Nachbarin zu und sagen/denken Sie: „Ich mag/liebe Dich" ... Körperbewegung kann also Gefühle blockieren!

Bewegung ist zweckfrei

Wie eingangs beschrieben, ist auch Sprache uranfänglich aus Bewegung – rhythmischer Bewegung – hervorgegangen und drückt zunächst einmal sich selber aus; sie ist also nicht zielorientiert. Vielmehr ist sie ein Urtrieb wie der Trieb zur Liebe, zur Malerei, zur Musik. Man spricht, weil man sprechen muss; wie man auch liebt, weil man lieben muss. Dabei ist das Erlebnis der Bewegung ursprünglich und in der frühesten Kindheit – seiner sensomotorischen Phase – ist es fast das einzige Erlebnis: Ein Kind, das sich nicht bewegt, hat keine Erlebnisse!

> Alle zuständigen Zellen arbeiten quasi gleichzeitig als Sender und Empfänger (s. Kap. „Die Spiegelzellen"). Wie bei jeder Dynamik können wir nicht sagen, dass sie hier beginnt und dort endet – es findet immer eine Feedbackschlaufe statt. Es ist deshalb nicht menschlich, wenn dem Kind das Erlebnis der Bewegung verwehrt wird.

Erlebnis und Bewegung sind also zwei Seiten derselben Münze. Man wirft sich nicht in die Brust, um Kraft auszudrücken; **man wirft sich in die Brust und diese Bewegung gibt einem ein Gefühl der Kraft** – oder um es anders auszudrücken: Wir erleben die **Authentizität**. Für die ideale Syntax der Bewegung scheint es notwendig zu sein, dass die Verbindung zwischen dem vorgestellten, gewollten Ziel und seinem Erreichen in einem Zustand der Unbewusstheit der eigenen Person geschieht. Bücher wie **„Zen in der Kunst des Bogenschießens"** oder *Kleists* **Marionettentheater** beinhalten die Suche nach der **absolut unreflektierten harmonischen Bewegung**.

Die „Spiegelzellen"

Bewegen und Wahrnehmen hängen sogar viel enger zusammen, als die meisten glauben!
F. Rizzolatti und *A. Galese* (zitiert nach *J. Bauer*, 2005) entdeckten die so genannten **„Spiegelzellen"**. So wurden die Nervenzellen des Frontalhirns mit einer verblüffenden **Doppelfunktion** getauft; seitdem ist es denkbar, dass ein und dieselbe Nervenzelle für das Beobachten und Auslösen einer Handlung zuständig ist.
Bei dieser **direkten „Kommunikation"** ist man nicht auf Vermutungen angewiesen, sondern stehen ständig mit den anderen Menschen in Verbindung. Unser neuronales Aktivitätsmuster imitiert dabei das, was wir sehen, als wären wir selbst die Handelnden. Auf diese Weise können wir uns mit dem inneren Zustand des anderen identifizieren. **Je besser die Kommunikation zwischen zwei Menschen, desto stärker harmonisieren sich die Körperbewegungen der beiden!** – Durch Einfüllung, Rücksicht und Zärtlichkeit können wir sie sogar günstig stimulieren und sind auf diese Weise der Tragik des Nichtverstehens und Nichtverstandenwerdens noch weniger ausgesetzt.
Als Übung möchte ich auf das Simultansprechen (Kap. „Sprach- und Raumentwicklung durch das Ausdrucksspiel") hinweisen. Beim Dialogwechsel kommt es nicht auf das Tempo der Unterhaltung an, sondern darauf, dass jeder Satz beim Gegenüber ein Mitdenken auslöst, kein Nach-, sondern ein Mitdenken, also so etwas wie Phantasie, wie Assoziieren. Die glänzende Unterhaltung ergibt sich also durch das Zusammensetzen kleiner Stücke zu einem gelungenen Mosaik. Ein Wort gibt das andere und bringt uns in einen Zustand ununterbrochener begeisterter Unterhaltung, als käme unser Sprechen und Fühlen aus einem gemeinsamen Zentrum oder Kern – das ist Sprachwollust und Weltverwandlung! – Wir alle kennen auch aus unserem Alltag, dass es große Momente der Übereinstimmung (Resonanz) mit uns wichtigen Menschen gibt. Diesen einen Moment der vollkommenen Übereinstimmung gilt es immer wieder zu finden; verpasst man ihn, ist es jedes Mal ein Rückschlag für das Miteinander. –

> Ohne die „Spiegelneurone" gäbe es keine Intuition und Empathie.

So zeigt z.B. die Stimmung mit der ein Lehrer das Klassenzimmer betritt bei den Kindern schon messbare Reaktionen – auch wenn noch kein Wort gesprochen wurde. Damit ist die innere Haltung, die Gesinnung, mir der man an die Aufgabe und an das Wesen des Kindes herantritt, die tragende Grundlage für jegliche Erziehung. Deshalb müssen wird eine **Wachsamkeit dafür entwickeln, welche Eindrücke wir an uns und unsere Kinder heranlassen**.

Schon für die Entwicklung des kindlichen Selbst ist die **innere Repräsentation**, die sie **von all ihren Gefühlen** haben, entscheidend und kann nur in Beziehung zu einem Gegenüber entstehen.

Die Mutter, die ihr Baby anschaut, spiegelt mit ihrem Gesicht und ihrer Sprache unwillkürlich dessen Ausdruck; sie kommentiert und macht eine „Zustandsbeschreibung". Durch diese Art der Interaktion lernt das Baby seine Gefühle, sein Selbst zu regulieren. – Der Psychologe *J. Bauer* (2005) rät deshalb zu einer bewussten „Diät für's Hirn", das kein „Müllschlucker" ist und sein kann.

A.R. Damasio (2005) schlägt als Neurologe sogar einen Bogen zur **sozialethischen Bedeutung der „Spiegelneurone"**. In Anlehnung an den Philosophen *Spinoza* schreibt er, dass wir „keine Angst vor Gott haben müssen, weil er nie strafen wird", in gleicher Weise brauchen wir uns auch um keine Belohnung bemühen, weil keine zu erwarten ist.
„Das Einzige, was wir befürchten sollten, ist unser eigenes Verhalten. Begegnen wir anderen nicht freundlich genug, bestrafen wir uns selbst – hier und jetzt – und berauben uns der Möglichkeit inneren Frieden und Glück zu erringen – hier und jetzt. Behandeln wir andere Menschen dagegen liebevoll und freundlich, haben wir gute Aussichten inneren Frieden und Glück zu erreichen – hier und jetzt."

Auch ein Krieg, z.B. spielt sich in letzter Konsequenz nicht in weiter Ferne ab, ist auch kein vorüber ziehendes Gewitter, sondern spielt sich in uns ab. Das Warten und Jammern macht das Unvermeidliche nur noch schlimmer.

Die „Bild"-Wahrnehmung

Menschen, besonders Kinder brauchen Bilder, um komplex wahrnehmen zu können. Bildlosigkeit hat schlimmere Folgen als nicht tagträumen zu können! Leider kennen wir die „Bildstörungen" nur vom Fernsehen ...
Sogar die frühgeschichtliche Anthropologie, die Revolutionen der Wissenschaft scheinen den Menschen bisher nie die nötigen Bilder und Mythen geliefert zu haben, die ihnen z.B. das **Buch der Genesis** bis heute geben konnte.

Aus dem bisher Gesagten lässt sich einiges für die Bildwahrnehmung folgern (s.a. Kap. „Die Körpersprache").

Die „Spiegelneurone" machen auch verständlich, dass für die Steuerung einer Handlung nicht das Erlernen aller komplexen motorischen Programme notwendig ist – was viel zu kompliziert und langatmig wäre –, sondern nur das Erkennen oder Erahnen der Absicht (z.B. eine Tasse zu heben).

Selbst Hunde erkennen den Ablauf räumlich-zeitlicher Vorgänge, die man als Intuition bezeichnen könnte. Wenn sie z.B. einen Ball fangen wollen, fixieren sie ihn einfach mit den Augen, „berechnen" Flugbahn und Flugdauer und plötzlich landet er haargenau in ihrer Schnauze. – **Auch Bilder der Körpersprache, die ausgesandt werden, werden vom Gegenüber ebenfalls als Bilder verstanden und dort stimuliert;** wenn komplexe Zusammenhänge

nicht mehr im Bewusstsein als Bilder aufleuchten würden, bräuchte man viel Zeit, Worte und verstandesmäßige Erklärungen, um verstanden zu werden.
Wieder können die **künstlich am Bildschirm geschaffenen Bilder einen Bruch in die notwendige Einheit der Sinneserfahrungen bringen** und damit auch in die Sinnhaftigkeit des Daseins. Die Grenzen zwischen Traum und Wirklichkeit verschwimmen, technisierte Bilder werden für die Wirklichkeit gehalten.
Auf diese Weise schaffen sich die Kinder einen **künstlichen Kosmos** mit entsprechenden Charakteren. Diese Bilder, inneren Bilder sind dann so lebendig, dass die Realität nicht mithalten kann. – Die elektronischen Bilder stehlen nicht nur Lebenszeit, sie wirken massiv auf Gefühle und prägen Einstellungen. Sie stehen dem Leben im Gegenwärtigen entgegen und lassen den erforderlichen unverstellten Blick verkümmern. Es scheint die Devise zu gelten: „Ich ‚surfe' im Internet, also bin ich." – Der Umfang des Fernsehkonsums als „häusliche Droge" im Alter von acht Jahren ist der beste Einzelfaktor für die Vorhersage möglichen gewalttätigen Verhaltens im Alter von achtzehn Jahren.

Dagegen sind früh erfahrene Sinneszusammenhänge, leib-haftige Erlebnisse, be-eindruckende Er-innerungen, Geschichten, aber auch Farben, Musikstücke, Landstriche etc., die als eigene positive Bilder in uns aufleuchten, unser Bewegungsthema und damit unsere Impulsgeber und können als „geistiger Impfprozess" negative Bilder verdrängen. Damit können wir den Menschen **zu Erlebnissen verhelfen, die etwas mit ihnen selber zu tun** haben, jenseits von Fernsehen, Urlaub, Autobahn und Supermarkt.

Von Bild zu Bild

Bewegung ist Wille, hat „Gedankencharakter im Tun" (*W. Kuhfuß*, 1976). Unser Wille, unser Geist, nimmt die Welt wahr durch das Widerlager unseres Geistes. Das Spiel einer Bewegung regt sich **erst im Inneren**, muss dann immer Finger, Füße, **den ganzen Leib ergreifen** und muss dann über sich hinaus nach außen führen und **Geistiges, Seelisches sowie die Körperwelt miteinander verbinden**. Ein Mensch, der freie Bewegung übt, ist ein Wahrnehmungsorgan für freie Bewegung in der Welt. Wer falsch geübt, „trainiert" hat, fühlt nur sich, seinen Mut, seine Geschicklichkeit, sein Körperbehagen, sich, nicht die Welt! Wahre Bewegung bleibt nie allein körperlich. Freie Bewegung nimmt dann den Körper mit. Schon heute gibt es Vorbereitungen für Leistungssportler, die rein gedanklich meditativ sind. **Der Sportler vertieft sich bildhaft in den Ablauf seines Hochsprungs und springt dann besser als wenn er nur physisch trainiert hätte**. Kindern, bei denen wir abstraktes Bewusstmachen vermeiden müssen, helfen wir am besten mit Bildern: „Flügel wie ein Vogel" oder „Jetzt geh wie ein Bär" oder „Bewegt euch aneinander vorbei wie die Schmetterlinge".

Von **Bild zu Bild – vom Bild im Bild** – hinter dem Bild. Bilder in uns – um uns. – Doch **die Bilder beginnen ein Eigenleben**, sorgen für Verwirrung. Von Bild zu Bild beginnt sich **Realität und Unwirkliches zu vermischen. Bilder werden zu Spiegeln. Tiefe Gefühle** wollen entstehen, doch auch **Abgründe** öffnen sich. Von Neid, Missgunst, Vorurteilen bis hin zu gierigen Monstern geht die Palette … zum Schluss trifft man sich wieder beim ersten Bild. Alles wie am Anfang und doch … (s. Kap. „Der Tanz – ein Königsweg").

Der Mensch „als Spinne" – eine Parabel – ein Bild

Th. Uexküll hat gesagt, der Mensch sei, was seinen Wahrnehmungsapparat angeht, im Großen und Ganzen nicht besser als eine Spinne.
In seinem Buch „Der Plan von der Abschaffung des Dunkels" hat *P. Høeg* das als Parabel ausgeführt:

> „Eine Spinne nämlich sieht und hört schlecht, und ihr Geruchssinn ist auch nicht so gut, ihre Umwelt ist also begrenzt durch ihren Wahrnehmungsapparat. Doch sie hat ihr Netz, damit hat sie ihre Wahrnehmung weit über sich hinaus ausgedehnt. Ihr Tastsinn ist sehr entwickelt, bei jeder Bewegung des Netzes kann sie einschätzen, wie weit weg und wie groß. Mit ihrem Netz nimmt die Spinne aber nicht die ganze Weit wahr, sondern nur den Teil, den das Netz einfangen konnte (Richtung, Abstand, Gewicht und Größe der Beute etc.). Würde die Spinne ihr Netz weiter ausbreiten – vielleicht über 75 Zentimeter hinaus, würde sie nach wie vor nur das wahrnehmen, was wahrzunehmen in ihrer und der Natur ihres Netzes liegt. Der Bogen wäre überspannt, sie würde keine neue Wirklichkeit finden. So wäre die Spinne recht bald physisch nicht mehr in der Lage, all das aufzusuchen, was im Netz gefangen würde. Würde sie das Netz immer weiter ausdehnen, würde sie vielleicht noch mehr Signale empfangen, aber es wären mehr als sie verarbeiten könnte. Dann wäre das ein enorm großes Netz und hätte zur Folge, dass es in Konflikt mit dem Wesen der Spinne, ihrer Natur, kommen wäre.
> So ist es auch mit der Naturwissenschaft und ihrem Zwilling, der industriellen Technologie. Die Physik breitet ihr Netz ins Universum oder in die Materie aus und meint, immer größere Teile der Wirklichkeit zu entdecken; das kann aber nicht gelingen, weil die Informationen – wie bei der Spinne – über oder unter die Schwellen des menschlichen Wahrnehmungsapparates gelangen. Vielleicht könnte das Netz auch anfangen, die Welt zu verändern und – wie bei der Spinne – zu groß werden, vielleicht zu Boden fallen und die Spinne unter sich begraben.
> Noch ein zweites ist zu sagen: Die Erforschung der Welt durch den Menschen, sein Netz, verändert auch diese Welt. Wenn ich nachts wach liege, wenn ich nicht schlafen kann und mich aufsetze und die Frau und das Kind ansehe, dann fürchte ich, dann weiß ich, dass das Netz zu weit entfernt vom Wahrnehmungsapparat ausgebreitet worden ist. Es reicht jetzt bis zu schwarzen Löchern und Sternnebeln hinaus und zu immer kleiner werdenden Elementarteilchen hinunter, es entdeckt Gegebenheiten, die auf den Alltag zurückwirken, die zu Kühlschränken, Schulbüchern, Cäsiumuhren, U-Booten, Computern, Automotoren, Atombomben werden und die Geschwindigkeit des Daseins ständig vergrößern.
> …
> Über die ganze Welt breitete man als Instrument die Zeit aus. Und bis in die Erziehung der Kinder hinein breitete die Schule das Netz von Präzision und Genauigkeit aus. So weit, dass die Grenze dessen erreicht wurde, was Menschen ertragen können. Die Grenze, an der das Netz anfängt, seinem eigenen Gewicht nachzugeben und die Spinne im Fallen mit sich zu reißen."

Der technische Fortschritt überfordert das Orientierungsvermögen des Menschen; so verstehen wir zwar viel vom Mars, aber den Mitmenschen nicht mehr. –

Die Spinne hatte getan, was sie konnte. Ihr Netz war gut, wie es war; und wir …?

Wahrnehmung und Übung der Formen

Wir haben erläutert, wie wir stets alle Bewegungen außer uns (auch die Sprechbewegungen), sobald sie in unser Wahrnehmungsfeld geraten, in feiner Weise – meist unbewusst – nach- und mitmachen; in grober Weise geschieht das mit dem Kopf, wenn wir einem fahrenden Auto nachschauen, in feiner Weise, z.B. wenn ein heiserer Redner uns, den Zuhörer, selber heiser werden lässt (s. Kap. „Bewegen und Wahrnehmen").

Wir sind also mit unserem eigenen „Bewegungsapparat", mit unserem gesamten Muskelsystem mitschwingendes Glied der uns umgebenden Umwelt.

Bevor sich also der Sprachsinn entwickeln kann, muss der Bewegungssinn entwickelt werden. Auch um Formen wahrzunehmen, brauche ich die Mithilfe des Auges, mit dem ich diese „ertaste" bzw. nachfahre, d.h. auch diese nehmen wir mit unserem Bewegungs- und inneren Gleichgewichtssinn wahr. Auch die Zunge wird den Zahnbogen oder den entsprechend gestalteten Zahnspangenkörper von innen entlangfahren und seine Form empfinden und mit seinem ganzen Leib erfassen. – Bei einer Untersuchung wurde festgestellt, dass normal entwickelte Kinder Gegenstände, die man ihnen in den Mund legte, später auch mit den Augen identifizieren und zuordnen konnten – bzw. umgekehrt (*P. Lutzker*, 1996). Wir erfahren also mit unserem ganzen leibgebundenen Sinnessystem die Form.

Raum und Form sind innerhalb und außerhalb des Körpers stets auch bewusst seelisch-geistig erfahrbar. Zu Recht wird nicht nur aus psychoanalytischen Kreisen auf die **Mundhöhle als ersten wichtigen, im Vergleich zu den Händen auch differenzierteren Erkundungs-, Wahrnehmungs- und Erfahrungsbereich** hingewiesen.

Vielleicht wundert sich mancher Deutsche, wenn Italiener aus dem gleichen Hartweizenteig Band-, Stangen-, Röhren-, Zungen-, Täschchen-, Schmetterlingsnudeln formen und „al dente" verzehren. Es ist die reine Lust am **Spiel mit den verschiedenen Formen** im Mund, was sie dazu bewegt! Das Erstaunlichste dabei ist aber: Diese Unterschiedlichkeit stößt auch eine jeweils andere Geschmacksempfindung an – sie schmecken unterschiedlich! Für dieses sinnesübergreifende Schmecken gibt es weitere Beispiele: Der Wein, der uns während der Ferien im Ausland schmeckt, schmeckt uns nicht mehr in unserer häuslichen Umgebung. Ein Maler will seine Farben, die er verwendet, auch „schmecken" oder gar „hören" können. –

Die Kraft oder den inneren Klang einer Linie oder Form kann man erfassen, wer sie als reine Form gestaltet und ihren Verlauf durch ein künstlerisch geschultes Empfinden innerlich mit vollzieht. Nimmt man dem Menschen die Möglichkeit mit den Augenbewegungen die Form der Dinge nachzuvollziehen, sieht er sie nicht.

Die Form als selbständige Qualität und ihre Gesetzmäßigkeit, also das Dreieck als Dreieck, den Kreis als Kreis, erfasst das Kind erst dann, wenn ihm dieses Nachbilden als eigene Tätigkeit zum Bewusstsein kommt.

Formen sind Urbilder; weshalb können wir uns an sie „erinnern"?
Die Form wird – wie angesprochen – also immer nur durch die bewusste formbildende Tätigkeit erfasst. Auf diese Weise betätigt der Mensch aber jene **Bildekräfte**, die früher den Leib in seinen Organen zu vollkommeneren Formen umgestaltet haben.

Formverwandlung (Differenzierung, Umbildung, gestaltliche Gliederung) ist eine der wichtigsten Tatsachen frühkindlicher Entwicklung.

Auch die spätere Lautbildung und Artikulation haben ihren Quellort in der vorsprachlichen Dialogphase zwischen Mutter und Embryo. In dieser frühembryonalen Phase können sich rhythmisch-musikalische Prozesse noch nicht hörbar artikulieren. Sie sind vielmehr eingebunden in die **schöpferische Flüssigkeitsbewegung der organbildenden Prozesse des Leibes**. Man kann deshalb von einer **„akustisch-rhythmischen Prägung"** des Embryos im Mutterleib sprechen (*W. Riethmüller*, 2007). Spätere Lautformung und rhythmische Muster werden also ebenfalls bereits bereits dem Embryo „einverleibt".

Das künstlerische Empfinden führt also immer wieder zu Gestaltungen, in denen jene Formen anklingen, die im Laufe der ersten sechs bis sieben Jahre im Leibe des Kindes herausgearbeitet werden. Dadurch sind dem Kinde die Formen nichts Starres oder Totes; sie sind ihm wie von innerer gestaltender Regsamkeit erfüllt.

Das **Wahrnehmen** wird zu einem Vorgang, indem das Kind zu innerer Gestaltungstätigkeit kommt; es holt die Form aus seinem ganzen Leib heraus (s.a. Kap. „Sinnesfrust und Bewegungsunlust").

So kommt es auch, dass z.B. ein frei plastizierter Kopf (nicht kopiert) die ganz ähnlichen Abmessungen und oft den gleichen Ausdruck wie sein Erschaffer hat (s. Kap. „Künstlerische Therapie").

Was den Sprechvorgang im Bezug auf die „Form" angeht, möchte ich hier zusammenfassen:

Mit Ausnahmen der nasalen Laute „m", „n" und „η" (Beispiel: Angel) werden alle Laute der deutschen Sprache dadurch gebildet, dass der Luftstrom durch den Mund geleitet und der jeweilige Laut entsprechend modelliert wird.
Nicht nur die Veränderung des Luftstromes hat Auswirkungen auf das Sprechen, sondern auch der Weg, d.h. die Form. Die Sprechmotorik findet ihre entscheidenden Ausführungsorgane in zwei beweglichen (Zunge, Lippen) und zwei relativ statischen Körperteilen (Zähne, Gaumen). Die einen (Zähne, Gaumen) dienen häufig den anderen (Lippen, Zunge) als wichtige Begrenzung und Orientierung. So darf für die Laute der deutschen Sprache die Zunge nicht außerhalb der Zahlenreihen erscheinen, ein eklatanter Unterschied etwa zur englischen Sprache mit ihrem „th".
Somit liegt in einer **Verbesserung der räumlichen Wahrnehmung** im Mund der Schlüssel zum Erreichen normaler Mundfunktionen (*U. Burhop*, 1995). Wie wir gehört haben, spielt aber auch das **auditive Wahrnehmungssystem** eine wesentliche Rolle in der Sprachentwicklung und es ist bekanntermaßen für alle Bereiche der Logopädie unerlässlich, seine Förderung in der Therapie mit einzubringen. Erst wenn alle Kanäle der Wahrnehmung zu einem „Strang" gebündelt und untereinander verknüpft werden können, findet die erforderliche **sensomotorische Integration** statt. Somit versuchen wir, sowohl in der Logopädie als auch in der Kieferorthopädie, die unterschiedlichen Wahrnehmungskanäle möglichst vielseitig zu stimulieren. Wie beschrieben (Kap. „Die Zunge" und „Therapieaufbau") benötigen wir deutliche taktil-kinästhetische „Meldungen", um unsere Zungenlage zu kontrollieren (therapeu-

tisch veränderte Kieferstellung, Kopf-, Halshaltung, Tonusregulation, Setzen von Reizkörpern, Lymphdrainage etc.). –

Andersherum bemühen wir uns um eine exakte Artikulation der Explosiv-, Stoß-, Zisch- und Blaselaute; bei richtiger Durchführung strengt es die Stimme nicht an, sondern fördert durch die verstärkte Zwerchfellbewegung die Entspannung der Kehlkopfmuskulatur. Dadurch wird nicht nur der Atem positiv beeinflusst, sondern auch die Weite im Kehlkopf und Ansatzrohr. Damit verändert sich die eigene Wahrnehmung der Form und Stellung der Stimmenorgane. So schließt sich der Kreis zwischen Form, Funktion und Wahrnehmung (s. Kap. „Therapieaufbau" und „Die künstlerische Therapie").

Wir werden dafür das **Auftreten** üben, d.h. im **Gehen/Schreiten** unsere Texte (Stabreime, z.B. aus der Edda, Hexameter – Ein- und Ausatmen in Verbindung zum Puls) im Zusammenhang mit deren Bildern klar und fest hinsetzen. Gerade mit Hexametern können wir aus dem ängstlichen Gehen herauskommen. Wir verwenden im Schreiten die **Form der Lemniskate** (ähnlich der „Spirale" nach *C. Schlaffhorst*). Es handelt sich dabei um eine Form wie sie die Bildekräfte in die Anatomie unseres Organismus eingeschrieben haben.

8

Dadurch bekommen wir **„unten"** (Stoffwechsel/Gliedmaßen) **viel Willen** und Kraft und **„oben"** (Nerven/Sinnespol) **viel Form**.
Wenn das „Untere" vom „Oberen" nicht richtig durchdrungen wird, stehen das Lebendige und das Formende nicht in Einklang (wir finden dieses Phänomen bei Patienten mit hastigem, schnellem, undeutlichen Sprechen, die ihre Probleme gedanklich nicht richtig durchdringen; im Gangbild des Betreffenden spiegelt sich ihr Sprechablauf, dazu kommen gerne Verdauungs- oder Blasenprobleme). Andersherum beobachten wir wie Menschen Sprechbarrieren oftmals dadurch überwinden, indem sie vorweg ein paar Schritte unternehmen – bei Stotterern können wir das besonders häufig sehen.

Durch **rhythmisches Sprechen von Versen** können wir den Ausgleich finden zwischen dem oberen aufnehmenden Sinnes-Menschen und dem aufbauenden Stoffwechselbereich des unteren Menschen (etwas, was wir auch mit der rhythmischen Massage nach Hauschka erreichen wollen) (s. Kap. „Therapieaufbau" und „Die künstlerische Therapie").

Sinnesfrust und Bewegungsunlust

Bewegungsmangelkrankheiten

Die altgriechischen olympischen Disziplinen (Faustkampf, Ringen, Speer- und Diskuswurf) lehren uns die Pflege und Höherentwicklung des unvergänglichen Wertes menschlicher Gestalt – doch das ist lang her! Bewegung und Wesenheit stand damals über den allzu vergänglichen Rekordzahlen-Werten. – Das **fehlende Menschenbild** in einer „zivilisatorischen" Gesellschaftsform, die abgewirtschaftet hat**, der daraus folgende einseitige und rein zweckorientierte Lebensstil, die mangelhafte Sinnespflege** werden heute meist teuer erkauft: verkrümmte Sitzhaltung, verkrümmte Atmung, verzerrte Gesichter, Verspannungen an Hals, Schultern, Bauch etc.; die Bewegungen sind die von Behinderten. Die Anfänge dazu reichen in die früheste Kindheit zurück, wenn man von wirklich stattfindender Kindheit überhaupt noch sprechen kann. Gesunde, strahlende Kinder gehören zu den bedrohten Arten. –

Neil Postman und *Alice Miller* sagten schon vor Jahrzehnten **das Verschwinden der Kindheit** voraus. Kinder werden heute nicht nur wie kleine Erwachsene behandelt, Kinder und Jugendliche leiden bereits unter **Erwachsenenkrankheiten wie seelisch-geistig-körperliche Erschöpfungszustände, Herz-Kreislauferkrankungen, Erkrankungen des Verdauungstraktes, des Skelett-, Bindegewebs- und Bewegungssystems**. Aus Letzterem ragen als Spitzenreiter **die fehlerhaften Kiefer- und Fußfehlstellungen** heraus (Daten des Gesundheitswesens der BRD). Es handelt sich um Abbauerkrankungen durch eine erzwungene Frühreife bzw. durch einen vorgezogenen Alterungsprozess. Es hat immer einen hohen Preis, wenn wir ein Kind zwingen die abstrakte Intelligenz zu früh einzusetzen und damit Lebenskräfte zu früh abzuziehen. –Zusammen mit der Parodontose gibt es einen gemeinsamer Nenner all dieser Phänomene: der **Verfall der menschlichen Form durch Unterbewertung der Funktion**.

Die Funktion macht die Form.

Nirgendwo im menschlichen Organismus hängen Funktion und Form so eng zusammen wie im Zahn-, Mund- und Kieferbereich des Menschen. Die Form ist gleichsam ein sichtbares Echo auf die Vorgänge im Innern. – Das bedeutet aber auch: Der Mensch betreibt ständig Kieferorthopädie an sich selber, beeinflusst Auf- und Abbauvorgänge.

In einem bewegungsfaulen Körper stocken die biochemischen Kreisläufe, stauen sich Stoffwechselendprodukte, verschieben den pH-Wert ins Saure, d.h. der Stoffwechsel läuft wegen allzu großer Untätigkeit aus dem Ruder.

Auch seelisch hungern wir derartig, dass kleine Kinder eines Tages vielleicht gleich zu winzigen alten Menschen mit strähnigem Bart und gebeugtem Rücken heranwachsen – vielleicht auch weil man uns gleichsam immer wieder zeigt und „sagt", es lohne sich nicht jung zu sein. Erhält man jedoch die Körperfunktionen und erreicht eine geistig-seelische Ausrichtung, kann man auch dem biologischen Alterungsprozess entgegenwirken. –

Wir müssen uns „in Form bringen" – täglich.

Wir wollen im weiteren Verlauf auch der Frage nachgehen, ob bestimmte Arten der Bewegungsarmut auch zu Sinnlosigkeit und Langeweile führen.

Erzieherische Abstinenz ohne Konzept

Wir widmen uns heute eher dem kippenden **Ökosystem** statt dem **Psychosystem**. Warum, kann man fragen, soll das Ökosystem noch vor dem Psychosystem umkippen? Unsere seelischen Grenzwerte haben längst den Grenzwert überschritten und tiefgreifende Ansätze der jüngeren Generation für einen Neuanfang sind noch nicht in Sicht. Die Welt wird wohl nicht von der Atombombe zerstört werden wie uns die Zeitungen weismachen wollen, sondern wird sich eher in **unserer Spaßkultur** totlachen, wird an ihrer Banalität zugrunde gehen, weil sie aus allem einen Witz macht, einen schlechten noch dazu. –

Normalerweise kommen Kinder strahlend, phantasievoll, voller Entdecker- und Gestalterfreude zur Welt. Kinder trennen noch nicht: Sie haben noch keine Bewegung – **sie sind Bewegung**; sie haben keine Empfindung – **sie sind Empfindung**. Kinder kennen noch nicht unsere Erwachsenenthemen der „Authentizität", der Aufhebung der Gegensätze, denn sie sind es ... noch. – Aber auf einmal scheinen sich Eltern und Erzieher zu fragen: Wie gewöhnen wir's ihnen ab?!

Oft folgt für die Kinder ein Leben zeitlich und räumlich verplant. Sie werden als bloße Betrachter oder fremdbestimmte Teilnehmer an der Welt beteiligt. **Das Kreative geht abhanden, das Leben fliegt an ihnen vorbei, ohne wirklich erfahren und mitgestaltet werden zu können.** Es kommt zur zunehmenden **Beschleunigung des Wahrnehmungsrhythmus** und einem Schwindel erregenden Protokoll von vorgefertigten Bildern, Reizen und Informationen, die die **Herrschaft über unsere Sinne antreten**; sie häufen sich ungeordnet an, parallelisieren sich in uns und können dadurch nicht mehr zu einem eigenen Meinungsbild zusammengefasst werden und machen passiv. Allenfalls der stärkste Reiz nimmt uns noch gefangen. Später tritt dann ein, was man – weit über den Bereich des Visuellen hinaus – als „Glotzen" bezeichnen darf:

Es wird den hereinflutenden sensorischen Reizen keine innere Aktivität mehr entgegengebracht, die wahrgenommene Welt wird nicht mehr verinnerlicht.

Und trotzdem können wir beobachten, dass wir aus der reinen Ermattung heraus an den Reizen regelrecht „kleben" bleiben. Es sind meist die leeren, gleichgültigen **„Schein"-Dinge, reine Lebens-Attrappen**, die die belebten und oft auch erlittenen Dinge verdrängen und in Vergessenheit geraten lassen; die eigenen Gefühle verschwinden in diesem Massengrab – **wir leben daraufhin ein Leben aus zweiter Hand**; oder anders gesagt: Das wirkliche Leben wird ihnen aus der Hand genommen; vielleicht genügen noch 3-4 Generationen bis die Menschen nicht mehr selbständig furzen können und in den Schwachsinn zurückfallen. Auch deswegen – nämlich aus dem Gefühl von Unbefriedigtsein und Leere heraus – brauchen wir Geschmacksverstärker in der Nahrung, voluminöse Mengen an fast food und jede

Menge **„Schnuller" gegen die Leere**, auch für Augen, Ohren und … die Seele. Auch deswegen ist das Klagen und Mahnen zur Lieblingsbeschäftigung von 95 % der Menschheit geworden. Wenn wir aber **wie-von-Sinnen** sind, verlieren wir allzu schnell die Beherrschung.

Ein skrupelloses Macht- und Kommerzdenken bestimmt stattdessen immer mehr die menschlichen Beziehungen; produziert wird, was Geld bringt und nicht was sinnvoll ist. Das Allerlei verführt uns.

Und schließlich geht uns dabei das Gefühl abhanden, ob wir die vielen nichtigen neuen Dinge alle brauchen, ob wir satt sind oder nicht – nach und nach treiben wir einer **betriebsbedingten Magenverstimmung** entgehen. –
Der Unterhaltungsmarkt unserer Erlebnisgesellschaft unterdrückt obendrein die Vielfalt. Sie schafft zunehmend **stromlinienförmige Prototypen** in „trendigem Styling", die in jedem Werbefilm auftauchen könnten: durch trainierte Einheitstypen, von Haarwasser und Deos bis zu Hundefutter und Rentenversicherungen – alle gleich; was aber „normal" vorkommt, nimmt niemand mehr als Abweichung vom Gesunden wahr. Auch die Sprache wird immer stromlinienförmiger und unverbindlicher, regelrecht durchsetzt von „Plastik- und Legowörtern" (*U. Pörksen*, 1988).

Es sind oberflächliche sprachliche Versatzstücke und bremsen jeden innovativen Schub.

Auch die Globalisierung auch von Gewohnheiten, Gesten, Gebissen, Haltungen – ist in vollem Gange. Das Leben parallelisiert sich zunehmend und schließlich ist keiner wesentlich mehr als ein Krankenkassenbeitragszahler.

Laut *C.G. Jung* ist es gerade diese Parallelität und Perspektivlosigkeit des Lebens, die krank macht. Es ist zu wenig nur **„fit" für den Arbeitsmarkt** zu werden. Das Gefühl, ein **Verlierer** zu sein, ist eine ständige narzisstische Kränkung und taucht als ein Ergebnis der eigenen nicht erfüllten Ansprüche auf. In seinem allerletzten Grund liegt das „Leiden" heute im Leiden am sinnlosen Leben. Der eigentliche Wesensgrund des Menschen ist also sein Streben nach Sinn (*U. Frankl*, 2003).

Wo geht's nach Morgen?

Wie soll man leben? Welches Koordinatensystem bietet die zuverlässigste Orientierung? Die Politik, die Religion, die Kunst oder etwa die Wissenschaft? Alles in allem bleibt eine Jugend zurück, haltlos, bindungslos, ohne soziale Regeln, ohne Orientierung und geistige Aussichten; eine vereinsamte Jugend, die zu allem **fähig und zu allem verführbar** scheint und bei der allenfalls noch das archaische Prinzip des Stärkeren gilt. –

Man spricht von **„Wohlstands-", „Konsum-"** oder **„Verwöhnverwahrlosung"**. Eine Erziehung der Kinder auf der Basis von Liebe, Achtung, Mitbestimmung, eine Erziehung, die auch Grenzen setzt und Einblick in ein Wertesystem gibt, findet weniger statt – aber das sind Dinge mit denen Eltern als Gesprächs- und Interaktionspartner aufwarten müssten, damit **Kinder nicht in ihrer Wahrnehmungs- und Erkenntnistätigkeit vereinzelt und isoliert bleiben** und sich in ihrer Welt zurechtfinden können. Verweigern wir ihnen von Kindheit an die Lebensgenehmigung, gerät Erziehung für die Eltern zum „Kampfeinsatz".

Angesichts einer völlig neuen globalen Dynamik weiß ganz offensichtlich niemand mehr, was getan, wie es getan werden muss, bzw. wie es weitergeht. Nur etwas ist klar, Krisen bewältigt man nicht, indem man sich selbst weiter entwertet oder entwerten lässt.

Nur so können sich die Kinder der Welt sinnlich und geistig öffnen.

Schwierige Kinder gibt es nicht!

In diesem Buch tauchen immer wieder Begriffe wie „Widerstände", „Gegensätze", „Reibungsflächen" auf. Kinder brauchen sie! Es stärkt ihren Willen und ihre Selbstbeherrschung, aber auch die ständige **Sehnsucht nach ihrer Überschreitung**. Phantasie kann man auch auf verengtem Raum entfalten und damit die Fähigkeit zur Kritik gewinnen bzw. wie man sich einer Kontrolle entzieht. Reibung (auch an Worten) erzeugt bekanntlich Wärme! Gleichzeitig müssen wir, die Eltern, Erzieher etc., sie vor den Grenzverletzungen schützen, aber das Gefühl sollen und müssen sie behalten.

„Die liberale säkulare Gesellschaft kann ihre Werte (ihren Sinn) nicht aus sich selbst begründen" (*J. Habermas*, 1969). Seit alters her liegt in der spirituellen Ausrichtung eine Kraft, die Sinn herstellen kann.

Räumen wir also Gott eine Teilnahme an unserem täglichen Leben ein. –

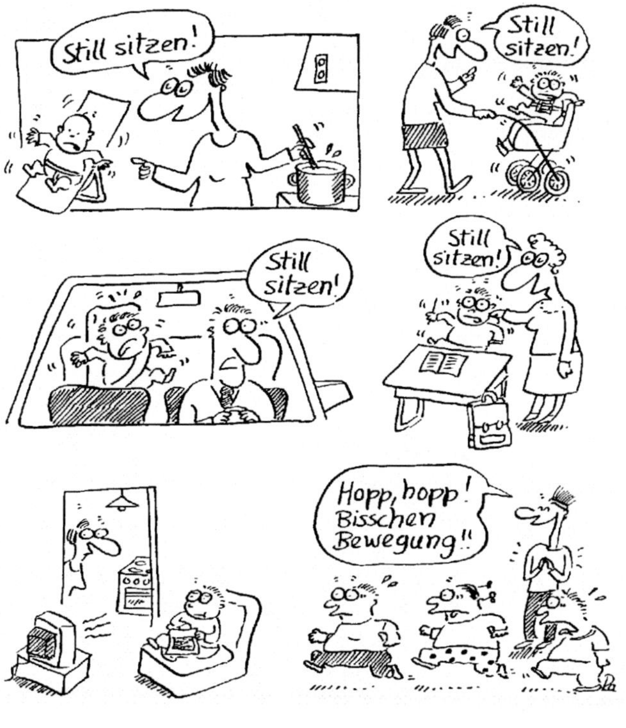

Abb. 21: Renate Alf

Falsche Glücksverheißungen statt eigener Erfahrungen

„Alle Erkenntnis zog ein über die Sinneserkenntnis" (*Thomas von Aquin*)
In einer **künstlich geschaffenen Welt macht das Kind keine Erfahrungen**; wie soll es kreativ bleiben sich durch Spiele erfahren und dazulernen, wenn es vom wirklichen Leben nicht berührt wird oder Berührungen und Begegnungen sich darin erschöpfen anzublicken und angeblickt zu werden?!

> Man nimmt dem Kind ein Lebensrecht, wenn man seine Spiel- und Erfahrungsräume einengt oder in die Spielwarenabteilungen der Kaufhäuser mit ihren Angeboten von Gameboys und Videospielen verbannt – und damit ab- und ruhigstellt. (*M. Wiedemann*, 1997)

Kinder schaffen sich auf diese Weise einen **künstlichen Kosmos** mit entsprechenden Figuren; diese Bilder sind so lebendig, dass die Realität nicht mithalten kann. Jugendliche halten die künstliche Welt gern für die wirklich – arbeiten aber trotzdem an der Erfindung des Gefühls „zur Welt zu gehören".

> In den Computerspielen findet die Entfremdung des Menschen von sich selber statt.

So passen zeitgenössische Menschen mit zeitgenössischen Vergnügungen gut zusammen. Wenn wir vollblütige Menschen entwickeln wollen, werden wir sie aber nicht im Supermarkt finden!

Was passiert dagegen beim Lesen im Gehirn?

Sobald man ein Wort liest, lassen im Bruchteil einer Sekunde Millionen von erregten Nervenzellen und Synapsen in verschiedenen Hirnteilen außer dem Schrift- und Klangbild des Wortes **Erinnerungen, Gefühle** oder **Bilder** entstehen (*A. Jacobs*, 2006). Alle diese vier Hirnlappen (Sehrinde, Okzipallappen, Schläfen-, Scheitel-, Frontallappen) beziehen auch das Kleinhirn zur **Blickbewegungskontrolle** in ihre neuronalen Aktivitäten mit ein. Für eine bewusste Worterkennung muss dieses noch mit dem entsprechenden **Lautbild** gekoppelt werden, da wir die Bedeutung von Worten zuerst über die gesprochene Sprache und ihre Gestik lernen.

> Diese gelernte, automatisch ablaufende Assoziation von Schrift- und Lautbild – „der kleine Mann im Ohr" – ist nach A. Jacobs beim Lesenlernen entscheidend.

Obendrein sorgt eine emotionale Informationsverarbeitung (Mandelkern im Wechsel mit dem Hippocampus einer zentralen Gedächtnisstruktur) dafür, ob das Wort mit einem **positiven oder negativen „affektiven Vorzeichen"** markiert wird. So entsteht eine **„Welt von Bildern und Gefühlen, von Figuren, die so wirklich erscheinen wie die Umwelt;** der Zauber einer Geschichte, die so mitreißt, dass man alles um sich herum vergisst – **die Kraft einer Idee"** (s.a. Kap. „Die Wiederbelebung der Sprache").

Alles ausdruckslose Schlaffis?

Auch von Seiten der Wirtschaft und Politik sollten wir Kinder und Jugendliche ernst nehmen und in ihnen nicht nur Kostenfaktoren oder Werbekunden sehen.

Ihr ureigenstes Recht auf Rebellion, Provokation und Widerstand ist ihnen vom Zeitgeit längst geklaut worden.

Sexuell ist bereits jeder Schweinekram emanzipiert, die Teenies hecheln den Potenzvorgaben von „Bravo“ und Internetpornos hinterher, Politikerinnen und Moderatorinnen scheinen den Feminismus entbehrlich zu machen und – zu meiner Zeit undenkbar – Vater und Sohn gehen einträchtig zur Demonstration …
Jeder irgendwie neu erscheinende Trend wird von der Industrie begierig aufgenommen und gewinnbringend vermarktet.

Allerdings eine Rebellion scheint vielen Jugendlichen geblieben zu sein – es ist die gegen die eigene Gesundheit.

Einige sind dabei zu Kampftrinkern geworden, sie greifen zur Selbstbehandlung, indem sie alles mögliche Zeug trinken und üble Tabletten einnehmen. Ihre Körper hängen an Flaschen, Handys und Zigarettenschachteln – wie „Schiffbrüchige an einem Balken“, der rat- und richtungslos im Meer treibt. Sie brauchen gar nicht laut zu werden, ihre „Tränen“ sieht man auch so! – Totmüde sehen sie oft aus. Mitunter kriege ich sogar die Befürchtung, gleich fallen sie tot vom Stuhl oder sind zumindest nicht mehr fähig den Kopf zu tragen. Selbst wenn man nur lebendig begraben wäre, wäre das keine beglückende Vorstellung. Gibt es eine neue Krankheit, die Jugenderschöpfung heißt? **Begegnungen zwischen ihnen finden immer weniger statt**, man rauscht gesenkten Hauptes aneinander vorbei; egal ob wir alte Leute vor uns haben oder „totenstarre“ Jugendliche – von einem „Mysterium der Begegnung“ kann man nicht mehr sprechen. Die sprachliche Vielfalt ist bereits vorher geschrumpft. Das Sprechen selbst erscheint als Nebenprodukt des Kaugummikauens! Eine Empörung hierüber sollte zur gesellschaftlichen „Pflicht“ werden! –

Und so fühle ich mich, auf die 60 Jahre zugehend – als (fast) seniler Pflegefall –, jünger als so mancher Jugendlicher! Immer dachte ich, alt werden muss man lernen, aber manche beherrschen es schon in jungen Jahren.

Der Totstellreflex

Es sind Logopädie und Kieferorthopädie insofern sie mit den Elementen der Bewegung zu tun haben, die mich letztlich gelehrt haben, dass wir nicht das „Gewordene“, sondern immer das „Werdende“, das „uns Bewegende“ im Blickfeld haben müssen.

In der allgemeinen Bewegung um uns herum suchen wir zwar die Momente der Bewegungslosigkeit, die Ruhe im Fluss, bevor er uns wegreißt, aber nicht die Lähmung! **Absolute Bewegungslosigkeit ist in der Natur ein Tarnverhalten**. Viele der eingangs erwähnten Jugendlichen kommen in ihrer „Statik“, ihrer „Verhaltensstarre“ bei z.T. verbaler Aufgeschlossenheit diesem Verhalten sehr nahe. Um ihre Bewegungen aufzuzeichnen, wären „Bewegungsmelder“ sinnvoll, wie sie vor manchen Haustüren durchaus üblich sind. Auch sprachliche Hyperaktivität soll lediglich die Lücken in dem ständigen Reizbombardement füllen; es ist letztlich auch ein statisches Verhalten, das nichts bewegt. Beides wird **als Schutzwall** gebraucht, mit dem man sich in der inneren Festung des Körpers verschließt und damit vom Leben absperrt in der Hoffnung uneinnehmbar und unverwundbar zu sein – das ist das **Turmmotiv** in unseren Märchen. Was macht dabei der Körper? Er tut so, als ob niemand drin wäre; wir können zwar anklopfen, aber anscheinend ist keiner zu Hause – oder allenfalls mal als Gast.

> Wenn wir aber selber „statisch“ sind und uns nur eingeschränkt wahrnehmen, nehmen wir auch den anderen kaum wahr – das ist der Fluch der Gleichgültigkeit und des Fehlurteils. Eigenwahrnehmung bedingt also Fremdwahrnehmung.

Natürlich bewegen sich diese Menschen auch, aber wenn der Körper verspannt ist, ist er nicht „durchlässig“, „kann er nicht klingen“ (*A. Tomatis*, 1990). Ihr Körper fühlt sich eher wie eine Marionette an, deren Bewegungen man in allen Einzelteilen mit größter Willensanstrengung eigens in Gang setzen muss, um ihn an ein Ziel heranzuschieben. – Selbst beim Joggen sieht man eher „Ackergäule“ schuften als „Vollblüter“ trainieren.

> Nur insofern ich den gegenwärtigen Zustand des eigenen Körpers wahrnehme, können Gefühle entstehen und nur wenn ich die eigenen Gefühle kenne, kann ich auch die Gefühle anderer bewusst wahrnehmen.

Die Bewusstheit unserer selbst ist also auch ein Mittel, um Bewusstheit für den anderen zu entfalten.
Kenne ich meine eigene Reaktion auf andere, kann ich ihnen in Zuneigung und Liebe begegnen, ohne ihnen zu schaden. Die auftretenden Gefühle sind ebenfalls ein entscheidender Antrieb zur Aufnahme des Gespräches.

„Die Essenz der Emotion ist **bedürfnisgeleitete** Emotion“ (*M. Holodynski*; zitiert nach Ztschr. Geo 08/2006, *F. Mechsner*, Die Sprache der Gefühle).

Koordination, Tonusregulation und schiefe Zähne

Es besteht nach dem bisher Gesagten kein Zweifel, dass die auftretenden schlechten, verspannten Haltungen jede Möglichkeit zu lernen und zu fühlen reduzieren.

> Die inneren Spannungen in den Schultern, Kiefern und anderen Körperteilen sind gefühlte Abstraktionen, sind gefühlter Ausdruck.

Durch diese Muskelsinne unterscheiden wir Widerstände und Abstände. Durch die Fähigkeit Bewegung zu fühlen, erkennen wir Umrisse, Kräfte, Entfernungen (*J. Ayres*, 1995).

So stellen die inneren Körperbewegungen ein wichtiges Instrument dar, durch das wir bedeutungsvoll auf die Außenwelt reagieren. Auch das Denken ist nicht aufgegeben, sondern eins mit dem Geschehen; dadurch wird auch die Trennung zwischen Spiel und Reflexion aufgehoben, um noch einmal zu erfahren, dass im Spiel Haltungen und Dasein eins sind wie sie eins waren in unserer Kindheit.

Die Bewegungsqualität ist wichtig für die Körperfunktion! Wenn wir in der Therapie den Anstoß geben unsere Haltung aus der unteren vitalen Körperhälfte heraus aufzurichten, ersetzt das die willkürlich „stramme" Haltung. **Ruhe und Leistung sind plötzlich keine Gegensätze mehr, sondern eins mit dem Geschehen ...** was wir allenfalls schwer wird für die „Dame ohne Unterleib". – Unpassend ausgelebte Gefühle sowie eine **fehlgeleitete sensorische Integration** bzw. eine schlechte soziale Beziehungsebene können z.B. in Form unterdrückter Aggression ihren Ausdruck finden;

Wird die Emotion nicht gelebt, wird sie auf die Muskelanspannung, den Tonus übertragen.

Dabei kann es z.B. zur muskulösen Anspannung im Hals-/Nacken-/Schultergürtelbereich sowie im Kiefer-/Gesichtsbereich kommen. Auch den **Formanomalien im kieferorthopädischen Sinne** liegen letztlich nicht nur Bewegungseinschränkungen, sondern auch **Mangelbewegungen im Stoffwechsel** zugrunde, was zu Wachstums- und Reifestörungen führt. *Wilhelm Reich* sprach bereits vom **oralen Muskel- und Halspanzer** aufgrund „eingefrorener Gefühle". Denken wir an das berühmte „Pokerface" in den Talkshows. Die Gesichter mit einem derartigen Ausdruck haben heute auch im Alltag derart zugenommen, dass wir ihn für „normal" vorkommend halten können. Da gibt es solche, die aussehen wie nach einem Tritt in den Kuhfladen. Manche würde man hingegen gerne gleich in einer Waffenkammer einschließen – zumindest jedoch einen Waffenschein für sie beantragen ... mit der berühmten „Lizenz zu töten ..."

Fast immer kommt es dabei zu einem Spannungsring über der Basis des Halses, durch Kontraktion der Kehlmuskeln, durch Zurückziehen der Zunge und durch Einschnürung des Mundbodens kommen.

Aber ein Wegfall der Beweglichkeit in Mimik und Gestik ist auch gleichbedeutend mit erschwerten Bedingungen für die Stimm- und Atemfunktion; es muss mit erhöhter Sprechtonhöhe und Lautstärke gesprochen werden.

Das wiederum hinterlässt – ähnlich wie bei den Zungenbrechern – im ganzen Körper Spuren, die wiederum in Verspannungen ihren Ausdruck finden. –

Ein Mensch, der seine Kehle blockiert, tut es ebenso mit seinem Becken; es scheint bei diesen Menschen oft ein verstecktes Saugbedürfnis zu bestehen durch den Wunsch nach Versorgtwerden und Fürsorge; die Defizite sind in der Kindheit zu suchen. Knirschern und Pressern mit unterdrückten Beißimpulsen würde man tatsächlich ein intensives, zufriedenstellendes Saugtraining mit dem physiotherapeutischen „Nuk-Sauger" (n. *B. Padovan*) empfehlen. Gleichzeitig würde man die Gesichtsmuskeln mobilisieren (s. Kap. „Therapie"), und so Gefühle freisetzen. Es ist also auch hier letztlich viel Bewegung nötig! ... denn einfach herunterschlucken oder herausschwitzen kann man diese Gefühle ja nicht.

Es wird vermutet, dass **viele Sprach- und Schreibstörungen hier ihren Ausgangspunkt genommen haben – in der Unterdrückung der Aggression über den Mund oder die Hand des Kindes**, Folgen, die sich gegen das Kind selber richten. „Das Kind, das es akzeptiert, in der Beziehung als Objekt gehalten zu werden, wird fügsam und passiv; es verliert jede Dynamik, jede Kreativität, jede Persönlichkeit (*B. Aucouturier*, 1995). Weiterhin finden wir häufig neben Atemstörungen auch eine Erhöhung der Herzfrequenz. Wir hatten bereits ausgeführt, dass wir den Mundraum auch als Spiel- und Erlebnisraum betrachten können. Die Dressate von außen oder selbst auferlegten Beschränkungen schlagen sich in der Anspannung der perioralen Muskulatur nieder. Kinder bekommen häufig zu hören: sitz still, mach dich nicht so breit, führe dich nicht so auf, verkrümele dich, du nimmst zu viel Platz ein. Solche „Ermutigungen" verschärfen das Raumproblem – als könnte man Kinder wie einen Regenschirm zusammenklappen ...!

Jede Dynamik, jede Kreativität findet letztlich wieder in der Form oder Fehlform ihren Ausdruck; das wiederum tritt besonders an der Stelle sichtbar zu Tage, wo **ein** neuromuskuläres System gleichzeitig für die verschiedensten, miteinander vernetzten Grundfunktionen zuständig ist (Saugen, Kauen, Schlucken, Atmen, Sprechen, Mimik, Haltung) – nämlich im Mund-Kiefer-Bereich.

Denkanstöße zum bewussten Wahrnehmungsprogramm

Wenn wir uns vergegenwärtigen, dass die Kinder unsere einzige reale Verbindung zur Zukunft darstellen, müssen wir den Kindern die Gleichberechtigung einräumen. „Die Welt reformieren bedeutet die Erziehung reformieren" – „In der geistigen Erneuerung des Menschen wird das Kind die Hauptrolle spielen. Dessen bin ich gewiss", sagte uns der Arzt und Erzieher *Janusz Korczak* – uns fehlen nicht die Mittel das zu ändern!

Im Bewegen und Wahrnehmen in der Veränderung des „statischen" Verhaltens liegt der Schlüssel zum Verständnis von Entwicklung und Veränderung. Dazu **erweitern wir unsere Wahrnehmung:**
- vom Bewegen zum Spüren und Sammeln
- vom „punktuellen" Geradeaussehen auf Weitwinkelblick
- vom Hören zum Horchen (wir verhalten uns wie ein Lauschender)
- von Starrheit, Anspannung oder Erschlaffung zu Mühelosigkeit, Elastizität und Austausch.

Egal wo wir uns gerade aufhalten – es soll nur ruhig sein – machen wir eine **erste Wahrnehmungsübung:** schließen wir für 15 Sekunden die Augen und nehmen wir bewusst einmal alle, auch die leisesten Geräusche wahr ... wir werden erstaunlich viel entdecken.

Auch das Kind lernt sensomotorisch, sein Weg fängt beim Konkreten an und geht dann erst zum Abstrakten über.

Die sensomotorischen Programme in der frühen Entwicklungsphase der Kinder dürfen nicht vernachlässigt werden. Diese frühen Programme brauchen wir später für die wahren abstrakten, symbolischen Fähigkeiten; hier gilt es anzusetzen!

Sind für diese späteren Fähigkeiten aber keine Neuralstrukturen ausgebildet, gibt sich die Mehrzahl der Kinder schon von Anfang an geschlagen. Aus dieser Unfähigkeit entstehen Schuldgefühle und das Selbstwertgefühl geht verloren. Durch das Ausbleiben einer **bildlich-**

plastischen Sprachentwicklung, die auch ihren lautlichen Charakter betont, fehlt zudem umgekehrt die **Möglichkeit Empfundenes auszudrücken** und eine **Ordnung in die Flut von Sinneseindrücken** zu bringen. – Das Ändern von Gewohnheiten und eingefahrenen „Mustern" ist bekanntlich schwierig – auch für den Jugendlichen. Aber wir können sie erweitern und neugierig auf Grenzerfahrungen werden – uns dabei ein bisschen selber „provozieren", einen „schrägen Blick" entwickeln und wir müssen dem Alltag mit seinen Stereotypien entkommen wollen. In dem Maße, in dem die Medien immer stärker unsere Wahrnehmung bestimmen,

> heißt es umzuschalten u.zw. von unserem bisherigen „Hilfsprogramm" zum bewussten Wahrnehmungsprogramm.

Wir sprechen nicht umsonst von der „Neuroplastizität" des Gehirns, was andeutet, dass wir in jedem Alter genügend neue Synapsen und Querverbindungen ausbilden können, um uns zu ent-wickeln, zu ent-falten.

> Nur reden und überzeugen wollen ohne wahrzunehmen und wirklich „berührt" zu sein, führt nur zu Streit und Rechthaberei.

- **Bewegung und Wahrnehmung** beinhaltet einen Synergismus, der uns für unsere Arbeit hilft; wir können andere folgen lassen, die ebenfalls „eins" sind:
- **Aktives Tun und Geschehenlassen/Leistung und Ruhe**; einfach drauflos leben, geht bekanntlich nicht, sonst ist man später nur mit Kurskorrekturen beschäftigt!
- **Spiel und Reflexion**
  Spiel ist immer „dazwischen" (ein Werkstück, ein Gelenk „hat Spiel") entspringt immer aus der Mitte, vermittelt zwischen den Zwängen und Gegensätzen, überwindet sie schließlich „spielerisch" und entdeckt dauernd neue Gesetzmäßigkeiten und notwendige Entwicklungsschritte.
- **Erkennen und Gestalten**
  Es geht hier um Selbsterkenntnis, „erkenne Dich selbst" und „ergreife Dich selbst", die sich in erster Linie auf die Zukunft richtet (**„ich bin was ich werden könnte"**), auf das, was ich noch nicht bin. Dieses Selbst, das sich da erkennen will oder soll, entsteht in gewisser Weise erst in dem Augenblick des Sich-Aufrichtens und Sich-Aufraffens – d.h. auch: nicht beständig an das „Ganze" oder ferne Ziele denken, sondern sich darauf konzentrieren, den nächsten, überschaubaren Abschnitt mit innerster Anwesenheit zu bewältigen.
- **Bild und Bewegung**
  Für und durch den Tanz (s. Kap. „Der Tanz") suchen wir uns ein „Thema", ein Bild, einen „Beweggrund", der uns berührt und beschäftigt. Wir entdecken und gestalten nicht nur „unser Thema", wir lassen uns auch umgekehrt davon berühren, entdecken, gestalten. –
- **und schließlich:** Gefallen finden (an jemandem) – (Jemandem) gefallen wollen.

Integration und Entwicklung liegen im Handeln und Bewegt-sein. Bei statischen Menschen hilft oft eine **erste** Bewegung zur Anregung der inneren Dynamik, eine **erste Wahrnehmung, ein Wort, eine Berührung, ein erster Impuls**, eine Er-lösung, eine „Anmache", etwas, das „aus heiterem Himmel" geschieht, wo vorher nichts beziehungsweise nichts Sinnvolles war; vielleicht ist ein kleiner „Tabubruch" dazu nötig ... das wäre ja mal eine schöne Überraschung!

Am Anfang ist also nicht die Tat oder ein Reflex, sondern – ein Impuls.

Aber vielleicht ist es zunächst nur **eine Stimme**, die man hört – auch wenn sie erst nur im eigenen Kopf erklingt. Sie könnte durch einen anderen Menschen kommen, wenn wir es wagen, unser Ohr an ihren Kehlkopf zu legen oder an den Puls ihrer Hände. **Auch jeder Sprachimpuls ist potenzielle Bewegung, jede Bewegung ist potenzieller Sprachimpuls.** – Unser Thema ist zwar die menschliche Bewegung, aber nicht irgendeine Bewegung, kein taktisches Manöver, sondern es geht um Momente – am besten rhythmisch musikalische Momente –, die über sich hinausweisen, über unser typisches Bewegungs-Standardrepertoire hinausgehen, Szenen, die eine Geschichte bergen und den Beobachter zwingen diese Geschichte zu erfinden – eine Geschichte, die uns wiederum trägt.
Es kann die Art von lawinenartigem Fortgang sein, die jemand verspürt, wenn ein Tänzer, der seine Beine unwahrscheinlich hoch geschwungen hat, plötzlich einen Salto rückwärts macht oder wenn ein Apfel vom Schrank rollt, auf einen Löffel fällt, der davon in die Luft gewirbelt wird und mit der Spitze nach unten klingend in einer Tasse landet, als wäre er absichtlich dorthin katapultiert worden …
Fangen **wir** z.B. mit den **Füßen** an (s. Kap. „Therapieaufbau" und „Der Tanz"), überlassen wir ihnen die Entscheidung, was sie mit uns und der Erde, auf der sie stehen, anfangen wollen. Wenn wir zu Fuß gehen, sehen und erleben mit dem ganzen Körper, wenn wir im Auto sitzen nur mit den Augen. –

Unsere Lebens- und Entwicklungsgeschichte ist aber eine Geschichte **aller Sinne** und ihrer Inszenierungen – ein Sich-in-Bewegung-Setzen und Sich-Aufmachen. Blicke, Berührungen, Bewegungen und Stimmen verdichten sich dabei zu einer einzigartigen **Annäherung an unser Lebensthema** und an das gemeinschaftliche Miteinander, dafür bedarf es **Spiel-Räume** und **Widerstände**, die sich meist schicksalshaft aus dem Lebensweg ergeben. Nur wer eine große Bewegung entschlossen führt oder auch entschlossen bekämpft, **wächst am Widerstand über sein eigenes Maß**. – Wir leben – wie beschrieben – in der Vorwärtsdynamik. 12-jährige haben heute bereits einen vollen Terminkalender, die Angebotspalette ganzer Wirtschaftszweige reichen von reisen, erleben, forschen und erfolgreichem Wirtschaften bis zu Stresserlösung und höherer Selbstfindung – immer nur voranschreiten und kein Element des Spielens (Homo ludens). Allzu viele könnten heute mit *Ödön von Horváth* bedauern: „Eigentlich bin ich ganz anders, ich komme nur so selten dazu …". „Der Mensch ist (aber) nur da ganz Mensch, wo er spielt" (*F. Schiller*) …
Und wenn wir nochmals auf das sinnliche Erleben zurückkommen wollen: So können wir es auch nicht überstrapazieren und aus unserem Leben ein Fest, einen Rausch der Sinne machen. Wenn unsere Sinnesorgane bis an die Grenzen ihrer Möglichkeiten getrieben werden, beginnt ihr Leuchten zu versagen. Andererseits können wir unser alltägliches Leben nicht in einem Reich der reinen Ideen führen, abgeschottet von Sinneserfahrungen. Was die reine Idee (noch in Wolken gehüllt) und das sinnliche Abbild, das uns überwältigen kann, verbindet, ist ein **Sinnes-Bild**, das so flüchtig gehalten wird, dass es unsere **Vorstellungen, Bilder** anregt und belebt. Vielleicht es deshalb auch gut einen Schleier über den von uns geliebten Partner zu werfen. Wir sehen ihn dann nicht mehr mit der – manchmal ernüchternden – Klarheit der Sinne, erhalten ihn aber eher in seiner verehrungswürdigen Gestalt …! –

Man könnte das jetzt fortführen, aber an dieser Stelle muss sich der Autor einmischen und auf drei neue Kapitel verweisen: die Therapie, das Ausdrucksspiel, der Tanz, wo dann nochmals alles von vorne anfängt, aber konkret wird … wo kämen wir sonst hin?

Die Herkunft der Worte und Laute

Wiederholt fragte mich meine zwölfjährige Tochter: „Papa, was war mein erstes Wort?" – wie sollte ich ihr den „Urschrei" erklären? Mir geht es nun in gewisser Weise ähnlich; ich sitze vor dem leeren Blatt Papier und versuche das Gespenst der Sprachlosigkeit zu überwinden: „Bitte komm', **erstes** Wort!" Denn man soll mich ja schließlich „beim Wort nehmen" – mit dem zweiten weiterzumachen, ist dann sicher weniger Kräfte zehrend ...

Wir alle kennen das Bild aus der Bibel: **Am Anfang war das Wort** ... und wir beten: „aber sage nur ein einziges Wort, so wird meine Seele gesund." **Worte sind also Medizin!** Und jeder von uns hat einen **Wort-Schatz**, den er als solchen hüten muss. Hüten muss er auch seine Zunge; denn Worte können auch töten (s. Kap. „Die Heilkraft der Sprache") – vielleicht ist deswegen so mancher heute „wort-karg" ... –

Wortsinn war Lautsinn

Am Anfang allen Sprechens war **nicht das Wort, sondern der Laut**. Sprachgebrauch und **lautlicher Sinn** fielen also zusammen. Eine Notiz aus der Tagespresse (badische Zeitung v. 12.8.04) besagte: E und I im Namen (Bernd, Felix) machen Männer sexy; auf dem hinteren Teil der Zunge gesprochene Laute wie U oder A wirken auf Frauen weniger sexy – da haben wir's! –
Wenn der Mensch in grauer Vorzeit tatsächlich **in Form von Bildern zu schreiben** begonnen hat, können wir mit Recht annehmen, dass er singend und klangvoll lautierend zu sprechen begonnen hat. Der ursprüngliche Sinn eines Wortes ergibt sich dann aus der Summe der Bedeutungen seiner einzelnen Phoneme bzw. Laute; d.h. die Sinngebung für die Worte liegt in den Lauten und wird als **„laut-ere" Wahrheit** ver-laut-bart. Irgendwann haben dieselben Gedanken der Menschen begonnen sich in verschiedenen mündlichen Worten auszudrücken – **Worte inkarnierten die Gedanken**. „Du bist was du sprichst"; in dem Wissen der alten Mystiker tauchte diese Weisheit mehrfach auf. Wer den bloßen Namen eines Wesens kennt, gewinnt damit auch Macht darüber (Rumpelstilzchen).

Auch meine Tochter reagierte ursprünglich – wie alle Kleinkinder – bis zum sechsten Lebensmonat nur auf die Phoneme der Mutter, und verlieh mit ihnen selber ihren „Gedanken" und Empfindungen Ausdruck. Als sie als Kleinkind brabbelte und lautierte, gebrauchte sie viel mehr Laute, als sie später anwendete; sie war also noch für das Erlernen aller Sprachen offen. Besonders die **Zunge achtet dabei noch auf die Laut-Gestalt** und „speichert" den Gefühlseindruck unter dem das Lernen stattfand – sie wird zu einem „Gedächtnisort" (*A. Tomatis*, 1990, *F. Nögge*, 1993). –

Gerade das **Kind ist nicht getrennt vom Laut**, den es aus „Leibeskräften" hervorbringt, es ist ganz M, ganz A, ganz B und versteht die gestische Kraft des Lautes bis in jede Zelle seiner Muskeln. In den therapeutischen Kapiteln wollen wir versuchen, Laute wieder geschmacklich-erotisch neu zu beleben, so dass das „Wie" genauso wie das „Was" in unserer Redeweise oben anstehen kann. Deshalb habe ich dieses Kapitel über Laute und Worte eingefügt. Auch die **dada-mäßigen Wortneuschöpfungen** haben ihre Gültigkeit von Kindesbeinen an; sie spiegeln wider, dass kindliches Denken die Welt begreifen möchte. Mit seinen zwei Jahren war mein Sohn seinerzeit der Held der Wortbildungen: Der Staubsauger wurde zum „Onkong", das Geld zu „Atschnintsch", die Spinne zu „Pina" und die Schnecke zu „Enne" usw.; sie zeigen die Bildekräfte der Sprache und **in der Wortbildung den „ganz sinnlich phänomenologischen Ansatz des Denkens"** (*A. Prange*, 2007). Fast automatisch tauchen wir nach und nach in die Sprach- und Bilderwelt der Märchen ein.

Weil die Laute selber eine Empfindungsqualität haben, können Sie sinnesübergreifend erlebt und erfahren werden und werden somit besser kinästhetisch verankert.

Beim Formen eines jeden Lautes spannen und lösen sich auch bestimmte Muskeln, weil **jeder Laut auch eine Eigenbewegung** hat – das ist das **motorische Wesen des Lautes**. –

Die wichtigsten Einflussnahmen auf unsere Mitmenschen finden gerade durch Lautbewegungen (Gebärde, Mimik, Atem, Stimmlage etc.) statt. – Heute zeigt sich im einzelnen Wort der zunehmende **Abstand zu seiner lautlichen Quelle** und seinem sinnlichen Erleben, indem es für immer Gegenständlicheres, rein Informatives verwendet wird. **Die Kraft des magischen Wortes** verliert sich in der Entwicklung, in die z.T. oberflächliche, „un-verantwort-liche" Rede. Sicherlich wurden die „ersten Worte" nicht einfach „aufgeschnappt". –

Laut und Idee

Die wahre und größte Bedeutung der einzelnen Laute liegt darin, dass jeder von ihnen **stellvertretend für ein kosmisches Prinzip** steht. Jeder „Laut"-gewordene Gedanke kann nur ein grobes Abbild vom „Geist in der Materie" sein und weist unmittelbar auf diesen seelisch-kosmischen Bereich hin, aus dem er entstanden ist. – Rainer Stangl hat versucht für jeden dieser Sprachbausteine dessen einstigen Ursinn wieder naturgetreu nachzuempfinden. Damit hat er einen Beitrag geleistet, dass Gedanke und Wort wieder näher zusammenrücken und **Sprache wieder mehr Ur-Sprache wird**.

Fragen wir uns:
- Welche Mundform benötige ich für den jeweiligen Laut?
- Wie viel Atemkraft, wie viel Widerstand brauche ich?
- Wie fühle ich mich bei der Wiedergabe eines Lautes?
- Kann ein Laut länger angehalten oder nur kurz ausgestoßen werden?

Es folgt eine kleine **Übung** für jene Muskeln, mit denen wir **die Laute formen – sie spannen und lösen.**

Man spricht hart artikulierend etwa dreimal den Spruch:

Mit dem Keile
mit dem Beile
spaltet man den Block in Teile.

Man spürt beim Aussprechen dieser Stoßlaute sehr stark, **was da im Mundraum geschieht.** Dann setzt man sich etwa eine halbe Minute mit hängendem Kopf, Arme auf die Knie gestützt, hin und lockert die vorhin angespannten Muskeln. –
Dann spricht man dreimal **die Vokale A, E, I, O, U,** einer in den anderen übergehend – wir versuchen ihren Lautbestand zu erlauschen; zuletzt wird gegähnt.

Die ganze Übung von Anfang an noch einmal murmelnd und zuletzt lautlos sprechen. Nur die Vokale werden dabei immer tönend gesprochen.

Die Selbstlaute, ihre Lokalisation und Aussage

Das Geheimnis der „Selbstlaute" laut R. Stangl besteht darin, dass ihr Ton beliebig lange angehalten und von allen Menschen an denselben Körperteilen gespürt werden kann, bzw. die gleichen Bereiche „mitschwingen" lässt.

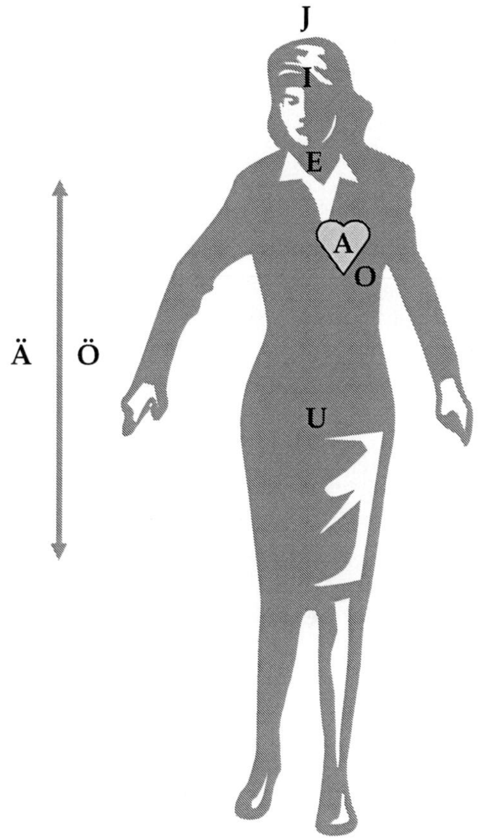

- Das „I" sitzt in der Stirn, dem Hirn das Ich sagt, Sinn gibt (spirit). Dass Ich (und sein Kehlkopf) will hinauf z.B. bei schrillen Schreistimmen oder kalten Duschen („je", franz., „yo", span.).
- Das „E" sitzt in der Kehle, gibt Befehle.
- „A" und „O" sitzen in der Brustmitte, sind wahre Gefühlslaute („Ah!" „Oh!") nachgiebig.
- „U" ist unten, Ur, Uterus, Unterleib, Gebärmutter. Das Ich (und sein Kehlkopf) tritt in den Untergrund:
- beim Geschehenlassen von beeinflussbaren Vorgängen, wie im „L" (lebenlassen), „N" (Schicksalsnot) oder „S" (Sonnen- und Seinsfeuer)
- die Veränderungen der Ganzheit vollziehen sich als „Ä" und die der wahrnehmbaren Schöpfung als „Ö". –

So kann therapeutisch ein „I" die Haltung aufrichten und „U" eher beruhigen, Vertrauen einflößen und zu gelassener Ausatmungstendenz führen.

Eine erste Folgerung ist die, dass ein Wortstamm seiner ursprünglichen Wurzel umso näher steht, in je mehr Sprachen er sich finden lässt. Es gibt hier viele wahrhafte Schlüsselwörter, die auch heute noch weltweit vertreten sind und sich ins lautliche Bewusstsein eingegraben haben (Gott, Sonne, Mensch, Mutter, Vater u.a.). – Zum Beispiel haben in über 100 Sprachen die Wörter für „Mutter" als Anfangsbuchstaben das „M" gemeinsam. Damit zeigt sich das **„M" als einer der Mutterlaute** schlechthin.
Im Folgenden führe ich beispielhaft **einige Sinnbilder für Laute bzw. ihre Buchstaben** auf mit deren Klangeigenschaften jeder gerne sofort spielen kann. Durch ständige Wiederholung, genaue Beobachtung und das Erspüren des seelischen Widerhalls in mir, bekomme ich die Botschaft der Laute.

- „M" ist offenbar der bestimmende Mittelpunkt unseres sprachlichen Ausdrucks wie es der Volksmund widerspiegelt: Mama, Mund (als Gebär-Mutter der Sprache), Muhme, Meer, Meister, Mus, Amme, Milch, Märchen, Mond, Gemüt, murmeln usw. Hier verdichtet sich göttlicher Geist zu Materie; das ursächliche Jenseits, die einstige Heimat des Menschen wird zu sichtbaren Merkmalen des Diesseits.

- „K" ist das kraftvolle Herausragen, Hervorkommen des Königs, des Christus, des Kinns oder Kopfes einer Kuppe, eines Könners, ihr Kinderlein kommet. In der „Herrlichkeit" z.B. haben wir das „H" als göttlicher Hauch, das „CH" als willentliche Verbindung und das „K" als irdische Selbstherrlichkeit, die nach Kampf riecht.

- „G" ist dem „K" ähnlich und drückt den Vorgang des „Offenbarwerdens" aus; es ist die Hochzeit zwischen Gott und Erde – aus der Vereinigung von Gegensätzen geht ein neues Ganzes hervor. In der Verbindung Zunge – Gaumen – Gurgel kann man regelrecht lautlich verfolgen, wie die Nahrung im Bauch verschwindet.

- „H" ist der einzige Laut, der ohne Bestätigung irgendwelcher Sprechmuskeln entstehen kann. Er erfordert keine Veränderung des Luftstromes und lässt damit den „Atem Gottes" am ehesten fließen. Kein Wunder, dass dieses „H" häufigst stellvertretend für unser Allerhöchstes und Heiligstes ertönt und der unaussprechliche Allah sich eben in diesem Hauch verliert.

- „S" unser Spannung erzeugender Sexuallaut quillt zwischen Schneidezähnen hervor (Nieren-/Blasenbereich) und erzeugt Spannungsaufbau (Skorpion als Tierkreiszeichen), die sonnensuchende Erleuchtungskraft – jene innere Seinsenergie, die uns zum heilmachenden Sieg über die materiellen Versuchungen der Schlange verhelfen kann. Wer das „S" beherrscht, wird wie Moses die Schlange aufrichten können, das sex-uelle Feuer in schöpferisches Tun umpolen und damit deren Kraft von unten nach oben lenken.
  Damit haben wir das Symbol des Aeskulapstabes vor uns oder des Drachens, der u.a. bei den keltischen Druiden und bei den Chinesen zum heiligsten aller Tiere wurde.

- „F" steht als Feuer- oder Fauchlaut für das Prinzip der hervorbringenden Zeugung bzw. Fortpflanzung und zwar in seiner väterlich-feurigen Form, die durch den Phallus erfolgt; die Frucht freien Schaffens geschieht dann aus dem „ff". –

Lassen wir die Laute auf diese Weise zu uns sprechen, gelangen wir

> vom Begriff zum Urbild und vom eindimensionalen Denkvorgang zum lebendigen Denken

und verlebendigen damit unsere Wahrnehmung.

Versuchen wir jetzt einmal die Sprechwerkzeuge in ihrer lautlichen Bedeutung (zitiert nach *R. Stangl*) sprich-wörtlich zu betrachten:

- Der Name **„Kehle"** kann als kraftvolles Hervortreten des gesetzmäßig verbundenen Lebens übersetzt werden, womit diese Engstelle der Lautwerdung zum Sinnbild der materiellen Offenbarung geistiger Inhalte wird. Nichtsinnliche Weite wird so fassbar in sprechbarer Enge.

- In der **„Zunge"** haben wir das beweglichste aller Sprachorgane vor uns, dem alle sechs Himmelsrichtungen zur Verfügung stehen. Ihr Name verrät uns, dass die Lageveränderungen der Zunge erstens etwas mit dem **„Zu"** der **Zu**wendung zum anderen Menschen und zweitens mit dem „NG", der engen Verbindung von Gegensätzen zu tun hat. Somit stehen ihr eine waagerechte (Erd-)Ebene zwischen Ich und Du (engl. „to") und eine senkrechte (Geist-)Achse zwischen oben und unten zur Verfügung. Das ergibt die Form des Kreuzes, dessen Symbolgehalt mit dem der „Kreuzweise" redenden Zunge zusammenfallen muss.

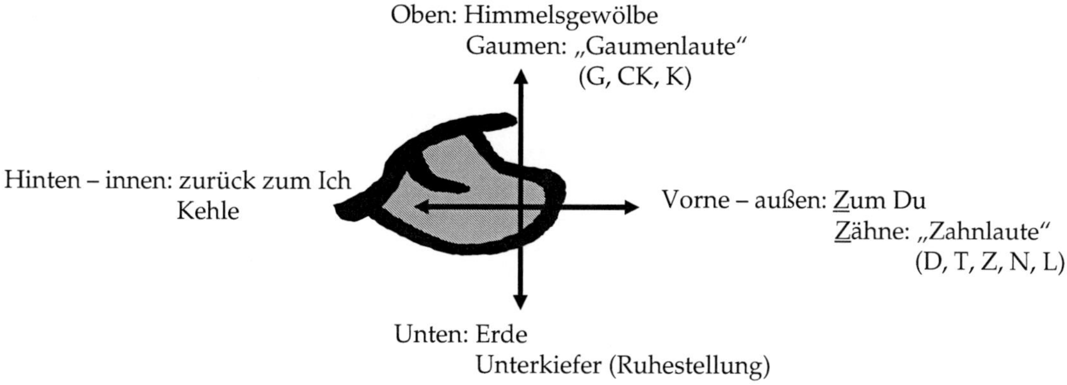

- Die **Zähne** stellen für die nach außen strömende Atemluft das vorletzte und härtester Hindernis dar, welche die mit kristallenen Zinnen die Mundhöhle von der Außenwelt abgegrenzt. So sind Zähne einerseits Werkzeuge zur kraftvollen Zerkleinerung sowie zweckmäßigen Verteidigung (es sei denn sie sind locker, „sensibel", „melancholisch", „depressiv" oder „schizophren"), und dienen andererseits der scharfen Trennung von innen und außen; fehlen Frontzähne oder ist der Biss vorne offen, fließt innere Kraft beim Sprechen weg – dann haben wir Mitleid mit ihnen, weil ihr „Käfig" die Zunge nicht zu bändigen vermag.

Materielle Gegebenheiten betreffen in übertragener Bedeutung auch geistig-seelische Bereiche:

- wir beißen die Zähne zusammen, um uns etwas zu verbeißen
- Tatmenschen gesteht man den richtigen Biss zu und wir bekommen
- lange Zähne. Wenn uns die Gier nach Essbarem überfällt.
- Die Sichtbarkeit der Zähne setzt etwas vom sprichwörtlichen Zähnezeigen in die Wirklichkeit um: die ohnehin Kampf suchenden Laute „K" und „S" werden z.B. durch auffälliges Entblößen des Gebisses zu kriegerischer Streitsucht gesteigert.
- **Zahnlaute** entstehen, wenn ich mich von innen gegen meine Mauer der Zahnreihen stemme, die, wenn geistiger Ausdruck auf materielle Gegebenheiten stößt, entweder als Schutz vor allem Äußeren und dabei insbesondere dem Du oder als Versuch, einem starren „Käfig" zu entkommen:
  - in sehr anlehnungsbedürftiger Form als „D" und „L": Du Liebes du"
  - mit mehr Bestimmtheit als nein sagendes „N"
  - sehr einschneidend im Zwischen von „S" bzw. „Sch" und
  - mit grobem Nachdruck als „T" und „Z": tatsächlich und zwingend
    – so und jetzt zeigen sie einmal den Gewohnheiten und dem Alltag die Zähne! …

- **Lippen** sind Pforten für die stimmlichen Äußerungen und werden mehrfach mit dem „Geburtsschloss“ verglichen – innerlich Gereiftes wird preisgegeben.
  - geöffnete Lippen zeigen, dass das Hinaus und Hinein weniger oder keinen Behinderungen unterliegt. Das „A“ zeigt dem Anderen meine „Tiefe“ unverhüllt, das „O“ sparsam durch ein Atemloch und das „F“ lässt Innerliches mehr hören als sehen.
  - gänzliche Verschlossenheit: Ich mache meine tönenden Grenzen dicht und bin mir selbst genug – was nur beim „M“ der Fall ist.
  - plötzliches Hervorplatzen: etwas vorher nicht Wahrnehmbares wird ziemlich überrasch-end geboren: butterweich oder mit Presswehen.

Das Aussehen des **sprachlichen Muttermundes** schwankt zwischen dem „o“-förmig zugespitzten und auf das Du des Gegenübers gerichtete Kussmäulchen oder lustigen Schmollmund und den breit gezogenen, schmalen Lippen mit der frech-kessen Schnute, wenn ich mich vor dem Anderen zu mir selbst zurückziehe. –

Ich : I ↔ G ↔ E ↔ A ↔ O ↔ U : Du

Solche Zusammenhänge kann jeder Leser nach eigenem Gutdünken finden und fortsetzen …

Laut und Formkraft

Jede Lautbildung und damit verbundene Gefühls- und Willensbewegung geht wie eine Welle durch den ganzen Körper und ruft eine Resonanz bzw. ein Echo hervor. Das **Bewusstsein vom Laut, vom Erleben des Lautes geht jedoch heute allgemein verloren –** man strengt sich nicht mehr an.

Spaltet man aber das sinnliche Erleben vom Laut ab und den ganzkörperlichen Bewegungsvorgang, bleiben die gestaltenden, formenden und lebensvollen Kräfte im Menschen ungenutzt und verkümmern. –

Die Mangelbewegungen finden wir – wie gesehen – bis hinunter in den physischen Bereich.

Laut H. Coblenzer brauchen wir zum Konsonantieren die „zentrale Formkraft“ und die richtige „periphere Ausführung“; umgekehrt wird dadurch das Denken angeregt.

Es verwundert deshalb nicht, dass mangelnde Dynamik und Aufrichtekraft, denkerische Formkraft und schlechte Durchgestaltung der Sprechbewegungen sich auch in den Fehlformen der Kiefer und in den Fehlstellungen der Zähne widerspiegeln.

An der Sprache ist der ganze Mensch beteiligt! Also muss Sprache auch wieder lebendig erfahren werden und in Gestik, Mimik, Haltung umgesetzt werden (s. Kap. „Therapie“). Denn wenn das sinnliche Erleben, d.h. die geistig-emotionale Quelle versiegt, bleibt auch die artikulatorische – d.h. **Form gebende Ausführung** im Mund und durch den Mund ohne wirklichen Impuls. –

Die Körpersprache

Körpersprache als Lernziel können wir als Prozess verstehen, bei dem alle Bewegungen und Haltungen mühelos werden und bei dem wir lernen – gleichsam tanzend – Schritt für Schritt **ausdrucksvoll** zu werden, indem wir die **Bereitschaft und den Mut gewinnen, zu uns selbst zu stehen**. Oft genügt es schon, wenn wir uns nicht ständig selbst überwachen und damit Verrat an uns selbst begehen, sondern den Kontakt zur Wahrheit der eigenen Erfahrungen und Wahrnehmungen herstellen – d.h. zur Be-sinnung kommen. Das verlangt von uns Selbstvergewisserung und Unbeirrbarkeit. Unser Körper ist unser Instrument dafür; aber er ist zerbrechlich und steckt voller Widersprüche, man kann mit ihm empfangen, zugleich etwas empfinden und etwas Anderes tun.

Deshalb gibt es in mir eine echte Begeisterung für den Körper, der Träger ist von Empfindungen und Gedanken – so wird „das Wort Fleisch" … für alles, was an ihm intim ist, kostbar und zerbrechlich.

Es ist so berührend, wenn man sieht wie die Haut eines Menschen sich verändern kann wie sie plötzlich ganz rot wird oder fahl und faltig. – Viel zu viele Menschen haben heute vergessen, dass sie überhaupt einen Körper haben oder leben mit ihm sogar regelrecht in Feindschaft – allenfalls sind sie mal hin und wieder „zu Gast" in ihrem Körper; wir brauchen nur einen kurzen Blick auf die zehn- oder elfjährigen Mädchen werfen, die bereits zahlreiche Diäten hinter sich haben oder sich nach Vorgaben eines vollen Terminkalenders durch's Leben scheuchen. Der Körper als „blinder Passagier" im eigenen Leben? – Das geht dann so weit, bis der Körper selber die Nase voll hat von uns und … krank wird. – Meist spüren wir unseren Körper nur, wenn wir ihn einseifen, kratzen oder schminken – aber ist das dann schon mein Körper? Kennen wir ihn schon, nur weil wir ihn herumschleppen und ihm Anweisungen geben? –

Da können Verstand und Körper absurd nebeneinander her leben, sich manchmal auch zusammenraufen bis sich der „Arzt" oder Dichter wieder einmal einmischt (typisch R. Gernhardt am Kapitelende). Also Achtung vor der Zerbröselung oder Ausfransung der Person, gegen die man wehrlos ist! –

Wie der Körper spricht

> Der Mensch ist ein Ausdrucks- und Empfindungswesen. Gefühl und Gedanke setzen sich zum einen in vegetativ bedingte Veränderungen (Schweiß, Hautfarbe, Muskeltonus, Puls, innerer Rhythmus), zum anderen in Bewegung und Haltung, Gestik und Mimik um, d.h. jegliche Gemütsverfassung kann in eine bestimmte körperliche Form gegossen werden, selbst das berühmte „Pokerface" ist nicht wirklich dicht und aussagefrei. Wir haben den Körper als Instrument der Bewegung, aber auch als Instrument der Wahrnehmung.

Wer kennt das nicht – es ist zwischen zwei Menschen noch nicht gesprochen worden und schon **signalisieren insbesondere Gesicht, Mimik, Stimme, Gestik, Haltung die Bereitschaft zur Kontaktaufnahme.** Für kaum etwas ist der Mensch so sehr Experte wie für das Lesen von Gesichtern. Wir „unterhalten" uns also mit dem ganzen Körper und damit früher und schneller als mit dem gesprochenen Wort. Solche Geschichten laufen von alleine ab – wie gut geschmiert. **Unser Körper signalisiert Freude und Unbehagen, noch bevor wir selber wissen, warum**; das Denken ist eher zähflüssig und kommt nur langsam vom Fleck. **Vorschulkinder** appellieren über Mienenspiel und Gesten noch gleichsam an sich selber. **Ältere Kinder** sind äußerlich ausdrucksärmer; dennoch geht ihre emotionale Kommunika-

tion mit sich weiter, und zwar indem Sie Mienenspiel und Gesten eher **innerlich** simulieren, d.h. seelisch bewegt sind. –
Ein über's andere Mal wird uns dabei klar, was wir im Alltag alles ohne Worte tun (s. Kap. „Spiegelzellen"), was alles unausgesprochen ist, was sich den Worten „entzieht", bevor wir vielleicht über sie „stolpern" oder auch, was sich hinter den Worten verbirgt – etwa der „zweite Text"; wenn es so etwas wie das so genannte Zweite Gesicht gibt, dann wahrscheinlich in diesem Zusammenhang. Ist Ihnen schon eins widerfahren? Wie oft gibt die nonverbale Sprache den besseren Text, die bessere Botschaft ab oder gar die Botschaft über die Botschaft, z.B. wenn die Gesten nicht zu den Worten passen.

> Das erinnert uns an ein bestimmtes Spiel, das uns immer wieder zum Lachen reizt: Wir hören jemandem beim Sprechen zu, die sichtbaren Gebärden dazu macht, aber ein – ansonsten unsichtbarer – Hintermann. – **Der Körper lässt Lügen nicht zu.** Deshalb können wir uns auch so schwer verstellen, z.B. in unserem Urlaub im Süden:
>
> Da setze ich eine Sonnenbrille auf, ziehe einen italienischen Anzug an, gehe in ein Café, schaue neapolitanisch drein, setze mich und sage mit rauer Stimme: „Una Grappa, per favore." Der Ober nickt und sagt trotzdem auf deutsch: „Bitte schön, der Herr!" … da sieht er wohl den deutschen Offizier? – Jeder kennt auch den Begriff des „beredten Schweigens", auch wenn wir „den Mund halten" und deshalb ist das „letzte Wort" nie gesprochen – gut, wenn das „in aller Munde" wäre …

Wir sind es durchaus gewöhnt, dass der Körper eines Menschen in Form, Gestalt, Ausdruck seinem individuellen Gestaltungswillen gehorcht. In der Art wie er lacht, sich bewegt, gestikuliert, sich schützt, hält er normalerweise seine vom Bewusstsein vorgegebenen „Koordinaten" ein. Diese bewegliche körperliche Hülle schließt dann alle Deutungen und Interpretationen mit ein – ja, wir sind vor allen Dingen Körper. Unsere Identität drückt sich durch unseren Körper aus; das Fehlen seiner Körper-Sprache kommt für uns einer Amputation gleich. Deshalb entzieht uns jede Abweichung von der Norm den Boden für Gemeinsamkeiten mit dem Rest der Welt – ein toter Körper wäre die absolute Abweichung. –

> Das heißt, wir machen uns über uns selber und den Anderen ständig ein Bild; die Bildentstehung ist zwar für uns stets ein großes Geheimnis, aber wir kommunizieren über diese Bilder und zwar mehr als über Begriffe und Gedanken. Auch hier werden wir mehr erfahren können, als wir begreifen werden.

Wollte man schriftlich ausdrücken, was ein Bild oder eine Geste aussagt, müsste man Wörter haben, die drei Seiten lang sind, wenn man sie hinschreibt oder Sätze, die über ein ganzes Buch von Anfang bis Ende gehen können.

- Wie sieht es im praktischen Alltag aus? Da fragen wir z.B. ein Gegenüber, wie es ihm geht und bekommen meist postwendend die Antwort „gut", Oft verstehen wir aber etwas ganz anderes: Wir schauen ihm ins Gesicht und fragen uns vielleicht, warum hat sein Gesicht so gar nichts davon „gemerkt"?!

  Umgekehrt:

- Wie oft passiert es uns, dass **die Wirklichkeit überhaupt nicht zu dem Bild passt, das wir uns von jemandem gemacht haben**. Dieser Jemand kann z.B. eine suchende Bewegung vollziehen und scheint plötzlich ein anderer zu sein oder ein vertrauter Mensch spricht einen einzigen Satz mit völlig veränderter Stimme; scheint der Betreffende dann nicht aus „unmöglichen, weil widersprüchlichen Teilen“ zusammengesetzt zu sein? Bekommen wir in solchen Fällen nicht manchmal das Gefühl von unseren sämtlichen Sinnen betrogen zu werden? ... und natürlich werden wir sofort versuchen, mit allen Kräften das Vertrauen in unsere Sinne zurückzugewinnen. Es mag beruhigen, dass wir der Tragik des Nicht-Verstehens und Nicht-Verstanden-Werdens stets auf die eine oder andere Weise alle ausgesetzt sind – sie lässt sich nie ganz beseitigen.

- Bestenfalls passen wir nicht nur unsere Gesten den Gesten des Gegenübers an, sondern synchronisieren uns so, dass wir auch im gleichen Takt atmen und körperlich mitschwingen. Und wenn wir uns in jemanden verlieben, verlieben wir uns dabei nicht mehr in die Bewegungen und Gesten des Betreffenden – seine Ausstrahlung – als in sein äußeres Erscheinungsbild? Können wir dessen Bewegungen, Gestik oder seinen Tanz von ihm, dem Beweger, trennen? Wir können es nicht. Wie im Kapitel „Bewegen und Wahrnehmen“ schon angesprochen, stellen die äußeren und inneren Körperbewegungen ein wichtiges Instrument dar, mit dem wir bedeutungsvoll auf die Außenwelt reagieren. Die Wahrnehmung geschieht durch die eigene abgeschwächte Hervorbringung eben dieser wahrgenommenen Bewegung. Wir kennen das aus dem praktischen Alltag: Gerät ein Gespräch ins Stocken, genügt oft schon ein kleiner Blickwechsel, ein tiefer Atemzug, eine kleine Geste oder Haltungsänderung und schon kommt es wieder in den ersehnten Schwung.

> Nonverbale Gesprächsangebote sind die wichtigsten Elemente einer gelungenen Kommunikation, indem man dadurch mit dem ganzen Körper für das einsteht, was man denkt, fühlt, will.

Andererseits reicht manchmal nur eine einzige entschlossene „Geste“ und so mancher Spuk, so vieles Unklare ist beseitigt. Eine Geste der Gewalt kann Gewalt erübrigen.

> Kommunikationsforscher haben herausgefunden, dass der Mensch immerhin zu 60 Prozent mit allgemeiner Körpersprache kommuniziert, ein wesentlicher Teil davon entfällt auf Mimik, Zahn-Mund- und Kieferstellung (s. Kap. Körpersignale des Mundes), zu weiteren 30 Prozent kommuniziert er durch die Stimme und der kommunikative Anteil von Sprachinhalt und -information beträgt gerade ganze 10 Prozent.

„Wenn du all das tanzen könntest, was du gerade gesagt hast, dann würde ich es verstehen“, lässt *N. Kazantzakis* Zorbas the Greek im gleichnamigen Buch erhellend verlauten und an anderer Stelle: „wenn du sprichst, deine Arme und Beine sind stumm – wie willst du da verstehen?“ und – möchte man hinzudichten: „Ist das Gesicht auch ausdrucksarm, wirst du nie ein Weiberschwarm“. – Liebend gerne würde ich jetzt dieses Kapitel in einer Gesten- und Mimiksprache veröffentlichen, ähnlich einem Runenwörterbuch oder selbst in Gesten und Bildern zu Ihnen sprechen und Sie auffordern, das Gleiche zu tun. Aber ich muss Sie bitten, sich noch zu gedulden, die „Mitmachnummer“ kommt später ... und Schreiben ist schließlich auch zuerst und überhaupt „gestikulieren“.

Was braucht die Körperbewegung?

Bewegung braucht bekanntlich außer äußerer Beweglichkeit, auch Beweg-Gründe, d.h. Sehnsüchte, Eingebungen, Anstöße, ein Bild, eine Erweckung, ein Wort, das zu Herzen geht, manchmal reicht auch hier eine körperliche Dehnung, eine Geste – mag sie auch noch so hobbykellnerhaft sein.

Wie viele Menschen fassen gerne andere an und werden gerne angefasst? Also brauchen wir „Berührungen" – ob körperlich oder seelisch – sie müssen an den für den Betreffenden sensiblen und empfänglichen Stellen geschehen, da sie sonst wirkungslos sind; das käme einer „Akupunktur der Seele" gleich.
Übungsmäßig ist es dann immer ein Unterschied, ob wir eine Bewegung aus unserem äußeren Umfeld entstehen lassen – sie uns also auferlegt wird oder ob sie aus unserem inneren „Kern" und Zentrum heraus kommt („bin ich zu sehr in mir drin oder zu sehr draußen?").

Aristoteles spricht von Gott als dem großen „Selbstbeweger" und wir sollten uns fragen, ob wir nicht so viel „Göttliches" in uns haben, dass wir uns selbst in verfahrenen Situationen diesen **erlösenden ersten Anstoß, Auslöser, den „kleinen Tritt" geben können**? Es braucht immer einen ersten Impuls. Auch die Weltentstehung brauchte einen **„Urknall"**. **Wir** brauchen einen **Blitz der Offenbarung**! Übungshalber: Wo ist der „Blitz der Offenbarung" in diesem Moment, in diesem Raum, in diesem Menschen? –Astrologisch gesehen war es der Widder aus dem Tierkreis und als chemisches Element der Phosphor, die den Durchbruch möglich machten. –
Für die weitere Entwicklung bedarf es **einer Spannung wie sie zwischen den Polen einer Kraft entstehen kann**. Im Rhythmus versuchen wir ständig pendelnd einen Ausgleich zwischen den beiden Polen unserer Wirklichkeit, ihren Gegensätzen, zu finden. Die folgende Entwicklung trägt als Zeichen die Spirale (s. dort). Deutlich wird das schon in der griechischen Mythologie, wonach im Urbeginn der Zeiten sich Uranus von der Erdmutter Gaia – dem AllEinen – trennte und an seinen Götterhimmel zog. Es entstanden so Erde **und** Himmel, aus der Einheit wurde die Zweiheit, in der die zwei Pole durch eine Spannung zusammengehalten wurden und Entwicklung erst möglich machten. – Bei dem Schriftsteller Milan Kundera weist als Anregung eine einzige schöpferische Geste – die im gleichen Moment alle großen Gesten der Welt-Kunstgeschichte in den Schatten stellt – über sich hinaus und birgt den ganzen folgenden Roman („Die Unsterblichen") nebst Hauptfigur in sich. **Geschichten entstehen also nicht im Kopf, sondern in den Händen und Füßen.** Auch die Sprache der Bibel, die noch keine abstakten Begriffe kannte, ist eine Sprache der Bilder und Symbole.

Unser Thema in diesem Buch ist die menschliche Bewegung, aber nicht irgendeine Bewegung oder taktische Manöver, sondern wir wollen Momente finden, die weiter- und über uns hinausführen, Szenen finden, die wie bei Kundera eine Geschichte bergen und den Betrachter zwingen diese Geschichte zu erfinden. Die Hände können die Bewegung anführen, der Körper folgt ihnen oder stützt sie. Oder machen wir es andersherum: Gehen wir einfach los, ändern wir die Richtung mit den Füßen, ohne genau zu wissen, wie lange und wohin, hören wir auf den Körper und überlassen den Beinen die Entscheidung – auch der „innere Arzt" wird sich freuen –. Der Fisch schwimmt, der Vogel fliegt, der Mensch geht. – Nach einer gewissen Zeit fließt die Energie vom Boden in die Beine und die Dreiteilung von Ich, Körper und Welt beginnt sich aufzulösen (s. Kap. „Der Tanz").

Jeder Leser dieser Zeilen ist in diesem Augenblick ein Teil dieses Prozesses der Auseinandersetzung mit sich und seinem Körper, der mittels Bilder und Vorstellungen abläuft. Hierin liegt die Inspiration und der Weg, auch über sich selbst hinauszuspüren und zu wachsen – ein Raumproblem. Mit Mitteln wie Bilder, Gesten, Haltungen und Bewegungsabläufe können wir versuchen, grundlegende Vorgänge, die in uns seelisch-geistig ablaufen, **über darstellerische Weise** zu erfahren.
Willkürlich eingenommene Gesten wirken auf unser Befinden zurück.

> Indem sich die Aufmerksamkeit des Sich-Bewegenden bzw. Tanzenden von der Bewegung weg hin zum Spiel mit Gesten, zu den Bildern, den Themen bewegt, kann die Bewegung frei werden und dann aus dem Unbewussten wie von selbst auftauchen.

- Ausladende Bewegungen fördern dabei die Verteilung der „Energie", die sich sonst auf die Muskelspannung übertragen würde. Ein gewisser Grad an Ritualisierung fördert dabei das Spiel; wirkliche Freiheit gibt es nur in Ritualen, d.h., hinter der Maske und auch hinter dem Spiel. Aber man muss die Regeln beachten.
- Dazu können wir uns u.a. mit der elementaren Darstellungstherapie nach *F. Nögge* vertraut machen. Hierbei wird mit dem ganzen Körper gearbeitet, mit Gestik, Atmung und dem, was an Vorstellungen und Empfindungen aufgrund dieser Gestik, Atmung usw. in uns vorhanden ist. Der eigene Körper in seiner physisch-sichtbaren Erscheinung als Gestalt, als plastisches Gebilde, als Haltung im Raum, vor allem aber auch als sich bewegende, veränderliche Gebärde wurde hier erkundet, erlebt, neu erfahren in seiner Eigenheit – als tragender Grund und als objektive, väterliche Welt, der ich mich überantworten und anvertrauen kann. **Bewegungen sind – wie wir erfahren werden – auch Ausdruck bzw. Träger objektiver Laut- und Tonqualitäten.**

> Beim Tanztheater wird die Körperbewegung als bildschaffende Gebärdensprache, als Träger bedeutungsgeladener Bildgehalte erfahren.

- Zur Vorgehensweise bei den Übungen ist es wichtig, dass der Körper zunächst warm und in Bewegung ist, um die Phantasie leichter ins Fließen zu bringen und Angst abzubauen.
- Dafür sind am Anfang Übungen mit Berührungen wichtig (sich gegenseitig auffangen, abklopfen), weiterhin gibt es auch sinneserweckende Übungen, die das Hören, Sehen, Tasten, Riechen usw. empfindsam machen; es können Übungen zur Wahrnehmung und Begriffsbildung folgen.
- Die Vorgänge werden gestisch und bewusst nachvollzogen; d.h.,
  - wir machen eine Gebärde, die in die Welt hinausgeht,
  - eine weitere Geste, die Verinnerlichung hervorruft,
  - dann eine, die abwägt, zweifelt und vorantastet,
  - dann eine, die entscheidet, entschließt aktiv und zupackend ist,
  - und zum Schluss wird der Zusammenhang von außen und innen zum Ausdruck gebracht. Es sind also Gesten, die sich auf die Raumesrichtungen beziehen – heraus in die Welt, hinein in mich, Wechsel zwischen Innen und Außen, gegen das Außen, eins mit dem Außen.
- Wenn wir uns übungshalber in ein konkretes Bild einleben und es dann erleben, erfahren wir wie dieses Bild unsere Bewegung lenkt. Auch Gesten sind nichts anderes als Bilder. **Versuchen wir einmal die Geste zu finden, die zu uns passt,** die uns gerade eigen ist, in

der wir uns wohl fühlen; **bringen wir die Geste in Bewegung**, d.h., führen die „erstarrte" Bewegung weiter, spielen mit ihr, vergessen dabei nicht, auch die Mimik einzusetzen – versuchen z.B. den Augengruß, setzen wenn möglich auch das „Gegenstück", die Schattenseite dieser Geste ein. Es gibt zwar sicherlich mehr Menschen auf der Welt als Gesten, wir können sie aber beliebig, vielfältig mit allen Ausdrucksarten des Körpers kombinieren. Schon deshalb kann es für Körpersprache kein „Kochbuch" geben, nach dem man vorgehen könnte. Sie ist bedingt allein durch den besagten **Mut, zu sich selbst zu stehen, sich zu vertrauen** und so **den Kontakt zur Wahrheit der eigenen Erfahrungen herzustellen;** da liegt die Quelle der eigenen Ausdruckskraft. Bei der Suche nach einem geeigneten Vorbild, darf man dieses getrost einmal in sich selber finden!

Es handelt sich um eine Form zweckungebundenen Handelns – des Spiels –, wo das scheinbar auseinander Liegende versöhnt ist. Mittel, Zweck, Handlung und Erfolg sind in eins verschmolzen. Im Spiel äußert sich die Freiheit des Menschen selbst.

Körpersprache schränkt sich heute immer mehr ein und die großen Gebärden gibt es bald nur noch im Theater. Vieles scheint die Sprache selbst übernommen zu haben – sie beschreibt Körpersprache; z.B. indem wir sagen: „Er setzt sich durch", ist „zerknirscht", „zeigt Rückgrad", „es raubt uns den Atem", das Herz „springt vor Freude" oder „zerbricht" ... Dabei kann gerade Körpersprache Sprache unterstreichen, verdeutlichen, proportionieren, Akzente setzen, Lücken in der sprachlichen Aussage füllen und damit – denken wir an *Zorbasthe Greek* – dafür sorgen, dass wir von anderen besser verstanden werden, aber auch von uns selber und damit kann sie in einer immer komplizierter werdenden Welt **zur Klärung** beitragen. Bei einer rein sprachlichen Nachricht vom Gegenüber haben wir eine unterschiedliche Ausbeute vor uns.

Aber je mehr Empfänger (Auge, Ohr, Geruch, magnet. Wellen, Berührung, Gedanken) bei uns aktiviert werden, desto eindrücklicher erscheint uns die „Ausstrahlung" des Betreffenden.

Erleben äußerer und innerer Bewegung

Neapolitaner können angeblich nicht richtig sprechen, wenn ihre Hände in Handschellen stecken. Wenn wir mit den Händen in den Taschen herumlaufen, können wir den Satz sogar verstehen. Als ich vor zwei Stunden mit kältesteifem Körper und Gesicht nach Hause kam, war ich von Sprache und Gefühl teilweise abgeschnitten.

Äußere Bewegung blockiert innere Bewegung – die der Gefühle (z.B. wenn wir uns ein Lachen verkneifen).

– **Pressen wir einmal die Lippen so fest zusammen**, als wären wir dauernd dabei, einen Faden einzufädeln – kann man mit diesen Lippen schöne Worte formen? Viele machen auch so den Mund nicht auf (vielleicht ein Beweis, dass es bei ihnen zu viele Fliegen gibt?).
  Oft ähnelt die Lippenlinie einem umgestülpten „U", mit einem Faltenwurf beiderseits des Mundes, die mit den Jahren zunehmend zwei irdischen Jammertälern ähnlich sehen; wir deuteten sie schon als Abflussrinnen für die Galle – vielleicht auch für das Lächeln?!

- Wir können da was tun, wenn es uns einmal schlecht geht – Statt Antidepressiva zu nehmen, **schieben wir die Mundwinkel mit beiden Zeigefingern etwa 2 cm nach oben** in die Lachmundstellung oder lassen wir den Mund – als Bild – so breit werden wie bei einer Katze, die wir lange gekrault hatten – wir werden uns gleich besser fühlen. So kann äußere Bewegung innere ganz einfach bedingen.

Machen wir es noch feinsinniger:

- Halten wir einfach unsere eine Hand hinter den Rücken und fragen wird uns auch jetzt, was sich verändert hat.
- Oder – wenn wir ein wenig Sinn für körperliche Abläufe aufbringen wollen – schlurfen wir einmal für 5 Minuten in **zusammengesunkener Haltung** mit dem Gefühl, „kaum den Boden zu berühren"
- vielleicht mindestens „80 Jahre krumm", mit angezogenen Schultern wie bei einem Bechterew ... hinfälliger kann gerade kein Mensch aussehen! Jetzt fehlen nur noch die kleinen klagenden Laute „oh, oh, oh" ... und erfahren wir dabei wie sich Stimme und Stimmung verändern – wir werden so kaum in der Lage sein, einen kräftigen Stoß- oder Willenslaut wie „K" oder „G" zu sprechen.
- Machen wir das Gleiche dann in **stacksiger, willkürlich aufgerichteter Haltung** und mit durchgedrückten Knien – spielen wir mit den Möglichkeiten und Gegensätzen – was ändert sich? Wie würde der gefühlvolle Lippenlaut „B" wohl klingen? Wohl eher nach Kasernenhof.
- Ebenso wirkt **Verbissenheit seelisch zurück, die Laute werden gepresst**, wir bekommen einen harten, unbeweglichen Nacken, gehen mit eingeschränkten Bewegungen und fühlen uns entsprechend; in diesem Zustand können wir dem Leben keine gute Seite abgewinnen, solchen Menschen beim Sprechen zuzuhören, ist kein Genuss und kann den/die ZuhörerIn bald in den gleichen Zustand bringen.
- Beißen wir die Zähne noch einmal fest zusammen, bekommen dazu Augen, in denen man einen Sekt kaltstellen könnte ... und versuchen uns über das schöne Wetter zu freuen.
- Schauen wir jetzt in den Spiegel und stellen die ganze Erotik der Weltgeschichte in den Schatten ... leben wir uns in ein Bild von uns ein, lächeln wir alles weg, was dem zuwiderläuft ... bis es weh tut.
- Steht dem gegenüber **der Mund offen oder hängt der Unterkiefer herab**, haben wir den Ausdruck des Staunens vor uns, dies zeigt aber auch eine Willenslähmung, das heißt der „geistige" Brocken, der auf uns zukommt, scheint zu groß und kann vielleicht nicht verarbeitet werden. Im Extremfall haben wir **vor Schreck den Mund offen**, wenn im Hals ein Kloß sitzt und der Speichel zu „Sägemehl" wird. – Eine offene Kieferhaltung, spannungsarm und ohne viel Bewegung, geht auch bei den meisten SprecherInnen mit einer **Erschlaffung der gesamten Sprechmuskulatur** einher. Die Laute werden ohne Hemmstellen und ohne vorherigen Atemstau gebildet – sie fließen weg. Die Intonation ist gleichsam ohne Saft und Kraft.
  Auf der anderen Seite gibt es keine seelische Spannung, die nicht auch gleichzeitig zur Aktivitätszunahme im Massetermuskel führt. Wie Untersuchungen ergeben haben, weisen EuropäerInnen – im Gegensatz zu den Aborigines – allgemein erhöhte Spannungen der perioralen Muskulatur auf (*R. Fränkel*, 1973).
- Wie ist die Qualität, jeweils ein Standbein (Säule) und ein Spielbein (Stimme) zu haben? Gehen wir rückwärts, was macht die Haltung? Der Nacken? Können wir vertrauen? Nehmen wir als Bild einen Baum dazu, der auf dem Dorfplatz steht; auch unsere Füße

verwurzeln sich jetzt in der Erde, stampfen dabei lautlich auf „K", „K". Mündliche Sprache muss aus dem Fuß kommen. Der Saft geht als Bewegung nach oben in unsere Arme, die Zweige, manchmal werden die Blätter vom Wind auf „S", „Sch", „F" oder „W" geschüttelt. Dann dringt auf „H" die Sonne durch die Zweige, „zwei Bäume" können sich gut verwurzelt gegenüberstehen und mit Mimik, Gestik, Gleichgewichts- und Haltungsänderungen einen nonverbalen Dialog halten. Vorstellungsbilder helfen dabei und können das Über-uns-Hinausspüren verstärken, z.B.:

- bewegt euch jetzt umeinander wie Schmetterlinge
- macht Handbewegungen leicht wie der Flügelschlag eines Schmetterlings
- geht aufeinander zu wie Bären
- ihr habt Flügel wie ein Vogel
- galoppiert durch die wilde Landschaft – hast du schon andere überholt?
- ein Trampolin kann zusätzlich das Raumgefühl in allen vier Komponenten herausfordern (Horizont, Präsenz, Reagibilität, Spontaneität).

Und noch einmal muss sich der Spieler in uns durchsetzen:

- wir nehmen Platz, pressen die Lippen und Zähne zusammen, ziehen gleichzeitig die Schultern hoch, den Bauch zurück, kneifen die Pobacken zusammen und spannen die Oberschenkel an – dann wenden wir uns einem Nachbarn zu und sagen zu ihm: „Ich mag dich!". Machen Sie es, bestimmt schaut er Sie ganz dankbar an und Sie selbst ... sind von sich bestimmt überzeugt.
- Lassen wir den Kopf auf die Brust sinken und sagen leise: „Ich fühle mich ja so glücklich" – auch das passt nicht; da sagt man lieber „Kopf hoch"!
- Der Übende soll in die Lage kommen, durch Veränderung der Körpersprache und -haltung bestimmte Affekte zu beruhigen oder zu erwecken; er lernt die Abhängigkeit vom Leib und die Fähigkeit, Herr über das „leibliche Instrument" werden zu können.
- Versuchen wir deshalb gleich einmal **ein Lachen rein über die Körperbewegung entstehen zu lassen** – wir schaffen es, wenn wir lang ein- und dann stoßweise ausatmen oder wir lassen uns **ins Weinen geraten**, wenn wir lang aus- und dann stoßweise einatmen. Gerade im zweiten Jahrsiebt, wenn das Kind zu einem Wesen wird, bei dem alles auf Rhythmus ankommt, ist das seelische Erleben entscheidend.
- Gehen wir zum Schluss durch den Raum und betrachten wir das Leben und das bisher gemachte mit **hochgezogenen Augenbrauen**.

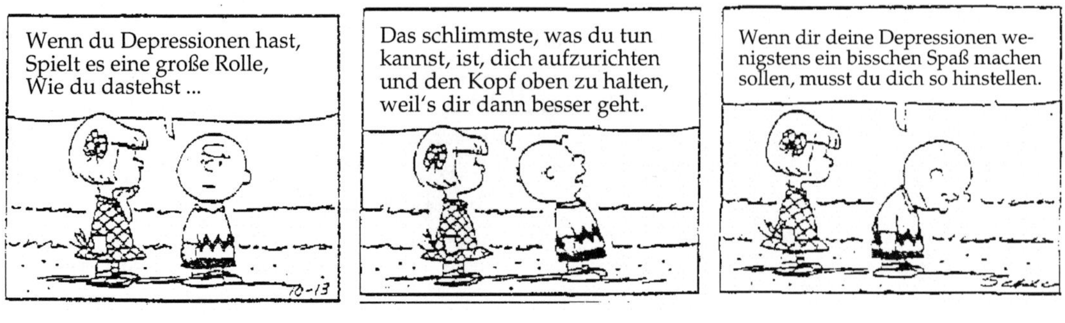
Wenn du Depressionen hast,
Spielt es eine große Rolle,
Wie du dastehst ...
Das schlimmste, was du tun kannst, ist, dich aufzurichten und den Kopf oben zu halten, weil's dir dann besser geht.
Wenn dir deine Depressionen wenigstens ein bisschen Spaß machen sollen, musst du dich so hinstellen.

Abb. 22: Peanuts

Spielräume gilt es überall zu entdecken, in unserer Umgebung, aber auch im Bereich unseres Körpers (Bauch-, Brustraum, Mund-, Rachen-, Nasenräume, Gelenkräume, Arm-, Beinbeugen usw.).

Immer geht es dabei um die Bewegungs- und Berührungserfahrungen durch freies Spiel und Erleben; beides geht durch unseren ziel- und zweckbestimmten Lebensstil verloren. Unsere Handlungs- und Spielräume engen sich immer mehr ein und damit auch unsere Körperräume. Ein Kind macht nur im Spiel sinnesübergreifende Erfahrungen in Verbindung mit motorischen Erlebnissen. Bei behinderten Kindern werden dazu spezielle Spürerfahrungen (*F. Affolter*, 1987) eingesetzt. Dabei ist der Lernprozess wichtig und nicht das Erreichen eines bestimmten Zieles. „Alles, was man dem Kind beibringt, kann es nicht mehr selbst entdecken." (*J. Piaget*). Für uns heißt das, wir müssen den Kindern Möglichkeiten (Umgebung, Räume) zur Verfügung stellen, durch die sie ihre ureigenen Lernfähigkeiten maximal zur Geltung bringen können.

Gangart und Sprache

Manchmal reicht gar eine einzige Geste, um das Leben eines Menschen zu verändern, ihn emporzuheben oder zu verdammen. – Ein abgehacktes Sprechen wie wir es von den Zungenbrechern her kennen, kann ebenfalls Spuren im Körper hinterlassen.
Die Probe gilt auch umgekehrt: Laufen wir mit den Händen in den Taschen herum oder lassen wir unsere Mimik und Gestik starr werden, wird auch unsere Sprache wenig melodisch und klangvoll sein. Wir kennen die Entsprechungen:

- Menschen, die eine sehr nachlässige Gangart haben, bilden auch die Sätze mit wenig Akzenten und Intervallen.
- Sind die Armbewegungen unharmonisch, ist auch der Stimmklang beeinträchtigt.
- Ungelenke Fingerbewegungen zeichnen sich in der Sprechmelodie ab.
- Bei „hängender", schlecht tonisierter Unterlippe werden nicht nur die Gaumenlaute schlechter gebildet, auch der Gang ist kraftlos.
- Der gekrümmte Rücken mit schlecht beatmetem und belüftetem Rumpf erscheint als Ausdruck von „Haltlosigkeit".

Tatsächlich ginge vieles besser, wenn man mehr ginge.

Geste und Atmung

F. Nögge (1993) spricht von den „Untugenden" der Atmung. – Wir führen (n. *F. Nögge*) übungsweise die fünf Gesten – bedeutend, besinnend, wägend, abstoßend und verneinend – durch die elementaren Qualitäten – schwer, leicht, fließend und kraftvoll – und verkehren die Atmung.

- Ein ausgestreckter Arm, ein ausgestreckter Zeigefinger und eine Ausatmung bringen nicht dasjenige zur Entfaltung, auf was ich deute, sondern meine subjektive Beziehung zu dem Objekt. Ich atme mein Selbst in den Raum, ich lebe im Raum. Das lässt sich bei allen Grundgebärden erfahren.
- Verinnerlichende, bedächtige Geste und Einatmung ist die Verkehrung der Besinnlichkeit.
- Abwägen und Zweifeln ausatmend ist von bedrohlicher Wirkung.
- Antipathie auf Einatmung ist die Offenbarung nackter Angst.
- Sympathie auf Ausatmung ist Lüge, Falschheit, Verstellung.

Diese Übungen können u.a. zeigen, dass Seelisches (Gut – Böse) nicht von außen auf uns zukommt, sondern als Phänomen und Gesetz jedem sich gebärdenden und atmenden menschlichen Körper innewohnt. –

Mit Gesten und Haltungen kann man für andere mehr ausdrücken als mit tausend Worten. Auch umgekehrt gilt wieder: Vollziehe ich – im therapeutischen Sinne – eine Geste oder Gebärde ganz langsam und bewusst, gleichsam in Zeitlupe, so können sich Bewegung und Ausdruck nicht nur besser **kinästhetisch verankern und speichern** lassen, sondern wirken auf die innere Gestimmtheit zurück; dort haben sie einen heilenden und klärenden Effekt.

Von *Franz-Xaver Jans* und *Heinz Köllermann* wurde die **„große Gebetsgebärde"** entwickelt; leicht mit Qigong-Elementen modifiziert, heißt sie heute **„Große Gebärde"**. Da ein Abdruck den Rahmen sprengen würde, ist sie bei Interesse von privat erhältlich. –

Wie schon im Kapitel Sinnesfrust und Bewegungsunlust ausgeführt, kann ein verspannter Körper nicht nur nicht „klingen", sondern reduziert auch die Bereitschaft zu fühlen. Damit reduziert sich aber auch stets die Möglichkeit zu wachsen und sich zu entwickeln. – Erlangen wir zunächst wieder die Fähigkeit, mit der Gegenwart in Berührung zu kommen, was konkret bedeutet, von der Kopflastigkeit und unseren Verkrampfungen zu den Sinneswahrnehmungen zurückzukehren.

- durch kleine Bewegungen in Reihenfolge der einzelnen Körperelemente wieder Hände, Arme, Füße, Beine, Bauch, Brust usw. zu spüren,
- die Empfindung von Atem, beginnend mit der Nase zu bekommen,
- Geräusche, Körperempfindungen, Berührungen durch Luft-, Unterlagen-, Umgebung sowie Farben zu spüren,
- sich des Körpers als Ganzem bewusst werden. Dazu: Empfinden des ganzen Körpers als einer Ansammlung von verschiedenen Arten von Empfindungen – dabei ein wenig verweilen, dann zum Bewusstsein der einzelnen Körperteile zurückkehren, von Kopf bis Fuß; wiederum Bewusstsein des Körpers als Ganzem erlangen.
- sich dem Universum der sinnlichen Wahrnehmungen und damit Gott bzw. dem geistigen Ursprung hinzugeben (*A. de Mello*, 1998) ... denn, „wo keine Götter sind, walten Gespenster" (*Novalis*).

Physiologische Bilder und Befunde

V. Glaser (1991) definiert Haltung als gebündelte, gehaltene Bewegung. Haltung wird als ein dynamisches Geschehen, welches zur Bewegung drängt, beschrieben. Die in Ruhe zurückgehaltenen Impulse wollen zur Bewegung führen, „fließen", so dass ein „Sich-Bewegen" aus der ruhigen aufrechten Haltung befreit und keine Mehrarbeit bedeutet. – Im Körperausdruck zeigen sich Befinden (Wohlbefinden) und Verhalten.

Dem Wohlbefinden entspricht als Körperausdruck die Eutonie und als Verhaltensweise der Situationsbezug.

Normalerweise gehören Haltung und Dasein, äußere und innere Haltung nicht zwei getrennten Bereichen an.

Heute **grenzt es fast schon an ein Wunder ohne Fehlhaltung und Fehlatmung aufzuwachsen**. Wenn heute der Mensch, vor allen Dingen der junge Mensch, nichts hat, woran er sich aufrichten kann – keine Widerstände, keine Reibungsflächen und vor allen Dingen keine Herausforderungen und keine Erweckungen, kann die dem Menschen eigene „gute Haltung" gar nicht erst entstehen.

> Wenn die Haltung – und damit die Atmung – des Menschen sich verändert, bricht auch die nervale Reaktion zusammen; der nervalen Veränderung folgen Veränderungen im bioelektrischen, hormonellen und biochemischen Bereich.

Die Übersäuerung des Gewebes, die uns der Fehlhaltung und -atmung erwächst, gehören zu den greifbarsten Konsequenzen. Auch die großen, ausladenden gestischen Armbewegungen sind, wie gesagt, eine Möglichkeit, Energie zu verteilen und abzuleiten. Verbleibt sie durch Fehlhaltungen und Bewegungslosigkeit im Körper, führt sie zu den beschriebenen Verspannungen. Die Haltungs- und Atemanalyse bietet diagnostische Hilfe. –
Normalerweise entwickelt sich die Haltung des Menschen in der Schwerelinie gegen die Schwerkraft; „der Kopf schwebt auf dem Hals wie ein Ball auf der Fontäne" (*W. Balters*, zitiert von *Chr. Hermann*, 1973) ... natürlich nur, wenn uns niemand an die Gurgel geht! Betrachten wir nun einmal eine der vielen Arten der Haltungen, wobei der Kopf aus der Schwerelinie heraustritt und die Halsmuskulatur zwar Haltearbeit, aber kaum noch die notwendige Bewegungsarbeit vollführen kann: nämlich der Kopfvorhaltung mit gleichzeitiger Rückdrehung. In den Kapiteln „Allgemeine Physiologie" und „Körpersignale des Mundes" werden die einzelnen Haltungsabweichungen besprochen und illustriert.
Körpersprachlich gesehen entspricht **die Kopfvorhaltung** durchaus dem vorwärtsorientierten, leistungsbetonten, modernen Menschen; dabei wandert aber der Kopf aus der Schwerelinie heraus. Die Bewegungen sind wie bei „Zombies" bei der typischen selektiven Wahrnehmung von anderen und der Welt. Vielleicht ist das aber auch das „Glück durch Ausblendung"?! Allerdings ist die Energieverteilung falsch, wenn es im Rahmen einer Fehlhaltung zu überdehnten (schwachen) und verkürzten (starken) Muskeln kommt, was auch bedeutet, dass Muskeln, die im Normalfall Bewegungsarbeit machen, plötzlich Haltearbeit verrichten müssen.
Um die Augenlinie wieder gerade auszurichten, wird der Kopf rückrotiert.

> Psychotonisch lässt sich diese Haltung als Involutionsform bezeichnen, die Zurückwendung, Erstarrung, Distanzierung, Ohnmacht und Kontaktvermeidung ausdrücken soll. Auch der damit verbundene „Rückzug" der Zunge lässt sich leicht in dem Rückzug aus der Auseinandersetzung mit den Mitmenschen wiederfinden.

In Ländern wie Griechenland wirft man mit einem Zungenschnalzen den Kopf zurück, um Ablehnung auszudrücken. Den Deutschen wird hingegen das „Hai-Syndrom" bescheinigt. Weil ihnen die luftgefüllte Schwimmblase fehlt, können Haie im Wasser nicht anhalten, ohne zu sinken; um nicht unterzugehen, müssen sie immerfort schwimmen. Dieser Zwang habe bei uns damit zu tun, sich beweisen zu müssen (*W. Schmidbauer*, zitiert nach „Der Spiegel" 35, 2006).
Betrachten wir die dadurch auftretenden inneren Spannungen in Schultern, Kiefern und Hals aber auch als gefühlten Ausdruck, gefühlter Abstraktion; denn durch die verspannten Haltungen sind auch die Muskeln in ihrer Aufgabe, Bewegung zu fühlen, Umrisse, Entfernungen und Kräfte zu erkennen, reduziert, ebenso auch die Fähigkeit zur Eigenwahrnehmung und zum Lernen. Umgekehrt können, wie wir gesehen haben, Emotionen, wenn sie

nicht gelebt werden, auf die Muskelspannung, den Tonus, übertragen und dort zum **„Speicher" für alte Gefühle werden**.
Es kommt meist zu gekoppelten Begleiterscheinungen, unter anderem Distalbiss, Lordosierung der Halswirbelsäule, entweder sind die Schultern hochgezogen, was **Unsicherheit und das Bedürfnis nach Rückzug** signalisiert oder sie hängen; der **Mensch sinkt dann wie unter einem Belastungsdruck zusammen**, es kann zur Pronationshaltung kommen, wobei die Schultern über den Brustkorb nach vorne rotieren.

Was lesen wir vom Körper weiterhin ab?
Die Handrücken sind hierbei nach vorne gerichtet und schützen die sensible Innenseite – die/der Betreffende ist zurückhaltend und starr. Neues wird nicht gerne aufgenommen. Die Belastungshaltung äußert sich auch in einer Verkürzung des Abstandes zwischen Sternum und Symphyse, wodurch die sensible Vorderseite geschützt wird, diese ventrale Einknickung der Wirbelsäule rührt besonders gerne von einem energetischen Defizit der Verdauungsorgane – eine unserer Sprechstützen – her. Dieses Defiizit kann als Folge von Fehlernährung auftreten und wird als

– „sternosymphysales Syndrom" bezeichnet (*J. Gleditsch*). Interessante Parallelen finden wir in der chinesischen Akupunkturlehre. Nach der Achsengliederung der Akupunktur wird die dorsale Vertikal-Achse aus dem Blasen- und Dünndarmmeridian gebildet mit einer engen Beziehung zur Wirbelsäule. Die vordere Vertikal-Achse wird jedoch aus dem Magen- und Dickdarmmeridian gebildet; somatisch stehen sie sinnbildlich für den Verdauungsprozess, im Psychischen für die Bewältigung der vielfältigen Anforderungen und Probleme, letztlich von Stress (*J. Gleditsch*, 2001)
Sprechen ist neben der Fähigkeit zu feinmotorischer Abstimmung auch ein Willensprozess und **dieser Wille muss sich organisch gut abstützen** können.

> Also liegt auch in einem gesunden leistungsfähigen Verdauungssystem eine Voraussetzung zum deutlichen Konsonantieren. –

Dann können wir wieder „frisch von der Leber weg" sprechen.
Es war *C. Schlaffhorst* (1996), die je nach Klang und Intensität der gesprochenen Laute auf die jeweilige Krankheit oder Organschwäche schließen konnte.

> Der eher schlaffe, gekrümmte Rücken mit schlecht beatmetem und belüftetem Rumpf erscheint dann als Ausdruck der Leere des vorderen Intimraumes. Die Kraft fließt über den Beckenboden nach unten weg – wir geben uns auf.

Tatsächlich wirken viele Jugendliche leicht „angestorben", manchmal wie lebendig begraben und sind in ihrer kollabierten Haltung „zerquetschten Fliegen" nicht unähnlich. Sie fremdeln, schwächeln und „lümmeln" regelrecht. Manche haben leblose Gesichtszüge und zeigen ihre Kontaktverneinung dadurch, dass sie beim Gehen dauernd auf den Boden blicken; ihr Ausdruck ist ernst, so als wären sie ständig böse aufeinander oder hätten große Sorgen – vielleicht sind sie gerade durch die Prüfung gefallen ... –. Das Altern will gelernt sein, viele fangen früh – zu früh – damit an! Die Jugendlichen werden erwachsen und haben nicht selten das Gefühl, dass aus ihrem Leben nichts als ein langgezogener Regentag geworden ist und aus ihrem Körper nicht als ein Regenschirm für diesen Tag.

- Versuchen wir ihnen zu Erlebnissen zu verhelfen, die etwas mit ihnen selber zu tun haben, jenseits von Fernsehen, Urlaub, Autobahn und Supermarkt – das allerdings wäre ein gesamtgesellschaftlicher Auftrag und damit politisch!

> Die oft schützend vor den „Intimraum" Bauch gekreuzten Extremitäten sind die Orte des Konfliktes (*M. Glatzer*, 1997) wie auch hier liegt die „Wahrheit" immer in der Mitte!: Was ist mit der Leere anzufangen? Füllen oder schützen? Im bloßen Hergeben geht jede Fülle verloren; eine Öffnung der sensiblen Vorderseite kann aber auch Teilhaben und Austausch bedeuten, wodurch die Fülle erhalten bleibt. So werden aus Rückwendungsformen Zuwendungsformen. Ruhe und Leistung sind fortan keine Gegensätze mehr. –

Da sich diese Haltung gerne mit einer anterioren Kopfstellung und kompensatorischer Anspannung der Nackenmuskulatur kombiniert sieht, dehnt und verspannt sich auch die vordere Halsmuskulatur und wird schwach:

> Das Zungenbein wird zurückgezogen, die Zunge verliert den Kontakt zum Gaumen, der Mund öffnet sich. Die „mechanischen" Bedingungen für die Mundatmung sind damit gegeben. Auf diese Weise wird sich die Zunge immer auch aus der sprachlichen Begegnung herausziehen. Bei gleichzeitiger mangelnder Kaukraft, schwachem Lippen- und Zungendruck ist auch die Bereitschaft zu Gefühlsbewegungen verringert.

Einen Zusammenhang mit einer **dyspraktischen Dyslalie** können wir jederzeit leicht selber herstellen: Wir sprechen zum Beispiel mit **verschiedenen Kopf- und Körperhaltungen** beziehungsweise Bissstellungen (Kreuzbiss, Progenie, Prognathie, Distalbiss, Mesialbiss, tiefer Biss) und ertasten gleichzeitig auch den Spannungszustand der Halseingeweide.

Aber die Kettenreaktion im Haltungsverfall hat ihren Ursprung nicht nur im Kopf-Hals-Kiefer-Bereich – in einem vernetzten System gibt es keine Einbahnstraßen; die gleichen Abläufe können auch in umgekehrter Reihenfolge geschehen und können in ihren Zusammenhängen am eigenen Körper nachvollzogen werden:

- **Kinder, die im Becken- und Flankenbereich und damit auch mit ihrem Fußgewölbe** (unserer Atem-, Haltungs- und Sprachstütze) zusammenfallen, **kollabieren auch im oberen Bereich. Der Mund geht auf**, was im Einzelnen meist auch bedeutet: Retroflexion des Kopfes, Abknicken des Halses mit Veränderung der Atlasposition. Ihre Folgen: Absinken des Zungenbeines und der Zunge, Beeinflussung der Pharynxgröße, Mundatmung und Rückverlagerung des Unterkiefers. Das wiederum führt zur Verkümmerung der Sprach- und Lautbildung durch die Sprechwerkzeuge und zum teilweisen Verlust der Artikulationsstellen am Gaumen, die Stimmen klingen meist tonlos, wie verhaucht; das heißt durch Veränderung nur eines Bereiches entstehen stets komplexe Reaktionen (s. Kap. „Therapieaufbau, „Brügger"-Räder).

In ihrer Lage werden Unterkiefer und Zunge stark von den Muskelzügen der Hyoidmuskulatur beeinflusst. Die häufigste Fehlhaltung unserer Zeit ist die eben schon kurz beschriebene Kopfvorhaltung mit Rückkippung des Kopfes. Anspannung der Hyoid- und Nackenmuskulatur und führt wie gesagt zum **Spannungsungleichgewicht der gesamten orofazialen Muskulatur** mit Auswirkung auf Unterkiefer-, Zungenlage und Sprache.

> Aber auch bei der chronischen Tonsillitis wie wir sie im Zusammenhang mit der Mundatmung und der allgemeinen Überreizung des Lymphgewebes antreffen, propriozeptiert die Zunge – weg von den vergrößerten Tonsillen, verliert den Kontakt zu dem Gaumen, zieht sich zurück oder legt sich zwischen die Zähne. Tut sie das seitlich, entsteht ein seitlich offener Biss (Sigmatismus interdentalis lateralis), wenn es nach vorne geschieht, ein offener Biss (z.B.: Sigmatismus frontalis oder labialis).

Aber es passiert noch etwas Entscheidendes: Durch die Beckenkippung nach hinten, öffnet sich der Beckenboden, die Kraft fließt – wie schon beschrieben – nach unten weg; praktisch schwindet unser Selbstschutz. Inwieweit sind wir jetzt noch vorhanden?

Der Beckenboden-Zusammenhang

Für das kraftvolle Tragen, Stützen und Verschließen, beim Atmen und Laufen ist der Beckenboden genauso wichtig wie für das Öffnen bei der Geburt oder der Verdauung. Zwar bewegt sich immer unser ganzer Körper, wenn wir Haltung und Erscheinungsbild verändern, der **ausschlaggebende Impuls für die Bewegung und auch die Phonation kommt immer aus der Stellung und dem Spannungszustand des Beckens**. Kurzum:

> Der Beckenboden ist bei der Stimmbildung, beim Singen und bei vielen Atemtechniken Teil der dosierten Ausatmung. In der Luftröhre entsteht ein gleichmäßiger und kontrollierter Luftstrom, der für Phonation und Resonanz unabdingbar ist. Das macht den Beckenboden auch zu einem Spiegel unseres Selbstwertgefühls.

Wir wissen, dass die Schwanzhaltung des Tieres ein wichtiges Element seiner Körpersprache ist.

- Hätten wir einen Wirbelschwanz, wo würden wir ihn mit unserem innersten Beckenbodenmuskel bei Unsicherheit und Angst zwischen die Beine klemmen, wobei der Muskel erschlafft und sich öffnet.
- Ist das Becken nach hinten gekippt und der Beckenboden verspannt, steht unser ganzer Körper von Kopf bis Fuß unter dementsprechend fester Muskelspannung.

Wie wir aus der Geburtshilfe wissen, haben alle drei Beckenbodenschichten ihre bestimmten Reflex- oder Anschlagpunkte (*S. Kitchenhamm*, 1998).

- **Unterer Beckenbodenmuskel und Blasenschließmuskel** haben denselben Reflexpunkt; er liegt mitten auf der Stirn. Wir können ihn übungsmäßig erfahren, indem wir uns auf den Reflexpunkt konzentrieren, dabei mit „finster" zusammengezogenen Augenbrauen dreinschauen. Dabei spannt sich automatisch auch die untere Beckenbodenschicht, die in Richtung Schambein verläuft, mit an.

  Der Reflexpunkt des **Afterschließmuskels** liegt am entgegengesetzten Ende des Verdauungstraktes – in der Kehle. Atmen wir einmal kurz und kräftig ein und schließen dabei unseren **Rachen**, wobei wir mit Nachdruck „Krrrh.." sagen, als ob wir krächzen wollten; wir können beobachten wie sich der After beim Krächzen fest zuschnürt (dieser Laut wird deshalb auch bei Harninkontinenz eingesetzt).

Ein Mensch, der seine Kehle blockiert, tut dies auch in seinem Becken, Kiefer und Becken korrespondieren in Bewegung und Struktur miteinander.

Üben wir jetzt das Gegenteil und öffnen den Rachen so weit und rund wie möglich, indem wir ein melodisch tiefes „Oooh" ertönen lassen: Der Muskel löst sich und wird weich.

- **Mittlere Beckenbodenschicht** und ihr **Reflexpunkt am unteren Ende der Schulterblätter** (Lage des Büstenhalterverschlusses). Diese Schicht dient der Kraftübertragung als Stütze und Widerlager beim Heben schwerer Lasten, indem er den Rücken in eine gerade Haltung zwingt. Biegt sich der Rücken nach vorne, so dass die Schultern sich runden (Rundrücken), lockert sich der Reflexpunkt im Rücken und jegliche Spannung entweicht wieder zwischen den Sitzbeinhöckern. Wenn wir niesen, können wir spüren wie sich im Moment der Beckenbodenspannung auch der Reflexpunkt zusammenzieht.
- Der **Unterkiefer** bildet zusammen mit Zunge und Mund den Reflexpunkt zum **innersten Beckenboden-Hauptmuskel.**
  - Stellen wir uns vor, wir hätten einen Känguruhschwanz und würden ihn über den Rand eines Podestes baumeln lassen. Baumelt er weich und locker, wird auch unser Körper weich und nimmt eine extrem **„körperoffene Haltung"** ein: Die Knie sind leicht geknickt, der Rücken gerundet, die Hände baumeln, das Gewicht liegt auf den Fersen. In dieser Haltung sind wir vertrauensvoll und ohne Selbstschutz. **Die Stimme klingt wie verhaucht.**
  - Lassen wir dann den Schwanz nach hinten aufrichten bis zur waagerechten Stellung und sehen, was sich verändert: Die Beine sind gestreckt, die Knie durchgedrückt, das Gewicht liegt auf dem vorderen Teil des Fußes, der Rücken ist steif aufrecht und die Schultern sind nach hinten gezogen – **Unterkiefer und Zungenbein** werden sehr fest. In dieser **„geschlossenen Körperhaltung" strengt das Sprechen sehr an**; wir **nehmen uns selbst kaum wahr**, zeigen uns **unnahbar** und **verkrampft**. Beide Stellungen begleiten wir mit einem Phantasie-Testreim, z.B.: „Wenn kalter Regen niederfließt, die Nachtigall im Flieder niest" und nehmen wahr, wie unterschiedlich das Sprüchlein klingt. Der Reflexpunkt des innersten Hauptmuskels ist wie gesagt der Unterkiefer und von Wichtigkeit für die Sexualität.
  - Fühlt sich eine Frau sexuell belästigt oder empfindet sie Ekel, spannen sich reflexartig Unterkiefer und Halssehnen an, die Lippen sind hochgezogen, die Zähne werden sichtbar.
  - Wir können also zusammenfassen: Ein Mensch, der den Spannungsring um Mund und Mundbogen verstärkt und damit seine Kehle blockiert, tut das ebenso mit seinem Becken.
  - In Männermagazinen sind eher Frauengesichter mit zurückgeneigtem Kopf, lockerem Unterkiefer und geschürzten, weichen Lippen angebildet; sie sollen einen entspannten inneren Beckenboden-Hauptmuskel signalisieren und damit ein offenes liebesbereites Becken. – wir sehen, der Beckenboden ist zu jeder Zeit mächtig am Werk. Versuchen wir zum Abschluss noch einmal Stimmveränderungen rein über die Haltungsänderung zu erreichen.

Ein weiterer Selbstversuch:

- **Stehen wir zum Beispiel einmal gegensätzlich mit durchgedrückten Beinen da, kippt das Becken nach vorne, kommt die Lendenwirbelsäule in eine hyperlordotische Stel-**

lung, die Flanken können sich nicht öffnen, die Atmung verlagert sich in den oberen Teil des Brustkorbes, die Hals- und Atemhilfsmuskulatur wird angespannt, Hals- und Atemhilfsmuskulatur pressen den Kopf in den Brustkorb hinein – die auftretenden Spannungen lassen auf den Spannungszustand im Kehlkopf schließen. Sprachlich erleben wir uns also fest und abgeschnürt. Solcherart werden wir auch zur „geschlossenen" gleichsam „schockgefrorenen" Persönlichkeit und können uns nur noch sehr eingeschränkt wahrnehmen; denken wir auch an die eingangs beschriebene Pronationshaltung der Altkommunisten. **Die Stimmen sind hierbei meist kurzatmig und „verröcheln" asthmatisch**. Vielleicht ist es das, was Martin Luther meint, wenn er auf wenig vornehme Art formuliert: „aus einem verzweifelten Hintern, kommt nie ein fröhlicher Furz".

Wie wenig bekannt ist, hängt auch die Lippenspannung sehr eng mit den Zwerchfellexkursionen bei der Atmung zusammen. Mund-Zwerchfell-Bauchbereich und Analöffnung stehen in reflektonischer und synergistischer Beziehung zueinander; auch hier darf die Bewegung nicht einseitig fest werden – hypoton (erschlafft) oder hyperton (überspannt) sein, sondern muss auf- und zugehen; sonst ist es keine Bewegung, sondern Stillstand.

Die Beckenstellung erweist sich also entscheidend für die Beckenbodenfunktion, die mit Zwerchfell und Mundboden zusammenspielt und den Tonus reguliert. Nach dem oben Gesagten, sprechen wir nunmehr von einem **Lippen-Mundboden-Zwerchfell-Beckenboden-Fußsohlen-Antagonismus**.

… und er kann funktionieren, es darf uns nur nicht „auf dem falschen Fuß" erwischen …

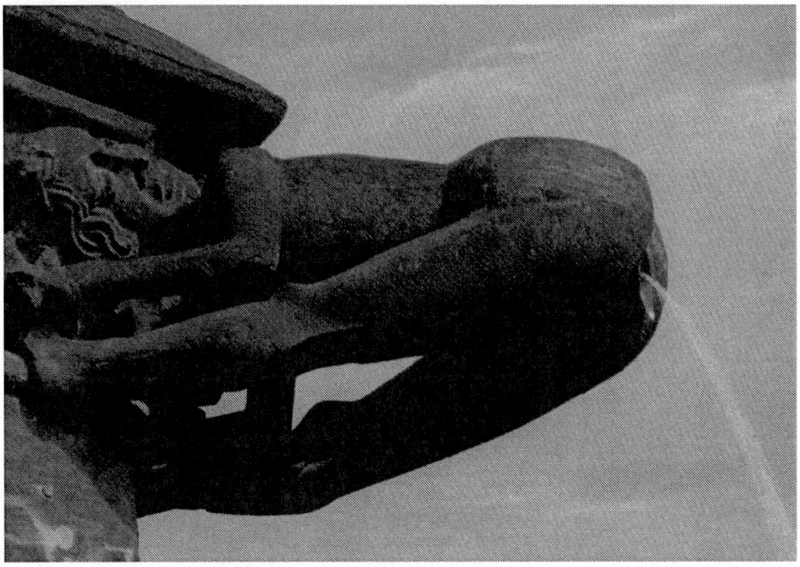

Abb. 23: … kein Beckenbodentraining am Freiburger Münster, wohl aber ein Zeichen, dass es für diesen Körperteil früher weniger Schamgrenzen gab ... ja, wenn's Ärsch'le brummt, ist's Herzerl g'sund … –

Die **Zwerchfell-Flankenatmung** bei aufgerichtetem Becken – Atemwelle trifft gleichmäßig auf alle Abschnitte des Beckenbodens – gilt als die wirkungsvollste Inspirationstechnik in der Stimmbildung, das heißt maximale Erweiterung des unteren Brustkorbs, größtmögliches und gleichmäßiges Tiefertreten des Zwerchfells, Mundbodens und Kehlkopfes und gleichmäßige Druckverteilung im Bauchraum (s.a. Kap. „Funktion und Diagnostik von Atmung – Haltung“).

– Setzen wir uns und schenken dem Beckenboden zu seiner Tonisierung ein kräftig gesprochenes „P“; wie klingt es bei unterschiedlich gekipptem Becken?

„Wie stehst du denn da? Steh' gerade!“

Im **Therapiebereich** fangen wir deshalb auch gerne mit den Füßen an, da Bewegung und Sprechen aus dem ganzen Körper- und besonders den Füßen kommen muss. In diesem Bereich sind die Reflexe noch in Ordnung, die rhythmischen Qualitäten weitgehendst erhalten; erst oberhalb der Schultern kommen die erworbenen und festgelegten Bewegungs- und Haltungsmuster dazu.

– Bleiben wir zunächst sitzen und pendeln unsere Haltung locker auf den Sitzhöckern aus. Füße und Knie stehen ungefähr faustbreit auseinander. Stemmen wir jetzt die Füße in den Boden: das Becken kippt nach hinten, die untere Rückenmuskulatur verlängert sich, der Bauch verlagert sich ins Becken, die Sitzhöcker nähern sich einander, **der Nacken spannt und streckt sich – wir werden länger**. Wenn wir schon kein Trampolin zur Hand haben, müssen es auch im Stehen die Füße mit ihren Zehen und Gewölben tun.

  Für die Aufrichtung und Orientierung sind diese **„distalen Impulse“** notwendig.

  > Der Fersenlauf überträgt seine Stöße auf die HWS und den Kiefer, während die Zehenarbeit die Zungenspitze anregt und an den Energiestrom anschließt, betonen wir beim Laufen überdies den Außenrist, richten wir das Becken auf.

  Bewegungen, vor allen Dingen Gehbewegungen sind heute eher gradlinig und einspurig. Mehrdimensionale Bewegungen vor allen Dingen der Beine, i.S. der Spiraldynamik, führen zu einem Spannungsausgleich der Hüftgelenksmuskulatur.

– Nehmen wir uns für die nächste Zeit vor, den Anderen nicht den krummen Rücken, sondern einmal „die Zähne zu zeigen“ und wenn wir von ihnen weggehen – nicht etwa mit gesenktem Kopf.

Die alte Frage: Sind wir unser Körper oder haben wir ihn nur, beantwortet *Robert Gernhardt* auf seine Weise. … und jeder, der in den Spiegel schaut, weiß sogar noch mehr.

Siebenmal mein Körper

Mein Körper ist ein schutzlos Ding,
wie gut, dass er mich hat.
Ich hülle ihn in Tuch und Garn
und mach ihn täglich satt.

Mein Körper hat es gut bei mir,
ich geb ihm Brot und Wein.
Er kriegt von beidem nie genug,
und nachher muss er spein.

Mein Körper hält sich nicht an mich,
er tut, was ich nicht darf.
Ich wärme mich an Bild, Wort, Klang,
ihn machen Körper scharf.

Mein Körper macht nur, was er will,
macht Schmutz, Schweiß, Haar und Horn.
Ich wasche und beschneide ihn
von hinten und von vorn.
Mein Körper ist voll Unvernunft,
ist gierig, faul und geil.
Tagtäglich geht er mehr kaputt,
ich mach ihn wieder heil.

Mein Körper kennt nicht Maß noch Dank
er tut mir manchmal weh.
Ich bring ihn trotzdem übern Berg
und fahr ihn an die See.

Mein Körper ist so unsozial.
Ich rede, er bleibt stumm.
Ich leb ein Leben lang für ihn.
Er bringt mich langsam um.

Noch einmal: Mein Körper

Mein Körper rät mir:
Ruh dich aus!
Ich sage: Mach ich,
altes Haus!

Denk aber: Ach, der
sieht's ja nicht!
Und schreibe heimlich
dies Gedicht.

Da sagt mein Körper:
Na, na, na!
Mein guter Freund,
was tun wir da?

Ach gar nichts! sag ich
aufgeschreckt,
und denk: Wie hat er
das entdeckt?

Die Frage scheint recht
schlicht zu sein,
doch ihre Schlichtheit
ist nur Schein.

Sie lässt mir seither
keine Ruh:
Wie weiß *mein* Körper
was *ich* tu?

Die Heilkraft der Sprache

Ich möchte diesem Kapitel ein Wort von *Joseph Weinheber* voranstellen:

> „In der Sprache liegen Schicksal, Vergangenheit und jeglicher Besitz eines Volkes aufbewahrt und beschlossen. Ein Volk verliert seine Würde nicht durch verlorene Kriege, sondern durch den Verfall seiner Sprache, und der eigentliche Hochverräter ist der Sprachverderber."

Die Sprache Gottes

Der Glaube an die Kraft von Worten und Sprache ist universal und weltweit Bestandteil von **Schöpfungsmythen**; sie stellen eine innige Beziehung her zwischen Wort und Welt und damit waren viele Traditionen der Auffassung, dass wir, um Gott zu erkennen, uns selbst mit den Worten befassen müssen, mit der **Sprache Gottes** – Sprache ist in diesem Sinne als ein den „Teilen" übergeordnetes Prinzip zu verstehen.

Nach der Ansicht der Langobarden, die durch die kunstvollen Flechtbänder berühmt wurden, strömt aus dem Munde der Gottheit der Welten–Atem, der durch sie dann zum Klang, zum Wort konfiguriert wird und aus dem alle Geschöpfe gebildet, genährt und getragen werden. (Abb. 24)

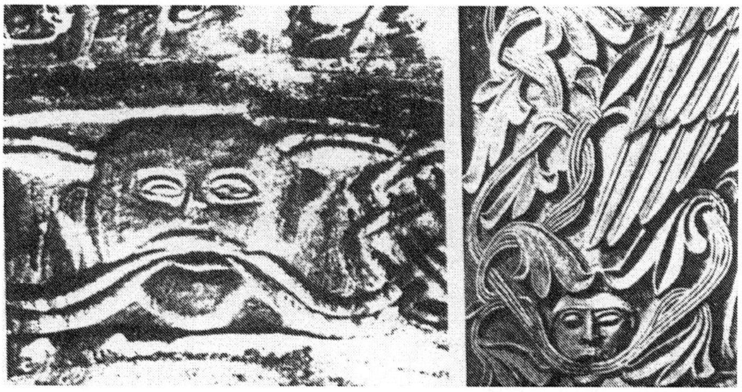

Abb. 24: Aus *R. Kutzli*, Langobardische Kunst. Am Anfang war also das schöpferische Weltenwort.

Die australischen Ureinwohner beschreiben, wie der Schöpfer zuerst der gestaltlosen Leere entstieg und dann die **Welt durch seinen Gesang** entstehen ließ – also durch Worte und Musik. –
Heute scheint es, dass der Gesprächsstrom so mancher Quasselstrippen und Plaudertaschen mit den vielen „Nebenströmen" eine Art Gegenteil bewirkt – zumindest bis der Mund trocken ist.

In der Zeit, in der sich Europa immer stärker industrialisierte, entdeckte man bei außereuropäischen Völkern, dass Leben, Tanz und Gesang auch praktisch nicht getrennt waren. **Der Arbeitsvorgang wurde von Gesang, Tanz und rhythmischen Körperbewegungen beglei-**

tet. Weil eine Arbeit zu leisten war, musste die Ausatmung innerlich mithilfe der Stimme, die als Widerstand eingesetzt wurde, zu einer entsprechend größeren Leistung angeregt werden unser gemeinschaftliches „Haurruck" beim Ziehen oder Heben schwerer Lasten ist hinreichend bekannt. Deshalb wird Widerstands Setzung auch bei uns Teil der Therapie werden, wenn es darum geht, ganz körperliche Bewegungsvorgänge anzuregen.

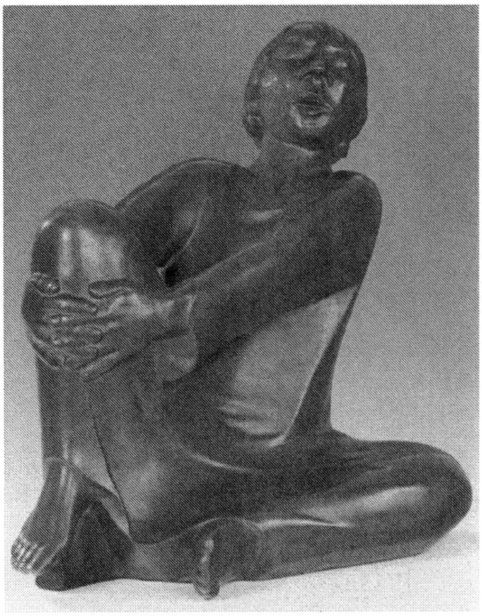

Abb. 25: Der „singende Mann" von *Ernst Barlach*; Zusammenziehung und leichte Spannung, dagegen die lang ausgestreckten Arme; in dieser Gegenspannung zum Lebensrhythmus öffnet sich der Mund.

Sprache heilt

Dass man mit Sprache auch behandeln und heilen kann, ist so alt wie das Besprechen von Warzen. Schon die Taoisten brachten den Gebrauch der Laute in Verbindung mit der Funktion der Organe.

Auch C. *Schlaffhorst* konnte – wie beschrieben – rein aus dem Lautklang auf deren Funktion schließen bzw. eine Störung genau zuordnen. Seit dem Altertum ist auch bei uns die **Therapie mittels Stimme** bekannt geworden. Der Arzt verordnete Singen, Rufen, Vorlesen, sogar Lachen und Weinen gegen Schlaflosigkeit, Schmerzen, Herzkrankheiten und Stoffwechselstörungen. Sprechen kann auch **reizausleitend** sein, wenn man sich bedrängt fühlt oder vor Wut schäumt. Die Sprache ist unsere Partnerin und damit eine objektive Kraft. Wenn ich einsam bin und mich ausspreche oder Tagebuch schreibe, bin ich schon nicht mehr einsam, sondern in der Sprache. Andererseits hat gerade **unökonomisches Sprechen Anteil an der Entstehung vegetativer Krankheiten** wie Konzentrationsmangel, Nervosität, Abgeschlagenheit, Herzkreislaufprobleme etc. (*H. Coblenzer*, 1999). Wollen wir ganz salopp sein, müssen wir feststellen, Sprechen und Reden gehören zu unserem geistig-seelisch-körperlichen Stoffwechsel. –

Worte haben heute noch viel von ihrer Zauberkraft bewahrt, „cantare" (ital.) = singen hatte die ursprüngliche Bedeutung von „zaubern". Wie alle wissen vom Alltag, durch Worte kann ein Mensch den anderen selig machen oder zur Verzweiflung treiben. Worte können aufrichten oder verdammen. Sie können mitreißen und sich wieder in Nichts auflösen, man kann durch Worte verführen, man kann über sie stolpern und sogar böse Worte wie kleine gezielte „Arsendosen“ verteilen. –

Wortspielereien und Mordspielereien

Wenn Blicke wirklich töten könnten, läge so mancher schon unter der Erde, wenn aber Worte töten könnten, was würde da aus unseren Mitmenschen; tatsächlich reicht manchmal eine Geste oder ein Wort, um das Leben eines Menschen zu verändern; welche zerstörerische Kraft liegt z.B. in der Aussage eines Menschen: „Ich liebe dich nicht mehr“ oder auch in der Feststellung eines Arztes „Ihr Kind ist todkrank“!? – Worte, die das Herz eines Kindes vergiften, sei es aus Gemeinheit oder Ignoranz, bleiben im Gedächtnis haften und verbrennen über kurz oder lang die Seele. Wenn der Verstand schließlich in der Lage ist, das Geschehene zu begreifen, sind die Wunden im Herzen schon zu tief. Es gibt tatsächlich keine schlimmeren Gefängnisse als Worte.
Auch **dynamisch unbewusste Botschaften** können sich entweder wie ein „zweiter Text“ an Wortbedeutungen heften oder in der Formulierung von Sätzen einen Ausdruck finden (Balint-Gruppen). –

Fast immer fangen auf diese Weise Kriege an: Aus einem Spiel mit gefährlichen Worten entsteht plötzlich Gewalt – vielleicht wegen Überreizung nationaler Leidenschaften. –

Aber zurück zu unserem sprachlichen Alltag.
Da brauchen wir nicht erst ein „Richtlinienkompetenzteam“ um Rat zu fragen, denn wir alle wissen, was schon Zungenbrecher dem Körper „antun“ können; sogar bereits dieser „Zungenzerfitzler“ von *Brigitte Peter*:

> „Siebzehn Schnitzer, die auf 17 Schnitzsitzen sitzen und mit spitzen Schnitzern Ritzen in ihr Schnitzholz schlitzen, wobei sie schwitzen, sind 17 schwitzende, schnitzende, auf dem Schnitzsitz sitzende, spitze Schnitzer benützende Schnitzholzritzenschlitzer.“

Dagegen nimmt sich etwa eine „Zipfelmützenstibitzmaschine“ eher harmlos aus.

Nun ist jede Sprechweise bestimmten Bewegungsabläufen zugeordnet. Dabei bedingen äußere und innere Bewegungen einander.
- Sind die Armbewegungen steif, ist der Sprachklang betroffen.
- Eine schlurfende Gangart bedingt schlechte Satzintervalle.
- Die Fingerbewegungen haben eine Verbindung zur Satzmelodie.

> So wie ein verspannter Körper „nicht klingen kann“ (*A. Tomatis*, 1990) und Störungen der Sprechabläufe nach sich ziehen kann, hinterlässt abgehacktes, unökonomisches Sprechen Spuren im ganzen Körper.

- Aber wir kennen das auch aus dem Alltag, wenn wir im Ausland mit ungenügenden Fremdsprachenkenntnissen sprechen wollen: Der Körper wird sich ganz unglücklich verspannen.
- Vor drei Monaten bekam ich von meiner Versicherung einen Brief mit einer kniffligen sprachlichen Bauchlandung: „... durch den Einsatz aus den Rückstellungen für die Beitragsrückerstattung konnten wir die Höhe der Anpassung auch dieses Jahr begrenzen ...“ oder noch eine wundersamere Blüte aus dem Bereich der Bürokratie, die uns der Körper

sehr übel nimmt: „gemischt lohnabhängige arbeitgeberbeitrags-fondsteuerergänzungsfinanzierte Teilpauschalprämie" (aus: „Der Spiegel" 22/2005).
Das sind **Marterwerkzeuge für den Körper!**

Sprache droht sich heute in einseitiger Abstraktheit und Intellektualisierung zu verlieren. Ähnlich wie die übrigen sprachlichen Fertigteile und vorgestanzten Leerformeln (Struktur, Strategie, System, Energie, Kompatibilität, Kommunikation, Information) folgen sie dem Prinzip größter Beliebtheit und Austauschbarkeit.
Der Germanist *U. Pörksen* nennt sie „Plastik-" oder „Legowörter". Von den Metaphern unterscheiden sie sich dadurch, dass sie nichts Bildhaftes mehr an sich haben.

Diese Plastikwörter sind wie beliebig einsetzbare Attrappen, haben keine Körpersprache zu Eigen, d.h. sie werden nicht durch Ton, Mimik, Gestik bzw. einen ganzkörperlichen Bewegungsvorgang verdeutlicht und sind nicht durch sie ersetzbar.

Aber ohne Körpersprache ist Sprechen wie nach einer Amputation. Trotzdem drückt sich jede Art von Emotion im Tonus aus und ist letztlich vom Körper ablesbar. –

Sprache – Grundfunktionen und Gene

Es zählt heute zum psychologischen Hausgebrauch, dass die positive, warmherzige, hilfsbereite Zuwendung eine positive Stimmung beim Zuhörer bewirkt.

Die Gefühle einer Person werden gleichsam zwangsläufig bedingt durch die positiven Gefühle einer anderen Person.

Die Erfahrung, ernst genommen zu werden, führt zu einer Stärkung der Selbstachtung.
Unbewusst ahmen wir die Handlung anderer nach, schwingen uns auch auf die Gefühle hinter den Handlungen anderer ein. Menschen sehnen sich nach dieser Resonanz. Verantwortlich sind dafür die so genannten „Spiegelzellen" (siehe Kap. „Bewegen und Wahrnehmen).

Versteht man Spracherlernen als sensorischen Vorgang, wird man auch die anderen Sinne dafür (z.B. im Unterricht) einsetzen. Dabei bleiben **Gestik, Ton, Gesichtsausdruck mit Empathie** nicht zufällige Begleiterscheinungen, sondern werden zu wichtigen Mitteln, um alle Ebenen des **Verstehens** und der **emotionalen Bereicherung** zu erreichen. Nur so kann das Kind die Kompetenzen erwerben, die es braucht, um später selber warmherzig auf andere zugehen zu können. Würde man einem Kind z.B. bei Kurzatmigkeit sagen: Du musst so und so atmen, würde man es völlig durcheinander bringen und es würde statt zu sprechen, nur „heiße Luft" verströmen oder letztlich könnte es sogar ersticken.

Alle Atempraktiken, die nicht mit dem Sprechen verbunden sind, sind speziell für Kinder von der Hand zu weisen.

Auch wenn ich selber jetzt in den Verdacht gerate einige meiner roten Fäden zu verlieren, muss ich verständnishalber doch an dieser Stelle einen kleinen Exkurs zur **Dreigliederung des Menschen** (antroposophische Sicht) einfügen:

Der Mensch ist polar organisiert: Der **obere Teil, der Kopfpol,** bildet eine rundum abgeschlossene Kugel. Alles ist klar ausgeformt und auf's äußerste strukturiert. Hier muss Ruhe herrschen, ansonsten ist der Kopf funktionell nicht zu gebrauchen oder sogar krank. Das **Nerven-Sinnes-System** ist das Organ für das denkende Verstehenkönnen, das intellektuelle Begreifen (leicht an sich zu erfahren: Bei geschwollenen Nasenschleimhäuten, Lymphstauungen, Fließschupfen etc. kann man schlechter denken.). Am **Gegenpol, im unteren Menschen, im Stoffwechsel-Gliedmaßen-System,** herrscht dagegen intensive Bewegung, unermüdliche Stoffwechseltätigkeit. Hier haben wir die Grundlage für die menschliche **Willenstätigkeit**, das unmittelbar **Tun und Handeln**, auch nach außen (auch einleuchtend: Bei Leberschwäche sowie auch allgemeiner Verdauungsschwäche durch Fehlernährung, Fehlverhalten etc. klingt die Sprache kraftlos – der Wille, den wir zum Sprechen brauchen, kann sich nicht in geeigneter Weise abstützen.). Das sind, sehr kurz und vereinfacht gefasst, die polaren Kraftfelder, in die der Mensch eingespannt ist, eigentlich völlig unvereinbare Gegensätze. Die brauchen **Ausgleich, Vermittlung**. Dies leistet das **rhythmische System**, die Herz- und Lungentätigkeit (Atemzug und Pulsschlag stehen im 1:4-Rhythmus zueinander). Darin liegt quasi ein bereits physiologisch vorgebildetes Versmaß sowie Rhythmisieren antiker Strophen: Im Feuchten, im Flüssigen des Blutkreislaufes, im feuchtigkeitsgesättigten Atem werden **die Gegensätze ausgeglichen** – das ist das gesundende Prinzip. Menschenkundlich betrachtet, ist auch der **Humor** so am einfachsten zu verstehen: Urbild des Humors ist die verstärkte Rhythmizität zwischen oberem und unterem Menschen; dass er therapeutisch wirken kann, klang schon bei dem Arzt *Paracelsus* an: „Es ist besser für ein Dorf, wenn ein Clown hereinkommt, als 10 ernste Ärzte" (deshalb haben manche Gedichte im „Versteil" auch einen durchaus humoristischen Einschlag). –

Homer's Hexameter sind deshalb „Medizin" für Herz, Kreislauf und Atmung. Die Gedichte der alten Griechen beruhigen nicht nur das Gemüt, haben Mediziner herausgefunden. Der Rhythmus der antiken Strophen wirke auch positiv auf das Zusammenspiel von Herz und Atmung und könne auch den Blutdruck senken. Offensichtlich hilft es dem Körper also seinen eigenen Rhythmus zu finden.
Und so geht's: **Beim Hexameter** werden sechs Silben pro Verszeile betont. In der strengsten Form folgen der betonten Silbe stets zwei unbetonte. „Sage mir, Muse, die Taten des viel gewanderten Mannes", beginnt beispielsweise *Homer's* „Odysee". Vers für Vers kann man sie im Gehen nachsprechen – es müssen ja nicht alle 12.000 sein.

Hochinteressant ist, dass man jetzt die **Kraft der Worte** medizinisch immer mehr erforscht (*J. Bauer*, 2002, *L. Dossey*, 1995). Bis ins hohe Alter können demnach durch ein Gespräch, das mit Zuwendung und Anerkennung geführt wird, **neue Schaltungen und Verknüpfungen im Gehirn (Synapsen)** entstehen, die wiederum zu neuen neuronalen Netzwerken führen.

Jetzt ist es amtlich: die Liebe heilt!

D.h. das gesprochene, zu Herzen gehende Wort kann die mentalen Strukturen verändern! Einmal ganz verkürzt, könnte man sagen: ein wirklich gutes Gespräch und man ist um einige Synapsen reicher! –

Der *Weg der Wortinformationen* geht dabei folgendermaßen: Biologische Signale ➜ neurosynaptisches Netzwerk ➜ Limbische Kortex (Sitz aller emotionalen Bindungen, für die Entwicklung des kindlichen Gefühlslebens und für den Wortspeicher wichtig) ➜ Akzeptanz ➜ Gen-Aktivierung.

Gene steuern nicht nur, sie werden auch gesteuert; sie unterliegen neben der besagten guten sprachlichen Zuwendung auch anderen Einflüssen; z.B. Erlebnissen in zwischenmenschlichen Beziehungen wie **Geborgenheit, Gefühle, geistige Tätigkeiten können ihre Aktivität in hohem Maße regulieren** und entscheidend sein für die positive Entwicklung des Gehirns. Deswegen ist menschliche Wärme so gesund. –

Sprache wirkt nicht nur auf die anderen, sondern wird durch die eigene Tätigkeit beim Sprechen auch **dem eigenen Gehirn Struktur** geben und das **Fundament für spätere kognitive Leistungen** legen. – Ein Weg zur Sprache ist deshalb immer auch ein **Weg zu sich selbst**. Im Einzelnen kann Sprache Ordnung in die Sinneseindrücke bringen, von denen wir heute regelrecht überschwemmt werden, d.h. jeweils die unmittelbar gemachten Erfahrungen systematisieren, sie können auch der Hebel sein, mit dessen Hilfe man sich und die Welt interpretieren, entdeckten und verändern kann – sie hat also handlungsanweisende Bedeutung (leider oft missbraucht durch die Phrasensprache der Ideologien) und ist damit die **wirkliche Innovationskraft für Veränderungen**, die wir heute so dringend brauchen. In gewalttätigen Situationen kann sie auch als Abschirmsystem wirken, d.h. deeskalieren noch bevor es zur Gewalt kommt. –

Nicht zuletzt kann die Beziehung zur Sprache zu ihren verschiedenen Ebenen und Dialektausdrücken fast erotische Dimensionen annehmen – zum „Frühlingserwachen" werden – und damit bietet sie ein ungeheures Kreativitätspotenzial (s. Kap. „Die Wiederbelebung der Sprache"). Es ist sehr tröstlich: **Worte verbrauchen sich nicht,** haben also **kein Verfallsdatum** wie man bei dem **langsamen Verstummen** der Gesellschaft meinen könnte. Wir können sie unendlich vielfach anwenden ... und vielleicht haben wir dann sogar noch ein paar Wünsche frei ...

Es bleibt aber immer die Frage, **wie sieht der Körper aus, den wir zu unserem ganzheitlichen Bewegungsorgan für Sprache machen wollen** oder vielleicht – mit **welchem** Körper setzen wir Sie denn um? Wie „bewegt" fühlt er sich denn? Vielleicht spüren wir unseren Körper nur, wenn wir ihn einseifen oder kratzen und fragen uns: Ist das mein Körper? Und warum ist <u>er</u> es gerade? Er könnte auch wem anders gehören! (s. Kap. „Die Körpersprache").

Nehmen wir erst einmal unseren Körper so wie er ist und auf geht's zum neuen Kapitel ...

Die neue Sprachlosigkeit

„Die Seele eines Volkes spricht sich in seiner Sprache aus", sagte schon *J.W. Goethe*.

Andersherum formuliert stimmt es auch: „Wer die Sprache verliert, verliert seine Seele und damit sein Leben." Da sicher keiner so gekonnt „nuscheln" kann wie ich, führe ich mir diese Sätze immer wieder vor Augen. –

Heute hat es uns buchstäblich **„die Sprache verschlagen"**, „wir sind mundtot" und „maulfaul". Der Journalist *Bodo Mrozek* sammelt bereits die schönsten, aber altersschwachen Wörter, neben vergammelten Modewörtern in einem Lexikon für bedrohte Wörter wie „Kaltmamsell", Hagestolz", „Lämmerhüpfer", „Wuchtbrumme", „Duttengretel", „Meuchelpuffer" stehen auf seiner Roten Liste! Sprechen selber gerät aus der Gewohnheit; umso mehr Überwindung kostet es dann den Mund zu öffnen und seine Sprechwerkzeuge zu benutzen ... was sicherlich mehr als der Beweis dafür ist, dass zu viel Fliegen in der Gegend sind! – Als Zahnarzt möchte ich abgeschmackt hinzufügen: Bevor uns bei manch einem auch nur ein Sterbenswörtchen erreicht, hat es schon der Mundgeruch getan ...

Eine ent-sprachlichte Version der Welt?

Sprachschwierigkeiten scheinen im Fernsehen sogar Vorbedingung für eine Karriere (Slatkotisierung) zu sein. Kennen Sie schon die drei „F's" des Mannes? Fastfood, Fernbedienung, Fettpolster! Spaß beiseite – Sprache ich heute zur **Kommunikation degradiert**, man „kommuniziert" miteinander – ebnet ein und verwischt damit alles. Inzwischen spricht man bereits von der **„elektronischen Instant-Kommunikation"**. Die Informationen werden digitalisiert und in Bytes umgewandelt – wir werden ent-sprachlicht und ent-deutscht. In der heutigen Welt des Faktischen, wissenschaftlich Unumstößlichen wird Sprache mehr und mehr auf Daten und Infos reduziert. Vieles kann der Computer dabei scheinbar besser und es kann nach hinterwäldlerischer Sentimentalität aussehen, wenn wir uns mit der Sprache beschäftigen. Weiter gefragt: Warum wollen wir eine Sprache therapieren, die es bald nicht mehr gibt? Warum das Sprechen, wenn wir es gar nicht bräuchten? –

Die Beschleunigung der „elektronischen Instant-Kommunikation im Zusammenhang mit dem „Overkill" an Informationen und Stimuli spaltet das sinnliche Erleben von den Lauten ab und verdrängt regelrecht die Plastizität und Erlebnismöglichkeit der Sprache und damit auch die soziale Begegnung! Aber ohne sinnliches Erleben, ohne bildhaft gestischen Ausdruck leiden die Worte an innerer Auszehrung und Magersucht.

Die heutige Computer- und Mediensprache ist so ultimativ, so ohne diesen seelischen Nachklang, den wir zum Einfühlen brauchen, dass keine Ausweichs- und Absprachemöglichkeiten mehr da sind. Der inneren Leere folgt dann die Langeweile, die ihrerseits ersatzweise gefüllt werden muss. **Bildschirmfetischisten** werden unfähig auf das gesprochene Wort angemessen zu reagieren.

Nie kann die digitale Kommunikation die analoge ersetzen. –

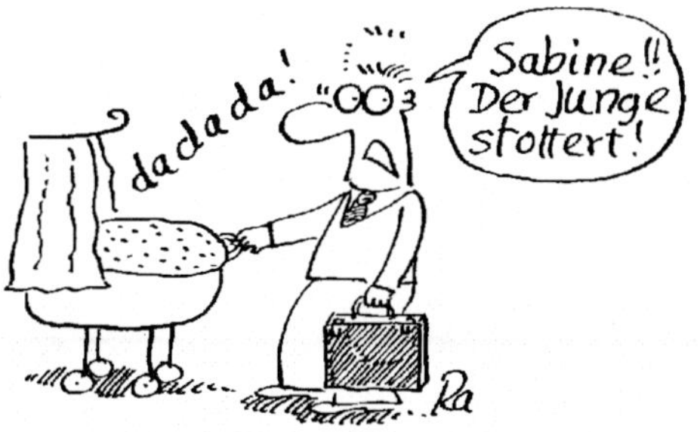

Abb. 26: Renate Alf

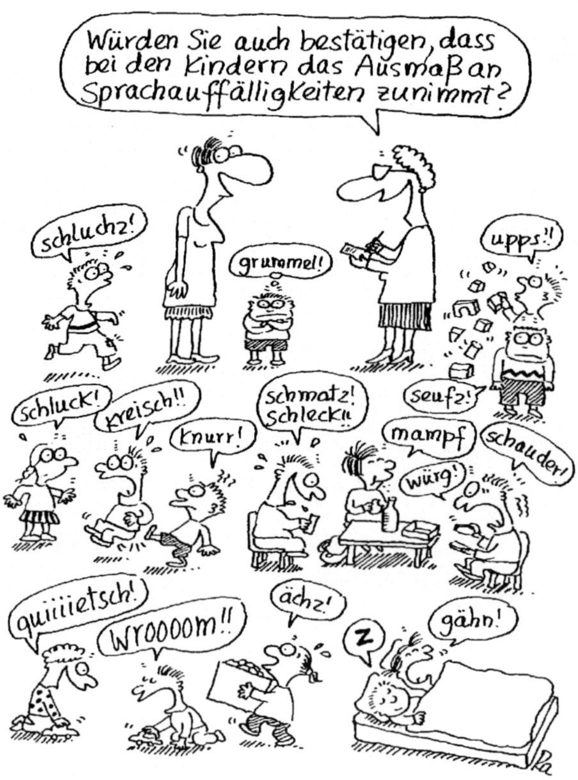

Sprache selbst wird kürzer, phrasenhafter, abstrakter, intellektueller – dem Fastfood ähnlich, wird sie zu einem Opfer der Globalisierung. Was bei der Nahrung die vielen Geschmacklosigkeiten der „Flips", „Crips" und Crunchies" sind, entsprechen den oft leeren und fertigen Bildern und Satzfragmenten von z.T. schafsgesichtigen Einheitsblondinen in den Massenmedien heruntergeleiert – sie setzen beim Konsumenten nichts voraus und hinterlassen bestenfalls einen „bitteren Nachgeschmack". – Sprache geht den Dingen nicht mehr auf den Grund, der Wortschatz schrumpft, verkommt zum **„Sprachdesign"** mit einem verkürzten Vokabular, das nichts mehr preisgibt. –

Abb. 27: Renate Alf

Mit einem **Schutzschild aus krachenden Redewendungen**, für normale Ohren kaum erträgliche Floskeln („Kotz", „würg", „krass abgefahren", „voll cool", „voll der ultimative Kick", „echt äh …") sowie mit Klischees und Werbesprüchen hält man sich die Welt vom Leib, verstanden werden will man sowieso nicht mehr.

Worte werden zu Sondermüll – eine Anredekonvention wird durch die andere ersetzt und es scheint keinen Schutz für vor aller dümmsten Phrasen zu geben, die auch deshalb alarmierend wirken müssten, weil sie von einem Zustand minimaler Selbsteinschätzung zeugen.

„Cool"-sein heißt „starr"-sein, es dient als ein **„Airbag-System";** gewissermaßen schafft man sich eine **Pufferzone** zur Welt. Allen scheint es große Mühe zu machen, den Mund aufzumachen, und einmal nicht die Zähne zusammenzubeißen – am liebsten würde man eine Art Klebeband vom Mund entfernen oder ziehen wir ihnen die Worte doch besser gleich aus der Nase?! Ein gutes Zu-Hören wird damit selten, die **Aufmerksamkeitsspannen werden äußerst gering**; man **reagiert** im **Schnellschussverfahren**, eine **Eskalation zur Gewalt** ist jederzeit möglich – aber zu-hören, sich ein-fühlen sollte man trotzdem, denn schon der nächste Satz könnte den verlorenen Sinn und Kontakt zurückgeben! –

Das Schrumpfen des aktiven Wortschatzes ist allgemein und betrifft nahezu jeden. Sprache verschwindet langsam im Massengrab von endlosen Sitzungen und Konferenzen, wissenschaftlichen Beiräten, kräftezehrenden Kalkulationen. Jede Fachsprache, in der kreativ gedacht wird, wurzelt in einer entwickelten Kultursprache und greift ständig auf deren muttersprachlichen Wortschatz und Vorrat an erklärenden Wendungen und Bildern zurück (Verein Deutsche Sprache e.V.). Zugegeben: Presst man neue Zustandsbeschreibungen, Gefühlsinhalte in eine alte Sprachform – womöglich aus dem Kaiserreich –, wirken sie mitunter leicht „arthritisch", aber es gibt genügend „Umleitungen" oder Neuschöpfungen. Leider gibt es noch kein Archiv für die absoluten Verluste an bildhaften schönen Worten. Wenn etwas verloren geht oder verschwindet, ist normalerweise der erste Impuls der, einen Diebstahl anzumelden, oder? Aber bei wem? Wer ist zuständig, wenn nicht wir selbst?

Durch die **schnoddrige Übernahme von Anglizismen** schwindet der deutsche Wort-Schatz weiterhin oder wird fahrlässig vermanscht. Eine **verbreitete Geringschätzung unserer Landessprache**, allerorten erkennbar an einem „falschen Englisch" (Sprachpolitische Leitlinien des Vereins Deutsche Sprache e.V.), stellt heute unseren „Generationenvertrag" in Frage, d.h. den sprachlichen Zugang der Folgegeneration zu Kultur, Geschichte und einer selbst gestalteten Zukunft.
Wenn die angelsächsische Sprache zum „globalen Idiom" befördert wird, bedeutet das einen **gewaltigen Verlust an sprachlicher Vielfalt**; wenn wir uns international nur noch auf das – uns ferner stehende – Englisch äußern müssen, vereinfachen sich automatisch auch die Gedankengänge. **Die Verschiedenheit des Denkens, das „Querdenken" geht verloren:** „Wer die Sprache nicht ernst nimmt, geht mit dem eigenen Sein leichtsinnig um. Da nun aber jede Sprache das, was ist oder sein soll, anders zeigt, hat sie ein besonderes Existenzrecht. **Die Vielfalt aufzugeben, ist ein Vergehen gegen das Menschenwesen"** (*M. Schreiber* in: „Der Spiegel", 40/06). –

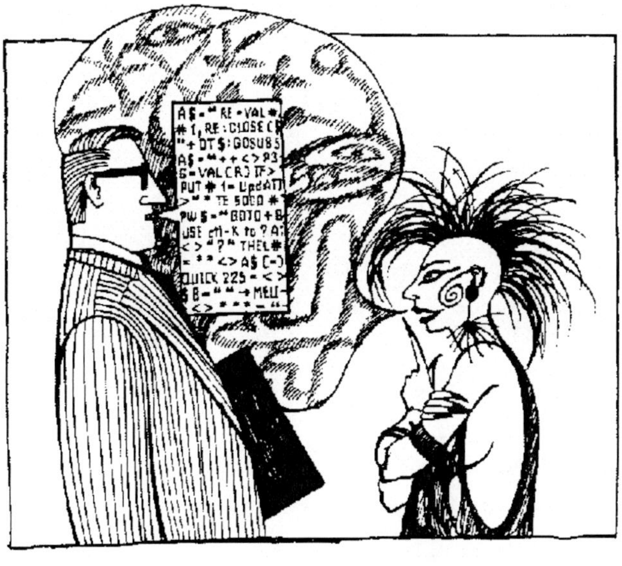

Abb. 28: Aus *D.E. Zimmer*, Redens Arten

In einem Land wie Italien scheint das nicht viel anders zu sein: „Unsere Sprache hat zu sehr unter der Pflege der Literaten, unter dem Eifer der Konservativen und unter der Priesterschaft der Puristen gelitten ... gewendete und neu eingefärbte Kleiner sind nicht elegant" (*A. Savinio*, 2005).

Oft vertrauen wir auch die Politik Leuten an, die des Deutschen kaum mächtig oder der „Weltherrschaft der Phrase" (*R. Steiner*) unterlegen sind. –

Heimatlos im Nirgendwo

Es steht den Kindern regelrecht auf die Stirn geschrieben, wenn sie „Fremde" in ihrer Heimat sind. Die notwendigen Interaktions- und Gesprächspartner, mit denen das **Kind** seine Welt erobern kann und seine Wahrnehmungen und Erfahrungen unmittelbar mitteilen, ansprechen oder austauschen kann, stehen zunehmend seltener zur Verfügung; aber nur über das, was man erfahren hat, kann man reden. Dadurch bleibt das Kind **in seiner Wahrnehmungs- und Erkenntnistätigkeit vereinzelt und isoliert**, so dass es seine subjektiven Wahrnehmungen nicht mit anderen vergleichen, verändern und relativieren kann.

> Für ein Kind aber, das wenig Interaktionspartner hat und vielen Situationen alleine ausgesetzt ist, gibt es auch keinen Grund, Anlass oder Motivation, seine Wahrnehmungen zu reflektieren und sprachlich darzustellen. –

Kinder können heute eher die Geräusche eines Gameboys differenzieren als die Höreindrücke bei einem Waldspaziergang. Unruhe, Hektik und eine **Überdosis „auditiven Mülls"** (*M. Wiedemann*, 1997) schlängeln sich als ein roter Faden durch ihr Leben. Von Tomatis wissen wir aber nun, dass auf der Ebene neuronaler Verbindungen das Ohr im engsten Kontakt mit dem Gesicht, speziell mit dem Mund, dem Artikulationsbereich steht. **Die Ohren sind somit das zentrale Organ, um Sprache zu präparieren und zu realisieren.**

Es sei an dieser Stelle an die ***traurigen Menschenversuche des Staufer-Kaisers Friedrich II. erinnert***. Weil dieser auch an naturwissenschaftlichen Fragen interessiert war, wollte er erkunden, ob es eine so genannte Ursprache des Menschen gibt bzw. „mit welcher Zunge Adam gesprochen hat". Dazu isolierte er Waisenkinder von ihrer natürlichen Umgebung. Es wurde zwar für ihr materielles Wohl in Form von Kleidung, Nahrung, Getränken gesorgt, sie erhielten jedoch sonst keinerlei sprachliche oder sonstige Zuwendung. Wie wir wissen endete dieses Experiment in kurzer Zeit tödlich für die Kinder. –

Inzwischen nämlich hat der Sprachverlust bereits eine letzte, äußerste Stufe erreicht, die man noch vor wenigen Jahren für unmöglich gehalten hätte: **Sprache geht überhaupt verloren, man spricht nicht mehr miteinander**. Der Pädagoge *Joachim Kutschke* beschrieb dieses Phänomen kürzlich so: „Ob zu Hause, am Mittagstisch, ob unterwegs im Auto, in deutschen Familien oder dem, was davon übrig ist: Es wird beharrlich geschwiegen." **Nur Tote schweigen besser!**

Zynisch könnte man jetzt hinzufügen:

> Doch es gibt sie ja noch, „die Sprache", aber man meint die Sprache der Gewalt mit Taten und auch mit Worten, die bis zu den Zähnen bewaffnet sind – als hätte man den Mund vorher mit Flugbenzin ausgespült. Es ist die Militarisierung der Sprache, die Angst macht.

„Noch so'n Spruch-Kieferbruch ..." heißt es heute zur Selbstverteidigung. –
Wir finden die Sprache der Gewalt an der Börse, um die Ausnutzung von Chancen, um den anderen zu übervorteilen, man spricht in der Wirtschaft von „feindlicher Übernahme", aber auch in der Medizin vom „Abblocken" (Beta-blocker) von „Abtöten" (Bakterien, Viren), Überflüssiges wird eliminiert, weggeschabt, herausgeschnitten. Da in der Medizin heute „Störung" ein beliebtes Wort ist, bleibt nachzufragen, worin heute die Kommunikationsstörungen bestehen, an denen unsere Kinder leiden?

Ursachen der Sprachstörungen

Einer Untersuchung der Universität Mainz zufolge (Badische Zeitung vom 11.12.1996) weist jedes vierte Kind bereits Sprachstörungen aus; vielfach zeigt ihre Gehirnentwicklung mangels differenzierten Sprachvermögens schwere Defizite, so dass wir klinisch die resultierenden **Sprachfehler im Zusammenhang mit einer taktil-kinästhetisch-motorischen Schwäche** stehen sehen. Wir stehen also wieder vor der Bewegungs- und Wahrnehmungsproblematik.

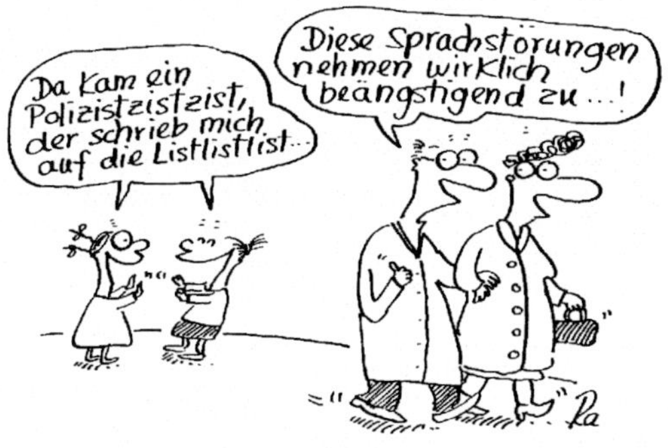
Da kam ein Polizistzistzist, der schrieb mich auf die Listlistlist...
Diese Sprachstörungen nehmen wirklich beängstigend zu ...!

Abb. 29: Renate Alf

Drei ursächliche Faktoren sind zu nennen:

- **Die Familie:** zunehmende Sprachlosigkeit zwischen Eltern und Kind, emotionale Vernachlässigung. Es fehlen damit die interessierten und fähigen Gesprächspartner, um Wahrgenommenes und Erkanntes in der Auseinandersetzung mit dem Gegenstand und einem Interaktionspartner auf kognitiv höherer Ebene zu strukturieren und sprachlich zu repräsentieren.

- **Die Umgebung:** Es fehlen zeitliche Möglichkeiten und Räume für Spiele und kreative Betätigung, d.h. die „Strampelfreiheit", damit gibt es weniger soziale Kontakte und Umwelterfahrungen.

- **Die Medien:** Schon zwei- bis dreijährige Kinder verbringen täglich oft Stunden vor dem Fernseher oder Videoapparat. Das Visuelle wird überbewertet, eigene sprachliche Phantasie verkümmert mehr und mehr.
  Fernsehen ist als „Tötungsmaschine" anzusehen, es verachtet Gesundheit, tötet Phantasie und Sprache. Gegenstände werden dabei oberflächlich, bruchstückhaft und undifferenziert wahrgenommen. Wie Untersuchungen belegen, ging mit der Verbreitung des Fernsehens soziales Engagement und Gemeinschaftsleben im gleichen Maße zurück. – Zwar sprechen auch Menschen aus dem Fernsehen zu uns, aber nur durch **lebendige Gegenüber** wird unser eigener **Sprachsinn und Sprachwille** angeregt.

- Es bleibt also festzuhalten: Die Zeit vor der Mattscheibe geht der Entwicklung verloren.

Uns zur Sprache bringen

Nur die Sprache kann mit seinem starken Beigeschmack von Abenteuertum und Unbedarftsein ins Wesen der Dinge vordringen und für uns etwas „Verfügungsgewalt" über die Welt zurückgewinnen; denn sie beinhaltet ungleich **mehr als bloße Schallwellen und Informationen.**

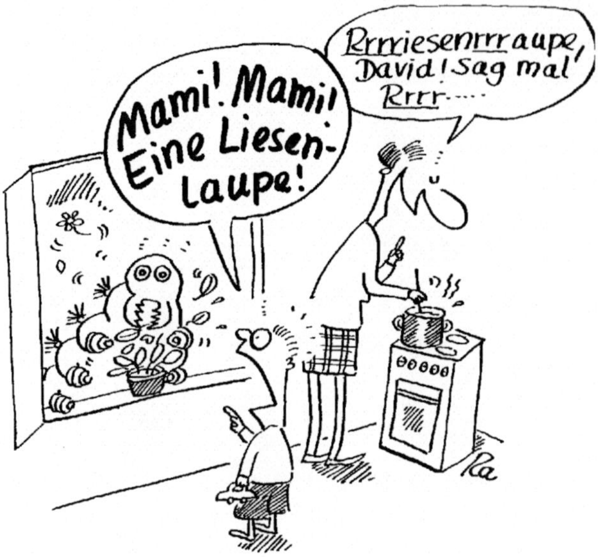
Mami! Mami! Eine Liesen-Laupe!
Rrrriesenrrraupe, David! Sag mal' Rrrr.....

Abb. 30: Renate Alf

„Wir müssen die Sprache wollen oder es gibt sie nicht mehr (*R. Patzlaff*, 1994) und es gibt dafür sicher keinen Supermann, der sich angesichts dieser Probleme anschickt mit übermenschlicher Kraft die Welt der Sprache sozusagen im Flug zu retten. – Wir müssen anfangen **uns wieder zur Sprache zu bringen, dann werden wir uns auch nicht mehr einsam fühlen.** Die Sprache bestimmt, was wir können oder nicht können, bestimmt den Wert, ob wir es sagen oder schreiben, oder nicht. Sie ist immer so groß und das „Ich" dahinter immer so klein.

Die Grenzen meiner Sprache sind auch die Grenzen meiner Welt" (*L. Wittgenstein*)

Allgemeine Physiologie des Halte- und Bewegungsapparates sowie der Atemwege

Die Funktionseinheiten

Stomatognathes System, oropharyngeale Bewegungsabläufe einerseits und die Haltung und Haltungskontrolle andererseits gehören zu einer Funktionseinheit in neuromuskulärer, biochemischer, enzymatischer und endokrimer Hinsicht (*I. Broich*, 1988).

> Der Mensch übt im Zahn-, Mund- und Kiefersystem eine ganze Reihe von Funktionen aus, die von ein und demselben neuromuskulären System gesteuert werden (saugen, kauen, schlucken, sprechen, atmen, Haltung, Gleichgewicht etc.) – es handelt sich dabei um Mehrzweckmuskeln.

Das heißt auch, dass bei Defiziten der Bewegungsfähigkeiten und in der Sensorik die korrelierenden Funktionen mitzubehandeln sind (*B. Padovon*, 1976, *R. Castillo-Morales*, 1985, *T. Pörnbacher*, 1987).
Dabei ist die **Haltungskontrolle von Kopf und Rumpf** nicht nur Voraussetzung für die Steuerung von Okulomotorik, Mimik, Mund- und Rachenfunktionen sowie Gestik; es besteht auch in umgekehrter Richtung der Zusammenhang. **Okulomotorik, Kiefer- und Zungenmotorik** haben Einfluss auf die Haltung von Kopf, Rumpf und Extremitäten (*H. Haberfellner*, 1981). **Besonders im Bereich der Kopfgelenke führt ein funktionelles Defizit zu einer Störung im Mund- und Rachenbereich** (*H. Biedermann*, 1999). **Jede Fehlhaltung führt deshalb auch zu einer kompensatorischen Spannungserhöhung im Halsbereich.** Durch die **Atlastherapie** n. *Arlen* wird ein **regulierender Globaleffekt** auf den vegetativen und motorischen Tonus ausgelöst. Die Fähigkeit zur groben Testung der Funktionsweise von Atlas und Axis sollte mit zum diagnostischen Handwerkszeug von Logopäden, Ergotherapeuten, Krankengymnasten, Pädagogen, Zahnärzten und Kieferorthopäden gehören. Jede Therapie o.g. Funktionen, d.h. in Logopädie und Kieferorthopädie hat **am Hals anzusetzen**. Zu der Atlastherapie kommt noch die **Nackenstreckung oder -dehnung** dazu (s. therapeutischer Teil), gerade weil der Kopfbereich im Funktionsgefüge der Raumorientierung eine zentrale Stellung hat.

> Wichtig: Keine Mund-/Kieferkontrolle ohne Kopfkontrolle, keine Kopfkontrolle ohne Rumpfkontrolle; d.h. Änderung der Kopfstellung durch Nackendehnung und entsprechendes Auslösen der Haltemuster im Bereich der Wirbelsäule (Verbesserung der Kopfstellung unter labyrinthärem Einfluss und Verbesserung der Muskelkoordination mit Auswirkung auf Kieferhaltung, Atmung, Kehlkopf und Stimmführung).

Die **Bewegungsqualität ist also entscheidend wichtig für die Körperfunktion** und nimmt deshalb in unserem therapeutischen Ansatz einen großen Raum ein. Wenn die Haltung des Menschen sich ändert, bricht auch die nervale Reaktion zusammen; nach der nervalen Reaktion folgt die biochemische Reaktion: Es kommt aufgrund der Stauchung der Lymphe und des venösen Abflusses zur Übersäuerung des Patienten, wobei die **Übersäuerung der Muskulatur** zu dem schmerzhaftesten Symptomen gehört.
Zudem ist der pH wichtig für die Homöostase und die Gesundheit im Allgemeinen. Nach A. *Pischinger* (1975) hat jede neuro-humorale Regulation ihre Basis im Grundsystem. Dieses

System der Grundregulation stellt die Funktionseinheit von Zellen des lockeren, weichen Bindegewebes von Blutgefäßen und von den peripheren vegetativen Nerven dar. Dieses **Zelle-Milieusystem reguliert des O_2- und Säurebasenhaushalt** ebenso wie **die Kapillar- und Zellgrenzmembranpermeabilität**. – Große Armbewegungen wie wir sie bei der Gesten- und Gebärdensprache im therapeutischen Teil vorgesehen haben, bieten nun die Möglichkeit, die **Körperenergie zu erhöhen** und gleichzeitig **zu verteilen**. Tun wir das nicht, bleibt die Energie im Körper und führt zu Verspannungen.

Bewegungsabläufe von Kiefer-, Zungen- und Kopfbewegungen sind nicht nur Teil des gesamten motorischen Apparates, sondern des gesamten sensomotorischen Apparates, zu deren Gliedern auch Rumpf und Extremitäten gehören (*K.H. Knese*, 1948, *H. Haberfellner*, 1981, *H. Knott*, 1981). Wir sprechen vom sensomotorischen Apparat – oder noch besser vom **affektu-senso-motorischen System**, da die enge Verflechtung von Bewegen, Empfinden und Wahrnehmen heute eingehend erforscht ist und niemand ein inneres Empfinden von bestimmten Vorgängen in den Muskeln leugnen kann. Kommt es – z.B. aufgrund einer Übersäuerung – zu einer Bewegungseinschränkung, fällt auch ein Stück des Wahrnehmens, Erlebens und Fühlens weg (s. Abb. 31).

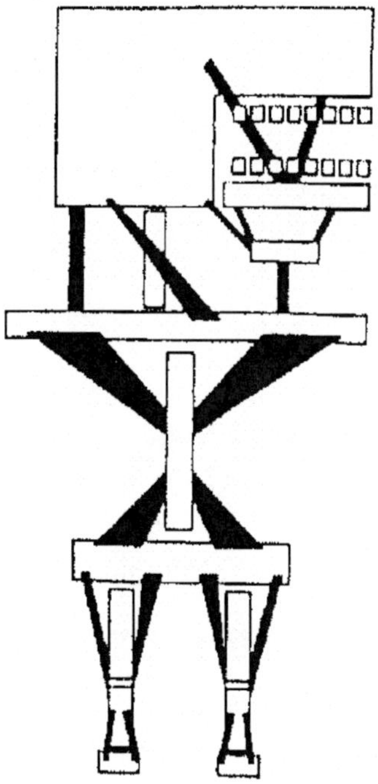

Abb. 31: Das stomatognathe System und die funktionell-anatomischen Bezüge zum Rest des Körpers

Anders herum ist die **Bewegungskoordination** abhängig von den **Integrationsprozessen sinnesübergreifender Wahrnehmung**. Nach *A. Tomatis* (1996) scheint es eine gewisse **Hierarchie** zu geben: **Jeder Muskel des Körpers wird vom Gleichgewichtssystem gesteuert**, d.h. statisches und dynamisches Gleichgewicht und Bewegungskontrolle aller grob- und feinmotorischen Abläufe hängen von der Funktionsweise des vestibulären Systems ab. Das scheint auch der Grund zu sein, warum selbst sprachauffälligste Kinder besser artikulieren, wenn sie u.a. vorher geschaukelt haben. –

Auch **Sprechen ist Handeln**, da es nur mit Hilfe unseres Muskelsystems funktioniert. Es ist das motorische Wesen der Phoneme, dass sie immer in Verbindung zu ganz körperlichen Bewegungsvorgängen zu sehen sind, die von unserem Willen gesteuert werden (s. Kap. „Die Wiederbelebung der Sprache").

Die grobmotorischen Abläufe stellen dann die Basis der feinmotorischen Artikulation dar.

Das Gnathovertebrale Syndrom

Vorstehende Äußerungen stehen im Einklang mit den Äußerungen von *F. Bahnemann* über das „Gnathovertebral Syndrom" (zitiert nach *W. Schöttl*, 1991), welches sich auch durch die Vielfalt an Wechselwirkungen und Kybernetischen Steuerungsvorgängen zwischen den

Funktionskreisen der Bewegung, Haltung, der Atmung, des Stoffwechsels und des Kreislaufs auszeichnet. Die rein energetischen Steuerungsmechanismen, z.B. entlang der Meridiane sind derzeit noch Gegenstand der Untersuchung. –

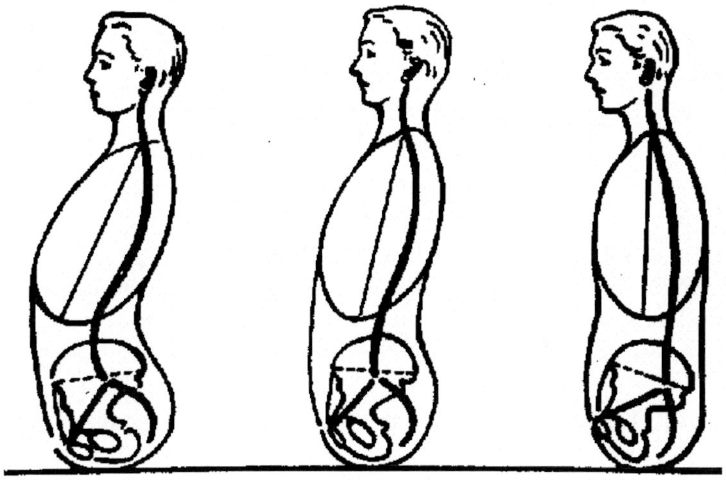

Abb. 32: Aus: J.L. Schmitt, Atemheilkunst
Kopplung zwischen Beckenneigung und Lenden-WS-Stellung. (Der Schwerpunkt des ruhig stehenden, aufrechten Menschen liegt in einer Vertikalebene, welche durch Schulter-, Hüft-, Knie- und Sprunggelenke hindurch geht. Der Schwerpunkt selbst fällt in den Beckenraum, etwas unterhalb des Promontoriums.)

Die Beziehungen von **Form- und Stellungsveränderungen** der Kiefer und den entsprechenden statischen Veränderungen der Wirbelsäule – insbesondere der Halswirbelsäule – sowie einer Tonusänderung der anteiligen Hals- und Nackenmuskulatur sind eindrucksvoll untersucht worden (s. Abb. 32).
Für die Patienteninformation über die Selbstwahrnehmung der neuromuskulären Wechselspiele: Änderung der Haltung in einzelnen Teilen und darauf achten wie sich die Okklusion ändert:

- linke/rechte Schulter hoch/runter
- Becken hoch re/li
- Beides rotieren
- Kopf vor/zurück
- Becken vor/zurückkippen, wandern die Zahnkontakte?
- Fußgewölbe machen (Hohlfuß), ändert sich auch etwas im Kiefergelenk?
- Im Fuß zusammensacken, spürt man das im Kiefergelenk? Dem Nacken? In der Lendenwirbelsäule? Der Okklusion?

Wir erfahren: Ohne ausgeglichene Okklusion kann es keine funktionsgerechte Wirbelsäule geben, wie es ohne aufrechte Wirbelsäule keine ausgeglichene Okklusion geben kann!

In gewisser Weise haben wir die **Zähne zur Feineinstellung** – und das **Becken als Organ zur Grobeinstellung der Wirbelsäule**. Innerhalb der **Trias Kiefergelenk – Halswirbelsäule – Ileosakralgelenk** können sich Strömungen sowohl aufsteigend als auch absteigend entwickeln. Ohne Einbeziehung der Kieferstellung einerseits, der Füße und des Beckens andererseits ist die Arbeit an der Aufrichtung der Wirbelsäule ebenso wie eine Kiefergelenkstherapie unvollständig. Wenn wir alle Füße hätten wie der Fußballstar Diego Maradonna hätten wir zumindest wahrscheinlich keine aufsteigenden Probleme. Auch zur Werbung für das Potenzmittel ‚Viagra' musste – nicht umsonst – ein Fußballstar herhalten: Pelé.

Die gute Kopfhaltung

> Der Kopf ruht auf dem Rumpf wie der Ball auf der Fontäne!
> *W. Balters*

Der Kopf mit seinen Haaren, an denen sich noch Münchhausen aus dem Sumpf gezogen hatte, darf also nichts Lastendes, nichts Schweres haben. Vielleicht hilft die Vorstellung, wir hätten Helium im Kopf, um uns ein bisschen „in den Kosmos hinein" zu verlängern.

Wenn ich mich im Kopf aufrichte, anstatt die HWS zur lordosieren (wie wir es bei guten Ruderern beobachten können), gehen die Schultern nach unten und vorne. Ich brauche auf diese Weise nicht einen Teil der Kraft zu seiner Stabilisierung einzusetzen. Gleichzeitig kann ich hierbei den **Zusammenhang zwischen Gesichtsausdruck und Kopfhaltung** beobachten.

Die **Referenzpunkte für eine gute Kopfhaltung**: Der untere knöcherne Augenhöhlenrand und der Gehörgang liegen horizontal und sagen gegebenenfalls etwas über die Rotation des Kopfes aus. Vor dem Prozessus mastoideus finden wir im Normalfall eine Kuhle und nicht etwa eine Falte wie sie durch das krampfhafte Zurückziehen des Kinns entstehen kann.

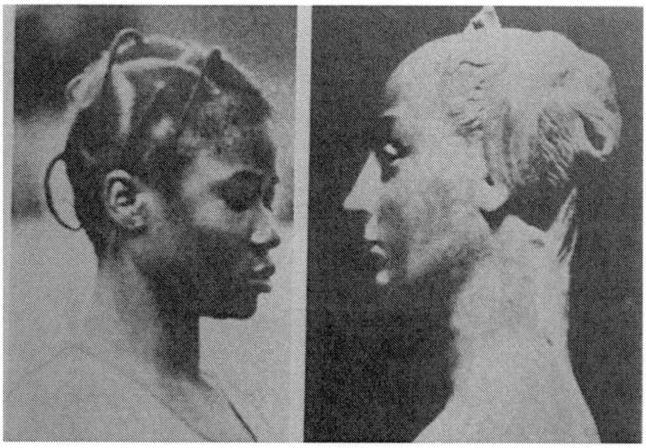

Abb. 33; Aus *F. Bahnemann*, Die Mundatmung als Krankheitsfaktor
Die gestreckte Form der Halswirbelsäule ist Ausdruck einer guten Gesamthaltung. Sie verkörpert auch optimale Bedingungen für eine unbehinderte Vollatmung.
(links Schwarzafrikanerin, Keystone; rechts Frauenbüste von *Desiderio da Settignamo*)

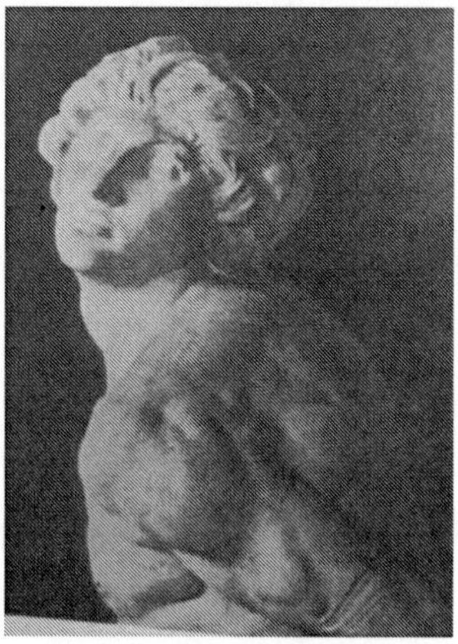

Abb. 34: Aus: *J.L. Schmitt*, Atemheilkunst, Michelangelo, der Sklave Symolisiert die psychischen Nebenwirkungen des Sklavenbuckels und -nackens.

Weiterhin sollte der Prozessus mastoideus genau senkrecht über dem prominenten 7. Halswirbel stehen; dadurch bekommen wir eine Aussage über die **Translation des Kopfes**. Nicht die Kiefermuskulatur sollte dazu benutzt werden, um den Kopf auszurichten, sondern **der Nacken sollte sich strecken und allein stabilisieren**. Es führt zur „Katastrophe" für alle Regelkreise, wenn der Kopf nach vorne geschoben und das Kinn durch den Zug der vorderen Halsmuskulatur gleichzeitig nach hinten verlagert wird. –

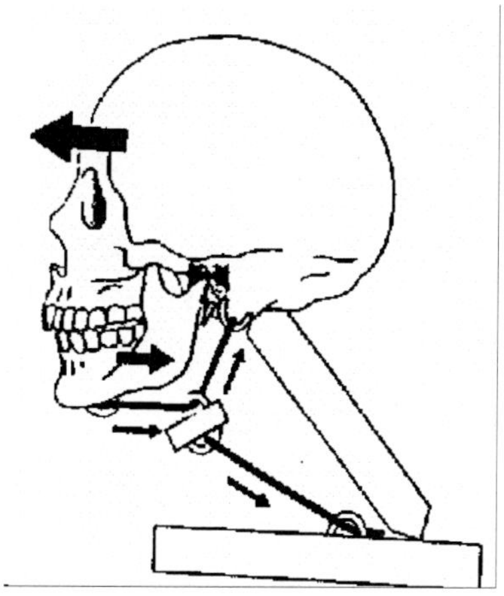

Abb. 35: Stellungsänderung der Halswirbelsäule und ihre Konsequenzen für Okklusion, Kieferhaltung, Zungenbein, Mund- und Halsmuskulatur

Und doch scheint es aufgrund der modernen Lebensbedingungen heute fast unmöglich zu sein, ohne Fehlhaltung aufzuwachsen.

Kieferstellung und Körperhaltung

Es bestehen auch – statistisch – **Wechselbeziehungen zwischen Kieferfehlstellungen bzw. der Okklusion und der Gesamtkörperhaltung** – u.zw. in folgenden Punkten (*W. Schöttl*, 1991): Es konnten allein bei Prognathieträgern ca. 86 % Lordosen und Hyperlordosen der Halswirbelsäule gefunden werden (*H. v. Treuenfels*, 1984).

- ***Zusammenhang von Unterkieferrückbiss, Anteversion des Halses und Retroflexion des Kopfes***

  Hierbei entsteht gerne eine **Atlasinferiorität**, die stets in Verbindung mit den neuromuskulären Verknüpfungen zu sehen ist (s. später). Dabei wird der Unterkiefer und dessen Bewegung auch von den Muskelzügen der Hyoidmuskulatur beeinflusst. **Hyoid- und Nackenmuskulatur gehören im weiteren Sinne zur Kaumuskulatur und können zur Stabilisierung des Kopfes herangezogen werden.** Eine Flexion der HWS hat im Gegensatz zu Extension oder Ventralverlagerung des Kopfes eine Protrusion des Unterkiefers sowie eine Verringerung des interokklusalen Abstandes zur Folge. Diese Veränderungen der Unterkieferposition können in der Folge neben einer Verlagerung der Kondylen auch eine Beeinflussung der Okklusion oder des Kaumuskeltonus hervorrufen (*M. Stiesch, M. Fink*, 2004). Es bestehen **reflexgebundene Einheiten mit reziproken Funktionen**, eine große Mundöffnung ist mit einer Extension des Kopfes verbunden, während bei Knirschern auch die Antagonisten aktiviert werden.

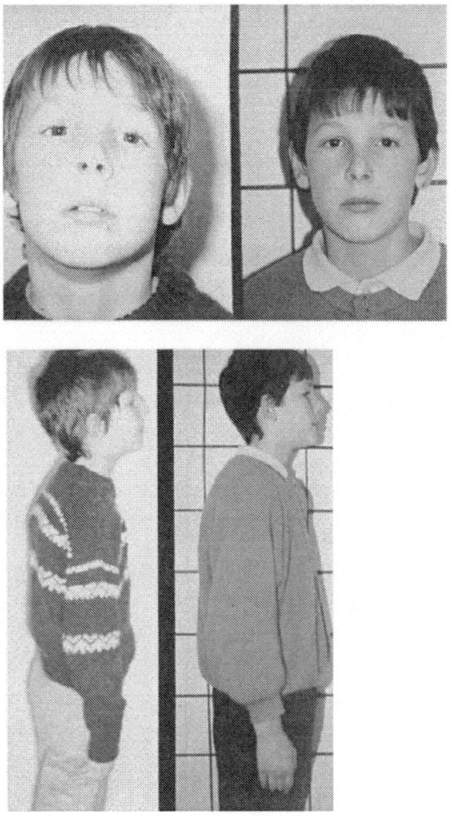

Abb. 36: Distalbisslage des Unterkiefers, starke allgemeine Artikulationsschwäche (Unterbeteiligung der Sprachwerkzeuge), Legasthenie, Atem-, Kreislauf- und Verdauungsschwäche. Zu Beginn der kieferorthopädischen Behandlung (links) liegt der typisch spannungslose Ausdruck im Mund- und Gesichtsbereich vor. Der Kopf ist typischerweise nach hinten gekippt mit vorgestrecktem Hals. Die Fehlhaltung zieht sich wie eine Kettenreaktion durch den ganzen Körper. Man beobachtet auch die nach vorne gedrehten Schultern mit der Hand- und Fingerhaltung. Nach 3 ½ -jähriger Behandlung (jeweils rechte Abb.) besteht Besserung in allen Bereichen. Durch die Umstellung von der Mund- auf die Nasenatmung sind auch die Verkrustungen verschwunden.

Schon *J.W. v. Goethe* bescheinigte **dem beweglichen Unterkiefer** in seiner Metamorphosenlehre eine **Gliedmaßennatur**. Das im Folgenden zitierte Gedicht macht das anschaulich.

Mein Name ist Unterkiefer

Mein Name ist Unterkiefer.
Ich öffne und schließe den Mund
und bin für alles bedeutsam,
was 'raus oder 'rein muss beim Schlund.

Da denkt zunächst jeder ans Essen,
an Beißen und Kauen zumal,
vielleicht noch ans Zähneknirschen.
Doch damit hat sich der Fall.

In Wahrheit jedoch bin ich wichtig
für vieles darüber hinaus.
Zum Beispiel käme kein Mensch
beim Sprechen ohne mich aus,

denn nicht eine einzige Silbe
ließe sich artikulieren,
wenn's mich nicht gäbe. Ich bin
unentbehrlich fürs Kommunizieren.

Sogar den Wohlklang der Stimme
gestalte ich unmittelbar,
denn nur wenn ich weich und flexibel
mich öffne, vernimmt man sie klar.

Drum find' ich es nicht sehr gerecht,
nur **Unter**kiefer zu sein.
Der Oberkiefer sitzt oben –
und lässt mir die Arbeit allein:

ich artikuliere und kaue,
ich öffne und schließe das Maul,
ich beiße und malme und schlucke –
und der da oben ist faul!

Aus: „Hallo Stimme" v. *E. Schmid – Tanzreiter* u. *R. Schmid*

Im Umkehrschluss zum oben Ausgeführten lässt sich sagen: Eine Verspannung und Fehlhaltung der Wirbelsäule (z.B. bei ungünstiger Extensionshaltung mit Verspannung der hyoidalen Muskulatur) zieht eine Veränderung des Schluckens, Kauens und Sprechens nach sich.

Das Zungenbein ist dabei der einzige Knochen, der frei dem Spiel der Muskulatur ausgeliefert ist. Seine Lage gibt Aufschluss über den Zustand der anterioren Hals- und inferioren Mundmuskulatur. Auch hier arbeitet die Muskulatur immer als Ganzes. **Wenn die infrahyoidale Muskulatur entspannt ist, kann die Zunge das Zungenbein haben**, damit der Rachen für das Schlucken erweitert werden kann. Kann die infrahyoidale Muskulatur nicht entspannen, kann sich auch das Zungenbein nicht heben und die Zunge kommt hinten nicht hoch. Der Körper sucht sich dann eine andere Möglichkeit, den Rachenraum zu erweitern – z.B. indem er das Kinn zurückzieht oder stattdessen den ganzen Kopf nach vorne bewegt. – Da es sich – wie wir es aus der Myoreflextherapie wissen – bei der Muskelarbeit um Kinetische Ketten handelt, müssen wir stets die **Mit- und Gegenspieler** beachten. –

Genau wie eine transversale Einengung und Stauchung des Kiefers zur Spitzfront führt und eine erhöhte Vorwärtsdynamik verrät spiegelt sich auch die gesamte Haltung des westlichen Zivilisationsmenschen in dieser Vorwärtsorientierung.

Die häufigste Fehlhaltung unserer Zeit ist gerade die **der Kopfvorhaltung**; sie ist besser als **Anlaufhaltung** zu charakterisieren, da die dazugehörige **Gangart meist gradlinig, linear geradeaus gerichtet** ist und dadurch fast „zombihaft" anmutet, rück-sichts- und bedenken-los, wie es auch der gesamten Lebensart entspricht. Die Wahrnehmung ist selektiv. **Unsere Gelenke sind aber für zwei-, drei-, mehrdimensionale Bewegungen ausgelegt**; allein die Kugelgelenke von Schultern und Hüfte haben **12 Freiheitsgrade**, die wir in der **Tanz-Therapie** nutzen müssen. In der menschlichen Bewegung gibt es außerdem das universelle **Prinzip der Spirale**, d.h. wenn Kopf und Becken sich beim Gehen gegenseitig bewegen, entsteht eine Verschraubung von rechts nach links, die man zur Spirale ergänzen kann. Eine ebensolche spiralige Verschraubung entsteht, wenn Hüfte und Fuß sich bewegen mit dem Knie in der Mitte – als Gelenk zur Koordination. Auch Ellenbogenbewegungen sind durch Schulter und Hand vorgegeben (Abb. 37).

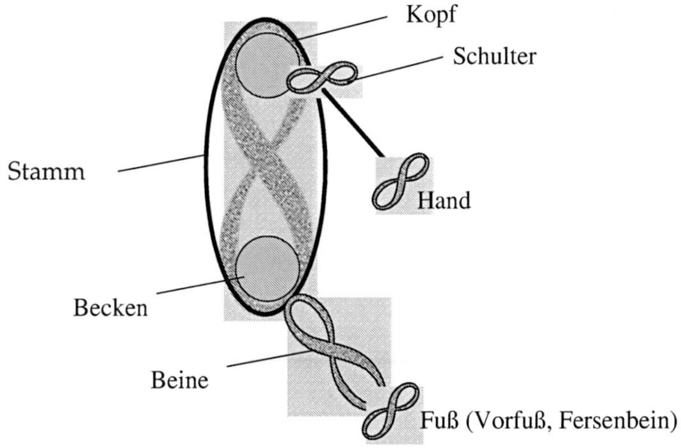

Abb. 37: Unsere Spiraldynamik

In der „Spiraldynamik“ nach *Chr. Larsen* (2001) bilden diese Gesetzmäßigkeiten Voraussetzung für die Therapie.

Die Aufrichtung des Menschen soll gegen die Schwerkraft, aber in der Schwerelinie erfolgen, dabei sollen die **Gelenke die gewichtstragende Funktion haben und nicht die Muskeln**. Die Energieverteilung ist falsch, wenn es im Rahmen einer Fehlhaltung zu überdehnten = schwachen Muskeln (in diesem Falle die vordere Halsmuskulatur) und verkürzten überlasteten = starken Muskeln (die Nackenmuskulatur) kommt. Das bedeutet auch, dass Muskeln, die **Bewegungs- und Wahrnehmungsarbeit** verrichten sollen, plötzlich **Haltearbeit** übernehmen müssen.

Eine Verkehrung der Situation ist auch gegeben, wenn die **Rumpfmuskulatur, die vorwiegend Haltearbeit machen soll jetzt Bewegungsarbeit vollführt** wie es sich heute im Gangbild vieler Jugendlichen widerspiegelt.

- **Die oberen Kopfgelenke**
  Bei der Kopfvorhaltung wandert der Kopf auch aus der Schwerelinie heraus. Diese Haltung ist z.B. **für den Mundatmer typisch**; um den Mundluftweg bestmöglich zu öffnen (eine Maßnahme wie sie auch in der Ersten Hilfe gelehnt wird), **rotiert er den Kopf zurück** – körpersprachlich als „Kontaktverneinung“ zu verstehen (s. dort). Jetzt muss er die Augenebene wieder ausrichten und die Flexion des Nackens in den unteren HWS-Segmenten kompensieren, d.h. er muss den gesamten Nacken wieder nach vorne bringen bis die Augen wieder horizontal blicken: die **Kopfverhaltung** entsteht (*R. Schöttl*, 1996). Andersherum gesehen muss zum Ausgleich jetzt die posteriore Nackenmuskulatur den Kopf halten, damit er „nicht herunterfällt“ (s. Kap. „Die Körpersprache“).

> **Wichtig:** Die tiefe Nackenmuskulatur mit ihrer großen Propriozeptorendichte (= 100 Mal mehr Spindelrezeptoren z.B. im Vergleich zum M. gastrocnemius) ist wichtig für die Stabilität der Mundöffnung, für die Augenbeweglichkeit und registriert die Bewegungen in alle Raumesrichtungen; die Rezeptoren haben zudem Afferenzen zur Formatio reticularis, den Vestibulariskernen und dem Nucleus ruber. Die Segmente C_1/C_2 nehmen eine zentrale Stellung bei den Steuerungsprozessen der gesamten quergestreiften Muskulatur ein; sie haben obendrein Einfluss auf den Tonus des N. Trigeminus, der bis in Höhe von C_2 elongiert ist und damit auf den zentralen und peripheren sympathischen und motorischen Tonus. Aber gerade für die Kopfgelenksregion Atlas/Axis gilt die „sehr enge Wechselwirkung zum Kiefergelenk und dem gesamten stomatognathen System“ (*J. Gleditsch*, 2001)

Man hat zudem erkannt wie eng die **gelenkmechanische und funktionsdynamische Einheit Occiput-Atlas-Axis ist**. Gerade dort, wo die Wirbelsäule die meisten Aufgaben zu erfüllen hat, ist sie auch am empfindlichsten. **Von großer Bedeutung ist die Anfälligkeit des oberen Halswirbelsäulenbereiches für krankhafte Störungen** (z.B. durch konstitutionelle Bindegewebsschwäche, subakut erworbene Überdehnung durch Erweichung des Bandapparates infolge entzündlicher Prozesse der Nachbarschaft z.B. bei chronischer Tonsillitis) (Abb. 38). Bei Kindern und Jugendlichen mit ausgeprägter Prognathie oder extrem offenem Biss konnte eine Fehlstellung des Atlas, bei dem sich der hintere Wirbelbogen dem Schädel nähert (Atlas-Inferiorstellung) mit einer Häufigkeit von 30 % nachgewiesen werden (*H. v. Treuenfels*, 1984) (Abb. 39a-d).

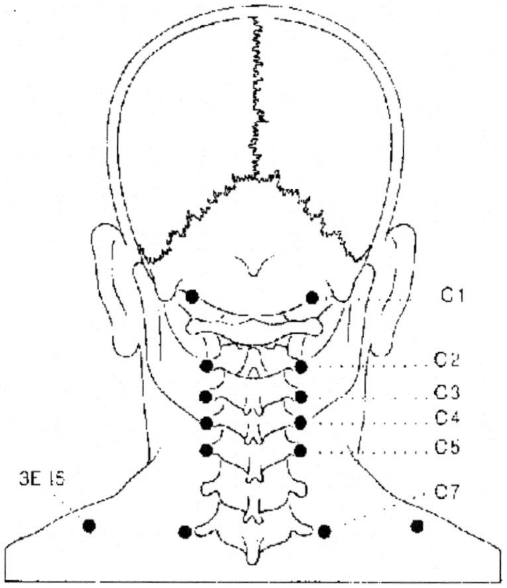

C1	Kieferhöhle
C2	Oberkieferzähne
C3	Unterkieferzähne
C4 – C7 (chron. Prozess)	Tonsille, Ohr
C7 (akuter Prozess)	Tonsille, Ohr
3E 15	Tonsillen akut und chronisch
3E 15	mehrere Punkte zwischen Schulterhöhe und C7 Retromolarraum

Abb. 38: Druckpunktdiagnostik nach *Adler-Langer*

Bei einer stärkeren willkürlichen Anteflexion des Kopfes kann der Atlas nicht mehr weiter rückwärts aufwärts gleiten – die paradoxe Atlasbewegung unterbleibt. Es kommt zu einem zunehmenden Druck des Arcus dorsalis von dorsal mit gleichzeitig verstärktem Druck durch den Wirbelkörper des 2. Halswirbels von ventral (*G. Gutmann*, 1984).
Eine kompensatorisch entstehende Anteversionshaltung in Rück-Nick-Stellung der Kopfgelenke bedingt neben der dauernden Aktivierung und Verkürzung der Nackenmuskulatur oft auch eine **Stenosierung der Liquorräume mit Behinderung des zerebro-spinalen Liquordruck-Ventilmechanismus**. Weitere Gründe dafür können u.a. in einer Insuffizienz des Ligamentum transversum oder einer Atlassubluxation liegen.

Dadurch können aber auch die hier angesiedelten lebenswichtigen Nervenzentren und Hirnnervenkerne beeinträchtigt werden, die u.a. den für uns so wichtigen Sprach- und Schluckvorgang steuern.

Gerade der N. hypoglossus zieht zu den Kerngebieten des Rückenmarks, die eine räumliche Beziehung zu den Schaltstellen der Nacken- und Zungenbeinmuskulatur haben. Immer geht es um die Kopf-Hals-Funktionseinheit. Auch **das Halsgeflecht** hat eine Verbindung nicht nur zum **N. hypoglossus**, sondern auch zum **N. accessorius**, **N. facialis**, **der tiefen Hals-, der kandalen Zungenbeinmuskulatur und dem N. geniohyoideus**; obendrein schiebt es motorische Fasern zum Zwerchfell. Die Verbindung zwischen Schulter und Zungenbein stellt der M. omohyoideus her und ist mit der Halsfaszie fest verwachsen.
Die Lage- und Stellungsveränderungen der Halswirbel, besonders des Atlas', hat weitere Folgen (*H.D. Wolff*, 1983):

Durch die Mitreaktion neurovegetativer und vasaler Anteile der Halswirbelsäule kann es neben der Einschränkung des Sprach- und Schluckvorganges auch zu Schwindel, Affektlabilität und Kopfschmerzen führen.

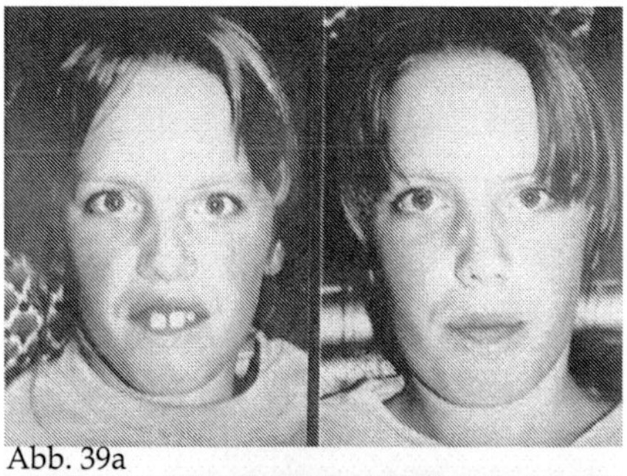

Abb. 39a

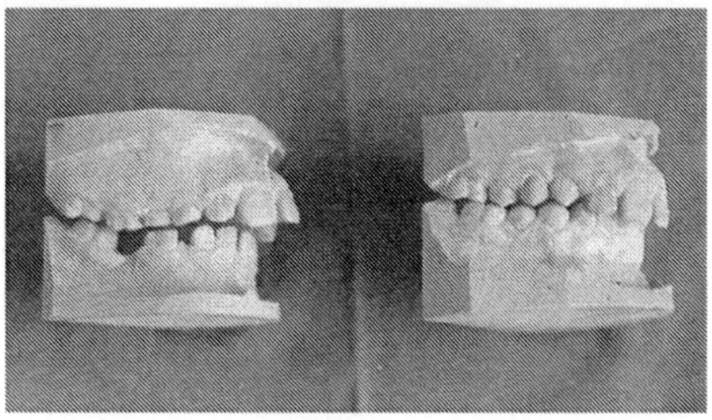

Abb. 39b

Abb. 39a-d:
Sigmatismus palatalis bei großer Frontzahnstufe, fehlerhaftem Mundverschluss durch eingefangene Unterlippe am Beginn der kieferorthopädischen Behandlung (jeweils linkes Bild). Störungen der Lautbildung W, F, B, SCH und CH, Rücklage der Zunge (der Nervus hypoglossus zieht zu den Kerngebieten, die eine räumliche Beziehung zu den Schaltzentren der Nackenmuskulatur und der Zungenbeinmuskulatur haben), weiterhin bestehen Ventilationsstörungen der Nase bei Septumdeviation. Wesentliche Änderung von Mundhaltung und Kieferstellung sowie Funktionsumstellung des orofazialen Bereichs (Abb. 39a, b). Im seitlichen Fernröntgenbild (Abb. 39c) sehen wir im Vergleich die Aufrichtung der Halswirbelsäule mit Verbesserung der Atlasstellung nach der Therapie; da wir die HWS als nervliches Sammelbecken betrachten dürfen, verstehen wir die jeweiligen Auswirkungen auf die für uns wichtigen neurophysiologischen Funktionen.

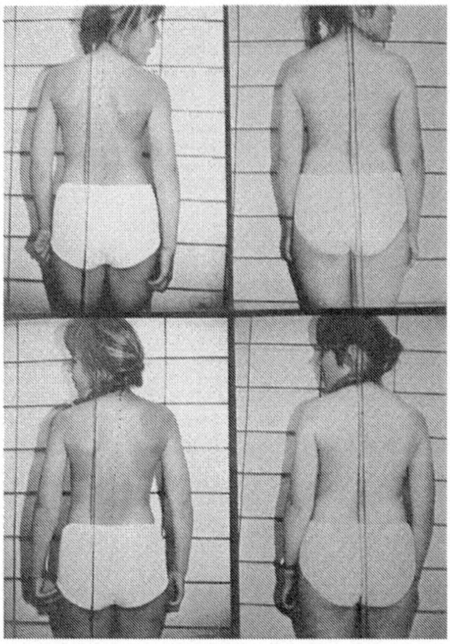

Abb. 39d:
Bezogen auf die Gesamtkörperhaltung erscheint uns der Kopf (rechte Bilder) freier in seinen Bewegungen (nach kieferorthopädischer Therapie). Diese erfolgen ohne gleichzeitige Mitnahme der Schultern und Mitreaktion der Hände; der Hals ist länger geworden und die Patientin erscheint auch psychisch stabiler.

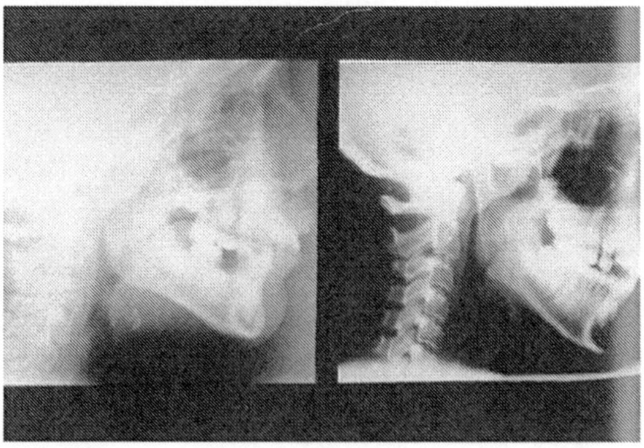

Abb. 39c

Neuerdings können wir auch weitere **Symptomatiken mit einer Kopfgelenksdysfunktion in Verbindung** bringen:

- Auffälligkeit in der Körperkoordination
- Einschränkung des Raumempfindens
- fehlerhafter Blickkontakt
- unruhiges Schriftbild
- mangelnde Aufmerksamkeit und Schulleistung
- Rechtschreibstörung
- sensorische und grobmotorische Defizite
- Sabbern

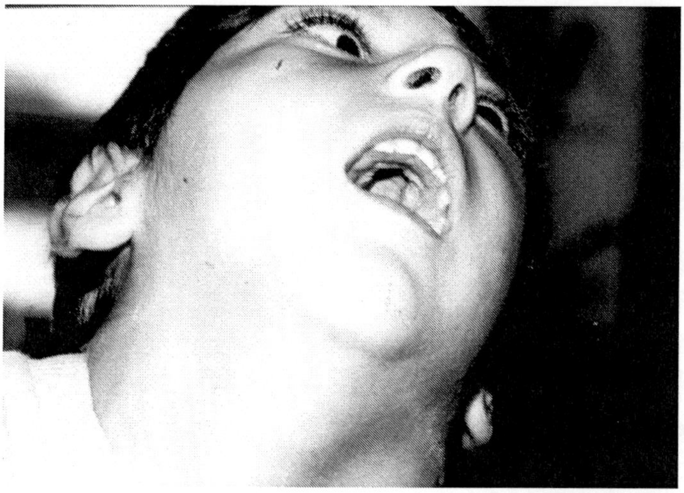

Abb. 40:
Pathologische Retroflexion des Halses (Halsdreieck verstrichen) bei Kindern mit zentralbedingten Bewegungsstörungen; dadurch bessere Auslösbarkeit der Schutzreflexe und statomotorisch bedingte Sicherung. Gleichzeitig ist die sagittale Weite des Pharynx größer – eine Sprachbildung ist unmöglich

Auf das verschobene Kräftespiel und die Stressanfälligkeit dieses Bereichs folgt die chronische Hyperaktivität der Nacken- und Subokzipitalmuskulatur, Anspannung der Hypoidmuskulatur mit ihren Auswirkungen auf die Sprache und Unterkieferlage.

Das jetzt entstandene Ungleichgewicht der Kräfte spüren wird auch deutlich durch den Zug am Unterkiefer nach hinten, der dadurch an der sagittalen Entwicklung gehindert wird; es bildet sich ein **Distalbiss** aus. Ebenso **fällt die Zunge zurück** und verliert Gegenspieler und Artikulationszonen am Gaumen (s. Abb. 40). Obendrein führen chronisch vergrößerte Tonsillen nicht zu **chronischer Mundatmung**, sondern auch zu **schlechter Zungenhaltung**. Der Zungenrücken propriozeptiert weg von dem hypertrophierten lymphoiden Gewebe an der hinteren Pharynxwand (*J. Garry*, 1995). Die Folge ist gewöhnlich ein enger Gaumen und eine Absenkung des Unterkiefers, wodurch sich ein steiler Unterkieferebenenwinkel entwickelt und ein dolichozephales Gesicht (lang und schmal) oder auch eine Protrusion des Unterkiefers, was zu einer **Angleklasse III** prädisponiert oder, wenn die Zunge zwischen den Zahnbögen bleibt, zu einer **Klasse II_1, Klasse II_2** (Deck-, Tiefbiss) bzw. **Klasse I Malokklusion**. Der Grund dafür liegt darin, dass der Platz für die Zunge innerhalb der Kieferbögen jetzt nicht mehr ausreicht und sie deshalb ihre Druckstärke und -richtung gegen die Zähne ändert. Tut sie das seitlich zwischen die Backenzähne, so verhindert sie vor allem während dem Zahnwechsel die volle vertikale Entwicklung der Seitenzahnsegmente, es bildet sich ein **Tiefbiss** mit Sigmatismus addentalis aus. Tritt sie vorne zwischen die Zähne, so entwickelt sich ein **offener Biss** mit Sigmatismus labialis oder interdent. frontalis (*R. Schöttl*, 1996). Der wichtigste Wachstumsschub fällt hier in das Alter zwischen 6 und 12 Jahren. Entwickelt sich in diesem Alter aufgrund von Fehlatmung, Fehlhaltung, Lymphangiopathie und falscher Zungenstellung ein Ungleichgewicht der orofazialen Kräfte, bleiben in der Folge Fehlbildungen nicht aus. Deshalb sollte eine kieferorthopädische Behandlung rechtzeitig erfolgen, um Folgeschäden zu vermeiden und den Behandlungsaufwand gering zu halten (s.a. Kap. Körpersignale des Mundes).

- *Zusammenhang zwischen Kreuzbiss und Schulterhochstand* bzw. Skoliose mit Auswirkung auf die Rechts-Links-Hirndominanz bzw. auf Sprache und Koordination (s.a. Kap. „Die Körpersignale des Mundes").
  - Wenn Schulter und Becken auf gleicher Seite tiefer stehen, dann kommt die Störung eher von oben (Okklusion, Augen).

- Wenn Becken und Schulter ungleich geneigt sind, dann kommt die Störung von unten (Füße, Ileosakralgelenk).

Ebenso wie durch die **Formveränderung der Kyphose** wird die Wirbelsäule durch die **Skoliose in sieben Punkten ihrer Beziehung zur Atmung ungünstig verändert**, nämlich hinsichtlich der

→ **Form,**
→ **Beweglichkeit,**
→ **Wirbelkörperstellung bzw.**
→ **Rippenexkursionsfähigkeit,**
→ **Zusammenspiel von Brustwirbelsäulen- und Rückenmuskulatur,**
→ **Ursprungs- und Ansatzpunkte der Atemmuskulatur,**
→ **Haltung von Halswirbelsäule und Schultergürtel** (Abb. 41, 42).

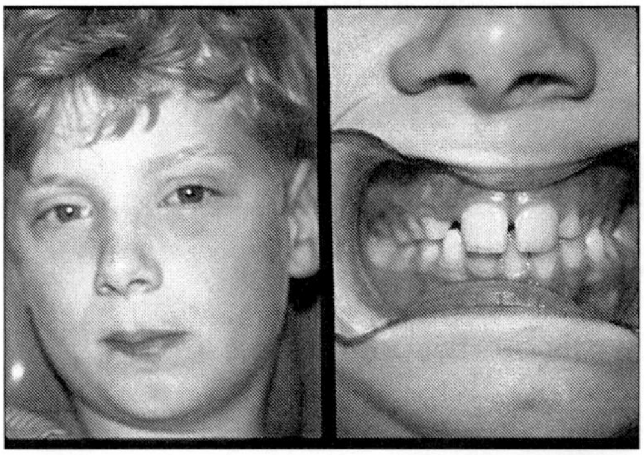

Abb. 41:
9-jähriger Junge mit linksseit. Kreuzbiss und Skoliose, Koordinationsproblematik. Effloreszenzen im Bereich von Auge und Wange im Bereich einer funktionellen Schwäche des Patienten.
Der Trigenimunerv weist außer den üblichen Fasern auch eine vegetative Projektionsebene auf (Lähr-Sölder'sche Linien).

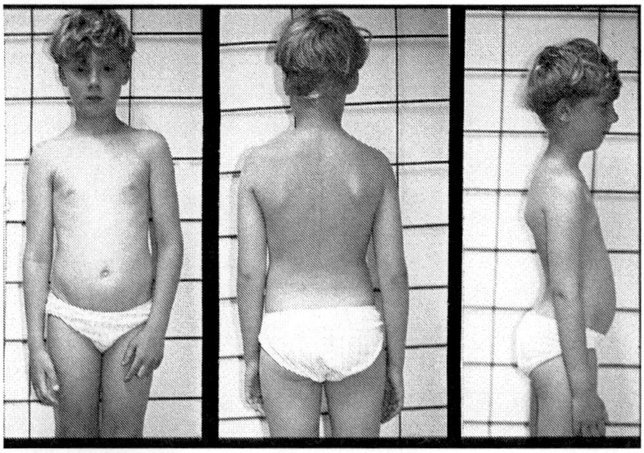

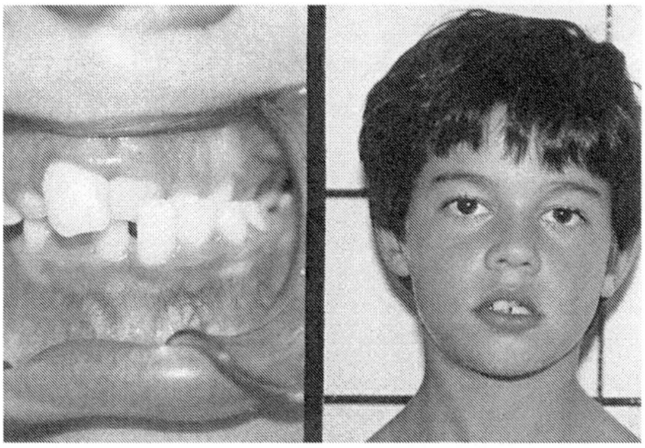

Abb. 42:
Hypervalenzen und Ungleichgewicht der Halsmuskulatur im Zusammenhang mit Kreuzbiss, Skoliose, Kopffehlstellung und Leistungsschwäche bei Mundatmung lassen auf den Spannungszustand der Halseingeweide und damit auf die Phonationsvorgänge schließen; die Luft entweicht beim Sprechen zwischen den Eckzähnen (Sigmatismus lateroflexus)

- ***Zusammenhang zwischen seitlich offenem Biss und Beckenschiefstand.*** Verlust der vertikalen Dimension normalerweise auf der Seite des verkürzten Beines; d.h. wenn das Hüftgelenk hochsteht, steht meistens auch das Kiefergelenk auf der Seite hoch (*W. Schöttl*, 1991).

- ***Zusammenhang zwischen frontal offenem Biss, Bindegewebsschwäche, Mundatmung, Lymphatismus und Darmstörungen.*** Begleitsymptome sind Schwächung bzw. Form- und Lageveränderungen der Lippen-, Zungen- und Kaumuskulatur. Durch eine Dysbiose (Fehlernährung, zu Fettes, zu Süßes, Allergien auf Kuhmilch, konzentrierte Fruchtsäfte etc.) kann es zu einer retrograden Strömung der Lymphe kommen i.zw. vom abdominalen Lymphsystem in Richtung Subarachnoidalraum (*M. Földi*, 1969).

Der Darm

Der **Darm** liefert mehr „Informationen" (Neurotransmitter) zum Gehirn als umgekehrt. Deshalb liegt in einem intakten Verdauungssystem auch die Voraussetzung für ein gesundes Lymphsystem sowie für mentale Stabilität.

Durch die negative Beeinflussung der Lymphangiomotorik kommt es zu **Stimmveränderungen** in Form einer Dämpfung. Es ist immer wieder zu beobachten, dass nach einer Darmsanierung und Ernährungsumstellung oft auch die Schultern wieder sinken, der Hals „länger" wird und der Stimmklang sich verbessert. –
Kinder mit Lymphstauungen und Adenoiden halten den Kopf nachts oft von selber in einer extentierten Position, wodurch sie das physiologische Muskelgleichgewicht nachhaltig stören.

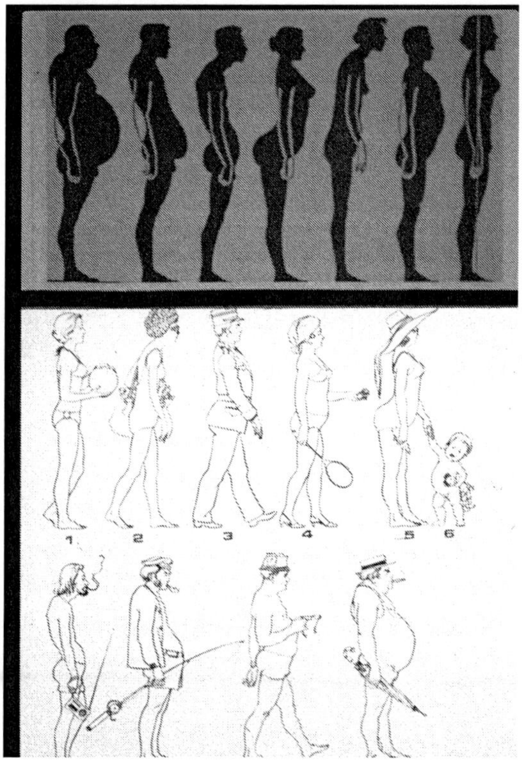

Halsverkürzung und Thoraxhebung können durch Verdauungsschädigung bedingt sein. Es kommt entweder zu:

❶ **hypertonen und entzündlichen Verdauungsabschnitten**, die als **Antagonisten der Zwerchfellkontraktur** und des elastischen Lungenzugs wirken, d.h. die Zwerchfelltätigkeit wird eingeschränkt – oder zu:

❷ **hypo- bis atonischen Verdauungsabschnitten**, die **die Ausatmung erschweren**, weil das Abdomen schlaff und luftleer ist und bei der Ausatmung mit hoch aspiriert wird (*E. Rauch*, 1977). –

Der nomale Magen-Darm-Trakt ist Synergist des elastischen Lungenzuges und fördert die Ausatmung. Entzündliche, hypertone und atone Veränderungen wirken sich immer nachteilig auf Haltung, Atmung und Stimme aus (s. Abb. 43).

Abb. 43: Diagnostik am „Basestrand" – Die Verformung der Wirbelsäule wird von F.X. Mayr als eine Auswirkung gestörter Darmfunktion gesehen.

Die chronische Mundatmung

Ein besonderer Mechanismus, der das Zusammenspiel zwischen Sprache, Stimme, Zahnstellung, Unterkiefer- und Körperhaltung nachhaltig stört, ist die Mundatmung (s. Kap. „Die Körpersignale des Mundes) und Funktion und Diagnostik der Atmung.

> Machen wir einen kleinen Selbstversuch:
> Fahren wir nach einer vielleicht arbeitsreichen Woche zur Erholung auf einen Berg und holen durch den Mund Luft – es wird sich nichts Besonderes tun – machen wir das aber durch die Nase, fühlen wir uns sofort belebt und munter. Warum?

Wie wir aus der Bibel über die Erschaffung des ersten Menschen wissen, bließ Gott ihm den „Odem" bzw. das so genannte höhere Leben durch die Nase ein und es wurde „eine lebendige Seele" – Gott machte also keine Mund-zu-Mund-Beatmung. Die Luft ist dabei der Träger des Seelisch-Geistigen. Demgegenüber erleben wir häufig, dass die Nasenschleimhäute bzw. das ganze lyphphoepitheliale Gewebe des Nasen-Rachen-Raumes ödematisch – wässrig aufgequollen ist. Die Gesichter weisen eine typische Adenoidenfazies auf. Diese Kinder scheinen im Gesicht regelrecht aufgequollen. Sie wirken oft dösig und unkonzentriert und jeder weiß wie schwer uns z.B. eine Mathematikarbeit fällt, wenn wir einen Schnupfen haben (Abb. 44, 45, 46). Die **Dämpfung des stimmlichen Klanges** (geschlossenes Näseln) ist dabei in etwa mit der zu vergleichen, die entsteht, wenn man eine Geige vor dem Spielen mit Wasser füllt.

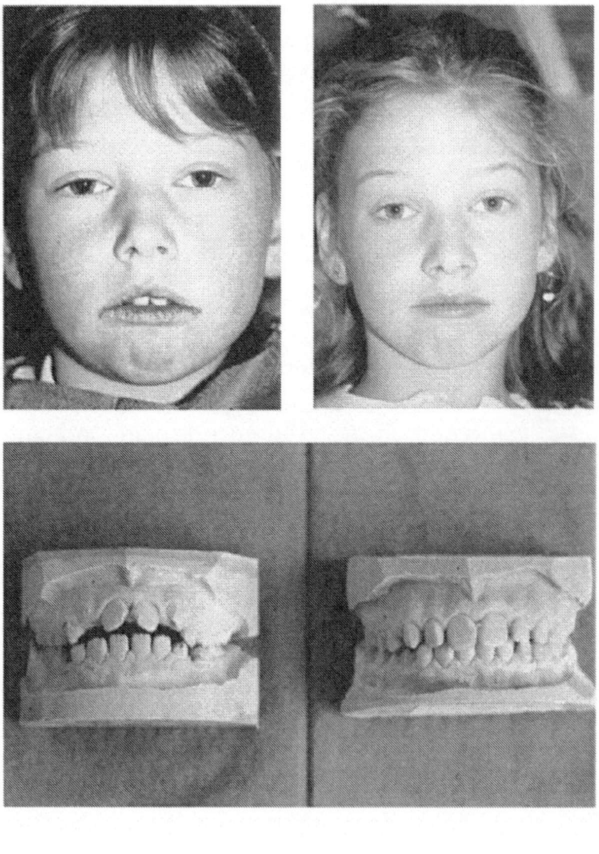

Abb. 44:
Zunächst müssen wir nach den lokalen Bedingungen, d.h. der Gewebereaktion und Stoffwechselsituation fragen; hier handelt es sich im linken Bild um das Krankheitsbild der lymphatischen Diathese mit der bei Mundatmung typischen Adenoidenfazies sowie dem Sigmatismus interdentalis frontalis. Jeweils rechts im Bild der Fortschritt nach dreijähriger Behandlung mit Bionator, Lymphdrainage und homöopathischer Therapie.

Abb. 45:
Cerebralparetisches Kind, 8 Jahre, hypoton, offener Biss, Mundatmung, hypoton-athetone Zungenbewegungen, mangelhafte Zielmotorik, Aphasie.

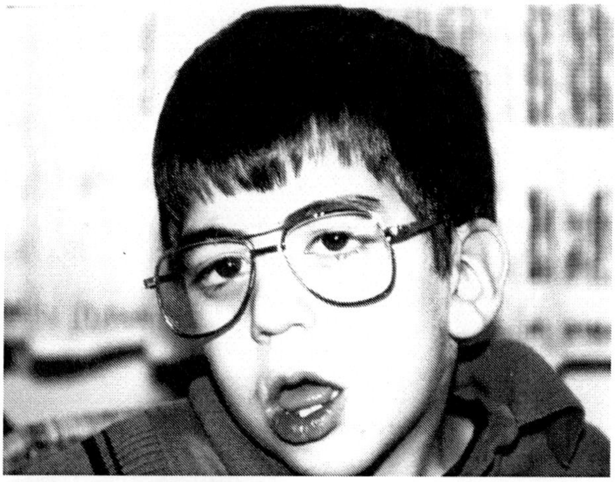

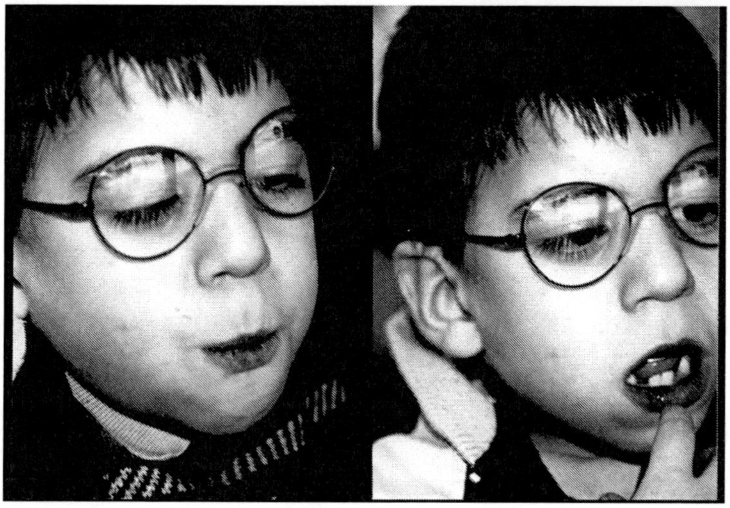

Abb. 46:
Nach Einsetzen des Bionators ein Ausdruck von „Geschlossenheit" und „Richtung", spontanes Lautieren.

Die Mundatmung setzt den Atemwiderstand willkürlich herab, was die Atmung nur vorderhand zu erleichtern scheint; in Wirklichkeit werden die Atembewegungen im Gegensatz zur Nasenatmung äußerst flach – die Vitalkapazität sinkt (*L. Schmitt*, 1966). Auch mangelnder Appetit, allgemeiner Spannungs- und Konzentrationsverlust, unruhiger Schlaf, kalte blaue Hände, feuchte kalte Füße, vergrößerte Gallenblase, Dysbiose, verstärkte LWS-Lordosierung und insbesondere die mangelnde Leistung des Zentralnervensystems gehören mit zum Symptomkreis der Mundatmung.

Demgegenüber bedeutet die physiologische Einatmung durch die Nase eine gewaltige Verstärkung eines Lebensvorganges, der **Sog und Unterdruck** im Brustkorb erhöht und **das venöse Blut** sowie **die Lymphe** ansaugt. Obendrein wird dadurch die Einatmungsphase verlängert, die Atmung reaktiv vertieft, was ebenfalls eine Kreislaufhilfe und eine **Förderung des Gasaustausches** in der Lunge bedeutet. Die Kombination von Drücken, die durch die Atmung entstehen, erhöht die Effizienz des Herzens, was man als „Thoraxpumpe" bezeichnet; dabei wird der Blutdruck erhöht.

Wenn wir selber versuchsweise einmal durch einen Strohhalm Luft holen, können wir uns den Effekt verdeutlichen. Der Saug- und Dehneffekt ist ungleich kräftiger. Die reflektorische Reizung atemwirksamer Mechanoreteptoren an den Schleimhäuten der oberen Luftwege macht diesen Erfolg verständlich.

Naturgemäß hängt auch die Beanspruchung der Atemmuskulatur von diesen Strömungswiderständen ab. Weiterhin ist (*L. Schmitt*, 1966, *J. Gledisch*, 2001 und *U. Derbolowski*, 1978) die Luftströmung durch die Nase auch durch die hierdurch ausgelöste **nervösreflektorische Fernwirkung** von Bedeutung; das betrifft nicht nur die **Fasern des 5. Gehirnnerven** (Begünstigung der Einatmungsstellung des Brustkorbes und Aktivierung des Mundschlusses), sondern hat auch eine **allgemeine Organwirkung** (Massageeffekt).

> Bei jedem Ein- und Ausatemzyklus durch die Nase tritt der Kehlkopf tiefer, spannen die Bronchien ab, lockern sich Zwerchfell, Bauchmuskulatur sowie der gesamte Vokaltrakt, obendrein wird der N. hypoglossus aktiviert. Die enge Verflechtung zwischen dem respiratorischen System, den zentralnervösen Regelprozessen und den Haltefunktionen, die die Lage der hinteren Weichteilbarriere des Mundes kontrollieren, erklären z.T. diesen Effekt.

In der Konsequenz heißt das: **Der orofaziale Bereich sowie die Haltung von Zunge und weichem Gaumen, soweit sie an der Bildung der oropharyngealen Trennwand beteiligt sind, werden von dem respiratorischen Regelsystem maßgeblich beeinflusst** (*R. Fränkel*, 1973). Auch der Bezug zur Logopädie liegt nahe: Wir können ein „G", „K" oder „R" sprechen lassen und werden sehen wie schlecht die Zungenwurzel reagiert, wenn der Betreffende schlecht atmet. Nervöse Beziehungen des Riechhirns zur **Formatio reticularis**, dem **Hirnstamm**, dem **Thalamus**, **Hypothalamus** und dem **limbischen System** sind seit längerem bekannt. – Auf die Dauer wird **die Mundatmung** jedoch

- einen großen Teil der Nasenreflexe regelrecht lahm legen,
- die Riechfähigkeit vermindern,
- die Funktion des Flimmerepithels und der Rachenmandeln stören, wodurch die so wichtige ausreichende Immunstimulation der Atemluft durch Fremdreize ausbleibt;
- die eingeschränkte Ventilation der Nasenhöhlen, schlechte O_2-Sättigung des Blutes, verschieben den pH-Wert zur sauren Seite, was ebenfalls eine Verminderung der körperlichen Leistungsfähigkeit nach sich zieht.

Wenn ein Kind gegenüber Allergenen (Stickoxyde, SO_2, Feinstäube, Pollen) nicht resistent ist, kann es **Atemwegsallergien** entwickeln. Das klinische Bild ist ein Kind mit verdickten Schleimsekreten an den Nasenlöchern, gewöhnlich begleitet von chronischer Mundatmung. Ein nasaler Abstrich zeigt eine 4+Eosinophilie nach *Marks*. Bei allergischen Patienten fand man erhöhtes Immunglobulin E (IGE). Dieser Antikörper macht einen kleinen Teil der gesamten Plasma-Immunglobuline aus und ist der Hauptauslöser der schnellen allergischen Reaktion vom Überempfindlichkeitstyp. Dies ist ein ausgezeichneter Immunologie-Untersuchungs-Test bei Allergien der oberen Luftwege (*J. Garry*, 1995).
Zusätzlich erhöhen die Becherzellen die Produktion von zähen Sekreten. Gelangt dieser hochkeimhaltige Schleim schließlich in den Rachen, so kommt es hier zur Überreizung des Lymphgewebes und somit in aller Regel auch zur **chronischen Tonsilitis**.

Nach Schätzungen besteht bei 85 % aller Kinder eine Obstruktion der Nasenhöhlen. Dieser erhöhte Widerstand kann entstehen durch:

- Ödem der Concha nasalis,
- hypertrophisches Gewebe der Rachenmandeln (Adenoide),

- signifikante Verkrümmung der Nasenscheidewand,
- chronische, purulente Rhinitis (vasomotorisch, allergisch),
- nasale Polypose.
- Verengte Nasenlöcher usw.

Auch **kieferorthopädisch** ist **die Nasenatmung** außerordentlich wichtig:
Während wir bei der normalen Einatmung durch die Nase eine vorwiegend laminare Strömung antreffen, die sich unterhalb des Rachenraumes raumspiralig fortsetzt, ist der Ausatmungsstrom eher turbulent und belüftet die Nebenhöhlen. Dadurch wird der Mittelraum des Gesichtes zunehmend pneumatisiert, „durchlüftet", und richtet sich aus der vorgeburtlich horizontalen Anlage zur menschlichen Vertikalen auf; zudem flacht sich der Gaumen ab, der Oberkiefer weitet sich, die Zunge bekommt wieder Kontakt zum Gaumen und der Lippentonus erhöht sich. – Selbst der Liquorstrom entlang der Wirbelsäule wird bei der Nasenatmung inspiratorisch und expiratorisch in Richtung Dynamik und Fließgeschwindigkeit stark beeinflusst (*L. Vogel*, 1978).

Kommt es hingegen zur **offenen Mundhaltung** liegt die Zunge in Ruhe und **beim Schlucken nicht formend am Gaumen**, die Nasen-, Gaumen- und Kieferentwicklung wird dadurch zu wenig unterstützt. Dass das Gebiss einen ständigen Umbauprozess unterworfen ist, es kein „fertiges Gebiss" gibt, wird der Gaumen u.U. gotisch, der Kiefer bleibt schmal und die Nase wird eng. Im Gefolge entwickelt sich meist auch eine

- **Schluckfunktionsstörung**

Neben den logopädisch auffälligen Merkmalen (z.B. Fehlbildung der Laute S und Sch) können folgende „Nebensymptome" ins Auge fallen:
- allgemein herabgesetzte Körperspannung
- Kaufaulheit (weiche Speisen werden bevorzugt)
- Adenoidenfazies
- Einschränkung der sensorischen Wahrnehmung im Mund
- Bewegungsunlust bei gleichzeitiger Passivität vor Fernsehen und Computer
- Neigung den eigenen Handlungsspielraum zu erweitern, der „Pioniergeist" fehlt

Eine andere Art von „Schluckstörung" beschreibt Georg Kreisler in dem folgenden Gedicht und hebt damit die Tiefensensibilität des Schluckens ins Bewusstsein.

Schlucken

Bös sind wir alle miteinander!
Das steht schon lange fest.
Roh sind wir alle miteinander,
wenn uns nur jemand roh sein lässt.
Doch es ist ungeheuer,
ich werd total verruckt,
nicht, wenn ich seh, was einer anstellt,
nein, wenn ich seh, wie viel er schluckt.

Was ein Mensch im Verlauf eines Lebens
alles schlucken kann,
verdrucken kann,
machert einen riesengroßen Berg.

Was ein Mensch im Verlauf eines Lebens
alles zwingen kann,
verschlingen kann,
Schadenfreude, Lästerungen,
Lügen und Beleidigungen,
das nennt er dann stolz sein Lebenswerk.
Find't er nirgends Sympathie,
das schluckt er.
Zeigt die Gattin Hysterie,
das schluckt er.
Sagt der Chef »Sie blödes Vieh«,
das schluckt er auch.

Und dadurch, dass ein Mensch, was er
immer wieder fressen muss,
vergessen muss,
steigert sich sein täglicher Verbrauch.
So kriegt er mit der Zeit ein' großen
Bauch.

Mir tut schon der Magen so weh von den
Schlägen,
die ich schluck mit der Zeit.
Aber ich hör nicht auf mit dem Kauen,
und ich staun:
Wir bekommen alle noch größere Mägen.
Wir werden noch Fragezeichen und
Wasserleichen verdauen,
da werd'ts schauen!

Was ein Mensch im Verlauf eines Lebens
alles schlucken kann,
verdrucken kann,
das macht ihm kein anderer Vogel nach.
Was ein Mensch im Verlauf eines Lebens
alles pampfen muss,
verkrampfen muss,
Wendepunkte, Rattenfänger,
Pudelskerne, Doppelgänger,
niemals liegt die Speiseröhre brach.

Ist es wieder einmal Mai,
das schluckt er.
Braucht man ihn als Papagei,
das schluckt er.
Seine eigene Innerei
schluckt er im Nu.
Was ein Mensch im Verlauf eines Lebens
alles schlucken kann,
verdrucken kann,
macht ein infernalisches Ragout.
Und lächeln muss er außerdem dazu.
Jeden Anzug, der nicht passt,
den schluckt er.
Jeden abgesägten Ast,
den schluckt er.
Jedes Nein und jedes Ja,
das schluckt er.
Sagt man: »Leider nur beinah«,
das schluckt er.
Alle Träume und Gesichte
schluckt er.
Alle Maße und Gewichte
schluckt er.
Räuber schluckt er, Diebe schluckt er,
Lotterie und Liebe schluckt er.

Was ein Mensch im Verlauf eines Lebens
alles schlucken kann,
verdrucken kann!
Deshalb ist die Welt schon ziemlich leer.
Er schluckt sich schwarz und schluckt sich
rot,
er schluckt sich krank und schluckt sich
tot
und schluckt im Grab noch weiter,
nur er spürt's nicht mehr.

… Finden wir vielleicht deshalb so vieles im Leben „zum Kotzen"?! –

Nach diesem Ausflug in die Philosophie der „Swallowphilen" bzw. „Swallowholics" zurück zu den Tatsachen: Wir kennen für die logopädische Sicht das sog. **offene Näseln** und das **geschlossene Näseln** (s.a. Kap. „Funktion und Diagnostik"). In beidem können Gründe für eine Schlafapnoe liegen–
Wir können ein rein durch den Mund atmendes Kind nicht mit erhobenem Zeigefinger zur augenblicklichen Nasenatmung anleiten, aber wir können es mit therapeutischen Maßnahmen nach und nach auf Nasenatmung umstellen.

Beziehen wir die Mundatmung auf die Haltung:
Bei der Einatembewegung durch den offenen Mund wird bei einer vorliegenden falschen Brust- und Halswirbelsäulenhaltung die **Lordosierung der HWS noch stärker**; Ursprung und Ansatz der Schultergürtelträger rücken noch tiefer – das verschlechtert die Atmungsverhältnisse. Weiterhin treffen wir an:
– Stauung des venösen Rückstromes und der Lymphe

- Degenerationsprozesse durch die Belastung der HWS, Reize auf den Periost- und Bandapparat.
- Nebenwirkungen von Seiten des vegetativen Nervensystems durch humoral ausgelöste Mitreaktionen des Halssympatikus
- fehlerhaft verbrauchte Kontraktionsenergie schraubt den Wirkungsgrad der Atmung herab (Abb. 47)

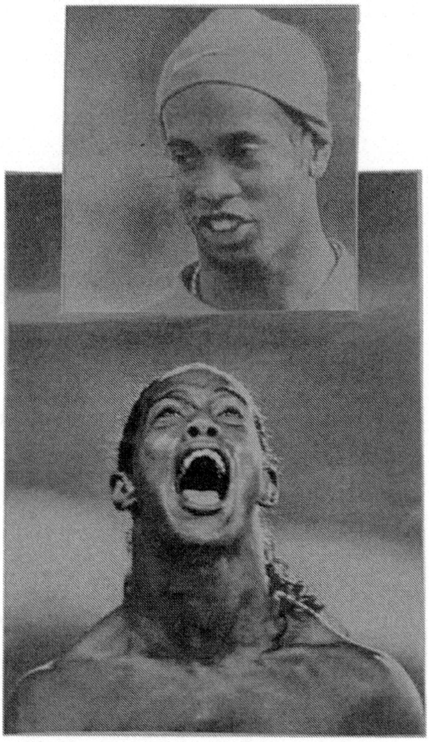

Abb. 47: „Der Spiegel" v. 03.06.2006
Bei längerem Fortbestehen der Mundatmung treffen wir Symptome an wie sie auch bei einem trainierten Fußballspieler sichtbar werden können.

M. trapezius und M. levator scapulae kontrahieren sich aktiv und zerren den Schultergürtel hoch: Das führt bei längerem Bestehen zur Dauerkontraktur der oberen Trapeziusanteile (Fehlspannungen, Hartspannpartien, Myogelosen, Kopfschmerz)

Zum Schluss die **pathogenetischen „Teufelskreise"** zwischen Form und Funktion nochmals auf einen Blick:

Mundatmung	→	Haltung
Haltung	→	Kieferentwicklung
Mundatmung	→	Zungendysfunktion
Tonsillenhypertrophie	→	Zungendysfunktion
Zungendysfunktion	→	Sprechstörungen
Zungendysfunktion	→	Kieferentwicklung
Kieferdeformierung	→	Sprechstörungen
Chronisch muskuläre Hypertonie	→	chronische Gelenkkompression
Gelenkfehlbelastung	→	Gelenkverformung

Das Kiefergelenk

Durch den Synergismus der Unterkiefergelenke gibt es keine Einzelbewegungen zwischen rechtem und linkem Gelenk. Kein anderes Gelenk im Organismus scheint deshalb so auf eine Rechts-Links-Balance angewiesen zu sein – eine Einmaligkeit.
Körpersymetrie und neuromuskuläres Gleichgewicht im orofazialen Bereich sind für die Kiefergelenke besonders wichtig.
Kiefergelenksfehlstellungen können zu Fehlstellungen der anderen Kopfgelenke führen und sich über Mechanorepeztoren bis zum Hüftgelenksbereich auswirken (zwei Waagen können zweierlei Gewichte von rechts und links zeigen).

Die Nozizeptoren hinter dem Kiefergelenk in den Weichteilstrukturen und dem posterioren Ligament werden durch Fehlstellung und Retraktion des Unterkiefers aktiviert; es kommt zu biochemischen Veränderungen, durch Sympathikus- und Parasympathikusaktivierung zur Noradrenalinausschüttung. Neurophysiologische Schutzmechanismen sorgen also dafür, dass vom Kiefergelenk „Projektionsschmerzen" ausgehen können, ohne dass dieses selber schmerzt – wie z.B. verringerte Mundöffnung, Kopfschmerzen, Hals-, Nacken-, Rückenschmerzen, Parästhesie der Fingerspitzen, Trigeminusneuralgie, Schwindel, Tinnitus, Fazialisparese, Fehlschlucken, Störungen im Sprechablauf, Nervosität, Schlaflosigkeit, morgendliche Zerschlagenheit, unspezifische Gesichtsschmerzen, Asymmetrie im Gesichtsausdruck (s. Abb. 48).

Selbst Männer, die normalerweise über einen Körper im besten Trainingszustand verfügen und viel „Power" ausstrahlen, können morgens in die Praxis kommen und aussehen wie nach einem Schlaganfall. Der Grund dafür ist der, dass sie sich in einem **neuromuskulären Fehlmuster** regelrecht verbissen haben.

Die Erklärung liegt darin, dass **das Nervensystem stets als Ganzes reagiert**. Den N. trigeminus ist der größte Gesichtsnerv; **sein spinaler Trakt** führt zur **Duramater** hoch und bekommt auch einen „Input" von den Spinalnerven. **Eine nozizeptive Störung kann sich auf andere Nerven übertragen** (Schleimhäute, Parodontalgewebe, myofaziale Gewebe, Unterkiefermuskulatur, Faszien, Kiefergelenk und -kapsel). –
Der **mesencephalische Nukleus des 5. Hirnnerven befindet sich im Mittelhirn**; er ist ein propriozeptiver Nukleus (der einzige propriozeptive Nekleus im Gehirn!), d.h. ein „Aggressionsverhalten" in der Kaumuskulatur wird direkt im Hirnstamm und Mittelhirn verschaltet. Der Nukleus bekommt **afferente Informationen von Parodontalrezeptoren** und gleichzeitig **von den Muskelspindeln**. So kann psychischer Stress – aber auch schon leichte Berührungen eines oder mehrerer Zähne Kontraktionen in der Kaumuskulatur hervorbringen, die **motorische Antwort** ist dabei stets größer als der auslösende sensorische Stimulus (α- und γ-Motoneurone). Experimentell konnte nachgewiesen werden, dass bei einem Alligator der Beißreflex auch dann noch ausgelöst werden konnte, nachdem man ihm den Kopf abgeschlagen hatte. –

Eine Art **„elektronische" Verkopplung der Nervenzellen im Nukleus** führt dazu, dass sich die Reize gegenseitig verstärken. Die Nervenrezeptoren im Mundbereich sind viel empfindlicher als die anderer Bereiche des Körpers; deshalb haben Triggerpunkte, die von hier ausgehen, größere Auswirkungen auf das ganze System, während Triggerpunkte in anderen Körperteilen meist nur den gleichen Regelkreis betreffen.

Entwicklungsgeschichtlich ist **das Mittelhirn** früh angelegt und gut entwickelt und war dem – für das damalige Überleben so wichtigen – **Verteidigungsmechanismus untergeordnet**; d.h. **Beißreflex** und **Kausystem** waren ähnlich wichtig wie das schlagende Herz und mit allen anderen Systemen (Immunsystem, Vegetativum) verbunden – auch wenn wir das am Frühstückstisch, wenn wir in ein Marmeladenbrötchen beißen, nicht spüren ...

Bei Kopf- und Gesichtsschmerzen mit einem Chronifizierungsgrad III nach *Gerbershagen* (zitiert nach *H. Kares*, 2004) findet man in 100 % der Fälle eine **Craniomandibuläre Dysfunktion**. Auch weisen 85 % der Patienten mit Nackenschmerzen eine CMD auf. Bei 50 % der Patienten mit tiefem Kreuzschmerz und 100 % der Kranken mit chronischen Schmerzen im Beckenboden konnte ebenfalls eine CMD festgestellt werden. Werden diese CMDs behandelt (Aufbissschienen. Funktionelle kieferorthopädische Geräte bei einer Bisseinstellung in der Myozentrik, Manualtherapie etc.) können die Beschwerdebilder wieder verschwinden.

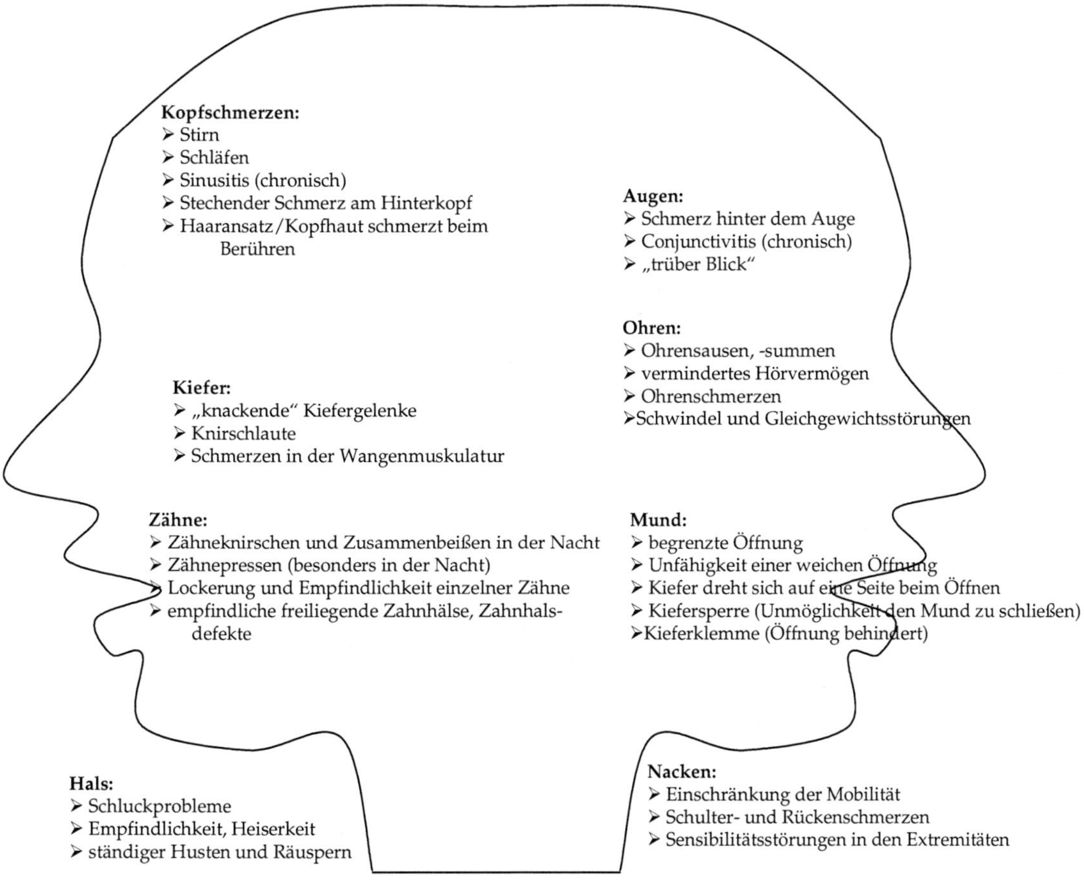

Abb. 48: Symptome bei Craniomandibulärer Dysfunktion (*Christian Czech*, Aus „Patienten-Ratgeber CMD", ICCMO-Deutschland), GZM – Praxis und Wissenschaft, 6. Jg. 2/2001)

Ganzkörperliche Symptome bei gestörten Mund-/Grundfunktionen (nach H. v. Treuenfels, 1997)

a) im Bereich der Atemwege

Funktionelle und/oder infektiöse meist chronisch-entzündliche Erkrankungen des Hals-, Nasen-, Ohren- und Lungenraumes (z.B. Rhinitiden, Adenoide, Sinusitiden, Otitiden, Bronchitiden, Tonsillitiden, Anginen, Asthma/Allergien, verschiedene Fehlatmungsformen, die in Verbindung mit der Mundatmung stehen können.

b) im Bereich der Verdauungswege

Funktionelle und/oder infektiöse, meist chronisch-entzündliche Erkrankungen des Mund-, Magen- und Darmraumes (z.B. Karies, Parodontopathien, Gastro-Enteropathien, Obstipation, Azidose, Dysbiosen, Gärungs- und Fäulnisdyspepsien u.a. – oft eingeleitet durch eine kindliche Flaschenernährung.

c) im Bereich des Bewegungs-, Halte- und Stützapparates

Funktionelle, statisch-dynamische, traumatisch-entzündliche und/oder chronisch-degenerative Störungen der Muskel-, Bänder-, Gelenk-, Zahn- und Knochengewebe, z.B. schmerz- und geräuschhafte Myoarthropathien, Parodontoparthien, Dyskinesien, lordotische, kyphotische und skoliotische Fehlhaltungsformen mit senso-motorischen Fehlleistungen der orofazialen und gesamten Körpermuskulatur.

d) im geistig-emotionalen und Nervenbereich

Kopfschmerzen, Lernprobleme, Mangel an Konzentration, Aufmerksamkeit, Gedächtnis, Ausdauer, psycho-vegetative Störungen, Gemütsschwankungen, Verhaltensstörungen, Nervosität, Aggressivität, Unsicherheit, Ängstlichkeit, mangelndes Selbstbewusstsein, u.v.a.m. –

Der Kieferorthopäde ist aber leider so selten wie der Kinder-, HNO-, Zahn-, Hausarzt oder Orthopäde in der Lage, die gestörten Mundraumfunktionen mit anderen gesundheitlichen Beeinträchtigungen in Zusammenhang zu sehen. Eine ganzheitliche kieferorthopädische Ordnungstherapie kann über neuromuskuläre und übergeordnete Regelkreise o.g. Bereiche günstig beeinflussen – sie liegen weit außerhalb des herkömmlichen Indikationsbereiches der Kieferorthopädie.

Funktion und Diagnostik von Atmung, Haltung, oberen Kopfgelenken, Gaumensegel und Nase

Die Funktionseinheit von Atmung und Haltung

Atem einhauchen ist gleich Leben einhauchen
Wir lesen in der Genesis: „Gott der Herr bließ dem Menschen den lebendigen Odem in die Nase, und es wurde der Mensch eine lebendige Seele".

Im Atemholen

Im Atemholen sind zweierlei Gnaden:
Die Luft einziehn, sich ihrer entladen;
Jenes bedrängt, dieses erfrischt;
So wunderbar ist das Leben gemischt.
Du danke Gott wenn er dich preßt,
Und danke ihm, wenn er dich wieder entläßt.

J. W. v. Goethe

Mit der Fähigkeit des Atems empfing der Mensch also innere Seelenkräfte. Noch für den Inder – insbesondere für den Yogi – ist das Atmen kein rein physiologischer Vorgang. "Atma" ist das höchste übersinnliche Wesensglied des Menschen, in dem der göttliche Wille zum Ausdruck kommt. – In der Doppelbewegung des Atmens verbirgt sich Goethes weit- und hochgespannte Philosophie: das Doppelspiel von Tag und Nacht, Gut und Böse, Freud und Leid, Spannung und Entspannung. Das Fluten und Ebben in unserer eigenen Brust entspricht den kosmischen Gesetzen und damit der Mischung des Lebens – auch wenn im Alltag wenig Aufhebens von dieser Philosophie gemacht wird. –

Erst gegen das **12. Lebensjahr kann das Kind den Atem selbständiger einsetzen** und als System neuer Selbsterfahrung sowie als Instrument des Fühlens integrieren. Der Atemprozess kann sich jetzt mit der Muskelorganisation und darüber hinaus mit dem Knochensystem verbinden, so dass in den Haltungen stärker das Gefühls- und Willenselement sichtbar wird und „Haltung" verinnerlicht wird.

> Falsche seelische Grundstimmungen und Verhaltensstörungen und die damit verbundenen muskulären Verspannungen und Fehlbeanspruchungen beeinträchtigen den ökonomischen Ablauf der Atembewegungen (*J. Broich*, 1988).

Atemfehler ziehen aber stets Formfehler bzw. Haltungsfehler nach sich. Atmung und Haltung stehen dabei in ständiger Wechselwirkung zueinander und **beeinflussen maßgeblich alle Grundfunktionen** (Bewegung, Sprechabläufe, Stoffwechsel, Energieaustausch, Organtätigkeit). Physiologisch gesehen ist dabei die Kombination von Flankenatmung und Zwerchfellatmung der optimale Atemtyp (costo-abdominale Atmung). Gleichzeitig ist hiermit die tiefste Einatmung möglich.

Das Zwerchfell vollführt ca. 24.000 Aktionen in 24 Stunden. Es ist beispielhaft, welche Arbeit dieser Muskel leistet; nicht umsonst wird er als zweites Herz bezeichnet. Er setzt an der 7. bis 12. Rippe an sowie am 2. bis 4. Lendenwirbel und wird vom Nervus phrenikus aus dem plexus cervikalis ennerviert. Ist das Zwerchfell überspannt, kann der Nervus Vagus irritiert werden mit Auswirkungen auf die Kehlkopfmuskulatur. – Durch diese Befestigungen hat er Einfluss auf die Beweglichkeit der Wirbelsäule und der Stimme bzw. umgekehrt.

Die Klavikularatmung, d.h. die ausgeprägte Brust- oder Hochatmung macht zwar eine „schlanke Taille“ und hatte früher als Idealbild die „preußische Haltung“, ist aber völlig unphysiologisch. Ebenso wie die Bauchmuskulatur von jeder – vom costo-diaphragmalen Mechanismus – ausgelösten Druckschwankungen betroffen sind, sind es auch reaktiv die **Beckenbodenmuskeln** (s. Kap. „Die Körpersprache“). **Der Beckenboden ist für die Atmung von großer Bedeutung** u.zw. vor allem im Interesse eines regelmäßigen, **funktionellen Trainings** der elastischen und muskulären Elemente dieses Beckenbodens, der diese Elastizität und Muskelkraft als Mitträger der Rumpfeingeweide und als Durchtrittspforte großer Ausführungsgänge dringend bedarf (*J. L. Schmitt*, 1966).

Es sei der Vollständigkeit halber ergänzt, dass für den optimalen Ablauf der costo-diaphragmalen Atmung auch die **Haltungsfrage der Lendenwirbelsäule von großer Bedeutung ist**.

> Alle Bestandteile des Bauchraumes – einschließlich der LWS als dessen veränderlicher Achse – sind an der costo-abdominalen Bewegung beteiligt. – (s.a. Kap. „Die Körpersprache“)
> Die chronische Mundatmung ist dabei der stärkste Prototyp einer allgemeinen Fehlatmung und verschiebt die Haltebalance und das Bewegungsspiel im Kopf-, Hals-, Kieferbereich.

Physiologischerweise ist das mechanische Zusammenspiel von Zwerchfell, Zwischenrippen und Bauchmuskeln – genauer gesagt dieses Gleichgewicht von sich anspannenden Bauchmuskeln und sich entspannendem Zwerchfell ruft die Muskelspannung hervor, **die der Sänger Atemstütze** nennt; für ihn entscheidend ist die Ausgewogenheit im:

Stimmaufbau:
Stimmgebung (Atem, Tonus, Psyche, Kehlkopf) ➜ **Stimmformung** (Mundhöhle, Zungenrücken, Lippen, Gaumen) ➜ **Stimmführung** (Klangsäule, Stimmsitz).

Bei lautem Reden und Singen verbunden mit einem guten Gebrauch der Atemstütze sinkt der Larynx tiefer u.z. durch den Sog, der zwischen Bauchdecke, Zwerchfell, Trachea und Larynx entsteht.

Diagnostik der Fehlatmung und -haltung

Die **Fehlatmung** ist am **Heben des Brustkorbes beim Einatmen zu erkennen** (Abb. 49). Die Atemhilfsmuskeln (M. levator scapulae, M. sternocleidomasterideus, M. scalenii, M. trapezius) ziehen den Brustkorb beim Einatmen hoch und etwas auseinander. Gleichzeitig ziehen sie am Kopf und **stören** damit **das orofaziale Gleichgewicht** aufs empfindlichste, ein Flankenstoß unterbleibt. Bei ausgiebig unkorrekten Brustkorbbewegungen wird die vordere Bauchwand beim Einatmen eingezogen und beim Ausatmen herausgedrückt (d.h. genau umgekehrt wie bei der Normalatmung), nach und nach verkümmert bzw. versteift die Muskulatur des Brustkorbes.

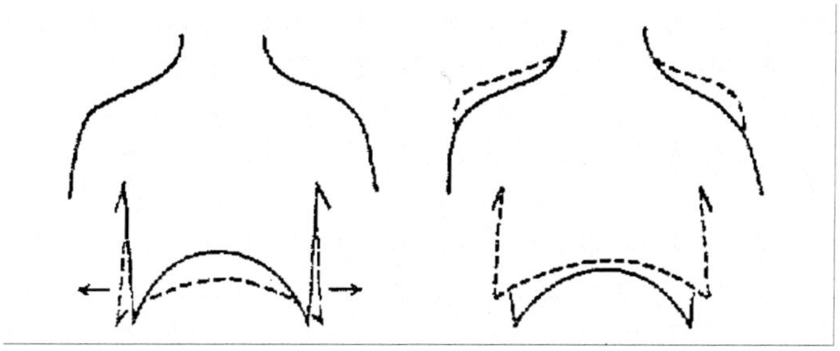

Abb. 49: a) Normale Brustkorbbewegung b) fehlerhafte Brustkorbbewegung (das Zwerchfell hebt sich anstatt sich abzuflachen) (Einatmung gestrichelt) aus *J. Parow*, Die Heilung der Atmung

Der entstehende Überdruck im Brustkorb drosselt die Sauerstoffabgabe in den Lungen erschwert die Kreislauftätigkeit und überlastet die Rumpfwand, die mit der Zeit ihre Spannkraft, Festigkeit und Form verliert (*J. Parow*, 1981).

Durch die kompensatorische Druck- und Spannungserhöhung im Kehlkopfbereich werden auch die **Stimmbänder in Mitleidenschaft** gezogen. Der Atmungswiderstand liegt anfangs nur in den Bronchien, verlagert sich schließlich in die Stimmritze. Diese verengt sich einerseits, weil sich die **Stimmbänder gegen die unter Druck abströmende Luft** durch Anspannen ihrer Muskeln zur Wehr setzen müssen, andererseits wirkt die erwähnte Bewegung der Lungen oder Bronchien durch Zerren an der Kehle im gleichen Sinne (Abb. 50).

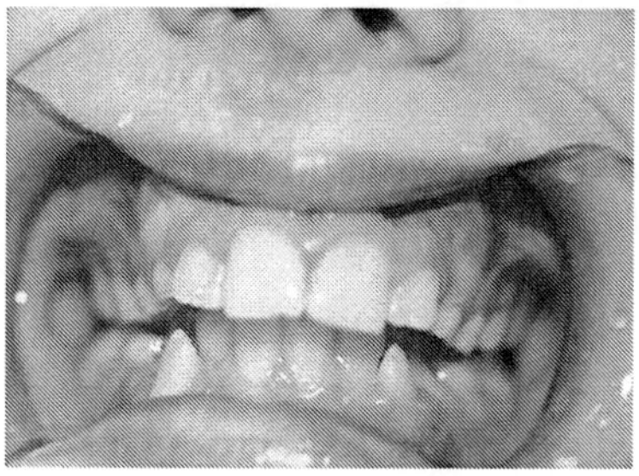

Abb. 50: 11-jähriger Junge – hyperton;
- tiefer Biss, Rückbiss
- hastiges monotones, „nuscheliges" Sprechen
- zeigt das Schutzbedürfnis des vorderen „Intimraumes"
- zugleich die Abhängigkeit der Brustkorbausbildung von der Form der Wirbelsäule
- teils ungenügende, teils paradoxe Zwerchfellbewegungen
- Oberbauchhartspann
- fehlender Flankenstoß bei der Atmung mit Verkürzung der Flanken
- es kommt zu „ausgleichenden Verkrümmungen" und Einschränkungen der vegetativen Funktionen durch Einschnürung d. Epigastikums

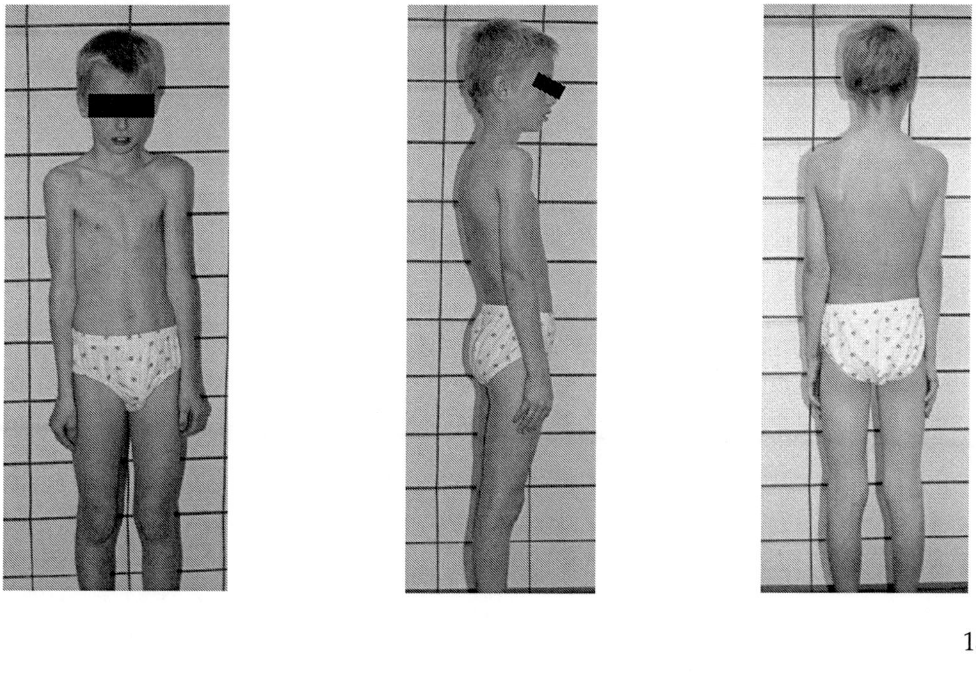

Bei der Fehlatmung sind nicht nur die Bewegungen des Rumpfes, sondern auch

- **die Atemsteuerung**

in Nase und Rachen ungünstig verändert. **Verdickte, steife Nasenflügel** sind das erste sichtbare Symptom. Wir treffen eher Gurkennasen statt Zinken an. Man sollte dieses Schicksal aber nicht in die Hände eines Schönheitschirurgen legen. –

Die Nase ist der wichtigste Gegenspanner der Einatmungsmuskulatur und der Ausatmungskraft der Lungen.

Ein **schnelles Einatmen** lässt je nach Schärfe des entstehenden Geräusches auf den Kräftezustand des muskulären Widerstandes schließen. Fehlerhafte Atemsteuerung wird zunächst **an der vorderen Nase sichtbar**, die sich anfänglich mit dem Einatmen verengt, später aber sogar erweitert, um dem behinderten Zwerchfell die Arbeit zu erleichtern; das geschieht oft unter Zuhilfenahme der Wangenmuskulatur.

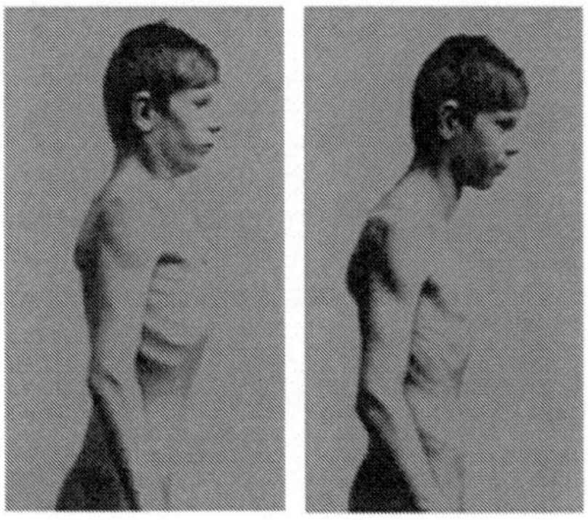

Die entstehende mimische Verspannung des Gesichtes führt automatisch auch zu einer Überspannung der Zunge und des Kiefers und greift schließlich auch auf die Rachenmuskulatur über (Abb. 51, 52).

Abb. 51: *J. Parow*, Die Heilung der Atmung

Die Atemsteuerung im Rachen, die schon durch den Verlust der Atemformung in der vorderen Nase bedroht ist, wird dadurch zusätzlich in Mitleidenschaft gezogen. Mit der Zeit führt der Ausfall der Atemsteuerung in der Nase dazu, dass diese **von der Stimmritze** als nunmehr engste Stelle der oberen Atemwege übernommen wird.

Der ungenügend geformte, turbulente Luftstrom zerrt an den Stimmbändern, die sich dagegen durch Spannung zur Wehr setzen; es kommt zur Pressatmung.

Bei falscher Tonbildung verengt sich der Brustkorb mit dem Ton, statt sich zu spannen, die Taille zieht sich zusammen, statt sich zu weiten. Diese **fehlerhafte Stimmbildung kann sowohl Ursache als auch Folge der Fehlatmung sein**.

Die Fehlatmung entwickelt sich durch die Beteiligung folgender Muskelgruppen beim Einatmen (*J. Parow*, 1981):
– den Muskeln des Schultergürtels
– den Halsmuskeln (beide ziehen die Rippen nach oben)
– den Muskeln der Wirbelsäule, die bei deren Streckung ebenfalls den Brustkorb heben.
Die Beteiligung der Wirbelsäule ist stets leicht zu erkennen am Mitbewegen des Kopfes. –

Sowohl beim Gehen als auch beim Atmen sollte sich die Wirbelsäule insgesamt nicht oder kaum mitbewegen, weil wir sonst unsere Haltemuskeln zu Bewegungsmuskeln umfunktionieren.
– Zusammenhang zwischen Atmung und Haltung (Abb. 53).

- **die Rumpf- bzw. Achsenstabilisation**

Sowohl der Nackenbereich als auch der Lendenwirbel-/Kreuzbeinbereich gehören zu unseren „Energiezonen" (hier gehen am meisten Spinalnerven ab). Durch das **Nackenspannen und -gegenziehen** (s.a. Kap. „Therapieaufbau") gelangt der Kopf in eine leichte Nickstellung (Extension der HWS) – die Wirbelsäule richtet sich auf. Im unteren Bereich soll sich das **Becken durch Loslassen der Rückenmuskulatur nach hinten kippen** können (Extension der LWS), damit die Atemwelle wieder senkrecht auf den Beckenboden auftreffen kann und der „Energiefluss" entlang der Wirbelsäule nicht blockiert wird. –

Am ehesten unterstützen wir das, wenn wir mit Übungen beginnen, die das Becken aufrichten, die **Flanken-, untere Rückenmuskulatur und Beckenboden dehnen sowie das Zwerchfell abflachen lassen.** – Dehnung schafft Empfindung und lässt Atmung zu. Geeignet dafür ist der „Afrikanersitz" (s. Übungsteil) sowie jede Bewegung aus der Häschen- oder Froschstellung heraus. –

Was durch den Gaumen gesprochen wird, geht durch den ganzen Menschen bis in Ferse und Zehen. Wir beobachten also wie der

- **Gang des Menschen**

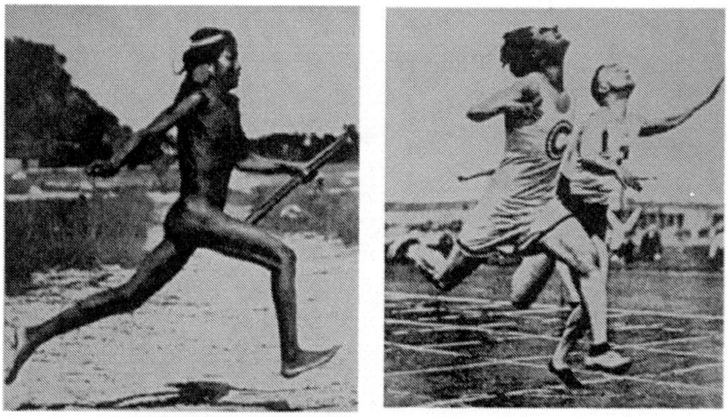

Abb. 52:
aus: *J.L. Schmitt*, Atemheilkunst
links: der freie Lauf eines Indianers mit entspanntem Nacken und Schultern, durchgeatmetem Rumpf und Becken
rechts: das atemlose Gegenstück unserer Rekordläufer mit gebrochenem Nacken, verkrampfter Gesichts-, Hals- und Schultermuskulatur.
Die Verkürzung und Verspannung der Halsmuskulatur schafft ein orofaziales Ungleichgewicht, sie ist unökonomisch und verbessert nur vordergründig die Leistung.

ist und können daran ablesen, ob er

- **in den Gaumenlauten Festigkeit** hat – die entsprechenden Laute G, K, Ch hängen mit dem **Wollen des Menschen** zusammen.
- **Was mit der Zunge gesprochen** wird, hängt mit der Partie **vom Kopf bis zur Oberlippe** und von dort bis zur entsprechenden Rückengegend zusammen; es sind die Laute D, T, S betroffen, die für **das Gedankenmäßige** stehen.
- Was hingegen **mit Lippe und Zähnen** gesprochen wird, hat mehr **mit Brust und den vorderen Partien des Menschen** zu tun; es betrifft die Laute B, P, F und drückt **das Gefühlsmäßige der Sprache** aus.

„So steht der Mensch in der Sprache drin … man kann ganz gut die Sprache die Schöpferin der menschlichen Gestalt nennen nach diesen drei Richtungen hin" (*U. Herberg*, 1986 in *K. König*).

Das **richtige Atmen** muss das Kind aus dem richtigen Sprechen lernen.

Alle Atempraktiken, die nicht mit dem Sprechen verbunden sind, sind speziell für die Kinder von der Hand zu weisen. **Stabreime, Hexameter**, die im Schreiten gesprochen werden, sind – wie besprochen – **„Balsam" für Atmung, Herz und Kreislauf**; sie formen dabei die entsprechenden **Laute** und machen Spaß ... die Arbeit an Haltung und Atmung hat also nichts mit Atomphysik zu tun! –

Bei allen atemschwachen Kindern können wir therapeutisch zunächst so vorgehen, dass wir zunächst **Atemübungen mit Konsonanten** (hauptsächlich Blaselaute, s. Übungsteil) machen. Dazu sollen die Kinder die **Hände auf den Bauch oder die Flanken legen, um zu fühlen, wie sie sich bei der Ein- und Ausatmung mitbewegen**; später folgen die Vokale. Durch das sanfte Erfühlen der Bauchbewegungen können sich die Kinder auch in ihrer Körperlichkeit besser wahrnehmen. Zum Schluss kann man noch den **Hexameter** im großen Kreis abschreiten lassen, um Atem und Puls in ein harmonisches Verhältnis zueinander zu bringen. –
Mit einem **großen Wurfball** können wir den Kindern zudem helfen, Atmung und Stimme zu kräftigen und zu beleben. –

Untersuchungsbefund

Unsere **Untersuchung** ergibt sich aus dem bisher Gesagten:
- wir lassen willkürlich vertieft einatmen (Anspannung der Atemhilfsmuskulatur? Des Gesichtes? Flankenstoß? Paradoxe Flankenbewegung nach innen? Wird der Brustkorb – wie bei einer hochgradigen Fehlatmung – mit der hinteren Schultermuskulatur hochgezogen? Nimmt die HWS-Lordosierung zu?)
- **Palpation der Muskelansätze** der Atemhilfsmuskulatur.
- **Rundrücken** (deutet auf Brustschwäche und Verdauungsdefizit hin)
- **Hohlkreuz** (zeigt mangelnde Rückenatmung)
- **Hängeschultern** (weisen auf Fehlatmung im Spitzenbereich hin) – einseitige Atemschwäche? (Pleuraprozesse?). Ein Indiz für den regulären Brustkorbstand ist der waagerecht bis leicht zur Mitte hin ansteigende Verlauf der Schlüsselbeine. Der Abstand der inneren Schulterblattränder sollte nicht mehr als drei Querfinger betragen (Mayr-Maß), sind sie symmetrisch? Stehen sie ab? Das Maß für die Halslänge beträgt vier Querfinger vom Unterrand des Hinterhauptbeines bis zum oberen Rand des 7. Halswirbels.
- **Halswirbellordose** kann als Schwächesymptom des oberen Atem-Halteapparates und damit als erstrangige Fehlatmungserscheinung gewertet werden.
- Sind **Skoliosen** sichtbar?

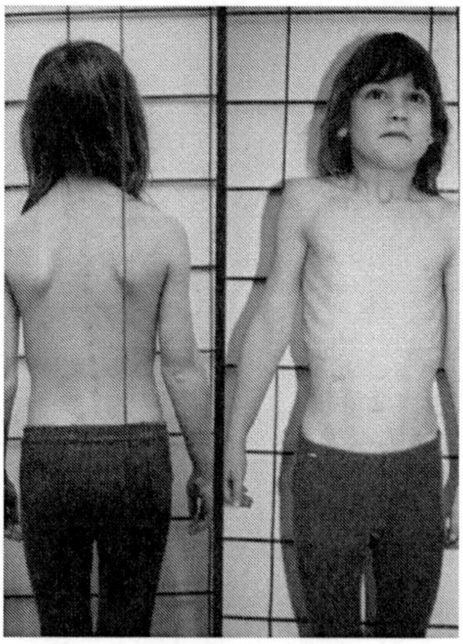

Abb. 53: 9-jähriges Mädchen
Bei forcierter Einatmung scheinen zumindest einige der o.g. Befundungen positiv zu sein.

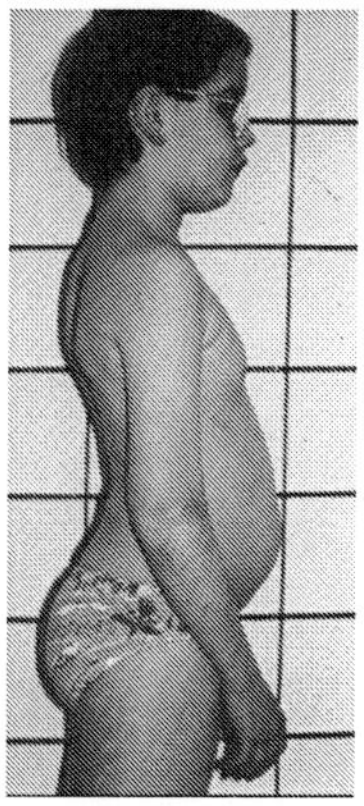

Abb. 54:
Junge, 9 Jahre (erinnert an manche Loriotfiguren).
Übergewicht, Prognathie, Mundatmung bei allgemeiner Fehlatmung/Fehlhaltung, Hypotonie, Dysbiose und Lymphatismus weißt hin auf:
- Zusammenhang zwischen Atmung, Haltung und Reaktionsschwäche
- Zusammenhang zwischen Kurzatmigkeit und vegetativer Funktionen wie Herzklopfen, Schwindel, kalte Extremitäten, Neigung zu leichter Zyanose durch den ungenügenden peripheren Kreislauf und der dementsprechenden ungenügenden Füllung des Herz- und Lungenkreislaufes.
- Zusammenhang dieser Grundfunktionen mit den Sprechabläufen – Sigmatismus palatalis.

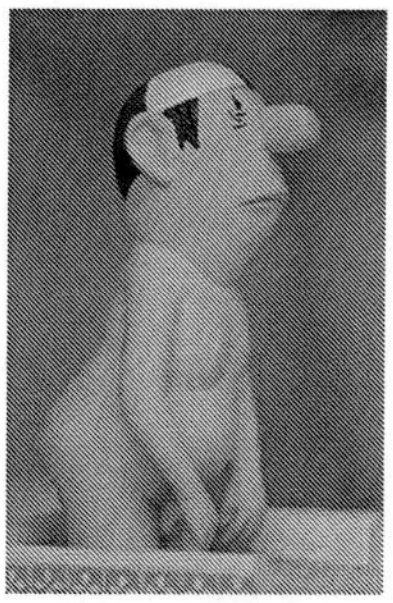

Über den Zusammenhang der Haltungstypen mit den Kieferanomalien wird in den Kapiteln „Die Körpersignale des Mundes" und „Allgemeine physiologische Zusammenhänge" berichtet.

- **Haltungstest nach Matthias ...**
  Da Haltung eine Leistung der Muskulatur ist, kommt ihr besonders bei Ermüdung eine besondere Bedeutung zu. Das Absinken von der aktiven „aufgerichteten" Haltung in die Ruhelage bei vorgehaltenen Armen während einer Beobachtungszeit von 30 Sekunden wird dabei als Ausdruck einer Haltungsschwäche gewertet. Ist das Kind überhaupt nicht in der Lage, sich in die „aktive Haltung" aufzurichten, nimmt man das Vorliegen eines „Haltungsverfalles" an. –

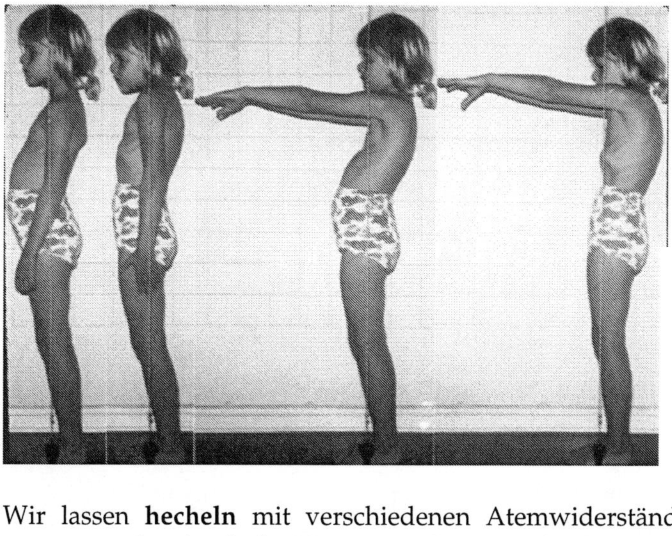

Abb. 55:
aus der Sammlung von *F. Bahnemann*.
Die dritte Aufnahme zeigt den Matthiastest, die zweite und vierte Aufnahme das „schraubzwingenartige" Zusammenpressen von Kopf und Schultergürtel bei forcierter Einatmung.

- Wir lassen **hecheln** mit verschiedenen Atemwiderständen, indem wir dafür Lippen verengen oder durch die Nase unter Joggen oder Sturmgebrause. Dadurch schließen wir durch Beobachtung der **Bauchdecke** eine **paradoxe Atmung** aus und erfahren etwas über Kräftezustand und Ausdauer der **Atemmuskulatur** sowie über die Elastizität der Nasenflügel; wenn das Becken richtig aufgerichtet ist, Zwerchfell und Bauchmuskulatur in Ordnung sind, führt uns das auch zum Mundschluss.
  Sowohl **Hechelnlassen** wie auch weiterführend die **Abspannübungen** auf „Hopp, Hopp ..." können auch als Maßnahmen zum **Finden der Atemmitte** eingesetzt werden können. –

Weiterhin kennen wir das so genannte

- **offene Näseln;** d.h. die Luft entweicht durch die Nase, bedingt durch Spaltbildung und Gaumensegelfehlfunktionen (hypotone Bewegungsstörung, abnorme Erschlaffung bei Rachenmandelhyperplasie sowie spastischer Bewegungsstörung).

  Häufiger haben wir es mit dem
- **geschlossenen Näseln** zu tun, bedingt durch eine behinderte Nasenluftpassage (u.a. bei habitueller Mundatmung, Polypen, Septumdeviation, Schwellung der Nasenschleimhaut, bes. bei Lymphstau der Concha inferior). Die Kinder scheinen regelrecht im Wasser zu ersaufen (Abb. 56); deshalb kann sich der Ausschluss einer

- **Lymphangiopathie** anschließen:
  - Schwellung der Gaumentonsillen/des Rachenringes? Zunge interdental? Schlafapnoe?
  - Schwellung der Halslymphknoten? Stauungen?
  - „Adenoidenfazies" mit spannungslosen Gesichtszügen?
  - Rückneigung des Kopfes zum Offenhalten der Atemwege?
  - „Kröpfchenbildung" durch Senken des Mundbodens?
  - Feuchte Hände? Venöse Stauungen?
  - Verdauungsdefizit? Weicher Stuhl? Kalter Bauch?

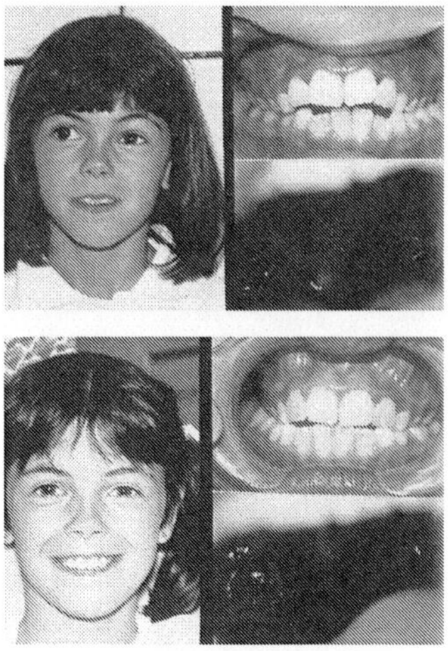

Abb: 56: Ungleichgewicht der Gesichtsmuskulatur (oben) mit Schlafapnoe, geschlossenem Näseln, Hypertrophie der Tonsillen, Sigmatismus lateralis interdentalis; das Gesicht grimassiert beim Sprechen reflektorisch mit. Die Symptome verschwanden nach 1 ½ Jahren Behandlung mit modifiziertem Bionator, homöopathischer Therapie und Heileurhythmie

Abdominale Lymphstaue – infolge von Verdauungsproblemen – können sich bis an die **Oberfläche der unteren Wurzeln des Rückenmarks**, der **zervikalen Lymphgefäße**, des **Nervus hypoglossus** sowie der **Meningen** auswirken.

Bei der **Lymphströmung von Subarachnoidalraum zum abdominalen Lymphgefässsystem** muss der Druckdifferenz zwischen diesen beiden Systemen unbedingt eine Rolle zukommen; wenn daher der intraymphatische Druck steigt und der Liquardruck fällt, sind die **Bedingungen der retrograden Strömung** gegeben (*M. Földi*, 1969).
So liegt neben der Leistung der „Muskelpumpen" der Kaumuskulatur auch in einem **intakten Verdauungssystem** die Voraussetzung für ein gesundes Lymphsystem.

- **Funktionsprüfung des weichen Gaumens**
  - Abklärung des Vorliegens einer velopharyngealen Insuffizienz bei begleitender submuköser Gaumenspalte (nasale Sigmatismen haben meist organische Ursachen im harten oder weichen Gaumen).
  - Bei einseitig hängendem Gaumensegel – Vorliegen einer Refluxösophagitis?
  - Zunge herausstrecken oder leicht herausziehen und ein „i" sprechen lassen – hebt sich der weiche Gaumen?

- **Diagnose des offenen Näselns** (s. Kap. „Allgemeine Physiologie")
  - Bei Zuhalten der Nase verschwindet die näselnde Komponente.
  - Die Nasalität nimmt von „a" über „e" zu „i" bzw. von „a" über „o" zu „u" jeweils zu, da die Artikulationsstellungen enger werden.
  - Auf „i" wird die Nase zugehalten – der Vokalklang verdunkelt sich.
  - „a" und „i" werden hintereinander gesprochen, die Nase wird dabei abwechselnd verschlossen – es kommt zu keiner Veränderung des Vokalklanges, wenn eine **normale Gaumensegelfunktion** oder ein **geschlossenes Näseln** vorliegt.

Für einen ersten diagnostischen Überblick sind diese Untersuchungen ausreichend. Zur genaueren Abklärung sei auf entsprechende Lehrbücher verwiesen (z.B. *G. Böhme*, 1997).

- **Mund- oder Nasenatmung**

Wenngleich die Nase, ob spitz, ob glatt
zwei Flügel – Nasenflügel hat,
so hält sie doch nicht viel vom Fliegen;
das Laufen scheint ihr mehr zu liegen.
Heinz Erhardt

Zur ersten groben Feststellung, ob es sich bei der Mundatmung um eine tatsächliche Verlegung der Nasenwege handelt oder um eine eher habituelle Mundatmung, kann folgender kleiner Versuch gelten:

> Der Betreffende nimmt einen Schluck Wasser in den Mund und versucht ihn dort mit geschlossenen Lippen etwa drei Minuten zu halten.

Muss er nach ca. einer Minute wegen Atemnot ausspucken oder runterschlucken, ist an eine Obstruktion in der Nase zu denken, die gegebenenfalls eine HNO-Beratung erfordert. Ansonsten scheinen zur Umstellung von Mund- auf Nasenatmung die im Therapieteil folgenden Maßnahmen als ausreichend … damit Ihnen nicht „die Luft wegbleibt".

Zur Untersuchung der Beweglichkeit von Kieferbewegung, Wirbelsäule, Atlas (Ausschluss eines Cervico-mandibulären Syndroms)

- Aktive Mundöffnung wie weit?/– Lateralbewegung d. UK./– Protrusion d. UK.
- Passive Mundöffnung wie weit?
- Untersuchung des Kiefergelenkes, Palpation, Öffnungsabweichung des Unterkiefers, – aktive Lateralbewegung
- Muskeltastbefund der Gesichts- und Halsmuskulatur, Mundbodentonus?
- Abtasten der Mm. Scalenii? Blockierung der 1. Rippe?
- Ganglion stellatum empfindlich? Direkt hinter dem unteren Ansatz des M. sternocleidomastoideus zu tasten (ist für den vegetativen Tonus verantwortlich).

- Bei den Seitneigungen im Bereich der HWS kann der Kopf fast bis auf die Schultern gelegt werden.
- Die Rotationsfähigkeit des Kopfes nach rechts und links überschreitet die vordere Schulterlinie nach dorsal (eine Blockierung an der linken Halsseite bewirkt eine Rotationseinschränkung nach rechts, ggf. wird die linke Schulter mitgezogen).
- In Vorbeuge kann das Kinn auf das Brustbein gelegt werden.
- Rotation des Oberkörpers mit Händen kreuzweise auf den Schultern.
- Seitwärtsneigung des Oberkörpers nach rechts und links (Hand der Neigungsseite bewegt sich am Bein abwärts, bei Vorneigung sollten beide Handflächen den Boden berühren (sind die Dornfortsätze zu sehen?)
- Rückneigung des Oberkörpers (entsteht im Wirbelsäulenbereich die physiologische Rille? Ist die Rundung gleichmäßig? Kompensiert das Becken?)

Weitere Untersuchungen (n. *H. Steinrücken*, 1980):

- **Palpation der Gelenkfortsätze**
  - Querfortsätze des Atlas auf Druckdolenz prüfen. Man tastet sie zwischen aufsteigendem Kieferbogen und Mastoid.
  - Mit Zeige- oder Mittelfinger von dorsal ca. 2 cm seitlich des Prozessus spinosus die Gegend der Gelenkfacetten tasten und auf Druckschmerz prüfen.

- **Prüfung der segmentalen Irritationspunkte**
  - Mit dem Mittelfinger werden mit Druck von unten her gegen das Okziput die Segmentpunkte geprüft. (Jeder Halswirbel ist an der Hinterhauptschuppe durch einen Segmentpunkt repräsentiert. Der Segmentpunkt für C 7 befindet sich am Mastoid, der für C 1 dicht neben der Medianlinie am Okziput.)
  - Die Nackenbänder rechts und links werden zwischen Daumen und Mittelfinger palpiert (es handelt sich um den Akupunkturpunkt Blase 10). Die Stelle eines blockierten Iliosakralgelenkes ist schmerzhaft. Zur Bestätigung wird das Gebiet der medialen Augenbrauen (Blase 2) zwischen Zeigefinger und Daumen palpiert.

- **Untersuchung des Okziput-Atlasgelenkes (C 0/1)**
  - Der Kopf wird passiv mit einer Hand bis in die Endstellung rotiert, mit der anderen wird das Atlasköpfchen (zwischen Mastoid und aufsteigendem Kieferast) ertastet und auf Druckdolenz geprüft; dann lässt man die Fingerkuppe in den Zwischenraum zwischen Atlasköpfchen und Hinterrand des Unterkiefers gleiten. Dieser Zwischenraum ist im Falle einer Blockierung gewöhnlich enger als auf der nicht blockierten Seite; ebenso wird sich beim Nachfedern des Zwischenraumes der Abstand zwischen Atlasköpfchen und Unterkiefer nicht vergrößern.
  - Die Kuppen der Zeigefinger nehmen rechts und links an den Köpfchen des Atlas-Querfortsatzes Kontakt und neigen den Kopf in Form einer Nickbewegung nach rechts und links. Im Normalfall sollte das Atlasköpfchen auf der Neigungsseite dem palpierenden Finger entgegenkommen.
  - Bei leichter Traktion am liegenden Patienten lässt sich der Atlas zart nach rechts und links verschieben. An der blockierten Seite setzt der Atlas dem Fingerdruck einen starren Widerstand entgegen.

- **Untersuchung der Atlas-Axis-Gelenke (C 1/2)**
  - Der Patient sitzt auf einem Hocker.
  - Der erste Teil einer Drehung (bis 20°) findet noch ausschließlich in dem Gelenk C 1/2 statt. Alle tiefer gelegenen Gelenke sind noch für die Drehung gesperrt. Während dieser Bewegung darf am Dorn von C 2 keine Mitbewegung fühl- und sichtbar sein. Erst wenn die Drehung über 20° beträgt, fühlt oder sieht man den Dorn zur Gegenseite wandern. Im Falle einer Blockierung bewegt sich der Dorn bereits bei minimalen Kopfrotationen mit. Wird der Kopf maximal vorgebeugt und erst dann rotiert, findet die Rotation insgesamt fast nur noch in den Gelenken C 1/2 statt; die tiefer gelegenen Gelenke sind für die Drehung gesperrt. Wird eine eingehende Diagnostik und Therapie angestrebt, wird auf die **Manuelle Stimmtherapie** v. *Gabriele Münch* und die **Neuromuskulären Techniken** v. *Leon Chaitow* verwiesen.

Sie können jetzt „vor Erleichterung aufatmen", das Kapitel ist – fast (Abb. 57) – zu Ende.

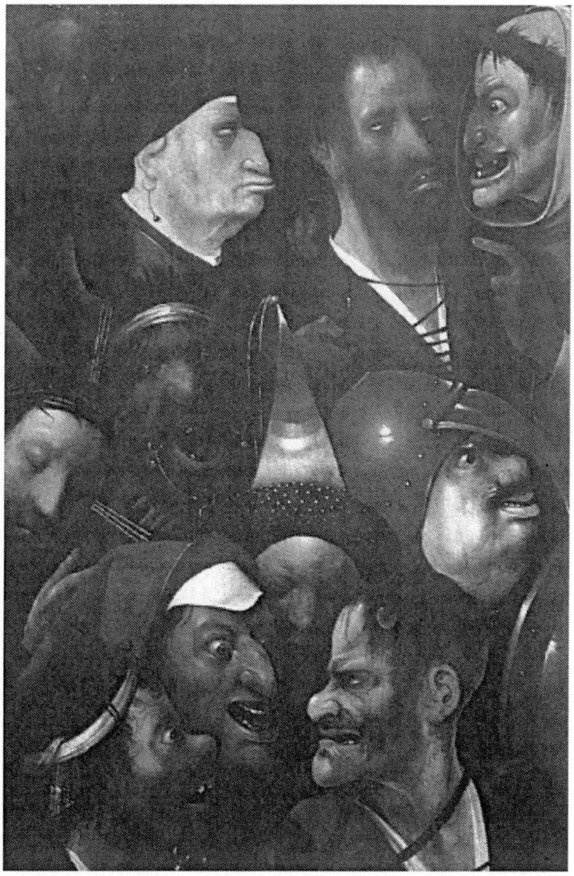

Abb. 57: Kreuzigung Jesu, *Hironymus Bosch*
Diagnose dieser „Hardcore"-Schädel: „echt assi und ätzend"; ... ein gefräßiges Dauerfletschen der Zähne kreuzt das andere, die Gesichtszüge verrutschen ins Fratzenhafte. Therapie: man möchte sie alle in die Waffenkammer stellen, einfach ausknipsen oder – besser – einem Chirurgen übergeben – aber ein Buddha-Lächeln wird trotzdem nicht mehr draus ...

Therapieaufbau

Der Körper ist unser Werkzeug, um Geistig-Seelisches zu empfinden und auszudrücken. Also müssen wir ihn sensibel und beweglich machen, damit er diese Aufgaben erfüllen kann. Dazu brauchen wir nicht nur körperliche Leistungsfähigkeit, sondern auch das Zusammenspiel von Atem, Haltung, stimm- und sprachliche Selbstwahrnehmung sowie der Artikulation mit stimmlich-sprecherischem Ausdruck.

Zunächst einige Übungen zur **Vorbereitung**:

Lymphaktivierung

- Lymphdrainage nach *Földi/Vodder* (bei Mundatmern liegt u.a. meist eine ödematische Aufquellung der Concha inferior vor)
- ansteigende Fußbäder, Wechselbäder nach *Kneipp*, Gesichtsgüsse, Fußreflexzonenmassage
- Ernährungslenkung, Darmsanierung
- Zinnkrauttee, Eichel-Kaffee, Homöopathie, (Lymphdiaral, Lymphomyosot, Kinolymphat, Mercunius corrosivus etc.); Druckstimulation der Tonsillen mit in Ney Paradent Liposome getränkte Watte
- Akupunktur, u.a.: L3 (Lymphseepunkt), KG 21, Ni 27, Lymphbelt (unterhalb des Schlüsselbeines vom Sternum nach außen) auch als Punktmassage möglich; Mundakupunktur nach *J. Gleditsch* (ggf. zusammen mit entspr. homöopathischen Präparaten, Organpräparaten)
- Nasale Reflextherapie mit ätherischen Ölen n. *N. Krack*
- Zunge um Lippenrot kreisen lassen, mit der Spitze während der Einatmung am Gaumen entlang rückwärts wandern lassen/bei der Ausatmung umgekehrt
- Kunsttherapie (Kneten, Plastizieren, Bildhauerei) um die gestaltenden abbauenden Kräfte in die Hände und Füße zu bringen (s. Kap. „Die künstlerische Therapie").

Dehnungen, Gesichtsmassage

- Griffe zur Dehnung der Weichteile von Gesichtshaut, Muskeln, Bindegewebe, achten auf entstehende Atemgeräusche.
  Dehnung erfolgt in Längsrichtung der Muskulatur. Abstreifen des M. masseter mit den Händen beidseitig des Kiefergelenkes abwärts, kleine kreisende Bewegungen mit den Mittelfingerkuppen neben Mundwinkel, Nasenflügel, um Lippen, Augen und Jochbein, vom Jochbein zum Ohr. Oft stellen sich Atembewegungen und Gähnimpulse ein, die durch bewusste Wertstellung des Rachenraumes noch intensiviert werden können.
- Lippenmassage (außerhalb des Lippenrotes); auf einem Haarkamm blasen, der mit Seidenpapier umspannt ist, die Vibrationen beseitigen Lymphstaue.

- Räkeln, Dehnen, Recken/Strecken, Gähnen
  (auch alle Gelenke können „Gähnen"/„Frühjahrsputz" machen etc. Wir nehmen auch den Vierfüßlerstand ein, machen einen Katzenbuckel, fauchen, strecken die Krallen, lassen uns auf die Fersen – das Becken führt an – nieder (den Oberkörper am Boden), atmen in die Nierengegend, als wären da unsere „Kiemen"; wir legen uns bäuchlings hin und stützen den Oberkörper nur in den Armen ab, richten uns wie eine Schlange auf, drehen und dehnen Kopf und Schulter in alle Richtungen. Dann lassen wir wieder die „Erdanziehung" wirken, dehnen und strecken uns wie „ein Seestern im türkis-grünen Wasser" aus, bis in die Haarspitzen, Fuß- und Fingernägel hinein, dabei dem Atem folgen lassen, Dehnungen „beatmen", warten bis Gegenbewegungen kommen, mit dem Gefühl, dass dabei das Zwerchfell mehr Raum im unteren Rücken erlangt, wird die Verbindung von Atemraum und Wirbelsäule deutlich; nachspüren und Körperteile in denen noch Wahrnehmung fehlt durch Nach-dehnen empfindsamer machen. Bin ich in mir selbst angekommen? Gibt es einen Bereich in mir, den ich besonders stark wahrnehme? Gibt es einen Laut/eine Farbe dazu? Wie kann ich den Körper dazu bringen, dass er bis in alle Zellen davon durchdrungen wird und sich bewegt, eine Art „Gummitierbeweglichkeit" hat?
- Dehnen des Mundvorhofes und der Backentaschen – auch hier können wir dehnen! Mit Fingern, durch Aufblasen oder indem wir z.B. einen ca. 3 cm langen 4 mm dicken Silikonschlauch in den Mundvorhof legen (Ober-, Unterlippe) und damit lautieren oder essen – Tonisierung des Gaumensegels (Vestibulum Velumreflex n. *Haberfellner*).

Klopfen, Kneten, ziehender Nase, meist verdickten und steifen Nasenflügel

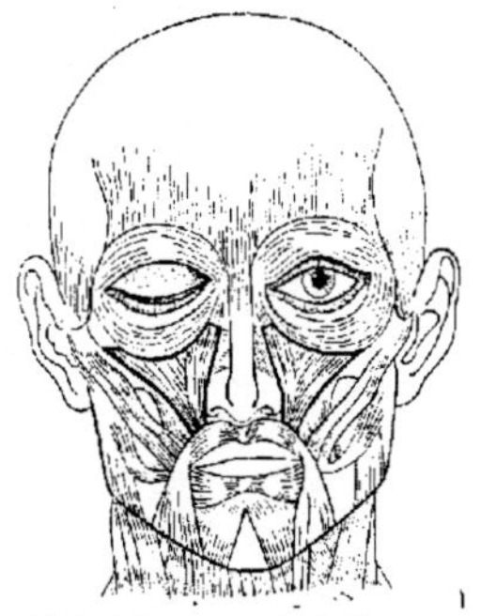

Abb. 58a-c: nach *J. Parow*
Die zu dehnenden Muskeln umrandet

- Langsam mit beiden Zeigefingern die Nase massieren; mit kleinen Bewegungen beginnen und langsam von oben nach unten und zurück gehen (gleichzeitige Meridianmassage von Dickdarm, Magen, Gouverneur) (Abb. 58a).
- Weiten der Nasenlöcher durch Einführen von Daumen und Zeigefinger in alle Richtungen bewegen.
- Zeige- und Mittelfinger rechts und links der Nase bzw. auch quer unter die Nase und nach unten ziehen (Oberlippe kontrahiert sich, Mundwinkel zeigen nach oben, Dehnung des Nasenbodens) (Abb. 58b).

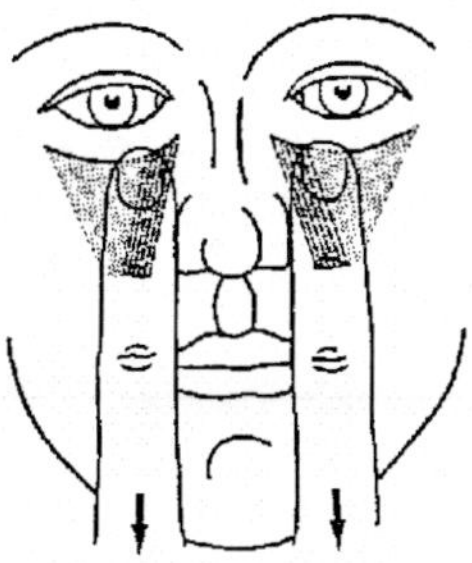

Abb. 58b

- Mit Zeige- und Mittelfinger oder ganzer Hand über die Wange Richtung Mund/Kinn vibrieren mit Abschluss streichen in Richtung Ohr (Zunge geht in den Mund) (s. Abb. 58c)
- Nasenflügel nach außen ziehen (Einatmungsimpuls)
- Fingerkuppen werden rechts und links neben den Naseneingang gelegt und bei Einatmung um ihre eigene Achse gedreht bzw. zur Wange hin weggezogen (Nasenflügel öffnen sich)

- Mit Daumen Nasenrücken Richtung Haaransatz streichen (Nasenrümpfen)
- Daumen und Mittelfinger jeweils auf Nasenflügel, Zeigefinger auf Nasenrücken kurz zudrücken (hilft die Nasenflügel bereit zu machen), einatmen; vor Ausatmung fest zudrücken und Druck lösen.

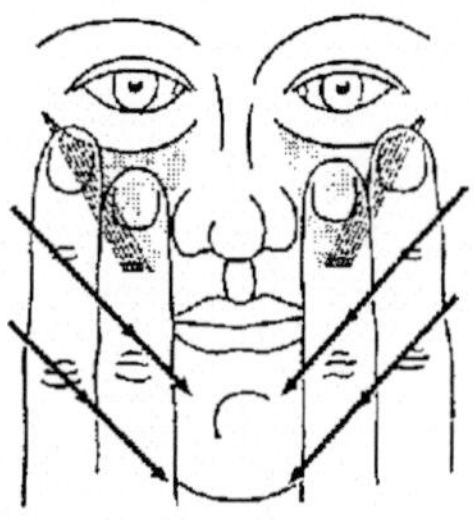

Abb. 58c

Die Atemführung durch die Nase

- Gähnen und Seufzen (Vorübung). Die tiefste Einatmung finden wir beim Gähnen, die tiefste Ausatmung beim Seufzen.
- Mit Schluck Wasser im Mund durch die Nase tief einatmen lassen und gurgelnd durch den Mund aus. Vibrationen von Kiefer, Hals, Kehlkopf mit Händen spüren.
- Langsam und tief bei geschlossenem Mund erst durch ein Nasenloch aus- und einatmen, dann zum anderen wechseln. Dann abwechselnd jeweils ein Nasenloch zuhalten und durch das andere erst langsam aus- dann einatmen (die Einatmung soll durch Zwerchfellanschluss von selber entstehen); Wechsel zwischen rechtem und linkem Nasenloch, das Atemtempo wird nun willkürlich ständig gesteigert, nimmt dann wieder ab.
- „Auf der Wiese schnarcht der Riese" (Schnarcher haben kleineren Atemwiderstand)
  Die Riesen sind, wie man weiß, keine vornehmen Gesellen können fürchterlich schnarchen. Unser Riese atmet vor jeder Zeile schnarchend ein:

Auf der Wiese
schnarcht der Riese
Berge beben
Wolken heben
in Gewittern
sich hervor

Tiere zittern
Nur ein Hase
hüpft zur Nase
unsres Riesen.
Der muss niesen:
tschi, ha-tschi
A. Baur

- Lippenspiele, Lippen aufeinanderpressen, aneinanderreiben „memo" … (Orientierungshilfe), mit den Fingern rüsselartig passiv nach vorne wegziehen oder auch aktiv selber nach vorne schieben lassen (Nase verschmälert sich, Luftführung wird sicherer oder wir kneten, „plastizieren" die Nase so lange bis das normale steuernde Atemgeräusch („schniefen") sicherer wird; kurzes, schnelles Einatmen durch die Nase, Nasenspitze darf sich kurz leicht verengen (der Kräftezustand der Atemmuskulatur ist an der Größe des Widerstandes, d.h. der Schärfe des Einatmungsgeräusches zu ermessen); schnuppern lassen, Vorstellung bestimmter Gerüche, wieder Gähnen, Seufzen bei Ein- und Ausatmung.

- „wutschnaubend“ versuchen wir auszusehen: wir schließen die Lippen, lassen die Wangen locker; beim theatralisch heftigen Atmen füllen sich die Wangen bei jeder Ausatmung.

Die Empfindung von Atem

- Die körperliche Empfindung von Atem entsteht unter dem vorderen inneren Nasenrücken; wir spüren hier wie er „auf und ab geschoben“ wird; wir spüren ihn aber auch auf der Oberlippe und der Nasenspitze.
- Erweiterte Vorstellung: Wir atmen Licht/Kraft/Glück/Ruhe ein („Erfrischungsdusche für die Zellen“) und Unrat, überschüssige Energie aus („Abfallbeseitigung“)
- Die Zunge wird von den Lippen röhrenförmig zusammengedrückt, hierdurch lassen wir uns mit Luft „volllaufen“, wie wenn Wasser in einen Topf läuft, dann atmen wir stimmhaft aus (Ausatemverlängerung), indem wir frei gewählte Töne oder Silben (Ka-ra-fu, s.u. fa, sa, scha) in den Ausatem hineingeben als wollten Zähne, Lippen, Zunge und Kiefer zeigen, was sie könnten.
- Bei schwer Atemgestörten (*J. Parow*, 1971) muss das steuernde Atemgeräusch zunächst mit den Lippen („ff“), der Zungenspitze („ss“) oder dem Gaumen/Rachen („ch“, „hä“) erzeugt werden. Wir können den Atemwiderstand verdoppeln, indem wir von „f“ auf „w“ ausatmen lassen – dabei in an- und abschwellendem crescendo und descrescendo oder wir schwingen zur Erhöhung der inneren Mitarbeit von „w“ zum „i“.
- Beim lauten Lesen eines Gedichtes, einer Geschichte sollen uns die jeweils gleichen Laute dazu anregen, sie mit einer möglichst weit aus dem Mund gestreckten Zunge zu begleiten. Dabei hilft die Kraft der Organe und des Beckenbodens. Reflektorisch schließt sich der Mund; die Übung belebt und schafft Spannung.

Hecheln, Mimikbelebung und Lautempfindung

- **Hecheln** ist gerade auch für den Mundatmer mit oft paradoxer Zwerchfellatmung ein möglicher Therapiebeginn. Wir sammeln den Atem im Becken (oder legen die Hände auf den Unterleib) hecheln wie ein Hund durch Mund oder Nase, langsam, schnell mit verschiedenen Atemwiderständen (Atemergänzung abwarten), halten die Arme in Vorhalte und lassen bei jeder Ausatmung die Hände schalenförmig nach oben wandern; lassen die Bauchdecke tanzen, husten, niesen; wir setzen uns, spielen auf „sch, sch“ Lokomotive, beobachten dabei wie das Becken vor und zurück geht, verscheuchen auf „sch“ den Hasen oder schieben die Hexe in den Ofen, ahmen auf „ch“ das selige Lächeln eines Säuglings nach, lassen auf „sch“, scharfen „S“ den Saft zwischen den Zähnen herausschießen („sch“ dient der Spannungs- und Energieabfuhr, „S“ erzeugt Spannung im Raum)
- **Mimikbelebung:** Wir ziehen, wie bei den früheren Kinderspielen, den locker geknüpften Ring eines Unterhosengummibandes über den Kopf bis unter die Nasenspitze/auf die Oberlippe; nur durch heftigen Einsatz der mimischen Muskulatur versuchen wir ihn über den Mund zum Hals zu bewegen.
- **Summen auf „m“, „n“** („ein kleiner schwingender Motor“). Wir beobachten das Bewegungsspiel der Zunge (auf und ab), wenn wir von „mi“ nach „mu“ gleiten und zurück

(spielen mit dem Wechsel). Wir erleben auch die Spannung zwischen „u" (Unterleib/Sockel/Basis – Hände schalenförmig nach oben geöffnet) und „i" (Kopf/Aufrichtung, Wachheit – eine Hand hochgestreckt) sowie „e" (Gestaltung im Nervensystem/Abgrenzung, Spannung, Selbstfindung – Hände und Beine überkreuzen sich) und „o" (Seelenlaut/Öffnung – Hände und Arme in umfangender Geste). Wir machen auch die Erfahrung zwischen breit und schmal, oben und unten, Innen- und Außenraum; „bin ich zu sehr in mir drin oder zu sehr außen?" –

- **Wir üben auf „miii..." oder „niii..."** (Vorstellung da wäre ein Loch im Gaumen, wo die Töne „rauswollten"), schicken sie zu verschiedenen Problembereichen oder in verschiedene Kopfzonen (Nase, Stirn, Scheitel, Nacken), ertasten sie mit den Fingerspitzen, nehmen das Vibrationsgefühl wahr oder halten „Zwiesprache" zwischen Mund und Hand; das Summen auf „m" oder „n" verlängert gleichzeitig den Ausatem.
- Wir machen „muuh" wie die Kuh, lassen es „drohend" an- und abschwellen im geschlossenen(!) Mund (s. Kap. „Die Lautwahrnehmung")
- **Dialog/Streit wird mit einem Partner** auf „m" oder „n" ausgeführt.
- Wir spielen auf der berühmten **„Maultrommel"** und erleben das Auf und Ab der Zunge mit Veränderung von Raum und Klang; erleben dasselbe mit dem „Vogelstimmenplättchen" auf der Zunge; Unterschied in Raum und Klang jetzt nur durch Veränderung von Lippen und Wangen.
- **Lippen, mimischer Aktivierung**
  Luftballon aufblasen, Fahrradpumpe etc. auf „f" imitieren (s. Kap. Intentionelle Lautbildung), Watte wegblasen auf „ff–ff", vorwärts schreiten auf „ff", pfeifen; Verse mit Labial-, Plosivlauten zum Abspannen am Ende der Zeile (s.a. Lit. *E. Schmid-T.*, „Hallo Stimme").
- bei geschlossenem Biss wird die Zunge gleichsam mit der Spitze so weit wie möglich unter sich selbst geschoben („ng"-Laute kräftigen das Gaumensegel, Verse aktivieren die Mimik und trennen in dieser Position Lautliches von Klanglichem).
- Vers, „Drei Chinesen mit dem Kontrabass" (s. Kap. „Die Zunge")
  Es wird immer gerne für eine „Ent"spannung plädiert; Spannungsaufbau, Spannungsgefälle, der rhythmische Wechsel zwischen spannen und lösen sind genauso wichtig.

> Wichtig: Ist der **rhythmische Aspekt** – das **„Wie-von-selbst-in-Bewegung-Kommen"**, die räumlich erlebbare Leibhaftigkeit und die Begegnungen mit Anwesenheit können nun folgen. „Welches ist jetzt dein Thema?" „Welches Programm läuft gerade in dir ab?" **Vier Komponenten** sind stets gefragt: „Horizont (Raumgefühl), Präsenz, Reagibilität, Spontaneität" (*F. Anselment-Becherer*, 1997)

Zwerchfelllockerung

Eine Dysfunktion der Bauchmuskulatur zieht eine Dysfunktion der Stimme nach sich.

- Hecheln (s. vorne)
- Schnuppern, schnüffeln, riechen
- Husten, niesen, lachen („Nies-", „Hustscherzo" im Versteil)

- Gedichte mit „t“ Endsilben mit Atemabspann (u.a. in „Hallo Stimme“), Wechsel zwischen stimmhaftem und stimmlosem „S“.
- „Reiten wie John Wayne“ auf nö-nö – nö-nö …, ne-ne – ne-ne …, springen auf la la – le le … etc., scheuchen auf sch – f – sch …

- **Zwerchfelllockerung mit Gegenspannung und Widerstand/Arbeit der Füße/Arme/Hände**
  - Wir „stehen mit beiden Beinen auf der Erde“ – fest verwurzelt
  - wo ich stehe, ist der Mittelpunkt der Welt
  - zur Auflockerung stehend „durchschütteln“
  - dann locker aufrecht stehen, der Bewegungsimpuls geht allein von den Füßen aus (unser „Trampolin“), wir schaukeln leicht von den Fersen zu den Zehen hin und her, verlagern immer mehr auf den Ballen/die Zehen und beginnen mit dem Wippen, wir tasten uns von unten nach oben durch, steigern das Tempo, „pumpen“ uns auf und schließen Arme, Hände und schließlich den Kopf an (Übung auch für Knirscher!). Kopf und Kiefer dürfen und müssen(!) schlackern, schlenkern, nicken/verneinen („wie Kreuz“), Unterkiefer hängt wie „Balkon“ dran; wenn es knirscht und kracht, nehmen wir unser „Ölkännchen“ und „schmieren nach“. Alle Gelenke müssen zum Schluss „wachgeküsst“ sein, dann können wir springen, uns vom Boden abstoßen, abheben, die Arme dürfen wie „leere Pullover-Ärmel“ wegfliegen. In dieser dynamischen und „unbewussten“ Bewegung geschieht die Atemergänzung von allein. –
  - wir schleudern im Springen die Arme weg/verteilen dabei „Farbe“ in alle Richtungen (Wände, Gegenstände, Boden, Decken)
  - wir schleudern wieder Hände und Arme weg mit Laut-„malereien“ – „sch“, „scht“, „duff“, „schüss“, „schupp“ usw. (Vorstellung von Ärger-Loswerden, Reinigung)

> **Achtung:** Es ist schwer Kopf und Kiefer loszulassen, **wir fangen jetzt mit den Füßen an, da hier die Reflexe noch in Ordnung sind, erst oberhalb des Atlas kommt das „Erworbene“ dazu. Soll sich der Nacken strecken und die Zunge am Gaumen abstützen, müssen sich erst die Füße abstützen!**

  - Auf „hopp-hopp“, „hopp-hopp“ machen wir unsere Sprünge, dann Jonglierbewegungen mit den Händen, ohne oder mit Gegenständen.
    Achtung: Die Atemergänzung ist jeweils keine aktive Einatmung: Es ist auch das Geheimnis der asiatischen Kampfkünste, dass **man nicht in der Streckung bzw. dem Ausatmen festmacht**; auf den Atemabspann folgt reflektorisch der Einatem, so dass auch der Beckenboden entspannen kann.
    Wir setzen die Übung fort bis wir unsere **Atemmitte** gefunden haben (wir werden erreichen, dass sich das Zwerchfell weiter nach unten bewegt bzw. seine Exkursionen größer werden).
  - b-b-b-bim-bam, bim-bam/im Sitzen erfahren wir, dass der **Atem horizontal** vom Zwerchfell weggeht.
  - wir legen die Hände auf die Knie und pendeln unseren Sitz locker aus – pusten, pfeifen, lautieren auf „bim-bam“, „f“, „ch“. Die Einatmung erfolgt reflektorisch und führt

zur Entspannung auch des Beckenbodens. Wenn wir Sätze bilden, muss der Mund am Ende auch entspannen, leicht „aufgehen".

Was der Mund macht, macht auch der Beckenboden (s. Kap. „Die Körpersprache"), d.h. ist der Mund nach Satzende geschlossen, ist nicht nur der Beckenboden abgeklemmt", sondern auch der „Transsensus" von Emotion und Aussage.

- stellen wir uns vor, wir gehen in der Parfümabteilung umher und sprühen aus verschiedenen Probierflakons kleine Duftproben auf mehrere Stellen unserer Arme – jedes Mal macht es „pfft", wenn die Düsen Parfüm ausstäuben. Lassen wir das „p" ruhig weg und bleiben beim **„ft", „ft"; es wirkt stärker als „ff" auf das Zwerchfell**; „ft", weil der **Widerstand verstärkt** wird.
- auf „ft" geht der Atem vertikal vom Zwerchfell weg
- im Sitzen reiten wir auf „ff" wie John Wayne
- wir stehen breitbeinig wie ein Sumoringer, aufrecht Himmel und Erde verbindend, springen in dieser Haltung
- wir springen (wie vorher) auf „ff"-„ft"-„ff", fangen mit den Füßen an und tasten uns nach oben durch bis Kopf und Kiefer anschließen, dann machen wir im Raum **einen Tanz auf „ft"-„ft"**, werfen dabei jemandem auf „Aus" ein Kissen oder dergleichen zu, bei „Ein" fangen wir es auf.

- **Afrikanersitz oder Palaverstellung – wir wecken das Becken**
  - **Vorübung:** wir sitzen auf dem Boden im Schneidersitz, schütteln, rütteln uns vom Gesäß her durch, als wäre ein Radiergummi daran befestigt, mit den wir den Boden säubern; dann sitzen wir in der Hocke auf ganzer Fußsohle (Oberkörper und Arme bringen wir soweit in Vorlage, dass wir nicht nach hinten umfallen), wir versuchen möglichst „viel Oberkörper" zwischen die gespreizten Oberschenkel zu bringen bis wir gut vorgedehnt sind, dann watscheln wir wie eine Ente schwerfällig durch den Raum.

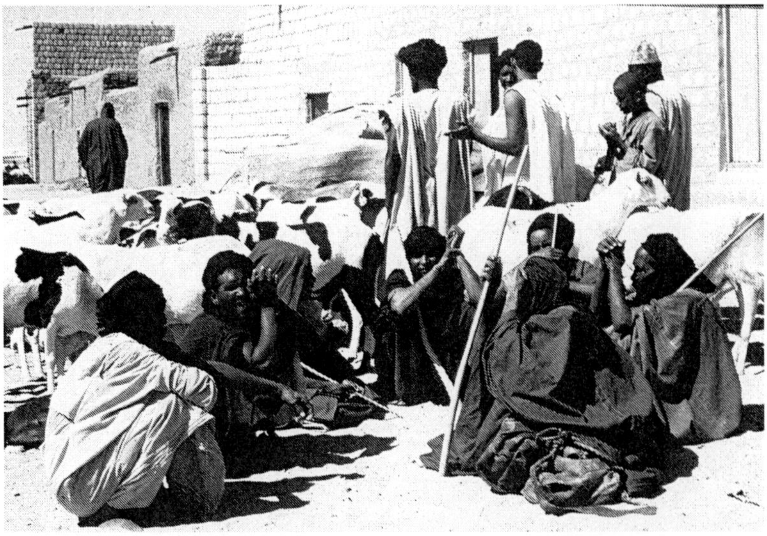

Abb. 59: Malier in Timbuktu beim Marktfeilschen während des Hammelfestes. – Das Sitzen auf ganzer Sohle kann über Stunden aufrechterhalten werden und bietet die besten Voraussetzungen für Atmung, Sprechen, Handbewegungen, Haltung und Selbstsicherheit.

- Wir machen Querbewegungen, die man heute weniger kennt (wie beim Skifahren, Reiten), sprachlich kommen jetzt die tieferen Sequenzen!
- Wir erarbeiten die **richtige Gähnspannung** wieder aus der Hocke. Dadurch **lösen wir innere Verkrampfungen und Übersteuerungen** und **weiten uns vom Mund bis zum Becken**; dabei **hebt sich auch das Gaumensegel**, der **Kehldeckel richtet sich auf**, der **Kehlkopf tritt tiefer**. Die optimale Einstellung für eine ungehinderte Tonbildung ist damit erreicht (Silbenfolge: hu-mu-nu). Die Tieferstellung des Kehlkopfes geschieht durch Rufe wie **„holla", „hilf", „halt"** (*H. Coblenzer*, 1976).
  Der Atemwurf der Bauchwand setzt sich nach oben fort und zieht den Kehlkopf herab. Insgesamt führt er zur maximalen Erweiterung des unteren Brustkorbes, zum größtmöglichen und gleichmäßigen Tiefertreten des Zwerchfells, Mundbodens und Kehlkopfes. **Im Rahmen der Gaumen-Rachen-Übungen** können wird **njing-njang-njeng-njöng-njung-njong** bzw. **njing-ah, njang-ah**, usw. artikulieren lassen.
- Während wir **„ft-ft-ft" artikulieren**, halten wir uns zunächst noch mit den Händen an Stuhlbeinen oder dergleichen fest und achten darauf, dass wir mit Lippen und Zähnen jeweils einen Atemstau aufbauen; der hilft uns, leicht vom Boden abzuheben.
- Wir springen jetzt **mit Hilfe von „fft" oder „sst" oder „schscht" frei durch den Raum** wie Frösche oder Kängurus, dabei bringen wir jedes Mal Daumen und Zeigefinger in **Opposition** bzw. **lösen sie, wenn wir auf dem „t" abspannen**. Diese Übung lässt sich beim **Sigmatismus** einsetzen, **bei Verdauungsproblemen** und **Depressionen**, aber auch bei **Beckenbodeninsuffizienz**.
- bei Letzterer können wir auch Lautfolgen„**lack**", „**lick**", „**luck**", „**leck**" nehmen; wenn wir sitzen, hilft die Vorstellung, wir würden **mit unserem Po den Stuhl küssen** oder einen **Kirschkern** mit den Pobacken **aufsaugen**.
- Eigenständige **Bewegungs- und Tanzimprovisation unter Beckenführung**:
  • Dazu **stellen wir uns eine gelb-goldene Kugel** vor, die in unserem Becken liegt und die wir dort bewegen. Wir schärfen unsere Wahrnehmung für diesen Bereich, indem wir das **Becken kippen, kreisen**, indem wir springen etc. Wir lassen die Kugel größer werden, sie füllt den ganzen Raum aus, strahlt über die Beine nach außen ab; der Raum ist in goldenes Licht getaucht.
  • Variation: die Kugel liegt im Brust-/Herzraum; wir machen diesen Raum durch Bewegungen spürbar; lassen die Kugel wachsen und über die Hände abstrahlen.
  • Die Kugel jetzt im Kopf, wird bewegt, strahlt ab und aktiviert die Sinnesorgane (sehen, hören, riechen, schmecken …)
  • Die Kugel rutscht wieder in das Becken/evtl. lassen wir unseren gedankenschweren Kopf hinterher rutschen; mit der Kugel im Bauch beginnen wir unseren Tanz – **das Becken mit der bewegten Kugel führt alle Bewegungen des Körpers an, färbt sie.** – Das könnte als kleiner Hinweis darauf gelten, dass Menschen glücklicher sind, wenn sie nicht mit dem Kopf, sondern mit Herz und Bauch denken. Zum Treffen wichtiger Entscheidungen ist der Kopf sowieso nicht geeignet!
  • Zum Schluss lassen wir die Kugel mit dem „Bauchwissen" wieder Richtung Kopf wandern. *Tun wir es zum Schluss vielleicht der Göttin „Nut" der ägyptischen Mythologie nach; sie spie jeden Morgen die Sonnenkugel/-scheibe aus dem Mund – und der Tag konnte beginnen …*

Ausatemverlängerung

- Wir stehen im Kreis, locker in den Beinen, die Arme schwingen nach vorne und hinten durch, wobei wir in den Knien jeweils nachgeben, auf die Ausatmung gehen jetzt die Arme jeweils nach vorne, als wolle man einen „Hasen verscheuchen"!
- Wir schwingen wie vorher, mit lautlicher Untermalung, **„ssst"**, **„rrrh"**, **„rrrt"**, **„lapp"**, **„wot"**, **„wet"**, **„daff"** u. dgl.
- Man nimmt sich gegenseitig an die Hand. Jemand setzt einen Impuls auf einer Seite und lässt die Hand nach vorne schwingen; der Impuls in dieser Richtung läuft weiter wie eine Welle im Kreis (wir können auch einen Laut hineingeben oder ein Klatschen löst die Welle aus).
- Wie oben: mit der Bewegung der Arme nach hinten folgt die Einatmung, mit der Ausatmung verscheuchen wir wieder unsere Hasen oder Hühner; das geschieht jetzt auf **„hopp"**, dann auf **„hopp-hopp"**, **„hopp-hopp-hopp"** (auf eine Ausatmung!), ggf. auf **„hoppela-hopp...hopp"** (jedes Mal verlängert sich das Ausatmen).
- Wir sind immer noch durch unsere Hände verbunden, mit der Einatmung recken sie sich nach oben als wolle man „Äpfel pflücken" mit der Ausatmung gehen sie ganz weit nach vorne unten.
- Je zwei stehen hintereinander, der Vordermann winkelt die Arme an, lässt sich nach hinten fallen und wird vom Partner aufgefangen.

  (Weitere Übungen zum Thema u.a. im Kap. „Intentionale Lautübungen")

Widerstände, Gegenspannungen mit Lauten und Atmung

- Wir rollen uns **im Sitzen auf unseren Sitzhöckern nach hinten**, dehnen und runden den Rücken, die Arme sind über den Kopf gestreckt, Beine und Füße schweben über dem Boden. Auf ein scharfes **„sch"** reißen wir die Arme runter, stemmen uns mit den Füßen vom Boden ab und kommen zum Stand.
- **„Karate"**; auf **„Sch-o-ck"** stoßen wir jeweils ein Bein seitlich weg (wir achten auch hier drauf, dass wir die Spannung durch den Atemstau gut aufbauen und dann nicht in der Streckung festmachen).
- Wir trommeln auf **„Pau"**, **„Pe"**, **„te"**, **„ke"** mit den Fäusten, wehren auf **„S"**, **„Sch"**, **„Se"**, **„Sche"**, **„fa/sa/scha"** ab, indem wir mit den Händen dramatisch untermalend durch die Luft schlagen, Entschiedenheit zeigen, Richtung geben, einen Punkt setzen.
- Wir stemmen die Fäuste in die Hüfte oder die Fingerspitzen auf das Brustbein und lassen sie auf Laute wie **„ho"**, **„pe"** wegspringen oder auf Worte wie **„Tiger"**, **„Tisch"**, **„Tasche"**.
- Wir fassen uns gegenseitig an den Händen, lassen uns nach hinten kippen und ziehen uns durch den Einsatz der Ellbogen sowie schwieriger Laute wieder nach oben (**Zipp und**

Zapp, Zug um Zug, Schipp und Schapp, Ruck und Zuck).
Ganz ähnlich unserem „Hauruck", benutzen die Fellachen in Ägypten die Lautfolge „moluschi", um mit dieser Gegenspannung an den Stimmorganen ihre Boote ans Nilufer zu ziehen.

- Zur Übung einiger **Stoß- und Verschlusslaute** gerade bei stimm- und atemschwachen Kindern legen wir uns auf die Seite und stützen den Oberkörper mit beiden Armen auf. Bei den entsprechenden Lauten (**pa, ta, ka, a, bi, pu**) benutzen wir wieder den Atem und die Arme als kräftiges Widerlager und schwingen mit Körper und Beinen in einem Abstoß rüber in die entgegengesetzte Seitenlage.

- Wir legen uns ein (Reis-)Säckchen auf den Kopf und stoßen es auf **„e"/„a"**, **„e-o"** etc. soweit wie möglich von uns.

- Bedienen wir uns einmal des **„Conasco"**, was so viel wie Ekel und Leidenschaft bedeutet, **der lateinamerikanischen gangs** wie wir es aus dem Musical „Westsidestory" kennen. Dazu nehmen wir die Arme wie beim Flamenco hoch, im energiegeladenen Nachvorneschreiten werden die Füße von hinten in einer Kreisbewegung jeweils schleifend auf dem Boden aufgesetzt (**ho, ha, he, hopp**). **Durch Widerstände, Anschlagstellen und Hemmstellen zieht Präsenz und Klarheit ins Denken** ein und sind die **Voraussetzung für die Konsonantenbildung**.

- **„Tschacka"** mit rückartiger Ellbogenbewegung nach unten bei aufgerichteter Faust, ähnlich dem **„Hussa"** („wir haben gut gelebt!")

- Wir nehmen wieder die **Sumoringerpose** ein, mit den Armen in wechselnden Kampfstellungen (wie bei „Karate"), Lautbeteiligung: **„ho"**, **„he"**, **„hu"** etc. im Wechsel.
  - das Ganze in gespielter, aber glaubwürdiger Konfrontation mit anderen.
  - dgl. gemeinsam mit anderen/als ihre Unterstützung
  - dann Wechsel zwischen diesem **martialischen, erdgebundenen Auftreten** und einem eher **schmetterlingshaften**, zartspürenden, mit dem wir an und zwischen den anderen vorbeischweben.

- Meine eigene Tochter hat sich 12-jährig den Laut „P" – mit „Ich bin ein kleiner Pinguin" – zu ihrem eigenen Ab- und Luftsprung gewählt. –

> Wichtig: wir „lernen" hierbei über die **Fußsohlen**. Die Wirkung, die die bloße Berührung der Fußsohlen auf einen Menschen ausübt, können wir direkt erfahren, wenn wir z.B. einem Kind mit zerebral bedingten Bewegungsstörungen die Fußsohlen (Handflächen) massieren – sein Gesichtsausdruck sagt es uns.

- Wir sitzen – im Becken locker ausgependelt – auf einem Stuhl: auf **„f"**, **„s"**, **„t"** u. dgl. drücken wir uns mit beiden Bänden nach oben ab.

- Wir greifen von vorne mit einer Hand über den Kopf, auf **„sch"** überreichen wir Jemandem vor uns die „Blumen" in unserer Hand.

- Wir kommen in die Seitneigung, auf den Ausatmungsimpuls pendeln wir zurück.

- Wie oben – eine Hand auf die Hüfte der gedehnten Seite, **auf „p"**, **„k"**, **„t"**, **„sch"** prellt sie mit Aufrichtung und Ausatmung weg.

- Mit „Staunen" heben wir ein Bein (geht leichter als mit reiner Muskelkraft), mit einem kräftigen **„lack" oder „luck"** stellen wir das Bein wieder fest auf.

- Wir stehen alle im Kreis, Arme in Vorhalte, **auf „mmmh" ahmen wir einen „Bienenschwarm" nach**, wobei wir die Hände und Finger flattern lassen; auf einem langen Austem schreiten wir vorwärts und treffen uns in der Mitte.
  Variation: wie oben schreiten wir auf **„mmmh"** nach vorne bis **alle Ausatemluft verbraucht** ist, auf einen Rückwärtsschritt **folgt der Einatem** (entsteht auf diese Weise leichter).

Widerstände, Gegenspannungen für Laute und Haltung

- Vorübung: entsprechend der drei ineinander greifenden **Zahnräder nach *Brügger*** (s. Abb. 60) (Beckenkippung, zieht Haltungsänderung der BWS und HWS nach sich) spielen wir im Sitzen, Liegen oder Stehen mit den funktionellen Abhängigkeiten, z.B. legen wir die Hände auf die Beckenschaufel und drehen dieses nach hinten, gerät die BWS in die Kyphose und die HWS in die Lordose, drehen wir sie nach vorne, erfahren wir das andere Extrem. Spielen wir damit und erfahren wir die locker aufgerichtete Haltung zwischen beiden Haltungen. **Gesunde und aufrechte Körperhaltung ist die Ausgangsposition für alle Übungen (Abb. 61).**

  Es besteht eine Wechselbeziehung zwischen Kopf und der Halswirbelsäule, dem Brustkorb und dem Becken. –

  Da alle diese Bewegungen des Körpers miteinander gekoppelt sind und sich somit gegenseitig beeinflussen, bedarf es der aufrechten Körperhaltung während der Übungen, damit diese den gewünschten Effekt haben können.

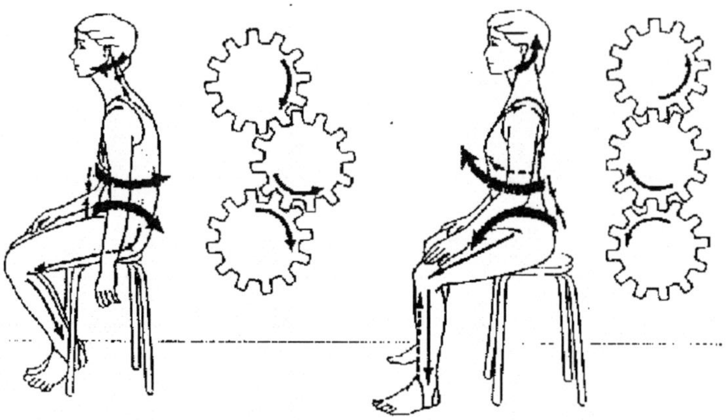

Abb. 60: Belastungshaltung (linke Abb.) und aufrechte Körperhaltung (rechte Abb.) (nach *Brügger*).

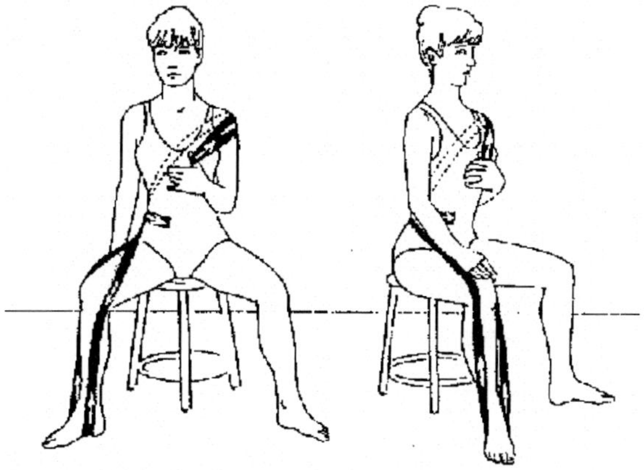

Abb. 61: An der Aufrichtung des Körpers beteiligte diagonale Muskelschlinge (aus *A. Brügger*: Die Funktionskrankheiten des Bewegungsapparates, 1993).

- Lassen wir jetzt **den Atem folgen** und die obige Bewegung wie eine zusammenhängende Welle durch den Körper gehen.
- Ergänzen wir **ein Bild** und verfolgen wie **mit den Augen** wie eine **imaginäre Sonne hinter dem Horizont untergeht**, indem der Kopf sich aus der Rückkippung aufrichtet, der Nacken sich streckt und das Becken sich aufrichtet, die „Sonne" läuft hinten unten um den „Erdball" herum und kommt vorne wieder hoch; Atmung und Haltung folgen flüssig.
- Durch die **Lautkombination „tjiouh"** (mit dem wir auch die berühmte Rakete zünden) setzen wir einen **Widerstand im Gaumen-/Rachenbereich**, der sich damit gegen das bloße Wegfließen des Atems sperrt („von dem wir sonst nichts haben!"). Mit dieser vom Atem geschaffenen Gegenspannung richten wir unsere Haltung auf, wenn die „Sonne" vorne wieder hochkommt.
- Variation: Wir „schmelzen" dahin und kollabieren wieder hinein in Rundrücken, Beckenkippung, Kopfrückkippung, dann soll ein **„Seil", das am Brustbein fixiert** ist auf **„tjiouh"** nach vorne weggezogen werden; die Aufrichtung erfolgt aus Becken und Füßen.
- S.o. – wir verschränken die Hände vor dem Brustbein, auf **„tjiouh"** bringen wir sie nach vorne in die Streckung; die Gegenspannung der Arme führt zur Aufrichtung, wenn wir sie nach vorne bringen.

> **Wichtig:** Auch im Alltag muss eine Bewegung auf- und zugehen, es muss Beugungen und Streckungen geben, Spannungen und Lösungen, sonst erschöpfen sich die Muskeln und der Energiestrom zwischen Nacken und Steiß knickt ab.

- Wir sacken im **Stehen x-beinig zusammen**, auf unseren jeweiligen Versuchslaut **„tjiouh"** richten wir uns in Etappen auf: (a) wir stellen uns auf die Zehenspitzen, (b) strecken die Beine und Arme nach unten (c) über den Kopf und (d) sacken wieder zusammen auf **„tjiouh"** – wie wenn die Luft bei einem Gummitier rausginge – spielen wir mit den Möglichkeiten

  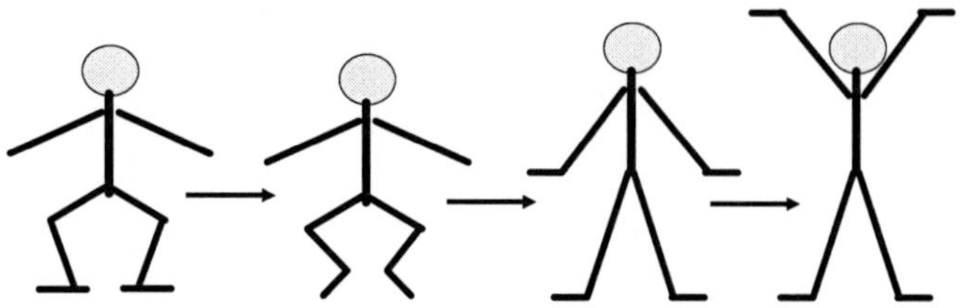

  wechseln wir die Laute: **„fuh", „ssaah", „schaah", „sümm", „sämm"**.

- **„Tigerkatze"** aus der Hocke richten wir uns mit Fauchen und Grimassenbildung **„chchau"** auf.

- **„Bogenschütze", „Ruderer"** (der ganze Körper ist der Bogen und das Ruder); auf **„sssh"** erfolgt der Spannungsaufbau, auf **„tjiouh"** die Lösung („Bogensehne" wird losgelassen, die „Ruder" verlassen das Wasser). –
  Achtung: wir dürfen dabei unsere Mitte/Senkrechte/Achse nicht verlassen; wir erfahren die Resonanz zwischen Stimme, Haltung, Atmung und Stimmung.

Funktionelles Lauttraining

Nach den vorstehenden Übungen für Lockerung, Widerstände, Atem und Rhythmus verbinden wir jetzt beispielhaft einige Laute mit dem Gehen. Durch ihre möglichst plastische und präzise Bildung können sie sich entsprechend kinästhetisch verankern. Außerdem unterstützt die Gestik die Untermalung und Proportionierung beim Sprechen.

- Wir schreiten durch den Raum, bei jedem Schritt nach vorne **atmen wir auf „f", „s" oder „sch"** aus. Wann genau erfolgt der „Einatmungsimpuls"?

- Zusätzliche Lautbildung (Frikative) bei jedem Heben der Füße: **„f, f, f"**, dann **„fa, fe, fo, fo" … „sss", „se se se", „sa sa sa" …, „sch, sch …", „sche, sche sche"** … etc.

- Wir schreiten auf **„schlürf"**, dabei wird das **„f"** jeweils beim Abheben der Ferse mit einem leichten Druck der Zehen gegen den Widerstand des Bodens gesprochen – dadurch kann es schärfer gebildet werden (bei einer Gegenprobe wird der Fuß jeweils einfach nachgezogen – das **„f"** wird unschärfer).

- Wir bringen Daumen- und Zeigefingerkuppe im Pinzettgriff zusammen. Bei jeder Lautbildung lösen wir die Spannung und **schicken einen „Laut"** zum Gegenüber.

- **Variation:** Wechsel zwischen stimmhaftem, stimmlosem, lautem und leisem Sprechen.

- Wie oben: Daumen berührt nacheinander die Fingerkuppen und wir bilden jeweils ein **„p"** oder **„t"** (Plosive)

- **Variation:** Wir sprechen **„p" oder „t"** (stimmlos) jeweils, wenn sich die Fingerkuppen lösen („Tropfsteinhöhle", „Seifenblasenplatzen") lauter klingt es nur durch die Präzision des Lösens.
- Als **vorbereitende Übung** zur Lockerung und beim Sigmatismus interdentalis (Stärkung der Zungenspitze) setzen wir die **„L"-Artikulation** ein. Der Patient schreitet rückwärts mit leicht übertrieben angehobenen Knien, wodurch eine „Rückwärtswelle" entsteht. Bei jedem Schritt wird „L", eine „L"-Silbe oder ein „L"-Laut artikuliert:

  Klingelingelanglang-lang-lang-lang

  oder

  Elle melle moll,
  alles ist voll,
  elle melle mull,
  Null bleibt null

  oder aber man stellt ein Bein ein wenig vor und schaukelt mit dem ganzen Körper vor und zurück, während man die Zeilen im Sington spricht.

  Das Rückwärtsgehen zügelt im Kind das „nach vorne schießen"; außerdem **richtet es die Haltung auf, schafft Vertrauen und Aufmerksamkeit für den rückwärtigen Raum.**
- Bei **„L", „D", „T"** können wir mit den Fingern nach oben arbeiten (z.B. mit den Fingerspitzen in die Handfläche (s. Kap. „Intentionale Lautübungen") oder einen „Luftballon nach oben stülpen oder dgl. mit Nadeln). (Weitere Übungen im Kapitel „Intentionale Lautübungen", das sich mit der Empfindungs- und Bewegungsqualität der Laute beschäftigt.)
- Artikulieren/Singen allein mit fingiertem „Geigenspiel"/„Dirigieren" – was verändert sich dadurch?
- **Partnerübung:** wir artikulieren/singen erst selber, dann singt der andere und man selber dirigiert; dann singen wir wieder selber – wir stellen fest, dass wir besser werden, wenn wir **Verantwortung für andere** übernehmen.

Lautunterstützende Vorbereitung (s.a. Kap. „Lauthilfen")

Wir können unsere Bewegungen, die wir meist von den Füßen ausgehen lassen, **vorbereiten.** Wir folgen damit **unserer Entwicklung, die von peripher nach zentral geht und mit den „distalen Impulsen" beginnt**.

- Fußmanipulation im Liegen: Therapeut/Mutter des Kindes zieht die einzelnen Zehen mit drei Fingern lang, wie den „Korken aus der Flasche" (1x tägl.), das Kind geht mit dem Bewusstsein zu Zunge und Mund (auch das Zehenspitzengefühl ist Zungenspitzengefühl)

  Im Einzelnen:

  - Zehen mit drei Fingern nach oben bewegen
  - Grundgelenke aufdehnen
  - die interdigitalen „Schwimmhäute" aufdehnen

- ganzen Fuß von den Zehen bis zur Ferse durchstreichen (Mittelfuß) aussparen.
- Fuß zwischen beide Hände nehmen, Vibration auf den Fußsohlen setzen und über die Zehen wegstreichen
(Vibration mindert den oft hohen Tonus)

- **Handwurzel und Ferse unterstützen Zungenwurzel und Mundboden.**
- **Handkante unterstützt Zungenränder.** Als Vorübung für das „K" und „G" „hacken" wir mit dem Handballen „Holz", „verzieren Plätzchen", „treten Kaugummi breit", durch das Spielmittel „Kanonenrohr" kommen Kugeln, wir hauen oder treten sie mit Handballen oder Ferse platt.
- **Daumen korreliert mit dem Gaumensegel**, Daumen spritzt Wasser aus der Plastikflasche, – mischt Farben, beim Tanzen unterstützt der Daumen in der Fläche der anderen Hand „die Arbeit des Gaumensegels".
- **Zehen und Finger stehen mit den Lippen in Verbindung**. Die Zehen kneten und malen im Sand – „Bäcker Bürger backt braunes Brot". Die Hände berühren sich wie beim Backen oder Händeklatschen, wobei die Finger die Hände umfassen und kurz festhalten.
Beim Üben ist die Zunge wichtiger, da korrekte Lippenbewegungen auch über Imitation gemacht werden können.
- Mit Wasser auf „rrrh" gurgeln – mit der Hand am Kehlkopf mitspüren.
- Dackel sitzt am Fluss und knurrt „R" Krokodile an: „welches soll er fressen ...?", erst wird die Handwurzel auf den „Dackel" gelegt und dann erst auf „rrrh" geknurrt.
- Papierraketen hängen an der Wäscheleine, mit beiden Händen werden sie von der Leine gerissen und auf „rrrh" zu sich hingezogen.
- Wir sitzen auf Stühlen und trappeln sehr rasch abwechselnd links und rechts gegen den Boden und ziehen auf ganzer Sohle (nicht nur mit Zehenspitze und Ferse) die Füße gegen uns hin. Das macht obendrein wach und bringt den Atem in die Tiefe.

Roter, roter Rübensaft,
riesengroße Muskelkraft!
Kann mein Freund an Regentagen
ricke – racke – rucksacktragen?

Ja, mein Freund kann rucksacktragen
rick und rack an Regentagen,
hat durch roten Rübensaft
riesengroße Muskelkraft.

- Im Sitzen oder Stehen werden bei jeder betonten Silbe abwechselnd linker und rechter Arm vorgeschleudert, der Arm dann an den Körper herangezogen und die Hand leicht zur Faust geballt.

Ruder – Ruder – Ruderschlag,
rudere im Boot!
Hinter den Bäumen versinkt der Tag,
Himmel und Wasser sind rot.

Ruder – Ruder auf dem Strom,
rudere durch die Nacht!
Wenn ich wieder nach Hause komm',
hei, dann wird gelacht.

- Wir fassen ein Knie und ziehen es für jede Zeile an die Brust. Wir nehmen für jede Strophe ein anderes Knie.

  Es schrie
  das Knie:
  Ich war noch nie,
  noch nie in einem Kino!

  Das Bein,
  sagt nein,
  das soll nicht sein,
  du bist noch ein Bambino!

  Es muss
  jetzt Schluss
  sein, sagt der Fuß,
  sonst kommt der Capuccino!

  Kino,
  Bambino,
  Capuccino
  und Schluss!

Fingerspiele (hierzu sei u.a. auch auf das „Handbuch Sprachförderung mit allen Sinnen, *M. Wiedemann*, hingewiesen)

kleinen Finger strecken	das ist der kleine Mann
Ringfinger	das ist der feine Mann
Mittelfinger	das ist der lange Mann
Zeigefinger	das ist der schnelle Mann
Daumen	das ist der dicke Mann
Daumen	der stahl ein Ei
Zeigefinger	der stand dabei
Mittelfinger	der hat's gebraten
Ringfinger	der hat's gegessen
kleiner Finger	der hat alles verraten

Das ist Papamaus	Daumen nicken lassen
Papamaus sieht wie alle	
anderen Mäuse aus	
lange spitze Öhrchen	(jeweils optisch betonen)
langes spitzes Schnäuzchen	
lange spitze Zähnchen	ham (zubeißen)
Das ist Mamamaus	Zeigefinger nicken lassen
(wie oben)	
Das ist Brudermaus	Mittelfinger nicken lassen
(wie oben)	
Das ist Schwestermaus	Ringfinger nicken lassen
(wie oben)	
Das ist Babymaus	Kleinen Finger nicken lassen
Babymaus sieht nicht wie alle	
anderen Mäuse aus	
klitze kleine Öhrchen	
kleines spitzes Schnäuzchen	
lange keine Zähne zum Beißen	(zahnlos klappern)

Koordinations-Gleichgewichtsübungen

(Hierunter fallen natürlich alle **Übungen, die die Mittellinie über-kreuzen**, für **Gleichgewicht** und **Hemisphärendominanz** wie wir sie vom „BrainGym" her kennen und hier nicht näher aufgeführt werden sollen.)

- Stabreim, bei Schreiten stößt der rechte Ellbogen auf das hochgestellte Knie der linken Seite und weiter im Wechsel.
- Rechtes Auge zumachen, Zunge wandert in linke Backentasche, dann weiter mit links/rechts.; oder wir lassen die Augen nach rechts wandern, während die Zunge in den linken Mundwinkel geht usf.
- Rechtes Auge zusammenkneifen, rechts zusammenbeißen und umgekehrt; dann rechtes Auge linke Kiefer/linkes Auge rechter Kiefer (u.a. bei seitlichem Kreuzbiss)
- Eine Hand balanciert einen Stab, die andere beschreibt eine „8" in der Luft.
- Wir lassen auf einem „Gummiball" (ca. Ø 16 cm) oder einem Kreisel balancieren/sich evtl. mit einem Gegenüber bei den Händen halten (der Gleichgewichtssinn übt das Gehör; wir setzen die Übung auch bei übernervösen Kindern ein)
- Mit einer Pobacke setzen wir uns auf einen Gummiball – bei links hängt die rechte – und wir haben die Seitenneigung links, gleichzeitig geht die linke Hand über den Kopf zum rechten Ohr und zieht den Kopf in die Kurve, die Atemluft schicken wir in die entsprechend gedehnte und „beklopfte" Seite; das Gleiche mit rechts (Skolioseübung – Schwere Skoliosefälle werden am besten nach der Dreidimensionalen Skoliosetherapie von Lennert Schroth behandelt).
- **„Kautschukmann" für die Haltung**
  Wir drücken uns spielerisch mit dem Finger das Brustbein nach hinten – bekommen einen Buckel beim „Reindrücken" in die Seite: Seitenkrümmung, ziehen es dann nach vorne zum „Hohlkreuz"
- **Wir kreisen im Stehen** mit dem ganzen Körper nacheinander um Fußgelenke, Kniegelenke, Hüftgelenke, dann mit den Schultern, wobei der Atem passiv in den entsprechenden Dehnungsbereichen entsteht.
- Wir kreisen auf den Füßen mit dem ganzen Körper, wobei der Kopf am weitesten kreist; die Vorstellung hilft, ein Pinsel wäre über dem Kopf befestigt, der Kreise an die Decke malt.
- **Balance und Schwerkraft:** Wir spüren wie abwechselnd Hände, Schultern, Kopf etc. uns nach unten ziehen, unser Gleichgewicht stören, wir geben den Impulsen nach, schwanken bis wir die Vertikale „mühelos" wiedererlangen. **Unterkiefer, Zunge folgen genauso der Schwere** – der Mund ist dabei leicht geöffnet. **Die Lautgebung erfolgt dabei „wie von selbst"** – ein „Schöpfungs-, Geburtsakt."

  Achtung: alle Bewegungen sind wie Hüllen und Schablonen, die wir mit Sinn und Inhalt füllen müssen; gebrauchen wir Bilder, können sie vollständig in uns leben.
- Wir drehen einen **dünnen Holzstab** in der Hand, indem wir ihn über die 5 Finger abrollen lassen (Feinmotorik).

- **„Mokkatassenübung"** v. *I. Middendorf.*
  Die Innenhand ist leicht geöffnet nach oben gerichtet (eine „gefüllte Mokkatasse" imaginär auf der Hand). Hand und Arm drehen sich nach links und bewegt sich unter der Achselhöhle hindurch wieder in der Vordergrund, wo der „Mokka überreicht werden kann". Die Übung entspricht einer liegenden Acht. Wir erfahren intensiv unsere Arm- und Beingelenke, Bewegung und Dehnung dehnt ausgiebig den Rumpf; der Atem muss fließen und alle Anteile beatmen.

  Achtung: Wir **leben** bei der Übung ganz **im Bild der „Tasse"** und nur die Handlung entscheidet – nicht die Bewegung; keine Selbstbeschäftigung mit dem Körper, keine Ziererei oder bewusste Akrobatenakte! Es ist als würde alles von alleine geschehen im Bewusstsein, dass der Körper weiß, was er tut.

- Ggf. **Vorübung** zur „Mokkatassenübung"
  Die Hand ist unser „Artikulationsorgan", am vorgehaltenen Arm machen wir mit ihr ganz lockere Greifbewegungen, der Körper folgt „mühelos", die Knie führen die Bewegungen an; die andere Hand „balanciert", steht aber in Verbindung/Resonanz mit der Greifhand.

- s.o. die Hand „umfährt"/streichelt ganz sanft die Umrisse eines **„Tennisballes"** vor uns – wieder sind wir ganz im Bild und der ganze Körper folgt passiv aber elastisch unterstützend diesen Bewegungen.

Die Hart-Näckigkeit

Manchmal steckt man „seine Nase in Dinge, die einen nichts angehen" und steckt dann vielleicht „bis zum Hals" in Schwierigkeiten – oder wir kriegen ihn nicht voll.
Gleichzeitig gehört der Nacken wegen seiner **Anfälligkeit für Stress** zu den Problemzonen unseres Körpers. Dieses kleine Dreieck zwischen 1. Brustwirbel, Hinterhauptbein und Axis ist auch unser **„Bermuda-Dreieck"**, was das Versinken und Verschwinden von Gefühlen angeht – hier **sitzt die Angst**, indem wir den **Kopf einziehen**, aber auch **die Wut**.
In diesem Bereich ist die Wirbelsäule zwar zart wie die eines Kätzchens, muss aber doch die meisten Aufgaben erfüllen.
Bis zur Pubertät ist aber der Nacken mit Atlas und HWS ausschlaggebend für den gesamten Haltungsaufbau unter Einbeziehung des lumbosakralen Überganges (über die Atlasbehandlung – s. dort). – Wie können wir diesen Bereich aber als unsere Schutz- und Trutzecke erfahren? (s. auch Kap. „Widerstände, Gegenspieler, Gegenspannungen")

- Im Liegen rollen wir den Kopf auf einem weichen Gymnastikball ohne Krafteinsatz, seinem Gewicht nachgebend hin und her.

- Wir legen 1 – 2 Schaumgummibälle zwischen die Schultern und bewegen uns in Rückenlage leicht über sie hinweg, so dass ein angenehmer Schmerz entsteht (außer der Schultermuskulatur trainieren wir auch die mit ihr zusammenhängende Nacken- und Kehlkopfmuskulatur).

- Wir liegen auf dem Rücken, ziehen die Knie ans Kinn, umfassen sie mit beiden Armen und wiegen das Becken von einer Seite auf die andere; dann ziehen wir jeweils nur ein Knie heran, während das andere Bein gestreckt bleibt (dehnen der Beckenmuskulatur, Öffnen des Ileosakralgelenkes).

- Auf dem Rücken liegend spüren wir den kleinen Raum („Dreieck") zwischen Nacken und Fußboden, wir stellen die Füße auf, umfassen mit den Händen ihre Fesseln, stemmen die Füße in den Boden, wobei sich jedes Mal der Nacken strecken wird; wir stoßen uns mit den Füßen weit vom Boden ab, der Bauchnabel strebt zur Decke – dabei streckt sich Rücken und Nackenbereich; wir wiederholen die Bewegung.
- Wir lassen im Liegen (Rücken/Bauch) auf „tjiouuh" das gestreckte Bein hochfliegen, wobei sich der Nacken streckt.
- Wir liegen noch flach auf dem Rücken; den Kopf voran, die Arme vorgestreckt, heben wir den Oberkörper als würden wir „einen lieben Freund" begrüßen wollen.
- Die **Kinder spielen Kamele**. Sie knien im Vierfüßlerstand und machen einen hohlen Rücken. Während eine Zeile gesprochen wird, machen sie den Rücken krumm. Nach jeder Strophe verschnaufen sie für eine kurze Pause. Sie legen die Fäuste übereinander auf den Boden und stützen darauf die Stirne. Dann richtet sich jedes Kamel im Knien auf, streckt sich und gähnt.

  Ein Dromedar mit Höcker,
  das bettelte beim Bäcker
  um einen Bissen Brot:
  Ich bitte in der Not!

  Da meint das Trampeltier
  in seiner blinden Gier:
  Ich habe von Natur
  Nicht einen Höcker nur,

  hab' einen Doppelhöcker,
  da geh' ich auch zum Bäcker.
  Es sagte: Bitte sehr,
  ich brauche etwas mehr.

  Der Bäcker schenkte gar
  dem lieben Dromedar
  drei Laibe oder vier –
  und nichts dem Trampeltier.

- **Wahrnehmungsschulung:** Wie sitze ich bei der Arbeit? (Habe ich die Füße fest auf dem Boden gedrückt? Den Nacken gestreckt? Das Kreuzbein an der Rückenlehne?) Wie warte ich auch die Straßenbahn? (Stehe ich locker ausgependelt in der Schwerelinie?)
- Geben wir uns im Stehen die Anweisung aus der **Alexandertechnik**: Kopf nach vorn und oben – Schultern locker und breit.
- Stellen wir uns vor wir stünden **in einem warmen Regen**; das Wasser liefe über Kopf – Hals – Schultern – Arme – Hände und würde über die Finger schließlich abtropfen.
- Dehnspannung führt zur Autoelongation der Wirbelsäule.
- **Partnerübungen: „Patient" liegt** auf dem Rücken, der „Therapeut" legt die Mittelfinger innerhalb der Prozessi mastoidei unter den Kopf und **dehnt leicht die Nackenmuskulatur**, es wird eine Auswahlsendung von Bildern mitgegeben: „die Augen gehen auf", z.B. bei Bildschirmarbeitern, „Ansatz und Ursprung der Muskeln dehnen sich", wir genießen das „Gefühl größer zu werden", wenn der Kopf nach vorne kippt (Roll-Gleitbewegung),

bei jeder Ausatmung soll sich „der Spalt zwischen Okziput und Atlas weiter öffnen", die HWS sinkt wie eine „Hängematte" auf den Boden. Stellen wir dabei die Füße auf und drücken sie in den Boden, streckt sich der Nacken zusätzlich (beim anschließenden Aufstehen nicht den Kopf nach vorne „schieben")

- **Im aufrechten Sitzen** macht der Kopf ganz kleine ***Nickbewegungen*** (wie wir es von den kleinen gelenkigen **Holzhunden** im Heckfenster der Autos kennen) oder wir stellen uns den Kopf als **„Skater"** vor, der in seiner **„Halfpipe"** vor und zurück oder hin und her gleitet.
- **Im Liegen:** wir bilden **im Mund ein Vakuum** (Bild: „Strohhalm im Mund, durch den wir eine Beere hereinsaugen wollen"). Effekt: Die Prävertebralmuskulatur spannt sich an, ebenso Mundboden-, Zungenbein-, Rachen- und Schlundmuskulatur, die Nackenmuskulatur verlängert sich.
- Die Aufmerksamkeit wandert zum Becken (unserem Gegenpol), unser Steißbein „schaut in Richtung Wade, dann weiter in Richtung Knie, dann „ziehen" wir es wie einen „Elefantenrüssel" zum Bauchnabel durch. Effekt: **„Steißbeinverlängerung führt zur Aufrichtung"** – wir setzen die Bewegung immer wieder neu an und lassen sie synchron werden.
- Im Stehen sind **„Strohballen" auf dem Kopf** zu tragen (Aufrichtung)
- Wir gehen jetzt **über einen „Waldboden"** mit dem Scheitelpunkt zum Himmel zeigend, setzen der **Schwerkraft bewusst eine Gegenkraft entgegen** („Helium im Kopf"); jetzt geben wir die **Dehnspannung** auf und bemerken wie schwerfällig wir wieder werden.
- Im Gehen macht der Kopf ganz von selbst eine Acht-Bewegung (s. Kap. „Allgemeine Physiologie" – „Spiraldynamik"), dabei „verlängert" sich jeweils ein Ohr zum „Eselsohr" (durch die wechselnde symmetrische Öffnung des oberen Kopfgelenkes wird die HWS-Lordosierung kompensiert): Bei der fließenden Gehbewegung werden die Transversal-, Sagittal-, Longitudinal- und Vertikalachse kombiniert. –

Wir denken uns jetzt einen Bleistift auf der Stirn angebracht, der nach vorne zeigt, bei der Gehbewegung entsteht eine „8".

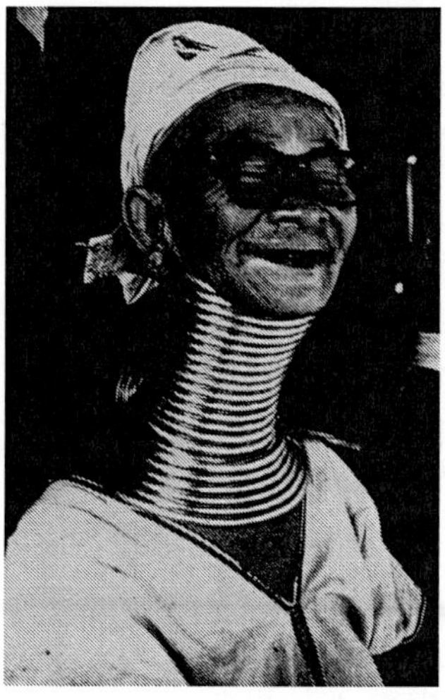

Wichtig: Wenn die Hals-Nacken-Muskulatur sehr verspannt ist, wird die Stimme gepresst.

Abb. 62: Aus *D. Morris*, Körpersignale
Die Ringe dieser Frauen aus Birma, die den Hals zum Giraffenhals auseinanderziehen sollen, bringen gewaltigen Schaden mit sich und sind sicher keine Lösung für den Haltungskollaps.

… Die Nofretete-Statue mit dem geraden Nacken auf der Kommode meiner Eltern bot sicher ein nachahmenswerteres Beispiel.

– Ein Spiel kann dazu verhelfen, den Hals zu entspannen und gleichermaßen die Stimme frei zu entfalten:
Wir sitzen, stützen die Unterarme auf die Oberschenkel und lassen den Kopf hängen. Während jeder Zeile wird der Kopf gehoben. Alles erfolgt sehr langsam. Wir sprechen beinahe singend.

Weißt du wann
klopft der Mann
mit dem roten Mund an?

Freuet euch:
Er kommt gleich,
macht die armen Kinder reich.

Wenn ihr's wollt,
helles Gold
hat er euch vom Stern geholt.

Gold vom Stern!
Ach, wie gern!
Danken wollen wir dem Herrn.

Dann und wann
klopft der Mann
mit dem roten Mantel an.

– Erfahren wir jetzt **den Zusammenhang von Nacken und Atmung**:

  - Wir stehen locker, umgreifen **mit der rechten Hand das linksseitige Hals- und Schulterdreieck** (Trapezius), wobei der Kopf sich auf die entgegengesetzte Seite dreht. Während wir dem Einatmungsimpuls nachgegeben der Atem sammelt sich im Becken (nichts willentlich!), pressen wir mit der Hand den Muskel zusammen. In der Ausatmung lösen wir wieder und geben bei locker geöffnetem Kiefer den Atem nach unten in das Becken/den Boden ab, der Kopf pendelt locker wieder nach vorne. – Entsprechend mit der linken Hand rechtsseitig verfahren.

  - Wir legen die **Fingerkuppen beider Hände seitlich entlang der Halswirbelsäule** in Höhe des Überganges von Atlas und Hinterhauptsbein („Schutz- und Trutzecke"). In der Einatmung dehnen wir diesen Bereich, indem wir die Hände nach außen ziehen, in der Ausatmung lösen wir, ggf. indem wir bei weit offenem Mund ein „O" oder „A" intonieren.

  - Wir greifen mit einer Hand von vorne über den Kopf, so dass **die Fingerkuppen wiederum unterhalb der Linea nuchae zu liegen** kommen. Bei der Einatmung geben wir leichten Zug nach oben, die andere Hand liegt mit dem Ballen auf dem Kreuzbein und dehnt jetzt gleichzeitig – entgegengesetzt zur anderen Hand – nach unten. Wir lösen bei der Ausatmung und stehen im Anschluss an die etwa 10-20malige Übung locker und spüren nach („was hat uns die eine oder andere Übung gegeben?")

  - Wir stehen locker, lassen den Kopf bei jeder Ausatmung ein wenig (ca. 9°) nach vorne kippen, halten während der Einatmung ein, geben dann wieder ein Stückchen weiter nach, so dass wir nach der 10. Ausatmung den Kopf ganz vornüber hängen haben. In dieser Lage neigen wir ihn dann in der jeweiligen Einatmungsphase nach links bzw.

nach rechts (Dehnung der gegenüberliegenden Scaleni) und lassen ihn in der Ausatmungsphase zurückpendeln. Bei der Aufrichtung des Kopfes verfahren wir entsprechend abschnittsweise umgekehrt.

- Wir machen wieder eine Gähnübung, indem wir im Mund ein großes „O" formen; während der Einatmung halten wir die Handinnenflächen in Opposition zum Mund und lassen sie – wenn der Impuls zum Ausatmen kommt – sinken.
- Wir pressen und massieren M. masseter u. temporalis während der Einatmung mit dem Handballen und lassen in der Ausatmung locker.
- **Ein Partner** legt uns seine **Handkante längs der Linea nuchae**. Wir selbst bewegen, „schütteln" dabei den Kopf von links nach rechts, immer im reibenden Kontakt mit dieser Hand; dabei sprechen wir ein entschiedenes „Nein" in einer uns an genehmen Art und Weise. Effekt: Aufrichtung; dadurch erweitern wir unseren Innenraum, die der Erweiterung des Außenraumes entspricht.
- Setzen wir jetzt mit den Händen unterschiedlich gegebene Widerstände im Rücken des Patienten. Dieser soll den „Therapeuten" mit seinen Händen wahrnehmen und versuchen **ihn erst mit dem ganzen Körper weg zu schieben**, dann unter **Beteiligung der Stimme**: „lass", „weg", „nein nicht", „lass das sein", „hau ab", „verschwinde", „lass mich in Ruhe", „das ist mein Stuhl" usw. (Wir können durch diese beiden letzten Übungen nicht nur den Raum hinter unserem Rücken wahrnehmen, sondern auch eine ökonomischere Stimmgebung einüben (s.a. *M. Glatzer*, 1997).

> Wichtig: Hierbei wie auch für das spätere „Spielen" und gestische Sprechen ist es wichtig aus der Verzagtheit und **mangelnden Ausdrucksformung** herauszukommen; dazu versuchen wir unsere Sätze mit scharfer Artikulation und gestischer Wucht in Szene zu setzen und achten darauf beim Partner die gewünschte Wirkung (Glaubwürdigkeit) zu erzielen („Ich warne dich!" „das ist eine Grenze, die keiner überschreiten darf!" – auf **eine** Ausatmung „ich will alles oder nichts!" „ich bin richtig!" oder auch mal hinschmelzen auf: „ich liebe Erdbeeren!")

Behandlung der Craniomandibulären Dysfunktion (CMD)

Was für die Behandlung der **CMD** (– erwähnungshalber – des **Gnathovertebralsyndroms nach *Bahnemann***), gilt selbstverständlich auch für die Behandlung des Kiefergelenkes, des Atlas, der Wirbelsäule, des Beckens; **der Biss** in Funktionseinheit mit **dem Kiefergelenk** bleiben der **Schlüssel für die orthopädischen Probleme**. Ist der Kiefer ausbalanciert, ist auch der **Körper im Gleichgewicht.** – Korrigieren wir also die funktionellen Abweichungen im Zahn-Mund-Kieferbereich und schaffen wir ein **neuromuskuläres Gleichgewicht** können wir u.a. Folgendes erreichen:

- Aufrichtung der Haltung, Beseitigung von Symmetriestörungen
- Veränderung der Atlas- und Zungenbeinposition
- Kräfteausgleich der vorderen und hinteren Halsmuskulatur
- Lippenkomtakt/Umstellung von Mund- auf Nasenatmung
- Anregung des Lymphabflusses, Entstauung des Gewebes durch Sog- und Unterdruckbildung im Mundraumbereich

- Intensivierung des Schluckens, Änderung der Bewegungsabläufe
- Verbesserung der Mundraumwahrnehmung durch Stimulatoren, Reizkörper, „Reiztransfer" etc.
- Erhöhung der allgemeinen neuromuskulären Regulationsfähigkeit und damit nehmen wir auch auf Bereiche Einfluss, die nicht zum klassischen Indikationsbereich der Kieferorthopädie gehören.

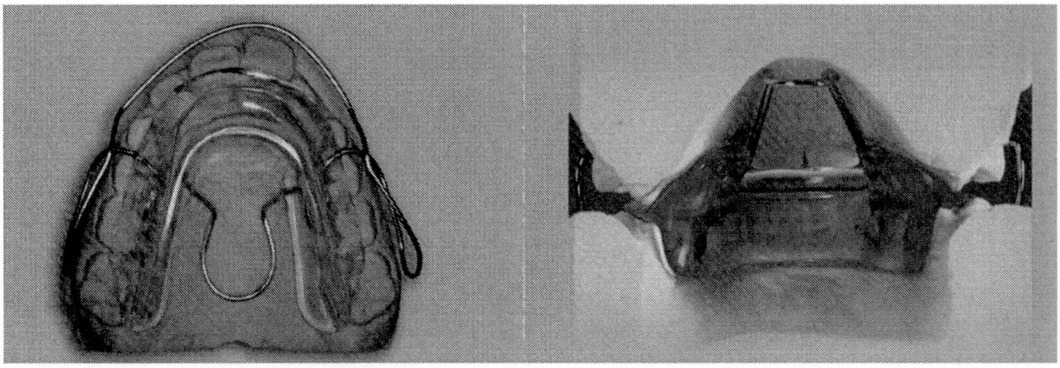

Abb. 63: Bionator n. Prof. *W. Balters* (unter Mitarbeit von *Fritz Geuer*)

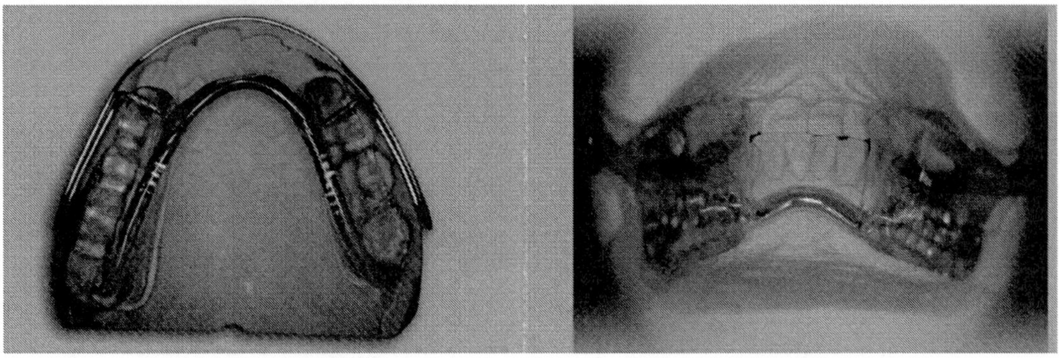

Abb. 64: Biognathor n. *Dr. H. v. Treuenfels* (Steckadapter für den abnehmbaren Lippenbügel nach *Dirk Geuer*)

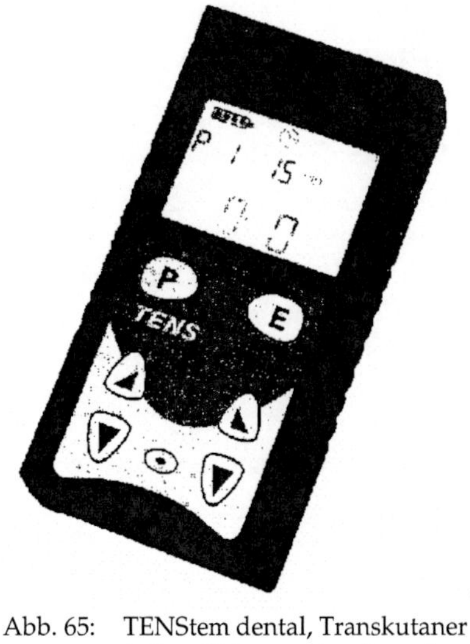

Abb. 65: TENStem dental, Transkutaner 2-Kanal-Nervenstimulator der Firma schwa·medico

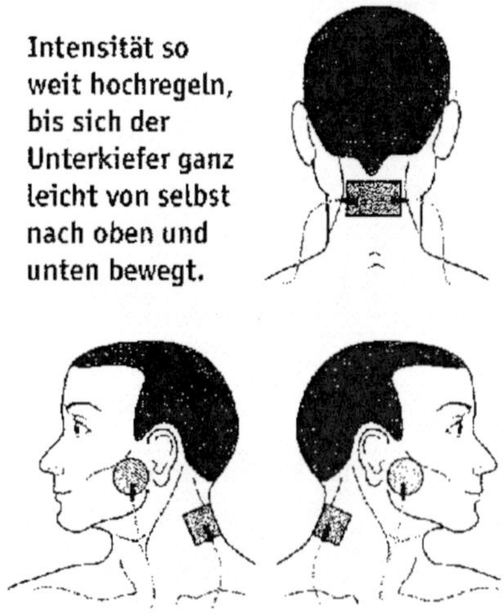

Abb. 66: Elektrodenanlage

Wir müssen dazu die fest umschriebenen Zahnkontakte entkoppeln, um aus dem neuromuskulären Fehlmuster herauszukommen. Das kommt dem, von H. v. Treuenfels beschriebenen **„Loslasseffekt"** gleich. **Bewegungs- und Berührungsreize** müssen auch hier neue interokklusale Spielräume für Erfahrungen und Handlungen entstehen lassen, bevor sich der Biss an eine neue Situation adaptiert.

In der Praxis arbeiten wir gerne mit dem im Mund „schwimmenden" also nicht an den Zähnen haftenden **Biognathor oder Biognatische Orthese** (Abb. 64) (*v. Treuenfels*), bei dem es sich gewissermaßen um eine „abgespeckte" Version des Bionators handelt.

- Die Kaumuskulatur wird mit dem TENS-Gerät (Abb. 65) (Transkutane, elektrische Nervenstimulation) gelockert, anschließend die Bissnahme in der **Myozentrik nach isotonischer ungezwungener Elevation** aus der physiologischen entspannten Ruhe-Schwebelage heraus.

- In anschließenden Gehbewegungen wird aus der Eigenwahrnehmung heraus mit dem neuen Biss im Mund die mögliche Haltungs- und Verhaltensänderung überprüft, daraufhin wird das Gerät angefertigt.

- Zusätzliche Therapiepunkte für die **Akupunktur**: im enoralen Retromolarengebiet für die Halswirbelsäule, Temporomandibulargelenk bzw. die Kaumuskulatur und Ileosakralgelenk; an der Hand sind es die Punkte Dü2 und Dü3. Zur Entspannung der Mundboden- und Zungenbeinmuskulatur haben sich die Punkte KG21 und Ni27 bewährt (*J. Gleditsch*, 2001).

- **Darmsanierung** mit allgemeinen statischen und biochemischen Folgen: Absenkung der Schultern, Verlängerung des Halses, Entspannung des Kehlkopfes.

- Auf die **physiotherapeutischen Zusatzmaßnahmen** wie **Atlastherapie**, **Myoreflextherapie**, **funktionelle Stimmtherapie**, **Neuromuskuläre Therapie**, **Proprioneurorezeptive Faszilitation** etc. soll in diesem Zusammenhang nicht eingegangen werden.

Die Lautwahrnehmung

Es folgt ein weiterer Schritt, um den Körper wieder zu unserem Sprach-, Laut- und Klanginstrument zu machen. Wir haben schon ausgeführt, dass Laute selber eine **Empfindungsqualität** haben (zu der Bewegungsqualität im folgenden Kapitel). –

Laute müssen in Verbindung mit ihrer körperlichen und emotionalen Quelle (das Atemzentrum) mit **dem formgebenden Ort im Mundraum** gestellt werden. Der Mundresonator stellt auch nach *Kristin Linklater* (zitiert nach *H. Puffer, L. Janssen*, 2006) das Tor zur Außenwelt dar; der Klang soll im Munddach, dem harten Gaumen ankommen und von dort intenional losgelassen werden –, was eine aktive Öffnung verlangt (mit dem Zeigefinger können wir an den Schneidezähnen die Vibrationen fühlen (s. vorne)

> Wenn das sinnliche Erleben, d.h. die emotionale Quelle versiegt, bleibt auch die artikulatorische – d.h. formgebende Ausführung im Mund und durch den Mund ohne wirklichen Impuls (*H. Puffer, L. Janssen*, 2006).

Wir lassen den Körper unter Lautgebung gezielt **vibrieren** und nehmen diese Vibrationen an ihm wahr (auf diese Weise können wir auch Mund- und Nasenobertöne erzeugen!).
Schon im normalen Umgang mit Menschen, von denen der eine vielleicht hustet, der zweite heiser ist, der dritte einen anschreit, der vierte ganz unverständlich redet, ist es so, dass unser eigener Organismus das ebenfalls mitmacht! Der vibriert fortwährend mit, erlebt das alles mit. –

Für die folgenden Übungen frage ich mich, wie nehme ich meine Stimme wahr, was empfinde, was fühle ich? Was macht der Atem?

„Unser Sprechen ist im Grunde ein einziger großer Obertongesang, das heißt: Jeder, der sprechen kann, kann auch Obertöne singen. Er braucht nur mit allen Kräften seiner Aufmerksamkeit in die einzelnen Laute und deren Übergänge hineinzulauschen, und er wird über kurz oder lang aus dem Staunen nicht mehr herauskommen." (*Vetter, M.*, 1986)

- „Wie macht die Kuh?" Wir üben bei geschlossenem Mund das „Muuh" so ein, dass der ganze Schädel vibriert und ebenso die äußere Haut durch den Ton „massiert" wird. Das „Muuh" muss für die Kinder richtig „drohend" klingen.

- Wir stimmen einen einzelnen Ton an in angenehmer Lage und bewegen dabei alles, was sich beim normalen Sprechen zu bewegen pflegt. – Man kann auch dem Patienten in den Mund blasen; dieser verändert den Mundraum, so dass der Schall ständig verändert zurückgegeben wird.

- Wir singen ein „M" („ein kleiner schwingender Motor") mit geschlossenem Mund und mehr oder weniger geschlossenen Ohren. Man beobachte dabei wie das Bewegungsspiel der Zunge – das Auf und Ab zwischen I und U – die Klangfarbe dieses Tones beeinflusst und erleben das Innere wie eine „weiträumige Kathedrale". Den Weg der Zunge vom I zum U muss die Zunge Millimeter für Millimeter gleichmäßig gleitend und bewusst zurücklegen. Diese Bewegung kann dadurch unterstützt werden, dass die Hand in ähnlicher Langsamkeit einen Weg durch die Luft beschreibt. Wir erleben gleichzeitig auch die Spannung zwischen „U" und „JÜ" sowie „E" und „O". Es handelt sich nicht nur um die Spannung zwischen oben und unten bzw. breit und schmal, sondern auch zwischen Innenraum- und Außenraumerfahrungen.

- Wir gleiten über die Tonfolge M...I...Ü...U. Der Ton konzentriert sich auf die Lippen – ist beinahe pfeifend – und gleichzeitig auf den vorderen Gaumen. Der Weg zwischen I und U kann gelegentlich wie ein „Flötenkonzert" oder ein „melodischer Wind" klingen.

- Wir gleiten über die Tonfolge N...I...Ö...O hin und zurück. O ist der Vokal der Mitte, des Mittelmundes, der Mundhöhle. Das Vibrationsgefühl füllt den beinah geschlossenen Mund ganz aus und durchdringt sein Gewölbe bis in den Scheitel.

- Auf dem Weg von Ü nach Ö verlagert sich das Zentrum der Resonanz vom vibrierenden Lippenring in die – meist viel zu gering ausgeformte – Kuppel der Mundhöhle. Es bilden sich zwei „selbständige" Obertoninstrumente heraus.

- Bei „Gong" schließt der Rachen am Ende der Silbe ganz, und nur die Lippenbewegung sorgt für die Veränderung der Resonanz des Mundvolumens.

- Schließt man den **Rachen** bei „NG...I...E...Ä...A...U nicht ganz, dann werden die Obertöne des Mundvolumens durch diejenigen der Nasenresonanz bereichert und umgekehrt. Zugleich klingen sie farbiger, damit aber auch weniger eindeutig.

- Singt man den I-A Weg oral, mit betonter Mundresonanz also, dann treten nasale Zungenobertöne und orale Lippenobertöne als einander kreuzende Linien miteinander in Wettstreit.

  Es ist verständlich, dass die Muskeln von Atmung und Kehlkopf mit jenen, die der Artikulation und Gestaltung der Resonanzräume dienen (Mund-Nase-Rachen), dann zusammenspielen, wenn der Körper sich im eutonen Zustand befindet.

- Zum Schluss dieser lautlich-klanglichen Selbsterfahrung, fragen wir uns, welcher Vokal unseres Herzens klingt in uns am deutlichsten, stimmen uns leise, summend in diesen Ton ein, welche Räume in unserem Körper geben deutlichste Resonanz und kommen in Schwingung?
- Wir gehen jetzt durch den Raum, nähern uns Wänden, Gegenständen, Stühlen etc. bis auf etwa eine Handbreite Abstand und **„beschallen"** sie durch unseren Mund; welche Unterschiede am zurückgeworfenen Schall bemerken wir? – Wir stellen damit um vom Hören auf das Horchen und damit auf ein **spürendes Wahrnehmen des ganzen Körpers**.
- Wir atmen/tönen in die eigene, offene Handfläche – dabei spürt, „hört" wiederum die Haut und weniger das Ohr.
- **Partnerübung:** Zwei stehen sich gegenüber, einer schließt die Augen und wird leise angesprochen: „Guten Tag" und „Wie geht es Ihnen?", aber aus verschiedenen Entfernungen und Richtungen. Wie genau wird der räumliche Wechsel wahrgenommen? Wie die Orientierung beim Hin-Hören?
- **Variation:** Einer schließt oder verbindet sich die Augen, der andere bewegt sich leise/in verschiedenen Entfernungen um ihn herum, flüsternd, schnalzt, pfeift etc., bringt vielleicht Luftzug oder Gerüche ins Spiel, ist jemand allein durch seine Körperwärme zu orten?
- Wir sitzen **im Rücken unseres jeweiligen Partners** und **„tönen"** dorthin auf drei verschiedene Stellen (z.B. Nierengegend, unterer, oberer Wirbelsäule).
- Wie oben; wir legen **auf verschiedene Stellen des Rückens unsere Handflächen** – der vor uns Sitzende **„tönt"** seinerseits hinein und wir versuchen die unterschiedlichen Ton- und Lautqualitäten spürend, „abtastend" wahrzunehmen.
- **Gruppenübung: Klanggasse.** Zwei Reihen stehen sich frontal im Abstand von etwa einem Meter parallel gegenüber und bilden eine **„Gasse"**. Die Teilnehmer aus der einen oder anderen Reihe schreiten nacheinander langsam durch die „Gasse" und werden von den anderen mit selbst gewählten Tönen beschallt, so dass eine „Klang-Ton-Gasse" entsteht und damit feinste Vibrationsmassage in kleinsten Abstufungen und Färbungen.

Weitere Übungen s. Kap. „Sprach- und Raumentwicklung durch das Ausdrucksspiel aus dem Erleben".

Intentionale Lautübungen

Damit Sprache sich nicht in einseitiger Abstraktheit und Intellektualisierung verliert, dürfen wir **das sinnliche Erleben nicht abspalten**, weil wir sonst – wie schon ausgeführt – unsere formenden und gestaltenden Kräfte verkümmern.
In diesem Kapitel geht es um die **Einheit von Sprache** (Laut, Silbenrhythmus, Wortbedeutung, Satzgrammatik und Textbilder), **Stimme, Gefühl und Bewegung** (d.h. das **gestische**

Sprechen als Ausdrucksformung). Nach der Eigenwahrnehmung des Körpers und der Stimme, nach dem Fühlen der Laute, suchen wir jetzt den intentionalen Weg nach außen – am Beispiel des „s" und „sch" soll der **Bezug zum „Du" des Partners** erlebt werden (s. ebenfalls Kap. „Sprach- und Raumentwicklung").
Der Therapeut gibt nun den Text vor, macht die beschreibenden Gebärden dazu und spricht die Laute jeweils ein- oder mehrmalig: die Kinder (bis zu 7 Jahren) wiederholen die Gebärden zusammen mit den Lauten:

Spazierritt

Der Zauberer stellt sich hin: /u/ /u/
Zaubert sich ein Pferd: /s – s – b/ „sim sala bim – sei ein Pferd"

Das Pferd

Wir staunen: /a/
zeigen den runden Bauch: /o/
kräftige Beine mit Hufen dran: /u
wir streicheln: /ai/ – – /m/
Nüstern: /n_e/
Klopfen am Hals: /tt/ /dd/
am Kopf: /kk/
Fliegen wegschnipsen: /ts/
Schweif schlägt die Fliegen weg: /sch/ /ww/ /ff/
Wir springen drauf: „hopp" /p p – popopo/
sitzen richtig im Sattel
Zügel heranziehen: /k/
reiten los: nn nn nn
dd dd dd
tt tt tt
springen über Bach: hui!
reiten noch schneller: hü!
wird langsamer: /brr – dd dd dd – brr – nn nn nn – „halt!"

absteigen und festbinden:
Schleife: /schl/
Knoten: /k/ – Faden reißt: /f/ weitere Finger ineinanderhaken für /k/ bis Knoten hält
Zucker: /mm/

Bächlein: ll (es schlängelt sich)
ww (kleine Wellen)

Durst: Pferd trinkt, schlabbert Wasser
Hunger: /ham ham/
Heuhaufen: /sch/
lauschen: pst – scht
sch – schl – sss / sie kann beißen – eine Schlange!
pst – scht: /ttt/ ***Maus*** kommt angetrippelt
/ts/ Schlange beißt ihr in den Schwanz

/ks/ – verscheuchen die Schlange
/tt/ Maus verschwindet in Höhle
„schlinge schlange weg!" Schlange ebenfalls
/ahh/ – ist noch mal gut gegangen!
pst – scht:
sch (Faust) – /n/ (flache Hand) Schnecke
hat ein Haus: /k/
und Fühler: /ff/
die zieht sie rasch zurück: /ne/
pst – scht:
/sch – rr p/ Heuschrecke kommt gesprungen, sitzt

Pferd frißt: /ham/
losbinden: /f – t/
/hopp/ – Zügel: /k/
reiten zurück: /tt – dd – nn/

Stall
Klopfen: /tt kk/
streicheln /mm/
frißt noch ein Stück Zucker: /mm/ schmatzt
schläft: /ch r
schleichen aus dem Stall /tipp tapp/
machen leise die Türe zu
setzen uns an Platz zurück.
entspannen: „ahh!"

Klipperdiklapp

Klipperdiklapp
klipperdiklapp
was klippert und klappert und kollert im Sack?
Große Steine, kleine Steine,
feine, bunte Edelsteine.
Klipperdiklapp
klipperdiklapp
das klippert und klappert und kollert im Sack

Ich sitze, ich sitze
mit spitzer Zipfelmütze
auf einem Stein im Gras
und denke diese und denke das.

Ich klopfe, ich klopfe – k k – d – d
ich klopfe da und dort,
doch wenn du nach mir guckst,
dann bin ich fort!

- **Lauthilfe zum plastischen Sprechen**
  Entsprechend den vier Elementen gibt es Wasser-, Erden-, Luft- und Feuerlaute. Jeder Laut hat eine Empfindungsqualität, die im Seelischen liegt und eine Gebärde, die im Ätherischen (= Lebensbereich) liegt.

Allgemein: Für die Lippenlaute wie z.B. **M, P** oder **B** klopfen wir mit den Zehen den Boden; für Zahn-Zungen-Übungen mit **N, D** oder **T** können wir mit dem Ballen auf den Boden klopfen, für Übungen mit Gaumenlauten wie **G** und **K** klopfen wir mit der Ferse den Boden.

„M" (Wasserlaut)

Qualität: Fühlen (beruhigend, genießend, lösend, massierend, zustimmend, strömend) – Phlegma.

Während „L" die Einatmung anregt, ist das „M" der Laut der Ausatmung.

„M"-Übungen

- Wir stimmen ein „M" an, lassen uns von den Vibrationen am ganzen Körper durchmassieren; wir bewegen uns in diesen Vibrationswellen (s. a. Kap. „Die Lautwahrnehmung").
- Wir imitieren abwechselnd auf gedehnt gesprochenem „M" den Regen, der mit den Sprachorganen (Arme und Beine) fließt, dann gefrieren wir auf hartem und kurzem „K" (Erdenlaut), indem wir die Arme zusammenkrampfen und Grimassen schneiden.
- Wir verbinden „M" mit der Atmung und können auf diese Weise Atemfehler ausgleichen: Wir gehen auf ham, hem, him, hom, hum ausatmend vorwärts (jedes Mal um eine Silbe verlängernd), dann einatmend zurück; die Arme folgen dieser Bewegung.
- ein/beide Ohr(en) zuhalten und „M" intonieren, so dass der ganze Leib tönt, vibriert („Mim" macht jeder Sänger als Anfangsübung, um mit „M" ins Vokalische zu kommen / ebenso sollen auf „M" auch Brüche und Operationswunden schneller heilen).
- Wir schieben sitzend einen Ball zum Gegenüber: „Mäuse machen Mus", wobei wir den Ball einmal auf Mäuse, dann auf Mus losschicken.
- „Meine Maus mag mein Mus", wir betonen beim Schieben des Balles jeweils ein anderes Wort.
- „Meister Müller mahle mir mächtige Mengen Mehl".
- „Mäuse messen mein Essen" (für deutliches Sprechen); bei jedem Wort greift die eine Hand mit Pfötchengriff in die geöffnete Handfläche der anderen Hand (Artikulation verbessert sich).

„Ein Wur*m*
sitzt im Tur*m*.
Der Tur*m*
steht im Stur*m*.
Der Stur*m*
stört den Wur*m*.
Der Wur*m*
saß so war*m*.
So war*m*, doch so ar*m*.
So ar*m*.

„W" (Wasserlaut)

Beim Atem dürfen wir Verschwender sein, denn wir bekommen wie im Zauberland genau so viel wieder geschenkt wie wir ausgegeben haben. Jeder darf also großzügig seinen Atem hingeben, d.h. wir dürfen alle Luft verbrauchen. Die Einatmung braucht gar nicht ins Bewusstsein treten.

Wille wau wau wau.
Wille wo wo wo.
Witto hu.
(bei „hu" wird der letzte Rest der Atemluft ausgestoßen)

Während das „M" von außen massiert, massiert das „W" von innen.

- Wie durch den Laut „M" lassen wir uns auf „W" von Kopf bis Fuß durchmassieren. Mit dem „Gesang des Wassers" können wir diesen Zahn-Lippenlaut üben; dabei ahmen wir jeweils mit den Händen die Wasserbewegungen nach und versetzen uns in „dramatische" Stimmung.

Wellen wogen Wunderwege
Wallet, wallet Wasserwesen
Werbend wirbeln Wasserweiber
Wispeln wahre Wehmutsworte

Wallet, wallet Wasserwesen
Wellen wogen Wunderwege
Weiche Wasser wollen wandeln
Wilde Wasser wollen weichen

Wallet, wallet Wasserwesen
Wellen wogen Wunderwege
Weiche Weiber wünschen Wollust
Wenden Wille, wollen Weihe

Wallet, wallet Wasserwesen
Wellen wogen Wunderwege
Werbend wirbeln Wasserweiber
Wispeln wahre Wehmutsworte

Wallet, wallet Wasserwesen
Wellen wogen Wunderwege

Wir können diese Verse in **betonter Stabreimform** sprechen und im Schreiten durch den Raum erleben, wobei der jeweils anlautende Konsonant (Vokal) im Schritt oder durch Handbewegung betont wird. – Die reichste Quelle findet sich in den altnordischen „Heldenliedern der Älteren Edda" (z.B. im Hildebrandslied, Wehe, waltender Gott, Unheil geschieht jetzt ... W. *Hansen* (Hrsg.) 2001).

„L" (Wasserlaut)

dient dem flüssigen Sprechen.

- Wir sprechen ein langgezogenes „L", wobei wir mit den nach unten hängenden Händen Kreisbewegungen beschreiben gegen einen „Widerstand" (die Vorstellung hilft, wir würden das mit den Händen im Wasser tun).
- Bei „Lämmer leisten leises Läuten" streicht man zuerst mit der einen Handfläche den anderen Arm von der Schulter bis zu den Fingerspitzen ab. Dann streicht man die Beine an den Vorderseiten hinunter, während man dabei in die Kniebeuge geht.

„K" (Erdenlaut)

„K" hat starke Formgebung (wie auch B/P, D/T), da das Klangliche weggelassen wird. Ein Redner bekommt mehr Aufmerksamkeit, wenn er die Konsonanten pointiert spricht. Gefahr ist die Überformung und Vertrocknung.

Empfindungsqualität: hart, trocken (Knochen, Skelett), festigend, kantig, kraftvoll, tot etc.
Bewegungsqualität: begrenzend, linear (vertikal, horizontal).

Wir können ihn bei Kindern anwenden, wenn sie phlegmatisch, hypermotorisch, willens- und tonusschwach sind, Haltungsschwächen haben, z.B. in Verbindung mit einem Dentalbiss. Das „K" wird meist ohne den vorherigen Atemstau gebildet.

„K"-Übungen

„Knick und knack
Holz zerhack,
knick und knack
in den Sack."

„Geknickt geknackt,
das Holz zerhackt,
geknickt geknackt,
steckt in den Sack."

(Jeweils mit Händen [= Sprach- und Willensorgane] greifen bzw. Handballen bei „ck" aufeinander schlagen und explosionsartig wegspringen lassen – Handballen können Gaumen und Zunge symbolisieren, die Fingerspitzen die Lippen.)

„Kommt ein Käfer
keck gekrochen,
kriecht durchs Kornfeld,
kriecht durchs Kleefeld,
knurrt ein Kläffer,
kecker Käfer
kehre um!"

Laute wirken auf uns zurück; nach einer Stunde fühlen sich die Kinder anders (das ist besonders nach „K"-Lauten der Fall.)

- Knetend, knotend, knuddelnd, knäulend, knüpfend, kuppelnd unter – über – durch und miteinander (jeweils begleiten entsprechende Handbewegungen).
- Halt, hebe hurtig hohe Humpen (als Vorübung bei fehlendem „K" und „G".
- „Komm kurzer, krummer, kräftiger Kerl" – nehmen wir wieder einen Ball zu Hilfe, werden wir ihn bei entsprechender Anfangssilbe aufprellen lassen. Oder wir schreiten kräftig voran und setzen bei jedem Wort mit Nachdruck den Hacken auf; dazu wird der Ellbogen der einen Seite bei senkrechtem Unterarm und sich ballender Faust mit Druck auf die geöffnete andere Hand aufgesetzt (eine gerade bei Jungen sehr beliebte Übung).
- Eine Schulter auf „K" hochziehen und verkrampfen („K", „K", „K" sprechen), dann auf „A" lösen (harmonisieren).

  Auf „K" mit einem Bein feststehen (mit „K", „K", „K" in den Boden rammen), dann mit anderem Bein frei um das „K"-Bein herum spielen lassen (d.h. z.B. mit Vokalen Wasser fließen lassen).
- Man stützt im Stehen beide Handflächen in die Hüften: der Daumen vorne, die Finger hinten. Man stößt bei jedem Wort fest nach unten. Dadurch entstehen kurze Atemstöße. Wir sprechen im Stakkato. Nur die letzte Zeile spricht man in einem Atem und streicht mit beiden Händen über Brust und Bauch.
  Im „K" liegt die Kraft den Redestrom zu untergliedern, damit er nicht zerfließt. In der letzten Zeile häufen sich das „M". Dieser Laut verbindet, das Getrennte. Er macht alles rund, was durch das „K" Ecken und Kanten bekam.

Kann kein König,
kann kein Knabe,
kann kein Kindlein
Grießbrei kochen?

Kein großer König,
kein kleiner Knabe,
kein kleines Kindlein
kann das!

Aber meine Mutti macht mir Griesbrei.

„H" (Luftlaut)

Wie jeder Laut hat auch dieser seine adäquate Bewegung. Die Qualität: sich entäußern, verhauchen, befreien, loslassen (Lachlaut). „H" steht zwischen Konsonant und Vokal.

„H"-Übung

- Laute (ho, he, hi, pe) sollen in den Raum wegspringen, indem wie die Hände wegschnellen lassen (Bewegung aus dem ganzen Arm heraus).
- aufgeblasenen Luftballon auf „him", „häm", „hum" ... wegprellen.
- Im Laut „H" lebt eine besondere Kraft. Obwohl er nur ein leicht hörbarer Hauch ist, verlangt er doch starke Aktivitäten, besonders wenn er plötzlich gesprochen wird. Bei den zwei folgenden Gedichten lässt man im Stehen die Knie locker, lässt sich bei jedem Wort mit einem Ruck in die Knie fallen und ballt gleichzeitig die Fäuste.

Horch! Hinterm Haus
heulen hundert Hunde,
Hundert Hunde heulen
hinterm Haus. Horch!
Hau – hau – hau.

Hopp hopp ho
Pferdchen frisst kein Stroh
Hopp hopp ho
Musst dem Pferdchen Hafer kaufen,
dass es kann im Trabe laufen
Hopp hopp ho
Pferdchen frisst kein Stroh.

- Wir lösen uns mit „H" von der Erde und „fliegen" ein bisschen.

Hüpfen, hüpfen, das ist fein,
hüpfen wie ein Vögelein,
wie ein Hase
in dem Grase.

Hüpfen auf dem rechten Fuß
Hüpfen auf dem linken Fuß.

Und die Zehen,
die verstehen,

wie man auf gespitztem Fuß
leise, leise hüpfen muss.

- Jede einzelne der folgenden Zeilen sprechen wir auf einem Ausatem – wobei wir möglichst viel Restluft verbrauchen; vor der nächsten Zeile wird durch die Nase einmal „eingeschnuppert".

Herr von Hagen, haha – haha – ha,
darf ich's wagen, haha – haha – ha,
Sie zu fragen, haha – haha – ha,
welchen Kragen, haha – haha – ha,
Sie getragen, haha – haha – ha,

als Sie lagen, haha – haha – ha,
halb erschlagen, haha – haha – ha,
und krank im Magen, haha – haha – ha,
im Spital zu Kopenhagen, haha – haha – ha?

„F“ (Feuerlaut)

„F“ steckt bereits im Zeige-**F**inger und ist der „Ziellaut“ schlechthin. Qualität: weckend, anregend, fordernd, formend, Mut machend (gegen die Angst vieler Kinder). Der Atem verlängert sich auf „F“ im Gegensatz zur Mundatmung. Er kann auch bei sehr verhaltenen, verschlossenen, willens- und energieschwachen sowie „verhauchten“ Kindern gegeben werden.

Vorübungen

- Watteblasen mit Mund/Strohhalm
- Tennisball auf dem Luftstrom eines Strohhalmes (senkrecht) tanzen lassen
- Luftballons/Luftschlange aufblasen (Luft muss gut dosiert werden/auch Übung für Nasenatmung)
- flöten, pfeifen
- Tinte mit Strohhalm auf Blatt verblasen
- mit Strohhalm in Wasser blasen
- Kerze ausblasen oder mit dosiertem Luftstrom flackern lassen.

„F“-Übung

- Die Fingerspitze des Zeige-fingers wird auf die in Opposition befindliche Daumenkuppe steil aufgesetzt und dann mit leichtem Druck bei jedem „F“ weggeschnalzt. Auch die übrigen können nacheinander die gleiche Schnalzbewegung mit dem Daumen machen:

fli fla flo,
flink fort froh,
feige Flöhe flitzen,
freche Vögel fritzen,
fli fla flo,
flink fort froh,

Feuerfunken fliegen fort,
fegen über's Feld.
Fang sie flink von Ort zu Ort,
sonst entflammt die Welt.

- Verwenden wir einen Ball, werden wir ihn

  beim Wasserlaut **rollen**
  beim Erdenlaut **prellen**
  beim Luftlaut **im Bogen werfen** und
  beim Feuerlaut **den Zielwurf** machen

- Mit dem ausgestreckten Zeigefinger können wir auf ein anvisiertes **Ziel** lossteuern; ein scharf angestimmtes „F" hilft uns dabei.
- „Flim", „Flam", „Flem", „Flum" können auf verschiedene Richtungen hinweisen, der ausgestreckte Arm/Zeigefinger kann dabei zielgerecht eingesetzt werden.
- Wie bei allen Übungen muss die Gebärde folgen und den Vorgang unterstreichen:

  Es fliegen durch Lüfte
  Die Vögel, die flinken.
  Dort finden sie Futter
  In Fliegen und Faltern.
  Sie fangen sie eifrig,
  verschlingen sie freudig
  und fressen so viele,
  bis voll sind die Bäuche.

  Flieg, Falter, flieg!
  Flattre in den Sonnenschein.
  Flieg, Falter, flieg!
  Wiederum zu uns herein.

  Fort fort fort,
  an einen andern Ort
  fliegen viele Vögelein,
  wollen nimmer bei uns sein.

  Fern fern fern,
  sind sie gar nicht gern
  singen frohe Lieder,
  kehren bald schon wieder.

„D" „T" (Erdenlaut)

Durch das Üben dieser Verschlusslaute (Denklaute) kann eine Bewusstmachung und Kräftigung der Zungenspitzenmuskulatur erarbeitet werden.

„D"-Übungen

- Finger- oder Fingerspitzen werden an einen Gegenstand gedrückt und durch diese Berührung gewissermaßen bewusst gemacht.
- Fast- und Druckübungen mit den Fingerspitzen von unten her beispielweise gegen eine Tischplatte (entspr. wie Zungenspitze gegen die Alveolen)

– Die Fingerspitzen der einen Hand drücken von unten her gegen die andere Hand und werden kräftig abgelöst (beim „T“ flacher, beim „D“ steiler, s. Abb. 67)

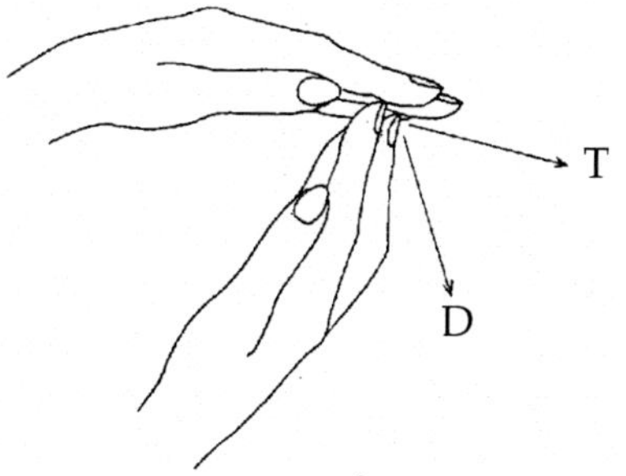

Abb. 67: aus: *W. Dreher*, Studien zur Sprachtherapie

Tritt die Türe durch

Trari und trara
Die Jäger sind da

Der dünne Diener trug
die dicke Dame
da dankte die dicke Dame
dem dünnen Diener
dass der dünne Diener
die dicke Dame
durch den tiefen Dreck
getragen hat.

Du Dachdecker da, decke du das Dach dort.

„B“ (Erdenlaut)

dient der Geschlossenheit beim Sprechen, zusammenfassende und grobmotorische Koordinationsübung.

– „Beim biedern Bauern bleib brav“; es werden zusammenfassende Bewegungen gemacht, indem man mit der einen Hand jeweils im Bogen ausholend die andere Hand wie zum Gruß ergreift. Am Schluss springt man so, dass man genau auf dem Anlaut von „brav“ landet.

„P“ (Erdenlaut)

– „Peter purzelt plumps vom Pappelbaum“ (in etwa wie oben)

„S“ (Feuerlaut)

Qualität: Spannung, Wille, Kraft. Die Zunge ist gespannt, Zähne sind vorne zusammen („Bild“ mit Kindern: Was passiert im Mund mit der Zunge? – Versuch einer Beschreibung). Wie „F“ ist auch „S“ zielgerichtet:

- stimmlos – „Strahl“ (Skorpion-, Schlangenlaut)
- stimmhaft – weich, hin und her bewegend (beides kann mit Handbewegungen unterstützt werden).

„S“ ist wie „R“ ein schwieriger Laut und wird erst zum Schluss der Sprachentwicklung gebildet („S“ wird deshalb beim „Stammeln“ gerne ausgelassen)

Anbahnungshilfen

- Verschiedene Nudelformen werden in den Mund genommen, vor uns liegen die gleichen Formen optisch und durch Tasten sind die jeweils gleichen zu identifizieren. Das Gleiche kann auch mit Reis, Erbsen, Nüssen, Perlen u.a. gemacht werden;
- Faden aus Wollknäuel auf „S“ mit anderer Hand rausziehen und durch die zwei Finger der Hand, die das Knäuel hält (der gezogene Faden ist die Zunge, die Finger die Lippen).
- Papier auf „S“ zerreißen.
- Schnalzen, „Kröpfchen“ bilden, Gaumen mit Zunge „durchbohren“
- „Afrikanersitz“ (s. vorne)
- Mit Händen und Armen das nachahmen, was im Mund mit dem „Willensmuskel“ Zunge passiert. (Zungenstoß nach vorne, dann Zunge und Lippen breit), indem wir Schwimmbewegungen machen beginnend am Mund und von dort weg.
- Mäusewarnpfiff t-t-t-t-t s ...
- Faden auf „S“ einfädeln
- Haferflocke auf Zungenspitze legen, zwei sitzen sich gegenüber, spiegeln sich bzw. spielen mit der Zungenspitze und kommunizieren.

„S“-Übungen

- Entsprechend der Eingangsübung; „Sim sala bim – sei ein Pferd“ (mit „S“-Geste ausdeuten und mit umfangender „B“-Geste, die die Ausmaße zeigen soll, enden.
- Reiten auf „nö nö, nö nö“ oder „dö dö, dö dö“ oder „tö tö, tö tö“ (jeweils schneller werdend) und auf ein langes stimmloses „S“ springen wir über den Abgrund.
- Knien auf einem Bein, das andere aufgestellt – mit der Hand machen wir auf „sss“ Laufbewegungen am Boden (Wechsel).
- Geometrische Figuren Δ □ mit „S“ oder „Z“ in die Luft zeichnen („Zickzack“, „St – st ...“) nicht umsonst heißt das griechische Wort zeta (= z) gleichzeitig Waffe!

- Blume, Baum malen, Biene fliegt, auf „S" stimmhaft herum, setzt sich auf „s" stimmlos punktgenau auf die Blüte (mit Bleistift den Flug der Biene nachahmen); oder „summ, summ, summ, Bienchen summ herum".
- Slalom um z.B. aufgestellte Stühle auf „S" (stimmhaft), dann mit ausgestrecktem Zeigefinger auf ein vorgestelltes Ziel los (stimmlos). Schlange windet sich entlang (stimmhaft), beißt andere (stimmlos).
- Motor anlassen t – t – t – t / – s – s – s, dann auf Ziel losfahren.
- Weizenfeld sensen/sicheln (s-st)
- Reiten auf ne-ne, ne-ne/d-d, d-d/t-t, t-t, mit S ins Ziel.
- Säbel fechten (stimmhaft), zustecken (stimmhaft).
- Farbige Tücher durch die Luft schwenken und fallen lassen.
- Luftpumpe betätigen (S = stimmlos), „leider" geht die Luft, wieder raus (stimmlos).
- Ball zielgerecht werfen, „S"-Sätze intonieren.

Wichtig: Während sich die vorstehenden Übungen noch mit dem „Ich" beschäftigen, wird in den folgenden Übungen zunehmend ein Bezug zum „Du" hergestellt.

„S"-Versübungen

Wechsel zwischen stimmlos und stimmhaft (Einsatz des ganzen Körpers):

saus hinaus
aus dem Haus
in die Sonne hinaus

rase schnell
süßes Kind
noch ist's hell
saus geschwind

fasse Mut
so ist's gut!

laß uns hasten
lustig flitzen
nicht mehr rasten
nicht mehr sitzen

saus hinaus
aus dem Haus
in die Sonne hinaus

(sélo = slaw. Alphabet – Name für das „S" = mächtig, stark)

Im Sommer
sah Susi
sieben saubere Segel
auf dem See
auf dem See
sah Susi im Sommer
sieben saubere Segel

Sag Susi, soll Sepp
seine Socken
selber suchen?

Beruhigende S-Übung

(„Säusellaut" – zum scharfen jetzt das sanfte „S" im Gegensatz):

sssst …	sei leis sei still es schläft das Kind. Sprich sanft ganz zart.
ssssst ...	Flüstern wir
pst ...	wispern wir
schsch ...	Lass es schlafen schläft so süße träumt so selig
ssssst ...	Lass uns sachte säuseln, singen leise summen.
	So ist's schön so kann's schlafen.

(Die Vokale [Gefühle] werden hier durch das „S" nach innen genommen – Involutionstendenz [nach innen], das äußere Sein wird beruhigt.)

Weiche, sanfte „S"-Übung (stimmhaft)

sorosoro
es schleicht die Schnecke
sanft und leise
sorosoro

durch Sumpf und Nässe
sorgsam sachte
sorosoro

ohne Tosen, ohne Brausen
nur nicht rasen, nur nicht sausen
sorosoro

schleicht die Schnecke
selig träumend
sorosoro

(sorosoro = jap. langsam, sachte)

Willens – S-Übung

es glitzern
die Blitze
sie zucken
im Zick-Zack
zerreißen den Himmel.

es zittern
die Zwerge

sie flitzen
und stürzen

sie zagen
und zaudern

sie purzeln
über Wurzeln

sie zögern
erröten

sie wetzen
und hetzen

zum schützenden
Berge

zur Hütte
zur Höhle.

Partnerübungen/gestisch-lautliches Sprechen (Töne und Laute sind immer mit dem Körper verbunden)

- Leiter „zieht" den Probanden auf ein scharfes „s" zu sich her, die Armbewegung unterstützt entsprechend.
- Er „schiebt" ihn (emotional gegensätzlich) auf „sch" oder „scht" von sich weg.
- „s'sssah" mit Kick-Bewegung zum anderen rüberschicken; evtl. nochmals „mutwillig" verlängern (es geht um den Raumgewinn!).
- Auf Zehenspitzen in der Hocke (der Laut stützt dabei!)
  Spielangebote: „mmh" – zustimmend/einladend
  „äbbäh ..." – ablehnend/aggressiv
  „scht" – im Aufstehen (Gesäß voran) machen wir eine ausladende

Hand-/Armbewegung über unseren Kopf und schicken den anderen weg.
– auf „pfff" („Du kannst mich mal") wieder in die Hocke zurück

- w.o. wir schicken ein „ssssah", „ssseh", „sssuh" etc. zum anderen – mit Fuß, Kniestoß, Hüftschwung, Ellenbogenschubs (wir lassen den anderen nicht aus den Augen! Auch wenn ich mit dem Laut schon nicht mehr verbunden bin, die **Zielvorstellung**, der **Transsensus** ist wichtig – die **Engebildung im Hals** verschwindet, wenn wir beim anderen etwas bewirken.

- dgl. mit o, u, a, e, i, ü, ä, ö (die Körperbewegung nimmt den Laut mit („ich will beim anderen etwas bewirken").
  - Fußtritt auf „so"
  - Knie – „su"
  - Ellbogen – „sa"/„sau"
  - Schulter – „se"
  - Stirn – „sö"
  - Arm/Ellbogen – „sä"/„sü"

  Blicken wir jeweils den Lauten/Worten hinterher und schauen, ob sie angekommen sind!

„Sch" (Feuerlaut)

Im Reibelaut Sch wird die Schärfe des S durch Zurückziehen der Zungenspitze und Runden der Lippen aufgelöst, die ausgestreckten Fingerspitzen lockern sich von selber, die Handflächen drehen sich nach oben, die Hände werden gleichzeitig sachte an den Körper herangeführt.

- Gute Ausgangshaltung (Sitzen oder Fersensitz) mit parallel stehenden Händen wird Schachtel mit Gegenständen auf „Sch" über „Straße" oder „Fluss" zu mir herangezogen (Spannung muss zwischen den Händen aufrechterhalten werden; dann erst wird sie von uns weggeschoben; ebenso müssen wir auch den Ofen vorbereiten bevor wir „die Hexe" hineinschieben.

- Wir schleudern nun einen – allerdings unsichtbaren – Speer und richten ihn jedes Mal auf ein weiter entferntes Ziel; wir versuchen dabei den Atem zu dehnen.

Sonnenschein
Sonnenschein glänzt
Sonnenschein glänzt über Wald,
Sonnenschein glänzt über Wald, Feld und Wiesen.

Schauer
Schauer von Regen
Schauer von Regen wird bald
Schauer von Regen wird bald sich ergießen.

„Z“ (Feuerlaut)

Mit dem germanischen Schlachtruf:
„Ziu zwingt Zwist“
steigern wir uns und bringen energische Aktivität in die Sprache – vielleicht können auch wir so unseren Feinden Schrecken einjagen?!

- Drei Schritte vor – Füße schließen – drei Schritte zurück – Füße schließen. Bei jedem Wort werden die Fäuste geballt und wieder geöffnet.

Z/S/Sch-Übung

Zuwider zwingen zwar
zwei zweckige Zwacker zu wenig
zwanzig Zwerge
die sehnige Krebse
sicher suchend schmausen
dass schmatzende Schmachter
schmiegsam schnellstens
schnurrig schnalzen.

- Wir „flitzen“ im Raum herum, kauern uns hinter den Gegenständen im Raum, „Ofen“ – z.B. Stuhl:

hinter dem Ofen sitzen Katzen
putzen ihre zarten Tatzen
blitzen aus den Augenschlitzen
horch – ein Kratzen
wie sie flitzen

- Das folgende Gedicht sprechen wir zunächst in der gegebenen Bild-/Gebärdensprache; das zweite Mal sprechen wir nur die wichtigsten Konsonanten oder Z-Lautverbindungen nach:

Ich sitze, ich sitze mit spitzer Zipfelmütze
Itze pitze Fingerspitze
alle Finger wollen sitzen
mit spitzen Mützen durch die Pfützen
munter purzeln über de Wurzeln
vom hohen Berg
Gnome und Zwerg
hüpfen, schlüpfen, schlüpfen, hüpfen
purzeln munter den Weg hinunter
groß und klein lustig zur Höhle hinein

Übung des Ballen-Spreizens, des Öffnens – Schließens, Weitens und Zurücknehmens

- Wir setzen unseren ganzen Körper ein, unsere Hauptwerkzeuge für die Artikulation sind jedoch unsere Hände mit ihren zehn Fingern.

Das Füchslein wollte Vögel fangen
ist dann in den Wald gegangen
Füchslein duckt sich
alle Vögel fliegen fort
das Füchslein bleibt allein am Ort.

Zwei Vöglein sitzen im Nest ganz fest
das erste erwacht, fliegt ein Stück
(flattert, bewegt sich)
kehrt ins Nest zurück
das andere erwacht
fliegt über Freiburg, das Martinstor …
Kehren nach Haus zurück
schlafen im Nest ganz fest.

Lautspiele mit Bildern

In diesem Kapitel nehmen wir bereits – lautbezogen – Beziehungen auf, bevor sie dann in den Partnerübungen und Gruppenkonstellationen der nächsten Kapitel (Tanz, Ausdrucksspiel) ihre Fortsetzung finden. Mit den jeweils anderen fühlen wir uns wie durch „unsichtbare Fäden" verbunden, ebenso wie wir uns die Einzelteile unseres Körpers derart verbunden denken. Bilder, Ritualisierungen fördern das Spiel.

- Zwei üben zusammen: Der eine „zentriert" sich locker im Stehen, der andere „spielt" mit dessen „schwerelosen" Armen, hebt sie, spreizt sie, lässt sie wieder los, kreist mit ihnen, lässt sie pendeln etc., hebt ein Bein im Knie an, lässt es von dort an pendeln … wie bei „Pinocchio".

  ① Jetzt beginnt der andere mit den selbständigen Bewegungen seiner **„Knochen"** (Elle, Speiche, Schulter, Ellbogen, Schienbein, Fuß, etc.) – spürt ihre Schwere und Beschaffenheit. Hier ist der Sitz unserer **Erdenlaute „K", „G", „D", „T"**; dazu gehören:

  ② **Ligamente** etc. halten unsere Knochen zusammen, verbinden sie. Teile aus unserem Bewegungsorganismus fließen über den Kehlkopf in die Sprache.

  ③ **Muskeln** setzen an den Knochen an; wir lassen uns von ihrer Dynamik, ihren Bewegungsimpulsen tragen und können die **Feuerlaute „F" und „S"** in uns entstehen lassen.

  ④ Ihre **Umhüllungen, Faszien, Sehnen** haben Bewegungsfluss und Dynamik zugleich, **Wasserlaute „M", „L"** und **Feuerlaute**.

  ⑤ Spiel mit der Vorstellung von **Blut, Lymphe, Säfte**, d.h. den **Wasserlauten „M", „W", „L", „R"** wie sieht jetzt unsere Bewegung aus?

⑥ Die schnellen, zuckenden Bewegungen der **Nerven** lassen wieder an die **Feuerlaute „W“, „F“, „S“, „Z“** denken.

⑦ Mit dem unbeständigen, formlosen **Element „Luft“**, das in uns und um uns ist und mit dem wir in Austausch treten – unseren **„H“-Laut** – beenden wir diese Übung.

Welche Verbindung zu den Temperamenten sehen wir bei den einzelnen Lauten? Suchen wir diejenige Körperstruktur, die uns am fernsten, unbelebtesten, unliebsamsten ist, verbinden sie mit dem Laut und tanzen sie.

– Zum Schluss möchte ich daran anschließen und unsere jeweiligen „Patienten“ zu einer **Bilderreise** einlagen (ggf. mit Musik):

① Wir stehen in einem „Honigtopf“ und bewegen uns darin

② – in flüssigem Öl ...

③ – in zähem Teig ...

④ – in heißer Luft .../heißer, feuchter Luft ...

⑤ – in großer Kälte ...

⑥ ständig tänzerischer Wechsel zwischen diesen Zuständen.

Diese Übungen lassen sich jederzeit erweitern; wie wir noch sehen werden, können wir auch **Gesten und Gebärden** finden, die zu uns passen, Abbildungen von Personen, die uns zusagen – sie können jeweils Ausgang ganzer Bildergeschichten werden. Wir starten, indem wir die eingenommenen Haltungen und Gesten in Zeitlupe auflösen.

– **„Ich bin ein mächtiger Baum“** – für **kleine Kinder**. Einer soll ein Baum sein, „Äste“ wachsen durch die Hände, die „Wurzeln“ durch Beine und Füße. Ein fürchterlicher Sturm tobt um ihn herum. Die anderen **Kinder heulen und lärmen mit Hui und Hallo**. Sie dürfen ihn allerdings berühren. Der **„Baum“ ruft und wehrt sich mit kräftiger Stimme**. Trotz Wind und Wetter ist er immer noch zu hören und zu verstehen.

Ich bin ein mächtiger Baum.
Ich bin eine gewaltige Eiche.
Ich habe starke Äste.

Meine Wurzeln stecken tief in der Erde.
Mich wirft niemand um.
Kein Sturm kann mich brechen.

Kein Blitz kann mir schaden.
Ich bin ungeheuer stark.

Alsbald legt sich der Sturm, und er ruft wieder:

Ich bin ein mächtiger Baum.

Die anderen antworten im Chor:

Du bist ein mächtiger Baum
Ich bin eine gewaltige Eiche.
Du bist eine gewaltige Eiche
usf.

Somit hat er die Sturmprüfung bestanden.
Ein anderer kann antreten.

Im Folgenden werden wir – wo es möglich ist – Gedichte, Geschichten (z.B. „Der kleine Prinz" von *Saint Expéry*) in einer Reihenfolge darstellen:

① Nur in Pantomime

② Mit großen, aussagekräftigen Gesten

③ Allein mit Worten

Ganzheitliche Kieferorthopädie

Form- und Gestaltwerdung

Sprache und Stimme sind Ausdruck eines inneren Bewegungsempfindens und dienen dazu, den anderen Menschen zu erreichen – sich mit ihm und der übrigen Welt auseinanderzusetzen. Umgekehrt teilt sich die Art der Reaktion auf äußere Reize und Einflüsse dem Organismus unmittelbar mit und nimmt Einfluss auf die Gestalt. Diese Wechselwirkung zwischen innen und außen sowie zwischen Körper und Seele hat rhythmische Qualitäten und lässt Kräfte entstehen wie sie auch bei der Sprache bzw. der Kommunikation mit anderen Menschen möglich sind.

Im Gesichtsbereich, im Mundraum sowie bei der Kieferform und -stellung sind Störungen des Gleichgewichts ist zwischen innerer und äußerer Wahrnehmung, zwischen Zusammenziehung und Ausdehnung, zwischen Druck bei Raumnot und Unterdruck/Sog bei Raumleere besonders sichtbar und interpretierbar.

Es sind **„biologische Kraftfelder"**, die neben genetischen Bestimmungen die aktuelle Ordnung der Zelleverbände prägen und den Lebewesen Form und Gestalt geben (*Ch. Herrmann*, 1997). Kraftfelder dürfen wir in unserer gesamten Sinnes-, Erscheinungs- und Empfindungswelt voraussetzen.
Es geht also um eine Bewegung, wie sie stets nur bei einer Spannung zwischen den Polen einer Kraft auftreten kann und pendelnd ihren Ausgleich sucht. Bei der Bildung der menschlichen Gestalt sind also sowohl die zentrifugalen Kräfte, die das innere Zentrum des Menschen unterhalten und nach außen drängen – zur Öffnung gehören – als auch die zentripedalen Kräfte, die auf das seelische Zentrum des Menschen hinweisen – zur Sammlung beitragen –, die eigentlich wirksamen Kräfte. – Auf der physischen Ebene geschehen Wachstum und Gestaltwandel durch Änderung der Muskelaktionen und Optimierung der Stoffwechselgegebenheiten. Hierdurch kommt es zur Umorganisation der Zellen (Austausch transportabler Massen) und Verbesserung ihrer Leistung. –

Auch die Wachstumsbewegungen von Gewebsflüssigkeit verläuft nicht gradlinig, sondern raumspiralig oder raumfunktionell wie ja Form und Gestalt stets als Ausdrucksformen des Raumes angesehen werden können. Heute untersucht man leider keine Gestaltungsprozesse von Pflanzen und Lebewesen mehr, sondern nur deren Gene und Moleküle.

Wechselbeziehungen zwischen Materie/Substanz und übergeordneten gestaltbildenden Kraftsystemen als Organisationsprinzipien

Weder Molekularbiologie noch der wissenschaftliche Reduktionismus sind heute imstande die (ontogenetische) Gestaltbildung eines Einzelorganismus zu erklären noch bieten die Evolutionsbiologie und der Darwinismus eine Erklärung für die (phylogenetische) Gestaltbildung einer Spezies. Es war zuerst Goethe, der in seiner Metamorphosenlehre darstellte, wie zwischen den allgemeinen Gestaltungstypen (Mineral, Pflanze, Tier und Mensch) eine hierarchische Stufenbildung von **Polarität und Steigerung** existiert oder was dasselbe ist nach der dreischrittigen Dialektik von These, Antithese und Synthese. Dazu müssen wir verschiedene Polarbeziehungen voraussetzen, nämlich von ① Räumlichem und Zeitlichem, ② Anlagerung von Materie von außen, Abgabe von Energie nach außen, ③ Äußerliche Gestalt und Innerlichkeit, ④ Singulärem und Allgemeinem als der umfassenderen Polarität, in der der Mensch steht. Dieses Prinzip ist das des Geistigen (*G.S. Kienle, H. Kiene*, 2003). Der Gang der Geschehnisse wird nicht seitens der DNA festgelegt; die Anstöße kommen von Seiten des Zytoplasmas, also aus dem Bereich der epigenetischen Wachstumsregulation. Damit können auch Umweltfaktoren wie naturbelassene Nahrung (Energiegefälle), Lebensbedingungen, Worte (s. Kap. „Heilkraft der Worte") Einfluss nehmen auf die Gestaltung des Organismus und der Organe. Sie sind übergeordnete Bildeprinzipien. Molekuläre und zelluläre Wechselbeziehungen sind erst in zweiter Linie ausschlaggebend.

Die Spirale

Jeder Gestaltbildung, jeder Höherentwicklung ist also das raumspiralige Prinzip von Polarität und Steigerung eingeschrieben. Auch *C. Schlaffhorst* wollte das Leben der Natur für die Kunst nutzen, d.h. für die menschliche Stimme, die sie für jeden Einzelnen entdecken und entwickeln wollte. Dazu brauchte sie ein Schlüsselzeichen. Das war für ihre Gesangsstunden die Spirale, die sie hörte und empfand. **Die Spirale ist also ein echtes ursprüngliches Symbol des Lebens, allen Wachstumsvorgängen eingeschrieben, ein Schlüssel zur Welt und zum Weltverständnis.**

Nun nimmt aber jedes Atmen, Schwingen, Kreisen im Bereich des Lebendigen einen **spiraligen Verlauf als Zeichen von Entwicklung und Wachstum**. Nur in fortwährendem, schwingendem Wechsel auf eine andere Ebene kann sich ein Gestaltwandel vollziehen. Nur im ständigen Austausch verändert sich Leben und Gestalt. Der Gestaltwandel bewirkt Wachstum und muss darum Spiraletendenz besitzen – das gilt auch für den Kieferbereich (s.a. Kap. „Die Stimme"). –
Die **Spirale** könnte durchaus auch als **Lebensentwurf gelten** und das lineare Vorwärtsdenken und Vorwärtsstreben des modernen Menschen (s.a. Kap. „Allgemeine Physiologie") ablösen. Der geschlossene Kreis, das ständige Wiederholen des Schon-Dagewesenen – was viele junge Menschen zu einer kinderlosen Karriere verführt – wäre nicht die Alternative. Das **Symbol der nach oben strebenden Spirale**, auf deren Windungen man immer weitergeht, könnte der Ausweg sein. Das wäre dann kein stetiges Sich-Entfernen von der Vergangenheit und den Erinnerungen, sondern eine Rückkehr auf höherem Niveau. –

> Ich möchte jetzt noch auf etwas Weiteres hinweisen, das für die Diagnostik und Therapie von Sprechstörungen wichtig ist. Ich kann einen einfachen Satz bilden, etwa: „Der Vater geht in die Stadt". Dieser Satz hat eine gewisse Bewegungsrichtung in sich. Er wächst so wie eine kleine Pflanze. Nun kann sich der Satz immer mehr verzweigen, wenn die Erinnerungen auftauchen und die Pflanze wächst in die verschiedensten Richtungen: „Der Vater, der mir gestern, als es regnete, ein Buch geschenkt hat, das ich mit großer Freude las, geht in die Stadt, um mir ein anderes zu kaufen." Hier ist beim richtigen Sprechen auch **Schwingen und Rhythmus** wahrzunehmen. Auch Goethe nannte es die Spiraltendenz. Diese **Spiraltendenz** kommt jetzt aus der gehörten Sprache, weil die gehörte **Sprache sich innigst mit der Welt der Erinnerung verbindet.**

Ein zweites Beispiel nach *K. König* (1978), das auf die dauernde Tätigkeit abzielt und ein anderes Phänomen aufzeigt, ist die **so genannte Vertikaltendenz**: „Ein Mann lief durch die Stadt. Er trug einen Cut, im Laufen stand der nasse Cut wie Holz hinten ab, und Regen trommelte darauf. Sein Hut war fort; aber die Aktentasche hielt er fest."

Wir haben in diesen beiden Erscheinungen im Grunde genommen den ganzen Satzbau, der sich zusammensetzt aus der Vertikaltendenz, die aus dem Sprechprozess kommt, und aus der Spiraltendenz, die von oben von den Erinnerungen herunter kommt. Beides zusammen macht die Spirale aus. –

Neben Stimme und Sprache sind Atmung, Psyche, Ernährung und menschliche Nähe die übergeordneten gestaltenden Faktoren bei diesem erwähnten Kräfteausgleich.

Auf diesem Wege wirkt das „Ich" des Menschen direkt in die Stoffwechselvorgänge und Umbauvorgänge der Physis.

Neuerdings konnte der Japaner *M. Emoto* (2003) nachweisen, dass **Gedanken und Worte** das Wasser im Körper aktiviert und zu neuen Gestaltungsformen bringen kann; damit bestätigt auch er unsere Vorgaben. –

Kieferanomalien

Auf die einzelnen Gebissanomalien braucht an dieser Stelle nicht mehr eingegangen zu werden. Sie haben aber vieles gemeinsam. Insofern wir die Kieferanomalien in erster Linie als Wachstums- und Reifestörung durch Mangelbewegungen im Gewebe ansehen (Lymphgefäßstörungen, Elektrolyt- und pH-Verschiebungen), können wir jetzt vielleicht begreifen, dass sich geistig-seelische Kraftfelder bis in den Bereich der strukturellen Veränderungen auswirken können – weshalb auch der Dichter Novalis vom „strömenden Formenschaffen" spricht.

Daraus schlussfolgernd ist nach *W. Balters* (1973) **eine Kieferanomalie**:

- Ausdruck der Fehlerfassung und des Fehlgreifens von inner- und außerkörperlichen Vorgängen und damit deren Verarbeitung im System der Ordnungserhaltung im Nerven-Sinnes-Bereich.
- Ausdruck von Phasenverschiebungen im Rhythmus (Dämpfung, Resonanz, Arhythmie usw.).
- Im Stoffwechsel der Ausdruck der Unvollständigkeit einer Bewegung bei chemischen Abläufen und eines unvollkommenen Abbaues bzw. des Verbleibens von Restzuständen auf dem humoralen und zellulären Sektor wie des Stützapparates.

Er führte dazu **vier Bewegungsbegriffe** ein, die für ihn zu den **Grundfunktionen der Dynamik des Lebendigen** gehören und die Gestalt, das Wohlergehen und die Gesundheit bestimmen:

Rhythmus, Pulsation, Periodik, Elastizität

Damit spiegelt sich – verkürzt dargestellt – unser Form- und Gestaltempfinden direkt in der tatsächlich bestehenden Gestalt wider. –

Um im Bild zu bleiben:

Es besteht eine direkte Verbindung zwischen rhythmischen Lebensbedingungen in Raum und Zeit, sinnesübergreifendem Erleben, aktiver Bewegungs- und Handlungsbereitschaft in Gegenwart von sprachlichem Austausch und dem inneren Strömen von Körperflüssigkeiten.

Davon beeinflusst nehmen demnach die Faktoren der Dynamik Einfluss auf Gewebe, Blut, Lymphe auf Stoffwechsel und Entgiftung auf die Mitochondrien als Energiespeicher und Drehscheibe der Stoffwandlung, Bewegung des Doppelwendels der DNS sowie auf Grundgewebe (Zelle-Milieusystem) und Atmung (*Ch. Herrmann*, 1997).

Ausheilen einer Bissanomalie

Das Raumschaffen ist das vorrangige Ziel einer kieferorthopädischen Behandlung – damit steht diese vor einer komplexen Problematik. Wir brauchen zur Ausheilung einer Kieferanomalie günstige „atmosphärische Bedingungen", d.h. normale Druck-/Sogverhältnisse (s. vorne).

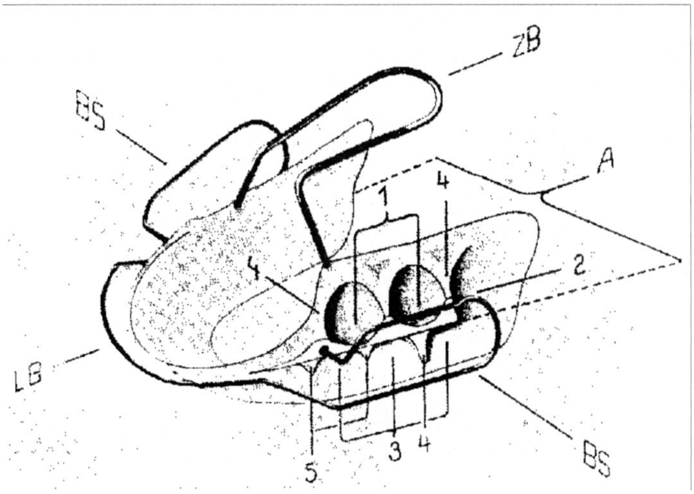

Abb. 68: Der Bionator und seine Elemente (Grund-Gerät)

A	Artikulationsebene	LB	Lippen-Bügel
ZB	Zungen-Bügel	BS	Buccinatorschlaufe

1	Stützzähne,	belassener Zahnabdruck (palatinaler Höcker), als Sicherung gegen vertikales Ausweichen des Bionators
2	Zahnbett,	ausgefräst zur vertikalen Freistellung des Zahnes
3	Zahnbett,	ausgefräst bis zur Berührung mit der Kauebeneneinzeichnung
4	Nasen,	zur Sicherung gegen sagittales Ausweichen des Bionators
5	Leisten,	hochgesetzte Nasen, entstanden durch Hochsetzen von Zahnbett und Nasen der Zahnabdrücke

(s.a. Die Behandlung der Craniomandibulären Dysfunktion)

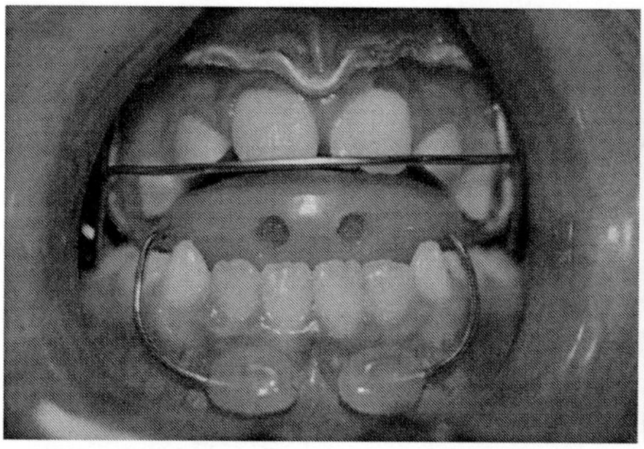

Abb. 69: Bionator mit Unterlippenpelotten

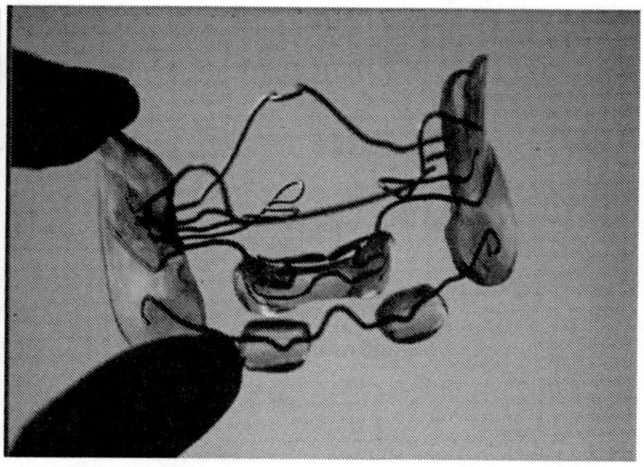

Abb. 70: Funktionsregler n. *Fränkel*

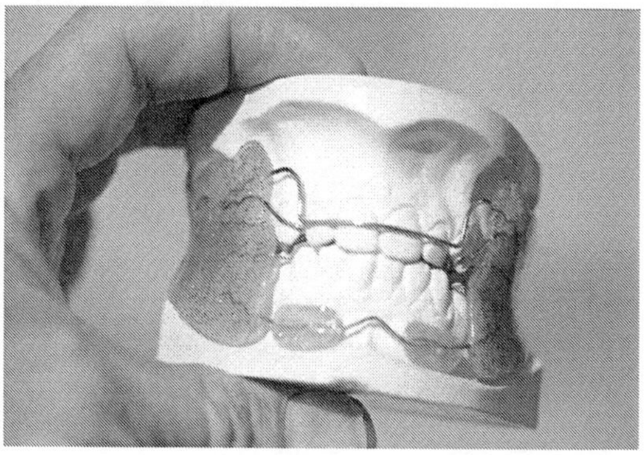

Abb. 71: Funktionsregler in situ

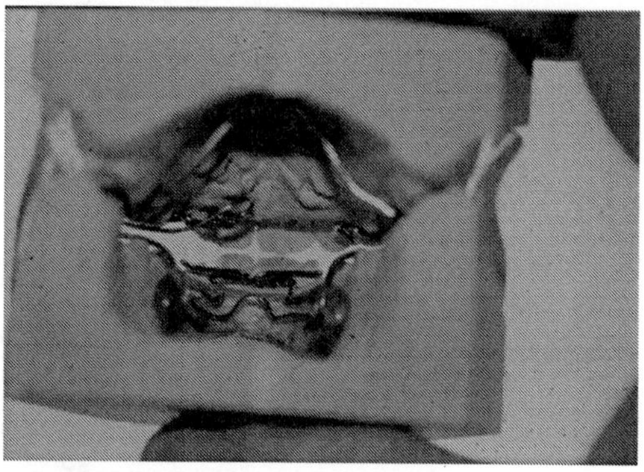

Abb. 72: Funktionsregler vom Mundraum her

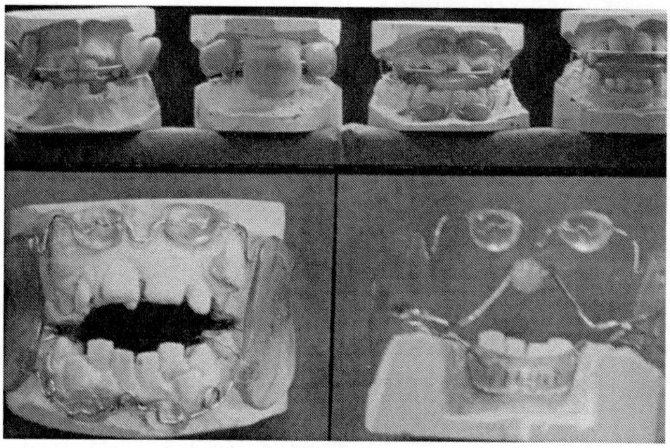

Abb. 73: Ob. Bilder: Bionator mit Modifikationen je nach Indikationsstellung
Unt. Bilder: Funktionsregler modifiziert

Das **Ausheilen einer Biss- und Sprachanomalie** wäre aber ohne Anreiz zum Kraftantrieb durch **Widerstände** und **Stimulationen** nicht gewährleistet.

Die nicht fest montierte „Zahnklammer", wie z.B. der Bionator n. *Balters* (Abb. 68, 69, 73) oder der Funktionsregler n. *Fränkel* (Abb. 70, 71, 72) vermitteln:

- den geeigneten **Reiztransfer** sowie die geeignete „Bewegungs- und Berührungsstimulation" (*H.v. Treuenfels*, 1994). Ebenso werden **Tast-, Lage- und Gleichgewichtssinn** angesprochen.
- Die bisher fest umschriebenen Zahnkontakte werden aufgehoben, der gewonnene Raum zwischen den Kauflächen wird
  - zum einen für die Abstützung des Bisses gehalten,
  - zum anderen für Wachstum und Entwicklung von Zähnen und Kiefer freigegeben (s.a. Kap. „Die Behandlung der craniomandibulären Dysfunktion".
- Ein funktionskieferorthopädisches Gerät dient nun nicht nur dazu, die **Reflex- und Bewegungsabläufe** (des Saugens, Kauens, Schluckens, Grimassierens, Sprechens, Atmens) neu zu ordnen und zu orientieren, sondern soll auch die **Selbstwahrnehmung** und **Empfindungsfähigkeit** im Mundbereich verbessern. Das geschieht unter anderem durch entsprechende **Stimulationszonen** und **Reizkörper**.

> Logopädisch relevant sind sicher die Verbesserungen im Bereich der sprachlichen Entwicklungsstörungen, der Bewegungssequenzen im Gesichtsbereich, insbesondere das Stammeln, der verschiedenen Formen des Sigmatismus und des Näselns. Das heißt zunächst einmal, ein kieferorthopädisches Gerät darf das Sprechen nicht behindern und den Mundraum nicht einengen. Im Gegenteil müssen nach Einsetzen des Gerätes jedes Sprechen, Schlucken, alle mimischen Funktionen zur Gymnastik werden.

- **Funktionelle Abweichungen werden dabei ausgeglichen** bzw. abgeschirmt, **Bewegungsabläufe umgestellt** (die „funktionelle Matrix" entscheidet); d.h. auch wir tun quasi so, als wäre bereits alles „in Ordnung" – und haben es deshalb mit einer Ordnungstherapie zu tun. W. Balters nennt es „**das Rezidiv zum Gesunden**".
- Jede Bewegung wird zum Training, um Form und Gestalt zu verwandeln, die „**epigenetische Kontrolle skelettären Wachstums**" (*R. Fränkel*, 1984).
- Die mechanische Wirkung muskulärer Funktionen muss als Gestaltungsfaktor mit genetischem Informationsgehalt gewertet werden.
- Durch die Entkoppelung der Zahlenkontakte werden neue Lösungswege aufgezeigt, Spielräume entdeckt und Verhaltensänderungen aufgezeigt.
- Wir stellen den Biss therapeutisch in Abbiss-Funktionsstellung der Frontzähne und in der Ruhe-Schwebelage auf – dadurch vergrößern wir den Mundraum zur *Übung der Mund-Raumfunktionen:*
  - Sicherung des Lippenschlusses (Lippenbügel)
  - Umorientierung von Zunge, Kiefer und der umgebenden Weichteile (Gaumenbügel): der **Patient lernt u.a. richtig zu schlucken, richtig zu atmen, besser zu kauen und zu sprechen** (d.h. alles Funktionen, die den gleichen „Störfaktoren reduzierter Raumbewegungen" unterliegen.).
- Die **Beziehung zwischen Kieferstellung, Hals, Atlas/Axis** (Aufhebung des funktionellen Defizites), **Zungenbein und Kopf** wird verändert.
- **Sogräume** im Mund entstehen, das Gewebe wird gelockert und entgiftet.
- Stauungen im Stoffwechsel werden aufgehoben; dadurch:
- Geordnetes Strömen des Speichers als elastisches Moment der Gefühlsübertragung und bei Einflussnahme auf Zahnfleisch, Gaumengewölbe, Wachstums- und Erhaltungskräfte (*Ch. Herrmann*, 1997).
- Verbesserung der **Wechselbeziehung zwischen Haltung und Atmung**.
- Aktivierung von **Blut und Lymphe** durch den Unterdruck im Mundbereich und die Verbesserung der Peristaltik durch Anregung des Schluckvorganges.

- Eingriff in den gesamten **Reflexmechanismus** und Aufhebung des Entwicklungsrückstandes.
  Das hat Einfluss auf die gesamten Haltemuster von Kopf und Hals und verbessert die Muskelkoordination mit Auswirkung auf Kieferhaltung, Atmung, Kehlkopf, Zungenbeinstellung und Stimmführung.
- In der Kieferorthopädie wie auch in der Logopädie sollte nicht allein das „Was" entscheiden, das erreicht wird, d.h. es kommt **auf die innere Tätigkeit** an, die dabei angesprochen wird – also auf den Entstehungsprozess; der Weg ist dabei das Ziel. Jedes vordergründige Herummanipulieren, jede bloße Zahnkosmetik sind damit ausgeschlossen.

Sind jedoch einzelne Zahlenbewegungen nötig, kann ergänzend **die Crozat-Apparatur** (n. *A.T. Wiebrecht*) herangezogen werden. Diese elastische Drahtkonstruktion übt einen schwingenden Druck auf das Zahn-Kiefer-System aus und unterdrückt dabei weder den craniosakralen Rhythmus, noch hebt es die Einzelzahnbewegungen auf (Abb. 74, 75).

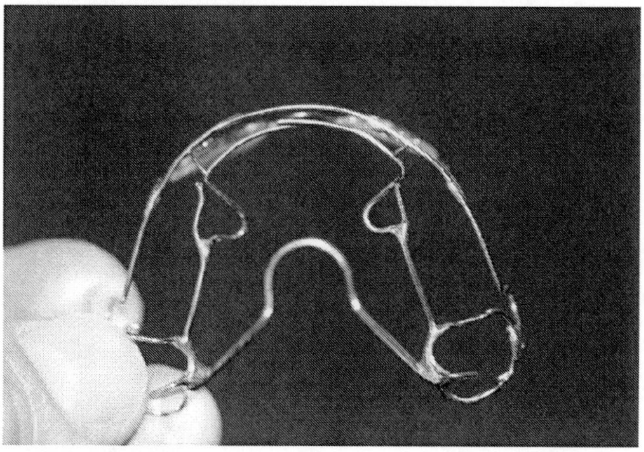

Abb. 74: Crozatgerät n. *Wiebrecht*

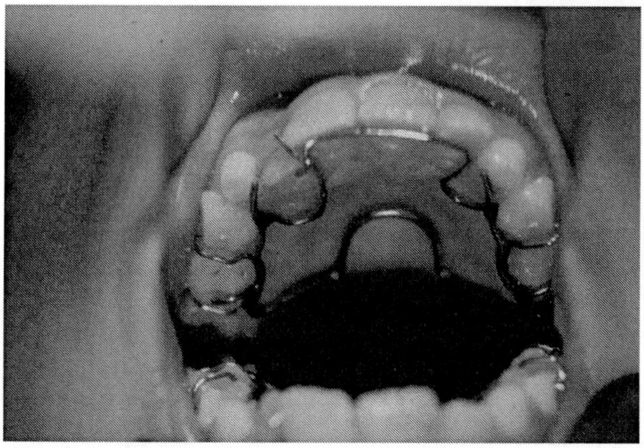

Abb. 75: Crozatgerät in situ

Extraktionen aus kieferorthopädischen Gründen sind nicht angebracht, d.h. mit den o.g. Maßnahmen machen wir gleichzeitig unser dentales „Survivalcamp" auf ...

Schlagen wir vor dem nächsten Kapitel noch einen kurzen Bogen von der Innenraumentwicklung zu Stimme und Sprache. Mit der Persönlichkeit eines anderen Menschen ist auch seine **Stimme räumlich anwesend** (Innen- und Außenraum sind komplementär zu denken!). Der Raum, den die sprechende Stimme schafft ist somit unendlich viel weiter als nur der momentan gebildete. Es ist **der Raum der Urkommunikation, der die Voraussetzung schafft für alles, was bildend und fördernd wirken kann.** –

Sprach- und Raumentwicklung durch das Ausdruckspiel aus dem Erleben

Nennen wir es eine „Gebrauchsanweisung" für den Körper, wenn wir mit Pantomime und Spiel im vorsprachlichen Bereich ansetzen, um eine bessere Bewegungskoordination zu erlangen. Das Ziel ist wieder das gute Zusammenspiel von Atem, Haltung, Selbstwahrnehmung, Stimme und Artikulation mit dem sprachlichen Ausdruck. Auch hier lassen sich über die verschiedenen Formen der Wahrnehmung, die wir quasi immer „bei uns" haben, die Bewegungen impulsieren. Die folgenden Übungen sind zum Teil dem reichhaltigen Repertoire von *Axel Müller* („Theater Akki") entnommen, das auch Teil unserer gemeinsamen Kurse wurde.

- **Lockere Kennenlernrunde** mit großem Ball, kleinerem Ball sowie anderen Gegenständen. Der große Ball wird unter Namensnennung dem Gegenüber direkt zugeworfen, während die anderen Gegenstände in der Runde kreisen in beiden Richtungen

- **Den Raum neugierig kennen lernen,** taktil, visuell, auditiv, die Gegenstände „beschallen", das Gleiche mit dem Handicap „Blindsein", was nehme ich mit meinen anderen Sinnesorganen wahr, was erkenne ich wieder, was ist mir fremd?

- **Durch den Raum gehen,** Richtungen ändern, spüre ich den „Wind" an mir vorbeistreichen?, den „Wind", den die anderen machen?

- **Blind führen I** (Partnerübung). Der Blinde legt seinen Zeigefinger auf den des Führenden und lässt sich so durch den Raum geleiten; Wechsel und Austausch über Erfahrungen. (Empathie, Vertrauen)

- **Blind führen II**. Der Blinde lässt sich von der Stimme des anderen führen, der Führende flüstert den Namen des Blinden, wichtig: nur gehen, wenn man seinen Namen hört. **Variation:** Der Abgerufene antwortet mit kurzem Laut, Wort oder Geste. (Empathie, Vertrauen, Gehör)

- **Blind führen III**. Der Führer gibt dem Geführten (Augen zu) einen Impuls mit der Hand an Schulter/Hand/Becken etc., stört damit sein Gleichgewicht; der Geführte gibt dem Impuls nach und lässt ihn in einer Bewegung ausklingen, aber nur solange er die Berührung, den Kontakt bzw. die Führung spürt (keine taktischen Manöver, nur ganz im Impuls sein mit **Gleichgewicht, Schwerkraft** und **Berührungsempfinden**).

- **Blind führen IV**. s.o. Der Führer ändert den Impuls, streicht/zieht oder schiebt den Partner (Wichtig: das Spüren für den anderen, der Transsensus bleibt, so dass der **Kontakt**, der **Dialog** weiter besteht!)

- **Blind führen V**. s.o. Jetzt berühren die Hände nicht mehr (allenfalls die Wärme, die von ihnen ausgeht); sie sind die „Schalltrichter" für meine Worte/Laute in kürzester Entfernung an die Körperteile des Geführten („ojojojojoj…"); sie sind Impuls, geben Richtung (in eine – in wechselnde Richtungen), indem sie sich entfernen/verdichten/lauter/leiser werden. (Alles geschieht mühelos!) Anschließend steht man sich gegenüber, tauscht sich verbal über das Empfundene aus – körperlich ganz still, mit „schweren" Händen.

- **Blind führen VI**. Der Führer spielt mit dem Geführten „Blinde Kuh", führt ihn, lockt ihn („ojojojojoj…") aus verschiedensten Abständen durch den Raum (Dialog muss bestehen bleiben! Keine Täuschungen oder Verulkungen – anschl. wieder Austausch s.o.).

- **Blind führen VII.** „Fangen spielen". Der Geführte steht mit übereinander gekreuzten Füßen auf einer Stelle. Die Führer nähern und entfernen sich aus verschiedenen Richtungen, gemeinsam oder nacheinander (auf ojojojojoj); der Geführte versucht einen abzuschlagen ohne seine Stelle zu verlassen oder sein Gleichgewicht aufzugeben. Gelingt ihm das, wird gewechselt.

- **Luftballon als Partner.**
  Mit dem aufgeblasenen Ballon (es kann ein Gesicht drauf gemalt werden) in der offenen Hand durch den Raum spazieren – hierbei wird dem „Partner" all das erklärt, was man vorher gesehen, ertastet, erfahren hat.
  (Umsetzung der bisherigen Wahrnehmungen, Geschicklichkeit)

- **Raum und Status.**
  Jeder Raum, jeder Mensch hat einen Status in Beziehung zu ... Was passiert also, wenn jemand mit niedrigerem Status eine große Kirche o.Ä. betritt – viele Varianten auch zu mehreren möglich. Was passiert, wenn man den „natürlichen" Status auf den Kopf stellt? z.B. Chef (niedriger Status) will Angestellten (hoher Status entlassen).
  (Erleben von Räumen und Menschen)

- Jeweils zwei stehen sich gegenüber, einer geht **mit geschlossenen Augen auf sein Gegenüber zu**, um aus seinem „Gefühl" für den richtigen Abstand heraus vor ihm zum Stehen zu kommen.

- **Löwe – Oma – Jäger**
  Vergleichbar mit dem Spiel: „Schere – Stein – Papier" nur wird der ganze Körper eingesetzt und von der Stimme unterstützt.

- **Sounden und moven** (Begriffe aus dem „Aktionstheater")
  Paarübung: einer tönt (Laute mit Stimme, Körper und Instrument), der andere bewegt sich zu den Lauten/Geräuschen.
  Besonders darauf achten, dass die Führung unmerklich bleibt, auch ein „Mover" kann führen, ein „Sounder" kann schlagartig zum „Mover" werden, ohne die Führung zu übernehmen.

- **Improvisation mit Handicap**
  Taube und Stumme treffen sich: „Was hast Du gestern gemacht?", der beantwortet die Frage pantomimisch, der Taube berichtet allen, was der Stumme ihm „erzählt" hat – dann Wechsel.

- **Einkaufen mit Gremmolosprache** bzw. Kaudawelsch: Käufer spricht Gremmolo, Verkäufer spricht normal.
  Variante: Was passiert, wenn der Käufer seinen Körper nicht sprechen lassen darf?

- **Stille Post in Körpermitteilung**
  Stille Post mal anders: Die Teilnehmer bilden einen Kreis, schauen jedoch mit dem Gesicht nach außen – einer löst sich heraus, tippt den nächsten an; dieser dreht sich zum Aufforderer herum und bekommt mit dem Körper eine kleine Geschichte erzählt – der geht dann zum Dritten, tippt ihn an und führt vor, was er behalten hat usw.
  Variation: Es werden entsprechend emotional gefärbte Sätze/Verse weitergegeben und dabei beobachtet, was sich verändert.

- **Überleitung zum Tänzerischen:**
  Jeder „tanzt" seinem Gegenüber seinen eigenen Begriff/Satz bzw. sein eigenes Bewegungsthema vor, aber nicht durch direkte Verdeutlichung (z.B. Wasserfall durch Fallenlassen des Oberkörpers), sondern um das Thema „herum" soll getanzt werden (darstellend charakterisierend nicht definierend).
  Dann tanzt jedes der Paare erst seine jeweiligen Themen/Begriffe, dann kommen alle dazu, lassen sich schließlich von den Themen der anderen anstecken, färben, folgen kurzfristig diesen Themen bevor sie zu den eigenen zurückkehren. Indem sich auf diese Weise verschiedene Themen/Begriffe überlagern, entsteht mit den anderen eine Art **„Kollage"**.

- **Blind modellieren**
  Zwei Teilnehmer (Modelle) werden nebeneinander in die Mitte des Raumes gestellt, ein weiterer Teilnehmer (Künstler) wird hinausgeführt, dort wird ihm eine Situation (Auftrag) mit kurzen knappen Begriffen erläutert: z.B. **Mutter ermahnt Kind – Kind verhält sich trotzig** oder nur Eigenschaften wie z.B. **„Verlangen" und „Ignoranz"**; mit dem jeweiligen Auftrag wird jetzt der Künstler blind in den Raum zu den ebenfalls erblindeten „Modellen" geführt. Der Künstler versucht nun die Modelle in entsprechende Positionen zu formen. Wenn der Künstler sein Werk vollendet hat, darf er die Augen öffnen und es betrachten, Korrekturen sind jetzt nicht mehr möglich. Nun soll jedes Modell, noch blind, beschreiben, wie es sich fühlt, gibt es einen Kontakt zum anderen, ist er zu spüren. Anschließend wird das Ganze aufgelöst und kurz darüber gesprochen (Körperschema, Vorstellungskraft, Kinästhesie).
  Variation: Die „Modelle" lösen ihre eingenommenen Haltungen auf, führen sie in die Bewegung, verwandeln sie, spielen mit ihnen bevor sie schließlich wieder in der alten Haltung erstarren.

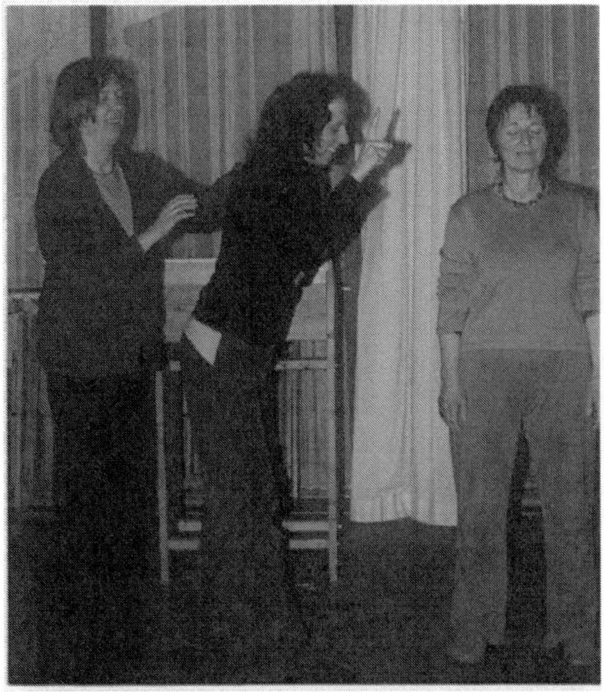

Abb. 76: Sanftes „Modellieren" ... das geht auch ohne Hammer und Meißel

- **Einfrieren – Auftauen**
  Alle bewegen sich für sich und sehr extrovertiert nach Musik durch den Raum – stoppt die Musik frieren alle ein; spüren, wie man gestaltet ist, diese Gestalt oder Haltung soll dann zu einer Situation oder Spielidee führen, nach einem weiteren Impuls (schnipsen) tauen alle auf und setzen diese Spielidee um, dabei dürfen sie sich durchaus auf die anderen beziehen; setzt die Musik wieder ein, beginnt alles wieder neu ... (Wahrnehmung der Gestalt spielerisch umsetzen)

  Variation: Zwei stehen auf der „Bühne" und spielen irgendetwas. Ein dritter steht abgewandt und hält sich die Ohren zu, ein vierter lässt die beiden spielen, sagt an einer interessanten Stelle „Einfrieren" oder „Freeze". Die beiden Spieler müssen sofort in ihrer Stellung einfrieren. Der, der bisher abgewandt stand, löst einen der beiden Spieler nach dem Tippen auf die Schulter ab; er nimmt genau dessen Position ein und beginnt zu spielen – eine völlig neue Handlung folgt und für das Vergnügen der Umstehenden ist gesorgt; reihum kommt jeder dran. –

- **Bilder in Bewegung**
  Vorweg: Stehen, lockeres Auspendeln, Kreisen um Knöchel, Knie, Hüften, Schultern, Körperräume etc. wahrnehmen ... geht der Atem bis zu den Fußspitzen durch? Sind alle Finger und Zehen dran?
  Dann schauen wir uns eine **Auswahl von Abbildungen** an, die Menschen in bestimmten Lebenssituationen zeigen (Kunstwerke, Schnappschüsse von Fotografen etc.). Wir suchen uns eine Karte heraus oder ziehen eine Karte, ahmen die Haltung des abgebildeten Menschen nach und versuchen auch die dahinter liegende Emotion zu erspüren.
  Dann gehen wir locker umher, versuchen aber immer wieder das Bild durch Einfrieren zum entsprechenden Ausdruck zum Bewusstsein zu bringen (z.B. Der „große Zampano", „der Denker" von Rodin, James Dean, Mohammed Ali). Schließlich versuchen wird **mit unserem Bild zu spielen,** es zum Tanzen zu bringen.
  Variation: Wir bringen aus der Erinnerung ein emotionales Bild aus früher Vergangenheit heraus und versuchen uns genau bewusst zu machen, was es in uns auslöst.

- **Simultan sprechen**
  Zwei sitzen nebeneinander, einer fängt an, sagt ein Wort, einen Satz, der andere greift das auf, fügt Eigenes dazu, spinnt es aus bis der Erste weitermacht. (Durch Achtsamkeit und feinste Wahrnehmung kann auf diese Weise eine gemeinsame Geschichte entstehen.)

- **Simultan tanzen**
  - Tanzen nach vorherigem Erleben von **golden-strahlenden Lichtern** in den eigenen Körperräumen.
  - Tanzen in der Gruppe
  - Stopps einbauen, in jeweiliger Haltung einfrieren, die Konstellation der übrigen Gruppenteilnehmer in die eigenen Bewegungsimpulse einbeziehen, wie wenn man sich Schnappschüsse anschaut.
  - Stopps für 10 Sekunden, dann 5 Sekunden lang, 1 Sekunde, 10 Sekunden etc. und nach diesen Unterbrechungen immer dort weitertanzen, wo man vorher aufgehört hat.

Indem wir uns auf die Gesamtkonstellation beziehen, Kontakte zulassen, uns auf die Bewegungen der anderen einlassen, sie weiterführen, uns anpassen, entsteht ein harmonisches Gesamtbild.
Dann Auflösung und locker durch den Raum gehen.

- **Bewegungen zu den „vier Temperamenten"**
  Jeder denkt sich einen kurzen Satz aus (z.B. „der Weihnachtsbaum brennt …", „ich habe mein Vesper vergessen", „heute ist es schön") nach Aussetzen der Musik oder nach Vorgabe des Leiters wird der gewählte Satz als Choleriker, Sanguiniker, Melancholiker oder Phlegmatiker gesprochen und in entsprechende Bewegung umgesetzt; auch in der Bewegung mit anderen.
  Variante: eine Hälfte als Choleriker, die andere als Melancholiker.

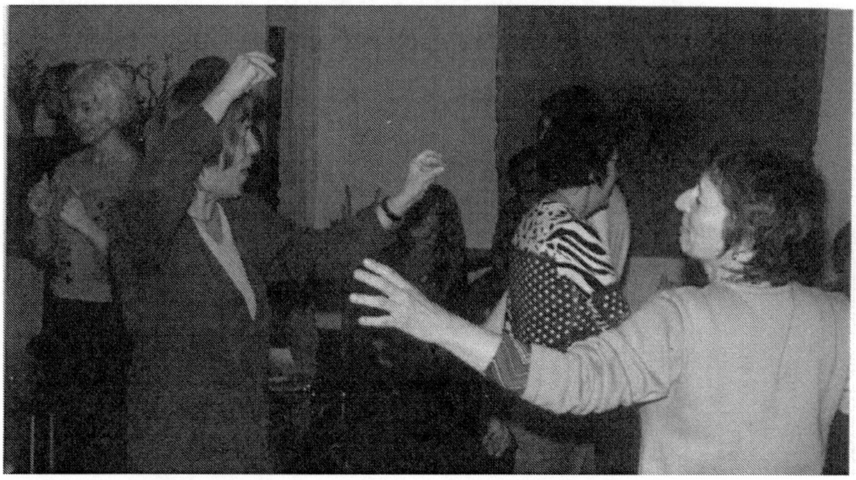

Abb. 77: … die tägliche Dosis Heiterkeit vom Sanguiniker tut unseren Zeiten gut.

- **Gedicht und Temperament**
  Nehmen wir als Beispiel den „Puls der Frau Schulz", sprechen und tanzen ihn in jeweils einem Temperament.

  Wenn der Puls der Frau Schulz nicht mehr schlägt

  Und Frau Schulz sich im Bett nicht mehr regt

  Hat die Lieb zur Frau Schulz keinen Zweck

  Denn der Puls der Frau Schulz der ist weg.

- **Texte lesen** und mit unpassenden Emotionen verbinden bzw. mit dem gegenteiligem Gefühlsausdruck, z.B. fröhliche, unbeschwerte Texte mit tragisch-schwerer Stimme, Gestik und Gangart bzw. umgekehrt. Welche neuen Deutungen entstehen? Welchen Raum bekommt der eigene Stimmausdruck, wenn wir Gedichte erst „normal", dann „paradox" lesen?
  Ebenso können **Konsonanten und Vokale mit Lautgebärden** verbunden und dann ausgetauscht werden.

- **Partnerübung:**
  Einer spricht einen emotional gefärbten Satz mit ausdrucksstarker Körpersprache der andere muss ihn so oft nachsprechen bis er in Lautstärke, Tonfall, Mimik und Haltung den gesprochenen Satz möglichst nahe kommt.

- **Pantomime:**
  - Partner stehen sich im Zwei-Meter-Abstand gegenüber, der eine nimmt ein imaginäres „Glas“ und stellt es an einer „Stelle“ in Reichweite des Gegenübers ab; der nimmt es und verfährt umgekehrt ebenso (Stelle und Reichweite wechseln ständig)
  - Dem Gegenüber wird ein imaginärer „Ball“ zugeworfen; er „fängt“ ihn mit irgendeinem „Körperteil“ auf, transportiert ihn durch Körperbewegungen an eine andere Stelle, die ihm für den „Abwurf“/„Abstoß“ günstig erscheint (Schulter, Hüfte, Hand, Knie ...)
  - Dem Gegenüber werden Handlungsabläufe aus dem täglichen Leben pantomimisch zum Erraten vorgespielt (z.B. Hund spazieren führen, Blumen binden, Wäsche waschen und aufhängen, Brot backen).

Zaubern

Dies ist vielleicht das kürzeste Kapitel, vielleicht weil es Magie verrät, zu der ich nicht viel sagen kann und möchte. Es soll den Zauberern vorbehalten bleiben, die vor den Kindern stehen mit einem rätselhaften Lächeln als wären sie einem Roman von Umberto Eco entsprungen. Und die Kinder? Sie sind voraussetzungslos glücklich, weil sie von ihrem Staunen und Lachen einfach überrollt werden ... und lachen, weil sie glücklich sind. – Es gibt Kinder, die selbst ihr Stottern verlieren, wenn sie zaubern. Unter dem **Schutz der Rolle** mit der entsprechenden Ausstattung fällt es leichter, etwas von sich zu zeigen, Haltung anzunehmen, sich auf etwas auszurichten. Das bedeutet, dass die Hals- und Gesichtsmuskulatur angeregt wird, die Haltung angemessen zu regulieren. Es bietet sich eine gute körpernahe Lernsituation, indem nachgespürt werden kann, was im Körper passiert, wenn jemand aufgeregt ist, was einem die Stimme verschlägt. Die Kinder können so den Zusammenhang von Atmung und Spannung der Halsmuskulatur und der Schultern bei der Stimmgebung erfahren. – Dieser **spielerische Umgang mit den Diskrepanzen von Sprache, Mimik, Gestik, Gebärden, Körperhaltung und Bewegung beim Sprechen kann zu ihrer besseren Übereinstimmung führen**; deshalb hat sich in diesem Zusammenhang für Kinder das Zaubern bewährt (*A. Neymeyer*, 2000).

... auch auf diese Weise **machen wir müde Münder munter!**

Der Tanz – ein Königsweg

Ich lobe den Tanz

Ich lobe den Tanz, denn er befreit die Menschen
von der Schwere der Dinge, und er verbindet
den Einzelnen mit der Gemeinschaft.

Ich lobe den Tanz,
der alles fordert, fördert:
Gesundheit, einen klaren Geist
und eine leicht beschwingte Seele.

Der Tanz verwandelt
den Raum, die Zeit, die Menschen
die dauernd gefährdet sind, ganz Kopf,
ganz Wille, ganz Gefühl zu werden.

Der Tanz fördert den ganzen Menschen,
der in seiner Mitte ruht. Er nimmt ihm die
Begehrlichkeit nach Dingen und nach Menschen,
zerstört die Dämonie von der Verlassenheit im Ich.

Der Tanz fördert den ganzen Menschen,
befreit ihn und
bringt ihn zum Schwingen
im Gleichgewicht der Kräfte.

Ich lobe den Tanz:
Oh Mensch, lern' tanzen,
sonst wissen die Engel im Himmel
nichts mit Dir anzufangen.

Augustinus (354 – 430 n. Chr.)

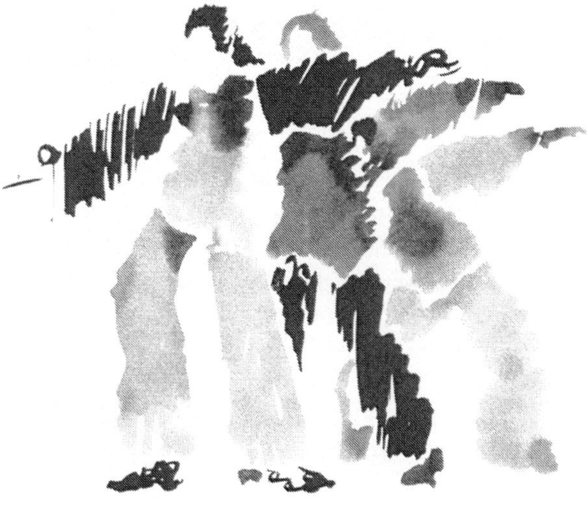

Abb. 78: Tim Selke

Während wir noch die strikte Trennung wie Mittel, Zweck, Handlung und Erfolg von Leib und Seele in unserem zeitgenössischen Bewusstsein haben, **hebt der Tanz** – wie auch das **Spiel – diese Trennung auf** und fügt scheinbar weit Auseinanderliegendes zusammen.

Auf einmal gibt es kein Denken mehr ohne eigenleibliche Erfahrung, ohne spürendes Erleben.

Damit wird **Tanzen zum Denken und Denken kann zum Tanzen werden**. Wollen wir „logisch" denken, müssen wir es vorher machen; wenn der Kopf nicht frei wird, sind wir beim Tanzen verloren. – Es ist das Bekenntnis zu einem Menschen, der nur über das freie Spiel mit Gedanken und Taten vollends zu sich selber findet – einen Gegenentwurf zu den meisten Weltanschauungen der Gegenwart. –

Wie wir sehen, kann Tanzen deshalb zur lebendigen Diskussion über andere Themen inspirieren! Hat einer meiner Leser schon einmal versucht Gedichte, Lautfolgen, Geschichten oder sogar **philosophische Abhandlungen mit Bewegungen nachvollziehbar und damit erlebbar** gemacht? ...

Indem sich die Aufmerksamkeit des Sich-Bewegenden bzw. Tanzenden von der kopflastigen Bewegung weg hin zum Bild, zum Thema, zu Spiel und Gesten bewegt, kann Bewegung frei werden und dann aus dem Unbewussten wie von Selbst auftauchen. Ein gewisser Grad an Ritualisierung kann das Spiel dabei fördern.

Im Folgenden bediene ich mich zahlreicher Elemente aus dem Tanzunterricht meiner Freiburger Lehrerin Bettina Truffat. Er fußt auf dem System von *F. Aberastury*, das u.a. mit körperlichen „Resonanzketten" und Wechselbeziehungen arbeitet.

Beim Tanzen nach dem „System Aberastury" wird die Zunge als „treue Empfängerin unserer Gedanken", „das Bewusstsein-in-sich-als-eine-Energie-Quelle" und „die Hände – zusammen mit der Zunge – als Kunst-Handwerkerinnen des Gehirns angesehen. Dabei liegt die Zunge locker, entspannt und lang zwischen den Zahnreihen im Kontakt mit den Lippen; Sie reguliert den Tonus des gesamten Muskelsystems. Die Aufmerksamkeit liegt beim so genannten 3. Auge zwischen den Augenbrauen und den leicht geöffneten und gespannten Handflächen mit den abgespreizten Fingern.

Die folgenden Übungen sind als Anregung zu betrachten, sie sind nicht zwangsläufig in aufbauender Reihenfolge geordnet; Elemente können entnommen und nach Bedarf zusammengestellt werden. Ich möchte jeden, der jetzt tanzt/sich bewegt, dazu einladen, den **Zustand seines Körpers vor den Bewegungsübungen genauestens wahrzunehmen und zu beschreiben** – ggf. auch mit farbigen Zeichnungen seiner Umrisse und Formen – dann später noch einmal, zum Vergleich, wenn der Tanz beendet wurde. –

Vorbereitungen (s.a. Kap. „Therapieaufbau")

- Wir wollen dazu den Körper kennen lernen als eine Ansammlung verschiedener Arten von Empfindungen
- Wir **gehen durch den Raum**, gradlinig – schnell, langsam –, rechtwinklige Umkehrpunkte, nehmen dann die anderen wahr, begrüßen sie durch Nicken, lächeln sie kurz an;
  spüren wie der Wind, die Wärme der anderen an uns vorbeistreicht, lassen uns vom Wind treiben („Arme fliegen wie leere Pulloverärmel");
  lassen uns **auf „w, w, w"** treiben oder **auf „f, f, f"** aufpumpen;

ziehen die anderen mit einrollenden Armbewegungen **auf „r, r, r, rh"** („Brandungswellen" –) zu uns her; wehren sie später auf „rrrrh" mit gestreckten Armen und aufgestellten Händen ab.

- Wir schütteln uns durch (s. Kap. „Therapie"), dann gehen und bewegen wir uns durch den Raum aus dem Schütteln heraus.

- **Dehnungen** (s.a. dort) – **Dehnungen sind Wahrnehmungs- und Bewegungsimpulse** und erzeugen **vertiefte Atem-bewegungen**, auch im Vierfüßlerstand, wir lassen uns auf Bauch runter, stützen Oberkörper mit Händen vom Boden ab („Seerobe"), bewegen Kopf/Schulter in alle Richtungen, gleiten mit der Brust am Boden zurück in Hockstellung („Frosch"), wir lassen hinten das Becken los und atmen in die Nierengegend als hätten wir „Kiemen" dort und wieder zurück; lassen uns seitlich auf unser Gesäß nieder, rubbeln, damit den Boden wie mit Radiergummi, kreisen dann auf dem Dreieck Steißbein/Sitzhöcker liegen wie „Käfer" auf dem Rücken, andere Tierbilder „Seestern", „Tiger-katze" etc. (Wir nehmen den Raum zwischen den „vier Gliedern" wahr.) **Im Stehen** lassen wir uns mit Kopfführung Wirbel für Wirbel nach vorne runter, und richten uns ebenso wieder auf, dann seitlich, der Arm geht auf der Dehnungsseite über den Kopf und führt an, dann schwingen wir auf die andere Seite durch und richten uns auf (Bild: „Karibische Palme, die sich gut verwurzelt im Wind wiegt").
  Sind wir im Körper angekommen?
  Haben wir irgendeinen Teil mehr oder weniger wahrgenommen?
  Welchen **Laut** können wir uns zuordnen?
  Wir lassen uns von ihm durchdringen, massieren, bewegen –
  Auf dem Weg zum Mund beginnen wir mit der:

Fußarbeit – Tanzüberleitung

Hier „unten" sind die Reflexe noch in Ordnung. Die Füße stellen gemeinsam mit Beckenboden, Zwerchfell und Mundboden unser Trampolin dar. **Umstellung** also vom Kopf auf die Füße.

- Wir stehen auf beiden Füßen, „50 % Gewicht auf jedem", „wo ich jetzt stehe ist der Mittelpunkt der Welt", es sind die Füße der Fußballer Diego Maradona oder Pelé; ich werde „bodenständig" und „stehe zu mir selber".

> Wir hören zwar auf den Körper, aber überlassen den Beinen und Füßen die Entscheidung; hier entstehen die Anstöße, Richtungen, Pfade, Entscheidungen und damit die eigenen Geschichten. Nach gewisser Zeit fließt die Energie vom Boden in die Beine und löst die Dreiteilung zwischen Ich-Körper und Welt auf. Kraft und Ausdauer werden unerschöpflich.

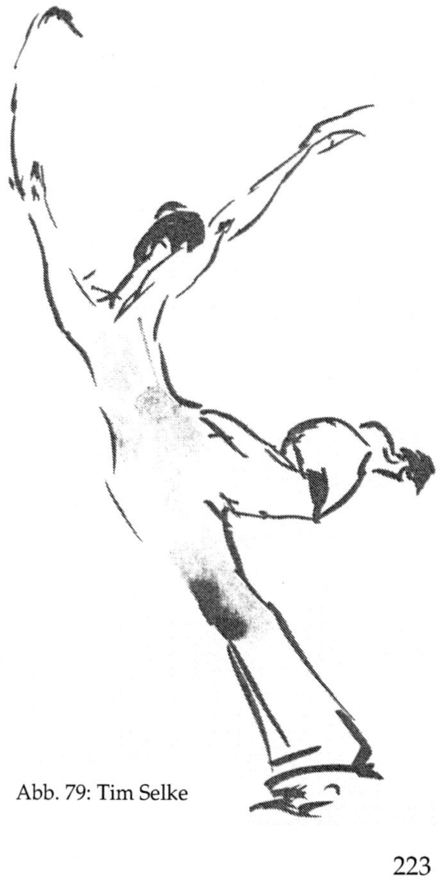

Abb. 79: Tim Selke

- Wir gehen durch den Raum – suchen den „Dialog mit dem Raum" – die **Füße suchen den Kontakt zum Boden**, gehen in ihn hinein", gehen schnell, langsam, seitwärts, rückwärts, große, kleine Schritte, dann mit Füßen in „Entenstellung", über den „großen Onkel" (-Zeh), Innenrist/Außenrist, ein Fuß auf der Ferse, der andere auf Zehenspitzen, wird dann auf seinem Spann hinterher gezogen, Zehen schleifen – Nagel nach unten – über den Boden; zum Schluss schließen wird unsere Arme an.

- **Wir stampfen den Boden, kneten, gestalten, formen ihn, stoßen uns von ihm ab, verankern, verwurzeln uns in ihn „bis zum Erdmittelpunkt".**
Was fangen die Füße noch mit dem Boden an? Sie sollen erfinderisch sein! Schließlich stehen sie „nicht einfach darauf herum"! (auf dreidimensionale Bewegungen achten – Gradliniges ausschließen / Hüftgelenke dadurch werden besser belastet)

- **Welche Kraft kommt ihnen vom Boden** entgegen, wie können wir die **Kraft der Erde über den Körper**, die Hände zum Kosmos **schicken**? Wie den Saft aus den Wurzeln in die Zweige (Arme)? Wie kann der ganze Körper in seinen Bewegungen die Arbeit der Füße unterstützen – vermitteln? Bringen wir dann über die **„Kosmische Kraft" über Hände, Arme, Rumpf zu den Füßen und der Erde zurück**. (Wir fragen uns **wie der ganze Körper** mithelfen kann, die Bewegungs- und Berührungsimpulse weiterzuleiten; Vorstellung, z.B. die „Nervenimpulse werden entlang der Nervenbahnen weitergeleitet.)

- **Stabilisieren wir den Rumpf**; dabei stehen wir nur auf einem Fuß (Standbein), verankern ihn im Boden, spielen mit dem anderen (Spielbein); wichtig ist die **Achse**, die vom Fuß durch den ganzen Körper geht; dann verlagern wir das Gewicht und belasten den anderen Fuß.

- **Füße führen** wieder die Bewegungen an; dabei hilft die Vorstellung, in den Fußflächen hätten wir kleine Sonnen und **von den Zehen gingen ihre Strahlen aus** und wir bewegen uns, weil wir **die Strahlen verschicken wollen** – parallel zum Fußboden und zum anderen – stabilisieren tut das Aufsetzen der Ferse. –

- Wir spielen mit den o.g. Extremen, den Fußbelastungen, lassen „unseren Film ablaufen", **begegnen in Folge den Mittänzern, greifen Bewegungen von ihnen auf**, suchen „die vollkommene Bewegung" bei jemandem, verstärken sie. –

Resonanz schafft Bewegung

Abwechslungen:

- Wir lernen mit **Bauchbetonung** den Raum kennen; stoßen mit dickem Bauch vorwärts – seitlich – rückwärts in ihn vor – auch andere verrückte Haltungen einnehmen – was ist schon „normal"?!

- **Das Becken führt jetzt alle Bewegungen an**, die darauf antworten. Sie machen **die Körperanteile zu einer „Großfamilie"**, die – wie unter Verwandten – miteinander sprechen, sich etwas zurufen, vermitteln, miteinander spielen.

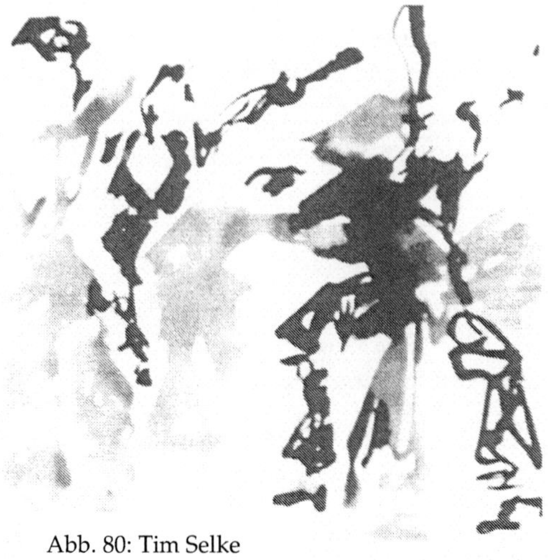

Abb. 80: Tim Selke

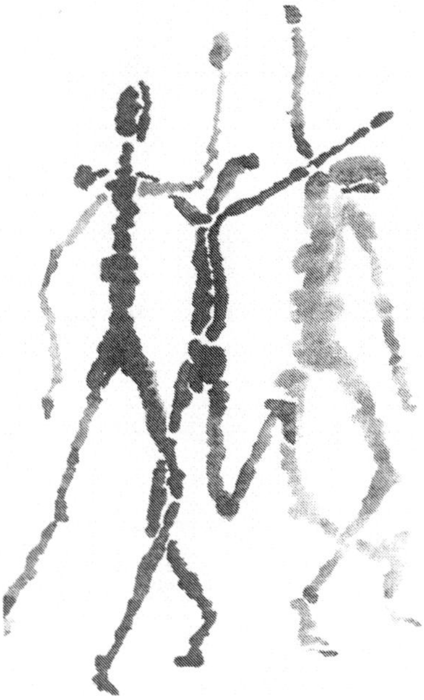

Abb. 81: Tim Selke

- Dann **führt der Bauchnabel** an, er geht „wie ein Auge" auf und zu und schaut sich die Gegend an, bekommt Schlitzaugen/Stielaugen; die anderen Körperteile antworten.
- Dann **stehen Bauchnabel und Mund** im Zwiegespräch, suchen den Einklang, auch der Baunabel kann wie ein Mund auf und zugehen, lachen; er „küsst" die Gegenstände im Raum.
- Dann **Bauchnabel und Nasenspitze**; sie spielen miteinander rufen sich etwas zu, mischen sich ein, immer einer übernimmt die Führung.
- **Schädelbasis und Becken** spielen „Pingpong" miteinander – welche Kopfbewegung ruft welche Beckenbewegung hervor? Welche Zungenbewegungen unterstützen die Beckenbewegungen?
- Dann **Schulter und Hüfte** „unsere Doppelgänger".
- Dann **Hände und Füße.**
- Dann **Ellbogen und Knie** mit Bewegungen, die hineinnehmen (Beugung) und herausführen, abgeben, verbinden (Streckung); ein Bild kann helfen, den Rumpf zu stabilisieren: Wir stehen als:
- **„Fünfstern"** – wie zwei „Vs" mit der Spitze zusammen. Arme und Beine gestreckt, eine **Strahlung** geht vom linken Arm durch den Körper zum rechten Arm/rechter Arm zum rechten – oder linken Bein usw. Bewegungen entwickeln sich an der **Schnittstelle der Strahlung im Körper** (Strahlungszentrum). Die „Strahlung" darf sich nicht im Außen verlieren, sie muss auch umkehren und nach innen gehen/von außen kommen und umkehren, wie beim „Zug am fliegenden Drachen" eine **Gegenspannung** aufbauen.
- Der **Tanz beginnt aus dem Zentrum**.
- **Hand-Hohlraumstellung**, Fingerkuppen zeigen auf Ballen, wir stellen Beziehung/**Resonanz zum Darm** her; nacheinander Betonung einzelner Fingerkuppen – wie unterschiedlich werden unsere Bewegungen gefärbt? Einzelne Finger jeweils in Opposition zum Daumen bringen – **Daumen** einer Hand drückt in Handfläche der anderen Hand sorgt für **Gegenspannung** – eine „Reise durch den Raum" entsteht (Daumen korreliert mit Gaumensegel → Lautbeziehung); zum Schluss **führt der Darm** alle Bewegungen an.
- **Variation:** Vorstellung von **individuell gefärbtem Licht** in unserem Körper/unseren Problemzonen, füllt und verteilt sich in der Bewegung **innerhalb unseres Körpers bis unter unsere Haut**, füllt, staut sich dort wie vor einer Schleuse – dann explodiert die Bewegung und wird frei, geht nach außen (ohne sich zu verlieren); wir verteilen **unsere Farbe/Licht im ganzen Raum**; tauchen auch die anderen in diese Farbe. –
  Im weiteren Bild lassen wir unsere Bewegungen von den anderen Tänzern kontrollieren, „färben", klein und bedächtig werden, die „Schleuse" geht zu, bis es wieder zur Entstauung kommt.

Eigenerleben in der Leiblichkeit und dem, was mir als Welt fremd, andersartig, konfrontativ gegenübersteht; bin ich zu sehr draußen oder in mir drin?!

- **Variation:** wir schieben das **Becken** wie eine Wanne hin und her, vor und zurück, dann **Schulter/Brustbein**, dann **Kopf** (= asiat. Tempeltänzerin); im Wechsel dieser Körperteile gehen wir durch den Raum.
Partnerübung: Wir legen beim Partner die **Hand flach auf das Brustbein, führen ihn** mit sanftem Druck durch den Raum; der Geführte (geschlossene Augen) darf den Führenden stoppen, sanft zurückdrängen/auch einmal führen – eine **Art Kommunikation entsteht** bei der sich gleichzeitig der **Rumpf stabilisiert**, und die **Haltung aufrichtet** (Übung gegen den Haltungskollaps)

- Jeder tanzt alleine mit dem **Wahrgenommenen als Bild**; das **Brustbein** spürt den Berührungen des anderen nach/führt jetzt selber die Bewegungen an („Bild" wird zu Bewegung).

- **Welche Bewegungen fördern das Bild, die Berührung, die Resonanzen?**

- **Variation:** wir gehen wieder durch den Raum, begrüßen die anderen durch ein Nicken, gehen gradlinig, ändern die Richtung, bauen **Stopps** ein, wobei wir wie bei einem „Schnappschuss" in der Haltung einfrieren, bleiben dabei auf beiden Beinen stehen, Gewicht mal mehr auf dem einen, dann auf dem anderen verteilt, diesen **„Kontakt auf zwei Punkten"** haben wir mit dem Boden, dann an der Wand wie zufällig berührt oder hingeheftet, z.B. ein Fuß am Boden, ein Arm, eine Schulter, Pobacke etc. lehnen kurz an der Wand; wir stoßen uns ab, gehen weiter, suchen entsprechenden Kontakt zu Mittänzern (Musik setzt ein), eine Person, Umgruppierungen zu 2, 3, 4 Mittänzern, es entstehen **Gruppenbilder – durch „Ansteckung" und „Erweckung"**, die sich nach Kontakt gleich wieder auflösen; anschließend:

- ein Gruppenteil tanzt wie auf einer Bühne, jeder beginnt in seiner gewählten Position, die andere Gruppenhälfte – schaut zu. Der Tanz wird ihnen „geschenkt", „gewidmet".

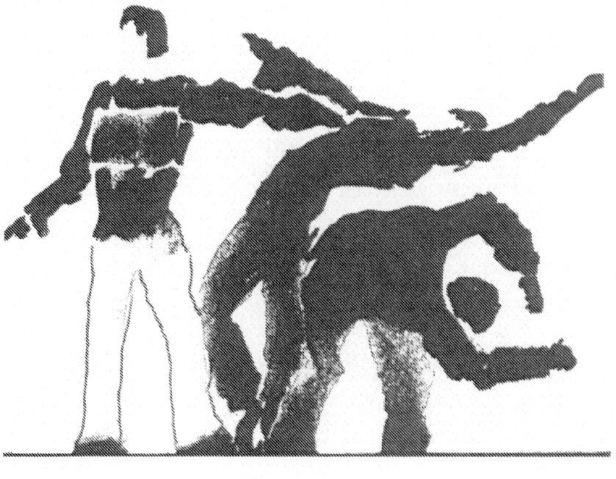

Abb. 82: Tim Selke

- **Variation** zu Gruppenerfahrungen. Wir geben das Bild von einem **„Wassertropfen"** für die Gruppe vor, umgeben und zusammengehalten von der „Oberflächenspannung". Die solcherart zusammengehaltenen Tänzer bewegen sich in der Dynamik der einzelnen „Wassermoleküle" nach der Musik, aber **aufeinander bezogen**.

Atlas/Hals/Unterkiefer-Zusammenhang erfahren

- In dem kleinen Nackendreieck wehren wir die Fremdeinflüsse ab, „hier sitzt die Wut", aber auch die Aufrichtung und Behauptung, ebenso im Kiefer.
- Alle drei (Atlas/Hals/Unterkiefer) gehören zusammen mit dem 3. Finger- und Zehenglied und den Hand- und Fußgelenken zum 3. Resonanzraum.
- Was haben sich die Räume untereinander mitzuteilen? Wir **schicken unsere Aufmerksamkeit mal hier, mal dort hin und machen eine kleine Bewegung** (die Bewegungsmelder geben das Wahrgenommene zurück), was gehört zusammen? Welche Handbewegung ruft welche Kieferbewegung hervor? Welche Bereiche sind noch unbelebt, unbewohnt?
- Kleiner Tanz zwischen den Räumen, „Gespräch unter Verwandten".

> **Wichtig:** Nacken muss gegenspannen/gegenziehen, zur Aufrichtung führen und den Energiestrom zwischen Nacken uns Kreuzbein nicht blockieren; die Zunge liegt entspannt zwischen den Zahnreihen, sie setzt den Energiestrom der Wirbelsäule fort, ist „tonusregulierend"; Rumpf stabilisiert sich, er gehört zu unserer „Achse", so dass die Bewegungen der Arme und Beine frei gestalten können – ähnlich den griechischen Tänzen.

- **Partnerübung** (wie vorstehend): Zeigefinger und Daumen, beidseits am Atlas des Partners, führen seine Bewegung durch leichte Impulse als – fast nur – „gedachte" Unterstützung an (ähnlich wie man Säuglinge im Wasser nur am Kopf hält), es entsteht eine Reise durch den **Raum**, man kommt an/ruht aus/verändert/bricht erneut auf – eine **Geschichte entsteht** (Wiesen, Wüsten, Berge, Höhlen).
- **Variation: Atlas** tritt in Resonanz mit dem Sakrum; **führt jetzt** (s.o.) **alle Bewegungen an**, aber ohne fremde Unterstützung.

  Beachten:

  - Wenn die Bewegungen nur **von einem Teil des Körpers ausgehen**, ist der Bewegungsimpuls für den ganzen Körper ein anderer.
  - **Bewegungsthemen** – als Quelle der eigenen Ausdruckskraft – finden: Gibt es **Beweggründe?** Neugierig auf „Neues" sein (Altes darf dazugehören) – Es ist der Beginn von Kreativität und Eigenständigkeit
  - **Bewegung als Wollen**, „gefühlte Richtung", Willenscharakter im Tun, mit der wir den eigenen Spielraum erweitern und „über uns hinausspüren", unsere Glieder erzählen Geschichten über uns/von der Welt.
  - **Tanz**/Darstellungsfreude, um mit alten **stereotypen, uns „typischen" Bewegungsmustern und unseren „Standardprogrammen"** zu brechen, die Verhaltensstarren auflösen, nicht „den Alltag" tanzen oder wie im „Zappelbunker" (Disco) einen „abrocken", sondern Bewegungen machen, die nicht an der „nächsten Mauer" enden, d.h. neugierig sein, eine begonnene Bewegung einmal anders als gewohnt zu Ende führen, eine, die über sich hinausführen kann;
  - nochmals ganz **ver-rückt** sein in den Bewegungen, denn: „was ist schon normal"?! – in Tanz überführen.

- Sich **in neue Rollen begeben – Gesten und Haltungen finden, die wir in – Bewegung – bringen** und mit dem wir uns selbst überraschen; wir tanzen **in Zeitlupe** in ständiger Wiederholung des für gut Befundenen, bauen hin und wieder **Stopps** ein, **frieren für 5 Sekunden in der jeweiligen Haltung** ein (um neu Gefundenes zu verankern), bevor wir weitertanzen und die Länge der Stopps verändern; das ausprobieren, das uns fremd ist – eine **eigene Choreografie** finden. –
- Dann beziehen wir bei Stopps die **Konstellation der anderen Gruppenmitglieder** mit ein, schauen sie uns wie bei einem Schnappschuss mit dem Photoapparat an; nach den Unterbrechungen weitertanzen, wo wir gerade aufgehört haben; indem wir uns auf die Gesamtkonstellation beziehen, Kontakte aufnehmen – „wo kann ich mich einklinken?" –, uns auf Bewegungen der anderen einlassen, sie nachahmen, sie weiterführen – ähnlich dem Simultansprechen – kann ein harmonisches **Gesamtbild/Gruppenbild** entstehen – **durch Kommunikation**, das in einer „Skulptur", „Denkmal" endet.
- **Innere Bilder** in Geste und Haltung bringen.
- **Gefühle** nicht an einer Haltung „kleben" lassen/neugierig auf Neues werden.
- **Berührungs-, Bewegungsimpulse weiterleiten. Bewegungen aus der Mitte, dem Zentrum heraus** – der Rumpf stabilisiert.

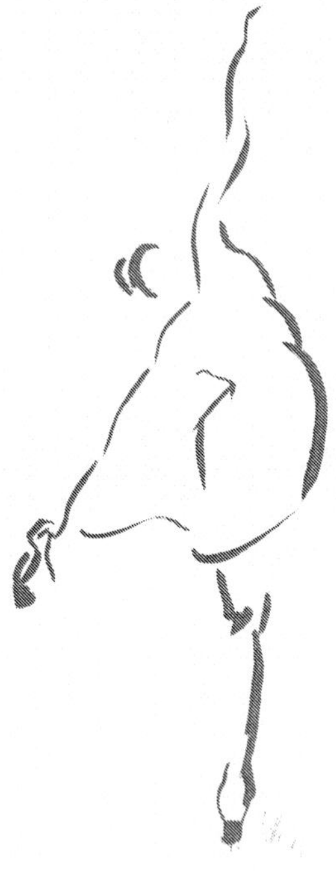

Abb. 83: Tim Selke

- Wir legen die eigenen Finger auf den Beckenkamm, Daumen auf das Kreuzbein und führen uns durch den Raum – erleben Kreuzbiss, Becken, Beine als Einheit und den Kraftstrom der Beine.
- Man kann die **Bewegungen des anderen aufnehmen**, integrieren in die eigenen oder man **„stört"** den anderen, indem man ihm einen bestimmten Gesichtsausdruck entgegenbringt, sich bei ihm einhakt, ihn sanft aufhält, aus der Richtung bringt, seinen „Senf dazugibt", sich aufdrängt, ihn „ins Eigene" mitnimmt.
- **Anerkennung** durch andere aus der Gruppe motiviert **zu neuen Bewegungen** und fördert die soziale Interaktion – der Mensch ist ein Beziehungstier!

Gesten/Haltungen finden

- **Geste/Haltung finden**, die „zu mir passt", die mir **gerade „eigen"** ist, zusagt, mit der ich mich jetzt wohl fühle oder auch eine, die zu der Musik passt, in dieser Geste einen Augenblick verharren.
- Dann **diese Geste in Bewegung bringen**, mit ihr spielen/d.h. Weiterführung einer zu Ende gekommenen Bewegung.
- Ggf. die **„Schattenseite"**/das Gegenstück zu dieser Geste in Bewegung umsetzen.
- Wir nehmen **verschiedene Stellungen, Haltungen, Gestalten** ein, die wir in **Zeitlupen-Bewegungen** bringen und lassen uns von ihnen bestimmen. Dann suchen wir uns die-

jenige aus, die uns am besten gefällt und **wiederholen** sie mehrfach. Anschließend wechseln wir zwischen **fixer Haltung, Geste bzw. Stellung** (mit dazugehörigem Gefühl) und **gestaltender Bewegung** hin und her; taucht ein **neues** Gefühl auf, geben wir ihm neugierig auch eine neue Haltung bzw. Bewegung.

Widerständen, Gegenspannungen, Rückschläge

(s. auch Kap. „Therapieaufbau")

- Fußstellungen ausprobieren, dann denken wir uns den Steiß bis in den Boden hinein verlängert und warten bis die Kraft (Widerhall, Rückschlag) von unten kommt.
- **Kampfstellungen** wie bei Karate, ein Bein schnellt in gespielter, aber glaubwürdiger Konfrontation zum anderen u.a. auf Stoßlaute; „schock", „ta", „scha", „he", „hu" usf.
- Dann einfach auf „uaah", „jeeh", „uääh" etc. die **Füße wegschleudern**, dann die **Arme/ Hände** dazunehmen.
- „Dahinschmelzen" wie ein **„Kautschukmann"**, dann mit Ausatemwiderständen „tjiuuh", „scha" (s. Kap. „Therapieaufbau") im Rumpf wieder aufrichten, springen; Kopf- und Nacken sollen sich strecken und die Bewegung anführen – der „Prinz", die „Prinzessin" in uns.
- **„Daggedo" – „daggedi"** – **„daggedigge" – „digge"** und dergl. als **verbalen Dialog** dazunehmen und tanzend umsetzen/ähnlich dem Suchen eines **Radiosenders**, wo man plötzlich französische, russische, deutsche Sprachbrocken hört, „Obstsalat" – wie werden meine Bewegungen beeinflusst?

Impuls – Bewegung – Erfahrung – Erkenntnis sind eins.

- **Sumoringerpose** auf breiten Beinen sich durch den Raum bewegen/mit beiden Beinen springen, dann „konfrontativ" mit anderen/oder gemeinsam mit anderen – zur eigenen Unterstützung (alles passiert „barfuß" – selbst mit der gesündesten Besohlung hätten wir sonst keinen Effekt)
- **Wechsel** zwischen diesem, **erdgebundenen, martialischem Auftreten** und einem **schmetterlingshaften Schweben und Gleiten** (mit Vokalunterstützung), das auf kleinste Impulse oder Ablenkungen reagiert, mit denen wir uns aneinander vorbeibewegen.

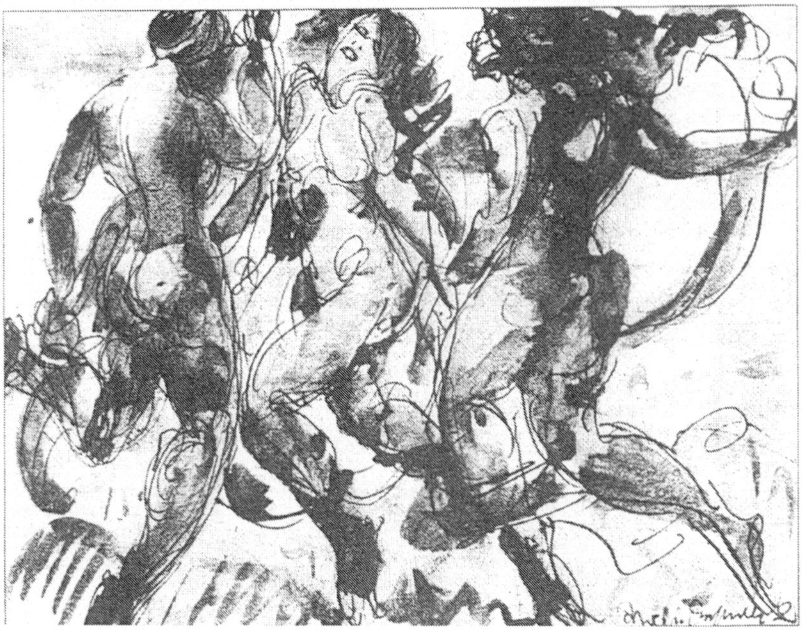

Abb. 84: Wilhelm Oesterles „Tänzerinnen", 1923, zeigt das Fließen und Strömen in den Bewegungen der Körper

Tänze verschenken

- Wir „schenken" einer fiktiven – d.h. **abwesenden Person einen Laut, eine Geste, die wir dann in Bewegung bringen, einen Tanz** – wie eine Blume. Das Vortanzen gelingt uns leichter, weil zum einen diejenige Person nicht anwesend ist und zum anderen, weil wir nicht nach abstrakten Erfolgsvorstellungen tanzen müssen.

- Wir **tanzen einer anwesenden Person**, unsere „Befindlichkeit", unsere „Aussage", unser „Thema" vor; diese soll das „innerlich wahrnehmen", „mitmachen" – nicht intellektuell begreifen; hinterher Austausch über das Wahrgenommene.

- Nach **Aufwärmtanz** zur Musik – z.B. sich über Füße, Hüften, Schultern nach oben lockern:

- Wir suchen tanzend **Augenkontakt** mit jemandem, der fern von uns im Raum steht und halten ihn 20 Sekunden unverwandt lang aufrecht; wir können **blinzeln**, die **Nase aufblasen**, mit den **Ohren wackeln**, die **Nasenspitze bewegen**, die **Zähne wie ein Pferd blecken**, ruhig wahrnehmen, vielleicht **zupft ein Lächeln** an den Mundwinkeln. Dann wechseln die Paare, Grüppchen, andere Blickkontakte entstehen, lassen sich in ihren Bewegungen beeinflussen. (Wir erleben wie **unser Raum sich durch unser gezieltes Schauen verengen kann**, die Umgebung scheint zu verschwimmen, auch die Geräusche sind plötzlich seltsam gedämpft.)

- Wir **tanzen dem Partner unseren Begriff/Thema** vor, er merkt sich und verstärkt **Bewegungen, die für ihn neu** und **unerwartet** bei uns sind.
  - Später im Kreis stehend lösen sich nacheinander die jeweiligen Paare, beginnen zusammen ihre Begriffe zu tanzen/ziehen sich zurück, lassen andere dran.

- Das jeweilige Paar tanzt erst **seinen** Begriff; wenn dann die anderen dazukommen, lässt es sich von deren „Begriffen" anstecken, übernimmt sie kurzfristig, bevor es zu den eigenen zurückkehrt.
- Indem sich so die verschiedenen Themen überlagern, entsteht zum Schluss eine Art **Kollage.**

- Wir können **Begriffe/Themen/Bedürfnisse tanzen**, die **uns gerade eigen sind** und **die wir brauchen** (z.B. Geborgenheit, Aufbruch, Einmischung etc.), es ist eine Lernerfahrung, **mich auf „meins" zu konzentrieren, während andere was anderes machen.**
„Das Herz hat seine Gründe, die der Verstand nicht kennt." (C. *Pascal*)
  - Wir haben aber auch die Möglichkeit **völlig abstrakte Gefühle** im geschützten Rahmen zu tanzen (z.B. Neid, Ekel, Glückseeligkeit, Zorn, Streitsucht). Im alltäglichen Leben haben wir solche Gefühle, aber wer redet schon drüber. Es gibt so viele andere Aktivitäten und Ablenkungen, dass so ein Gefühl „untergehen" kann. Probieren wir ruhig **das Gefühl ins Unerträgliche – körperlich wie seelisch – zu intensivieren!** Was passiert dann?
  - Oder lassen wir **tief versunkene emotionale Bilder** aus unserer Vergangenheit wieder ganz in uns aufleuchten und in Bewegung bringen – und zwar alles das, was sie in uns auslösen.

Ende einer Tanzsequenz

- **Es wird eine Frage gestellt**, die nicht schnell intellektuell oder mit Worten beantwortet werden soll, sondern **über und mit dem ganzen Körper: „Was brauche ich?"/„Was tut mir gut?"** – Der ganze Körper/jede seiner Zellen soll die Frage aufnehmen und durch Bewegung „beantworten",
  - Wir wählen dazu spontan **eine Farbe**, die uns einfällt;
  - einen **dazugehörigen Laut**, der in uns entsteht;
  - ein **Wort/Begriff**, die dazu passen (z.B. „Geborgenheit", „Gradlinigkeit") – der Körper setzt alles in Bewegung um;
  - sie werden verbal der Runde vorgestellt;
  - mit und zu dem eigenen Thema nimmt man wieder den Tanz auf, verändert, lockert es, nimmt die der anderen auf.
- Wir **„schenken"** einer zweiten Person im Raum einen Tanz (nicht wie eine Vorstellung oder wie auf einem Foto oder mit großem Ehrgeiz), sondern wie eine Blume, die sich ein bisschen geöffnet hat.
- **Gruppenbild**; wir gruppieren uns alle zu einem Bild/Haufen, miteinander verflochten (stehend, liegend, kniend, schräg, angewinkelt, aufgestützt), dann beginnt der **Tanz** aller, d.h. man strebt auseinander; beginnt sich neu zu finden, zu verbinden – zum **gemeinsamen Schluss.**

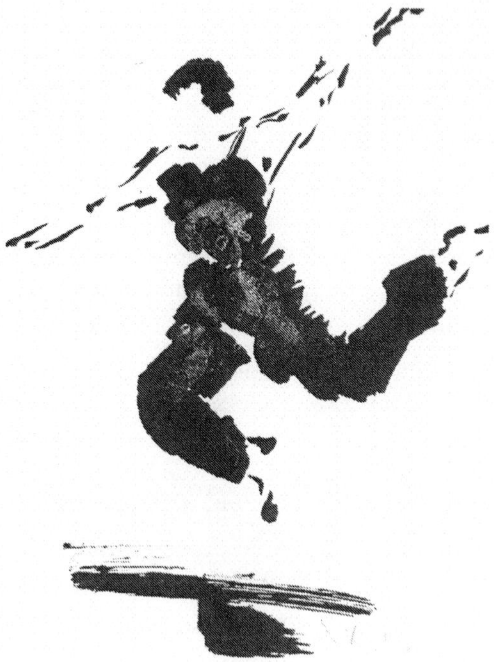

Abb. 85: Tim Selke

Mit dem folgenden wunderschönen Mut-mach-Spruch möchte ich das Kapitel anschließen und dem Leser bei seiner Sehnsucht nach Überschreitung gewisser „Grenzen" helfen und ihm die letzten Selbstzweifel nehmen.

Unsere tiefste Angst ist nicht,
dass wir ungenügend sind,
unsere tiefste Angst ist,
dass wir kraftvoll sind über alle Maßen.
Es ist unser Licht, das wir fürchten,
nicht unsere Dunkelheit.
Wir fragen uns: Wer bin ich,
um brillant, großartig, talentiert zu sein?
Wer bist du eigentlich,
um all das nicht zu sein?

Du bist ein Kind Gottes.

Dein zögerliches Spiel dient der Welt
nicht.
Es wird nichts erhellt dadurch,
dass Du Dich kleiner machst,
damit andere sich deinetwegen nicht
verunsichert fühlen.

Wir wurden geboren,
um den Glanz Gottes,
der in uns ist offenkundig zu machen.
Er ist nicht nur in einzelnen,
sondern in jedem von uns.

Wenn wir unser Licht leuchten
lassen, geben wir damit andern
die Erlaubnis, dasselbe zu tun.
Wenn wir von unserer eigenen
Angst befreit sein werden, befreit
unsere Gegenwart auch andere.

Nelson Mandela

Die Wiederbelebung der Sprache

In aller Munde

Fangen wir einfach mal so an: ach, liebe Leserin und lieber Leser, haben Sie etwa Ihre Sprache verloren? Hat es sie Ihnen verschlagen? Oder haben Sie einfach noch nicht die richtigen Worte gefunden? Haben Sie sie eingesperrt und weigern sich noch sie freizulassen? Sind Sie jetzt verlegen? Sie ahnen es bereits, aber ich wiederhole es gern: Wissen und es sich nicht zutrauen sind nicht dasselbe; schließlich ist Sprachbelebung keine Mund-zu-Mundbeatmung und Sprache schon gar nicht neu zu erfinden. –

- Also sage ich „halt" und jetzt provozieren Sie sich mal ein bisschen, werden voll-mundig, werden sogar ein Maulheld. Holen Sie tief Luft, reißen Sie die Arme auseinander und stoßen einen Freudenschrei aus – „das Leben ist wunderbar!" und fängt in diesem Augenblick an; denn Sie nähern sich dem Höhepunkt dieses Buches.
- Lächeln Sie und beginnen Sie mit dem **Schmecken, Riechen und Hören von Lauten**, nehmen Sie das Blatt vom Mund, stoßen Sie den ersten zauberhaften Schrei aus (Zähneputzen vorher ist nicht nötig); steigern sie sich ins Schreien – schreien Sie sich die Zähne aus dem Mund! **Rasseln Sie nun mit den Konsonanten:** Legen Sie sich ein „M" auf die Zunge – ein „amuse bouche" und vernaschen Sie es ganz fröhlich. Balancieren Sie durch die Wohnung auf „F", waschen Sie sich auf „S", föhnen Sie mit „R", kochen Sie dann das Teewasser auf „B-B-B", schenken Sie jemandem ein „K" wie eine Süßigkeit für's Ohr. Lassen Sie alle Gefühle auf dem Gesicht aufmarschieren: Zorn, Leidenschaft, Mordlust, Todesverachtung und viele andere attraktive Emotionen. Schenken Sie einem (nahen) Menschen zu Beginn eines Tages ein **Wort wie eine Blume** oder stecken ihm einen Laut zu wie ein Amulett, Talisman oder Glücksbringer.
- Machen Sie dann ein paar **Zungensaltos, Lippensprünge, einen Zungensteppanz** und versuchen Sie es mit den ersten Worten, nehmen Sie sie wört-lich, drehen Sie sie im Mund herum oder balancieren sie auf der Zungenspitze; reden Sie jetzt rückwärts, dann reden Sie sich wieder den Mund „fusselig"; atmen Sie jetzt aus und blicken Sie den Worten hinterher. Ein Tipp: Reden Sie einfach immer selber, dann schwätzt Ihnen keiner dazwischen – es ist wie immer, wir wachsen mit den Problemen, die dann entstehen. **Jetzt nehmen Sie den Mund ganz voll, „verleihen Ihren Worten Gewicht"** und **stellen Sie die Sprache zur Rede**.
- Aber machen Sie's richtig oder gar nicht. Falls Sie etwa des Sächsischen mächtig sind, schieben Sie den Unterkiefer vor, denken an „nischt Erhabenes" und „lossen die Sproche eenfach raasloofen" und sie werden sehen wie viel Sprachwitz in unseren Stimmbändern, Mundwinkeln, Nasenflügeln und Pupillen steckt! Der Mund ist mehr als ein Entgiftungsorgan und das Sprechen sicherlich mehr als etwa das Entsenden von Treibhausgasen in die Atmosphäre. – Kramen wir jetzt tiefer in der Sprachvergangenheit:

Vom Greifen zum Begriff

„Wir müssen die Sprache wollen, sonst gibt es sie nicht mehr." (*R. Patzlaff*, 1994)
Bei vielen Menschen scheinen die Worte nicht zu Gestik, Gesicht und Haltung zu passen und man hat keine Ahnung, woher ihre Worte kommen – es ist als stünde ein unsichtbarer Bauchredner neben ihnen ... es gibt also für die Sprache viel wiederzuentdecken in einer neuen Zeit unter anderen Bedingungen.

Der Antrieb für das Sprechen entsteht nicht automatisch beim morgendlichen Aufstehen. Wir müssen regelrecht zur Sprache verführt werden (s. Kap. Sprachentstehung und Sinneswahrnehmung.)

Allen unseren heutigen Sprachen ging ein Kommunikationssystem aus bildhaften Handgesten (Gebärdensprache) und Mimik voraus. Wahrscheinlich werden diese Gesten mit Hilfe von den „Spiegelneuronen" (s. dort) verstanden. Auch heute schließt das Erlernen der Sprache verschiedene Ebenen der verbalen und nichtverbalen Kommunikation mit ein; der Weg geht dabei gleichzeitig von peripher (Hände, Füße) nach zentral und von oben nach unten. Vom Greifen über das Be-greifen zum Bilden von Begriffen geht bekanntlich der Weg. Die nicht-verbalen, genauer gesagt, die nicht-semantischen Ausdrucksformen wie Gestik, Mimik, Körperhaltung, Satzmelodie sind hier (s. Kap. „Die Körpersprache") besonders hervorzuheben. Bewegungserfahrungen (Körper-, Gliedmaßenbewegungen, Lallen, Lächeln, Schreien) gehen den Spracherfahrungen voraus.

Die Sprachtherapeuten sehen sich auch heute deutlich vor die Bewegungsproblematik gestellt, denn die meisten Sprachfehler stehen im Zusammenhang mit einer **taktil-kinästhetisch-motorischen Schwäche**. Für jede Art von Therapie heißt das: Da vor jedem Sprechen die Bewegung steht, ist Bewegung immer Sprachförderung. Ändern sich Bewegung, Wahrnehmung, Gleichgewicht und das Körperschema, ändert sich auch die Sprache – nur, dass es dafür keine einfachen Trainingsgeräte gibt wie in Fitnessstudios, oder dass alles in einer Turnhalle zu erringen wäre. Die Probleme sind etwas umständlicher zu lösen als etwa beim Sprachverlust durch Zahnlosigkeit! – und einen Sprachlosen kann man auch nicht einfach zum Rededuell fordern ...

Wenn es darauf ankommt, verstehen zu müssen, können Menschen sehr viel verstehen, auch wenn sie kein Wort der Sprache gelernt haben; auch normal entwickelte Kleinkinder nehmen sehr schnell die Absicht der Erwachsenenwelt wahr, längs bevor sie Vokabeln gelernt haben. Kleine Zeichen und Gesten können schon verräterischer sein als tausend Worte.
Aus dieser Tatsache können wir die **innige Beziehung zwischen Bewegungssinn und Sprachsinn** erkennen. Der Sprachimpuls ist potenzielle Bewegung!
In Tanz, Pantomime, Eurythmie, Künstlerischer Therapie, Zaubern etc. treffen sich körperliche Erfahrungen und Erlebnisse mit geistig-seelischen Dimensionen. Innere Bewegungen schlagen sich direkt in der eigenen Ausdruckskraft nieder.

Märchen und Geschichten verzaubern

Die erste Welt der Sprache ist – vor der schriftlichen – die mündliche Kultur, Heimat der gesprochenen Sprache: Märchen, Mythen, Erzählungen, Lieder, Schimpfworte, Slang, Dichtung. Das Bedürfnis, Geschichten zu erzählen, Tratsch weiterzugeben, ist immerhin so alt wie die Menschheit. Auch die großen Epen des Abendlandes wurden mündlich vorgetragen. Erst später kam die Schrift dazu. Im Alltag haben Geschichten seit je ihren festen Platz, die Lust am Fabulieren kann Blüten treiben. Geschehenes wird im Erzählen erst wirklich.

Wer eine Geschichte erzählt, ordnet mit sprachlichen Mitteln das Chaos des Lebens und versieht es mit menschlichem Sinn. In diesem Bereich „lesen" wir auch die Bewegungen des Erzählers; denn die eigentliche Sprache ist verinnerlichte Bewegung, das heißt aus Bewegung hervorgegangen. (s. oben).

Vereinfacht gesagt stärkt äußere Bewegung die innere, bzw. ermöglicht sie erst (s. Kap. „Die Körpersprache", „Bewegen und Wahrnehmung"). In gewisser Weise vollziehen wir bei der Belebung der Sprache diesen Entwicklungsschritt nach.

Der Neurologe *O. Sacks* (1987) stellt sogar die Frage, ob aphasische Patienten, bei denen die rechte Hemisphäre (sie erschließt die emotionalen – und Zwischentöne der Sprache) intakt ist, Sprache letztlich besser verstehen, als normale Patienten, bei denen beide Hemisphären intakt sind. –

Aber Sprache ist nicht nur äußere Bewegung, sie hat auch einen geistig-seelischen Anteil und kann sich damit bis zur hörbaren Lust steigern. Ihre Laute sind „schmeckbar", „riechbar", und sogar „ertastbar", sie haben eine sinnliche Gestalt. Das ist nur möglich, weil Sprache mehr ist als tierische Verständigung und der Impuls zu sprechen woanders ansetzt als am physischen Organismus.

Worüber man nicht sprechen kann, davon muss man erzählen. **Bilder** – und was sind Geschichten und Erzählungen anderes als Bilder – **sind die einzige Möglichkeit in der das Unbegreifliche zu uns spricht.**
Durch Analytiker, Kritiker, Exegeten und Interpreten von Kunstwerken und Gedichten, von Humor, Witz und Emotionen werden diese stumpf und stumm! Gedichte müssen Spaß machen, zu Darstellung, Rollen, Spiel, Gesang anregen (beides hat mit Lust zu tun – alles andere zählt nicht). Sonst kann es uns nicht bereichern – anders jedoch werden wir unsere komplexe Welt nicht wirklich erfahren und begreifen können. –

Über welche erzählerischen Mittel verfügen wir dazu?

- Nirgendwo ist jemand mehr auf sich selbst und auf seine wenigen Mittel, den **Ausdruck seiner Stimme, die Gestik seiner Hände, seiner Blicke**, seiner Haltung zurückgeworfen, als wenn er sich anschickt, eine Geschichte zu erzählen. Dadurch offenbart sich Sinngebung durch eine Redeweise, die den ganzen Menschen beteiligt. Natürlich muss der Erzähler versuchen, sein Publikum zu fesseln, es in seine Welt hineinzuziehen; die Sprache muss klar sein, bildhaft konkret und nicht abstrakt.

- **Gute Artikulation und Grammatik** wecken das Wahrheitsgefühl und das Gefühl für Schönheit. Damit geben wir der kindlichen Phantasie das Futter, das ihre Seele braucht, um die Flügel auszubreiten. –
  Erfahrene Geschichtenerzähler wissen, dass die inhaltlich wertvollsten Erkenntnisse durch peinliche oder schmerzhafte Vorgänge gewonnen werden (die bekannten „Suchwanderungen" in den Märchen). Wer eine gute Geschichte erzählen will, muss deshalb den Mut aufbringen, innere Grenzen und Widerstände zu übertreten.

- Meist werden deshalb die Geschichten am besten, die dem Erzähler anfangs am schwersten fallen. So wie **der Held der Geschichte und Märchen, Hindernisse überwinden muss, so muss auch der Erzähler mit seiner Geschichte darum ringen, dass sie ihre ganze Tiefe und Schönheit preisgibt**. – Alle Märchen fangen an mit „einst war und war nicht"/ „es hat sich zugetragen und nicht zugetragen"; es ist ein Versteckspiel mit der Wirklichkeit, die mit dem Kind „Guck-Guck" spielt. Zu den Wesensmerkmalen der Sprache gehört nun mal **Doppel- und Mehrdeutigkeit**, sie ist damit dem Witz verwandt, bei dem Lachen durch das Bild zweier – oder mehr widersprüchlicher Gegenstände oder Rätsel entsteht. **Sprache ist formbar, schmiegsam**, weil sie **Metapherschöpferin** ist.

– **Rhythmisches Erzählen**

Der Rhythmus, die Wiederholung des Gleichen (Mahlzeiten, Rituale, Jahreszeitliche Feste etc.) bishin zum sprachlichen Rhythmus stärkt die Seele.

Die Silben eines Satzes fließen in großen und kleinen Wellen dahin. Wörter wie „Regen, Sonne, Wolken" strömen — ◡ lang – kurz; „allein, hinaus, erfüllt, geliebt" haben den Rhythmus ◡ — kurz – lang. Wörter wie „Straßenbahn, Regensburg, Wirbelwind" strömen — ◡ — lang – kurz – lang. **Im Deutschen sind die langen Silben in der Regel auch die betonten, die kurzen die unbetonten** (*A. Baur*, 1979).

Bei Gedichten ist der Rhythmus der Silben meistens streng geregelt. In der gewöhnlichen Rede ist das nicht der Fall, aber auch in dieser wechseln kurze und lange Silben.

Das Kind sollte sich bewusst werden, wie die Sätze dahinfließen. Dann wird es beim Reden nicht mehr so viel holpern, stocken und eilen, weil es merkt, wie eigentlich in rhythmischen Wellen die Sätze fließen sollen. Am ehesten wird der Rhythmus beim singenden Sprechen bewusst.

In mannigfaltiger Weise lässt er sich auf Schlaginstrumente wie Trommeln, Metallophonen, Xylophonen und dergleichen begleiten.

- Man kann in die Hände klatschen,
- man kann den Rhythmus laufen,
- oder man setzt sich auf den Boden und klatscht in die eigene Fußhöhlung,
- oder man sitzt auf dem Stuhl, hebt die Füße auf die Zehenspitzen und lässt sie rhythmisch auf die Fersen fallen,
- man kann auf Schultern, auf Schenkeln, auf Brust und auf Knie rhythmisch klatschen.

So wird allmählich in den ganzen Bewegungs-Muskelmenschen der Rhythmus des Redens hineingetragen (s. Kap. „Therapieaufbau – Stabreime, Hexameter").

– Beim **intentionalen Erzählen** soll die Sprache dem Gestus der sprechenden Person folgen; das verstärkt die Ausdruckswirkung. Dabei helfen die Emotionshilfen nach *H. Coblenzer* (1976) – z.B. die Drohgebärden mit dem erhobenen Zeigefinger: „Tu das ja nicht!" oder „Du – mach das nicht noch einmal!" –

– Das **Fernsehen** liefert auch Bilder, aber sie sind fertig, vorgestanzt, unumstößlich, ohne seelischen Beiklang. Diese **fortschreitende Technisierung von Gedächtnisinhalten** beeinträchtigen die Lebenskräfte und das Bilderleben der Heranwachsenden immer nachhaltiger. Heute werden Medizin, Technologie, Soziologie durch das suggestive Design einleuchtender Bilderkürzel dominiert (*U. Pörksen*, 1997); es ist die Logik der Vereinfachung. Das „Körperpuzzle der Implantationstechnologie" z.B. setzt sich zunehmend durch und suggeriert, dass das Geheimnis des Lebens, sein Konstruktionsplan als reine Technik durchschaut ist – das „entgrenzt" das Individuum; als „Eurotransplantat" „entgrenzt" es den Raum; das gilt auch für die Gleichsetzung von „Netz" mit unendlichem Weltraum. –

> Das Absurde dabei ist nicht, dass wir die durch die Zwischenwelt der Medien gefilterte und zurechtgerückte „Welt“ für die Wirklichkeit halten, sondern die Wirklichkeit für eine Veranstaltung der Medien.

Das Auge wird als Sinnesorgan heute überbetont; gleichzeitig vergegenständlicht es derart, dass z.B. der Unfall auf der Straße oder die Regie im Fernsehen kaum noch auseinander zu halten sind. **Fiktion und Wirklichkeit** können von den Kindern und Jugendlichen kaum noch unterschieden werden. War der Zweite Weltkrieg vielleicht doch nur ein Western mit Gary Cooper?!!

Und was müssen wir über das **Selber-Lesen** wissen? In ein Buch einzutauchen, kann ein Stück Lebenskunst sein. Zwar ist das Leben nicht wie in den Büchern, aber die Gegenwelt der Bücher kann uns helfen, die reale Welt und sich selber in der realen Welt besser zu begreifen – auch wenn Konflikt und Auseinandersetzung am Anfang stehen (s. Kap. „Was passiert beim Lesen im Gehirn“).
„Erst kommt das Sprechen, dann kommt das Lesen, dann kommt alles Elektronische – ohne Lesen auch kein Internet“ (*E. Heidenreich*, 2004).

Bevor wir uns den Bildern und dem Erinnern zuwenden, müssen wir uns grundsätzlich klar werden: Laute, Worte und Sprache müssen sich auch **organisch abstützen** – wir sprechen im Buch mehrfach davon –; einen Zusammenhang, den wir am einfachsten erfahren können, wenn wir nach starkem Durchfall, nach Bauchschmerzen, einer durchwachten oder durchzechten Nacht einmal unsere Aus-sprache und unsere Willenskraft beobachten. –

Ich möchte Sie jetzt zu einem kurzen **Ausflug in die Geisteswissenschaft** einladen. –
Ja, wir haben einen **Parallelorganismus** für unser psychisches Erleben – und das sind unsere Organe. So wie sich hinter den Sinneserscheinungen die geistige Welt befindet, liegt hinter den Organen die ätherische Lebensschicht der Organe. Diese **Parallelschicht der seelischen Welt prägt unser Gedächtnis**. Die Zuständigkeiten im Einzelnen:

Die **Lunge** steht für unser bildhaftes Erinnern.
Die **Leber** ermöglicht gefühlsbetonte Gedanken.
Die **Niere** für bleibende Gewohnheit.
Das **Herz** hat „Gewissensbisse“ und weckt uns für das Schicksal und karmische Aufgaben.

Ziehen wir durch zu frühes Intellektualisieren und Abstrahieren die „Lebens-“ bzw. „Bildekräfte“ zu früh aus dem Leib heraus, kommt es zu Abbau-, Verbrauchs- und Alterungsprozessen (s. Kap. „Sinnesfrust und Bewegungsunlust“). Wir schulen Kinder mit dem Zahnwechsel ein, da dieser signalisiert, dass die Bildekräfte, die bis dahin organbildend tätig waren, jetzt – erst jetzt wirklich – für Denk-, Bewusstseins- und Lernprozesse zur Verfügung stehen können.
Verbrauchen sich die Bildekräfte zu früh, kann das auf organischer Ebene psychotischen Krankheiten Vorschub leisten, im Einzelnen

Lunge und **Leber** den Zwangszuständen
die **Nieren** lassen Emotionen aufbrechen
das **Herz** die Tobsucht.

Also ist **Organpflege auch Sprach- und Sprechpflege**!

Bildersprache

„In jedem lebt ein Bild
des, der er werden soll.
Solang er das nicht ist,
ist nicht sein Friede voll."

Angelus Silesius

Kinder leben anfangs in der mythischen Welt der Bilder; das heißt sie brauchen diese Bilder, denn sie denken und träumen in Bildern, erinnern sich in Bildern, verstehen nur über die Bildersprache und können mit der Bildersprache der Geschichten und Märchen Eindrücke besser verarbeiten. Eine intakte innere Bilderwelt ist geradezu die Voraussetzung, um im späteren Leben anschaulich denken und die Wirklichkeit klarer strukturieren zu können.

Unser alltägliches Handeln wird vermutlich vielmehr von solchen Bildern gelenkt, als von Begriffen und Absichten. – Wir haben schon erfahren, dass die Fähigkeit zur visuell-auditiv-verbalen Interaktion die Bildvorstellungen verstärkt; dadurch nimmt aber auch Kraft und Flexibilität des Zungen-„Ausdruck" zu (s. Kap. „Die Zunge").

Bildlosigkeit hat schlimmere Folgen als nicht Tagträumen zu können.

- Gerade Märchenbilder erinnern über die Kluft des Vergessens hinweg an unsere einstige **gottähnliche Größe**: Man verwandelt sich in Tiere, fliegt durch die Luft und macht sich unsichtbar. Der fußmüde Held zaubert sich ein Kamel aus dem Sand, man lebt am Mond, irgendwo sprudelt die Quelle ewigen Lebens und ein Tischlein-deck-Dich ernährt uns königlich.
- Das Erzählen von Geschichten sollte **in ein Ritual** eingebettet sein: um die gleiche Uhrzeit ablaufen, sitzend in einer Kuschelecke oder Hängeschaukel. Letztere hat den Vorteil, dass durch die rhythmische Bewegung eine tranceauslösende Wirkung entsteht. Wie wir noch im therapeutischen Teil beobachten werden, können wir uns so vollkommen in ein konkretes Bild einleben und es erleben, dass dieses Bild oder Thema die Bewegungen lenkt.

Welches sind die Elemente, die die Erzählform so wertvoll macht?

- Erzählung ist die Kunst geistige Inhalte in eine Form und einen sinnvollen Zusammenhang zu bringen, die den beteiligten Menschen zum Verstehen helfen kann.
- Sie wird nicht nur von den Handelsfolgen getragen, sondern auch vom aufbauenden Rhythmus, von Spannung und Lösung, aber vor allem von der Interaktion zwischen Erzähler und Zuhörer in wechselnden Perspektiven.
- Sie kann dazu dienen, das Kind mit seinen abgewehrten Gefühlen von z.B. Angst, Wut, Traurigkeit in Kontakt zu bringen.
- Erzählung kultiviert Hingabe und aktives Zuhören.
- Sie hilft innere Suchprozesse aufzuzeigen, Lösungswege aufzuzeigen, Distanz zu finden zur eigenen Situation, Schutz zu finden durch Identifizierung, eigenen Handelspielraum zu erweitern und Gestaltungsmöglichkeiten zu sehen.
- Sie stärkt das individuelle Zentrum.
- Sie fördert aktive Teilnahme und Zusammenarbeit – dabei werden visuelle, auditive, kinästhetisch-olfaktorische Sinnessysteme angesprochen.
- Geschichten brauchen Anfang und Ende mit Einleitung, Hauptteil und Schluss mit **Krise und Lösung,** mit einer Zentralperspektive, die die Geschichte erst rundet, weil

das **Ganze im Blick** hat wie im wirklichen Leben, niemals, weil sie **Kausalzusammenhänge herstellt**, Haupt- und Nebensächliches trennt, kurz: **Sinn stiftet**.

Womöglich sollte man Geschichten im Anschluss an handwerkliche Tätigkeiten erzählen lassen.

> Wenn ein Kind aus **seiner** Sicht der Dinge erzählt, gestaltet es die Welt nach eigenem Gutdünken; wenn es seine Geschichten variiert, erschafft es die Welt neu! Es erfährt, dass es die Dinge nicht so akzeptieren muss wie sie sind, sondern dass es sie auch mit der Kraft seines Atems verwandeln kann. –

Sich etwas vorzustellen ist zuallererst eine semantische Operation. Gerade Kinder formen mit einer spielerischen Kraft Worte und Sätze in ihrem Mund und bleiben als sprechende Wesen **spielende Wesen** – sie sind die wahren Beleber und Wiederbeleber der Sprache!! Statt auf Regelmäßigkeit und Vorhersehbarkeit setzen sie auf Spannung und Nervenkitzel. Geschichten entspringen aus emotionalen Wurzeln, die unterirdisch ebenso wachsen und sich ausbreiten wie droben die Geschichten, die wir zu hören bekommen. Sie werden aus dem inneren Empfinden heraus erzählt und über Generationen weitergegeben. Schließlich kommt „Person" von per-sonare und bedeutet „Hindurch – klingen" oder auch „Hindurch – erzählen". Indem z.B. ein Gedicht wie „Herr Ribbeck auf Ribbeck im Havelland" von Theodor Fontane auch noch von der Großmutter gekannt wird, entsteht obendrein ein **echtes Band zwischen den Generationen** – vorausgesetzt natürlich man kann mehr als die erste Zeile auswendig.

In der 5. und 6. Klasse sollte z.B. deshalb bereits das **richtige, genaue Nacherzählen bei guter Artikulation** geübt werden, das bis in die Grammatik hinein sitzen muss. Durch die Zeiten der Grammatik fangen die Kinder an, sich selbst **in Raum und Zeit bewusst zu erleben**. Es entsteht also allein an den Gesetzen der Sprache bereits ein **sicheres Selbstbewusstsein**, d.h. Selbstgefühl in Raum und Zeit.

> Die Zusammenfassung von Bild, Laut, Klang, Melodie und Rhythmus dient als Ausgangspunkt für eine Erneuerung und Belebung der Sprache; nur so kann sie wieder zur Brücke zwischen Sinnlichem und Übersinnlichen werden!

Besonders Frauen sind durch ihren Alltag der Volkssprache näher als die Männer und haben sich noch mehr Sinn für Rhythmus, Takt und Metrum bewahrt und stehen mit den Schüben und mit den Sprüngen, den Brüchen und unlogischen Seiten der Rede auf freundschaftlicherem Fuße (B. Sanders, 1998). Damit erhielten sie sich aber auch mehr Spaß und Spiel und mehr Sinn für Wandlungsmöglichkeiten in der Sprache.
So sind auch Menschen, die sich **Klatschgeschichten** erzählen der üblichen sozialen Hemmungen ledig, ohne materielle Interessen; Sie befinden sich in einem Spiel, mit dem, wie es bei allen fesselnden Spielen der Fall ist, Triebregungen ausgelebt und Bedürfnisse befriedigt werden.
Das Leben erwartet uns – wir können es mit Sinn füllen!
Ein wunderschönes Beispiel dafür wie auch innerhalb einer Erzählung Erlebnisraum entsteht, damit Bewusstsein und Sinnesfreude einziehen kann, liefern die **Stilübungen von *Raymond Queneau*** (1961); es geht um 99 Erzählvarianten ein und derselben Geschichte. Gerade weil sich der Inhalt der Geschichte selbst dem Nullwert nähert, gewinnt das „Dazwischen" (was gewissermaßen zwischen den Zeilen liegt) an Übergewicht und wird sichtbar; der Stil – und damit die subjektive Betrachtungsweise – ist die Wirklichkeit!

Das Erinnern

Es gibt ein **kulturelles Gedächtnis** der Menschheit in seiner Gesamtheit, das **über Jahrtausende hinweg Stoffe speichern und weiterreichen kann**. Außerordentliche Personen, Helden, großes Leid, Kriege oder Umweltkatastrophen ätzten sich tief in die kollektive „Festplatte" der Menschheit ein. Es wurde jahrtausendelang in der Zeit der Schriftlosigkeit weitergereicht, bevor es zum ersten Mal bei den Sumerern auf Tontafeln festgelegt wurde. – Es gibt Gewissheit, wenn „etwas hinter mir" ist! –

Heute müssen wir den Blick dafür schärfen, dass unsere gerade einen **grundlegenden Bruch mit dieser unserer kollektiven Vergangenheit** vollzieht. Wir beherrschen in unserem Informationszeitalter zwar etlichste Computerprogramme, laufen jedoch Gefahr diese geballte Masse an Daten und Informationen nur noch in einen **rudimentären historischen Bezugsrahmen** einordnen zu können. Diese beispiellose Vereinheitlichung und Homogenisierung von Inhalten führt zum Verlust der Vielfalt und des Gedächtnisses. Tausende von Dialekten, Sprachen und kultureller Eigenarten sind damit vom Verschwinden bedroht. In gleicher Weise geht natürlich auch die „Rück-bindung" durch die Religionen verloren. Letztlich verlieren wir dadurch wichtigste Teile unserer Identität. –
Eine formen- und wendungsreiche Sprache kann wesentlich dazu beitragen geschichtliche Vielfalt zu erhalten bzw. wiederherzustellen. –

Wie gerne erzählen wir, von unserer ureigenen Vergangenheit, von selbst Erlebtem? Wie gerne auch stöbern wir in der **Rumpelkammer unserer Geschichte** nach Verdrängtem und Vergessenem?

> Dabei ist das bereits ein hoch kreativer Prozess, jedes Mal ein Spiel mit Phantasie, Ausdrucksfähigkeiten und Willenselementen; denn das Erlebte wird durch das Erzählen nicht oder kaum abgebildet, sondern in gewisser Weise erst geschaffen.

Es ist tatsächlich so: Erinnern ist in gewisser Weise ein „Erfinden" durch die schöpferische Rolle der Sprache – etwas, was das Ver-innerlichen erst möglich macht. Daraus ist zu schließen, dass die Fähigkeit zu erzählen und die Fähigkeit, sich seine eigene, ganz individuelle Vergangenheit zu schaffen, zu eigen zu machen, letztlich ein und dieselbe Fähigkeit sind.
Erinnerungs-, Gedächtnis- und Geschichtslosigkeit sind heute gang und gäbe. Gerade Jugendliche weisen eine eigentümliche Art von mentaler „Inkontinenz" oder vorgezogenem „Alzheimerprozess" auf. Es gibt keine „Behälter" mehr für Gedächtnisleistungen. **Je rascher die Zeit läuft, umso mehr verkürzt sich das Gedächtnis der Menschen**. Man behält nichts mehr an Geschichten, Gedichten etc. bei sich. Der Unrat (Müll, Überreste, Brauchbares usw.), der täglich auf unseren Straßen, Höfen, in Vorgärten landet, ist eine Metapher dafür, dass sie nichts mehr bei sich be-halten, – es ent-fällt ihnen buchstäblich. – Man begegnet immer wieder Kindern, Jugendlichen und auch Erwachsenen, die an sich relativ gut sprechen, wenn auch meistens etwas stockend und kurzatmig – sie können aber einen Satz mit fünf oder gar mehr Worten nicht nachsprechen. Sie fallen einem meist in den Satz und sprechen das letzte Wort mit – aber den Anfang, manchmal schon bei einer Folge von drei Worten, wissen sie nicht mehr. Sie können **nicht ausreichend zuhören** (wahrnehmen) und sich dann natürlich auch **nicht mehr er-innern**. Solche Schüler haben es in der Schule besonders schwer beim Aufsatz-Schreiben. Auch das Problem der Legasthenie gehört hier mit herein.

In solchen Fällen helfen die Sprach-Übungen mit Kugelworten und Kugelsätzen. Ebenso Gedichte und Sprüche, in denen sich die letzten Worte der Zeile in den ersten der nächsten Zeile wiederholen, wie z.B. in Chr. Morgensterns **„Klein Irmchen"**:

- „Spann dein kleines Schirmchen auf, denn es möchte regnen drauf, denn es möchte regnen drauf, halt nur fest den Schirmchenknauf, halt nur fest den Schirmchenknauf, und dann lauf und dann lauf." usw.

- oder verknappt im Folgenden:
  „Ein **Wurm** sitzt im **Turm**
  Der **Turm** steht im **Sturm**
  Der **Sturm** stört den **Wurm**
  Der **Wurm** saß so **warm**
  So **warm**, doch so **arm**
  So **arm** auf dem **Leim**
  Geht schnell wieder **heim**."

Durch diese **Übungen der Kugelsätze und Kugelworte, des Vor- und Rückwärtssprechens von Sätzen und Sprüchen, der rhythmischen Wiederholungen** bei den erwähnten Gedichten bewirkt man ein Lebendig- und Regsamwerden des **„Ätherleibes"** und damit **eine Stärkung des Gedächtnisses**. Diese Beweglichkeit und Regsamkeit des „Ätherleibes" ist nötig, um Eindrücke und Wahrnehmungen richtig aufnehmen zu können, ohne dass sie zu starren Bildern gefrieren, von denen die Kinder oft nicht mehr loskommen – wie verfolgt davon sind. Hier können Kugelworte und Vorwärts- und Rückwärtssprechen von kleinen Sätzen helfend und „regulierend" auf den „Zusammenhang von Ätherleib und Astralleib" wirken (*U. Herberg*, 1986).

Durch das erzählerische Erinnern nun bekommt eine Person zu allererst eine seelische Identität, ein Selbstbild über die Zeit hinweg.

Auch wenn bei diesem Er-innern Fakt und Fiktion durcheinander gewirbelt werden, bleibt man zugleich doch der einen selbst betreffenden und erlebten Geschichte beharrlicher und genauer auf den Fersen, als so mancher Memoirenschreiber, der seinen Erinnerungen nachhängt. Das einfache Resümee kann also lauten:

ohne Sprache keine Identität.

Oder anders gesagt: Durch gelungene sprachliche Formulierung (mündlich oder schriftlich) geben wir unserem Leben augenblicklich die Form, derer wir für Klarheit und Präsenz bedürfen. Auch Form wirkt zurück, schafft Begrenzung und Identität.
Wenn mich Sprachen immer von neuem in den Bann ziehen, dann als Medium des Erlebens. Sie werden damit auch zu einem **Mittel, sich auch an die Gegenwart herantasten** zu können, die sich uns so gern mit größter Geschicklichkeit entzieht.

„Die Grenzen meiner Sprache sind die Grenzen meiner Welt",

sagt dazu *Ludwig Wittgenstein*.

Sprache schafft also auch Gegenwart, wenn man sich in sie hineinfallen lässt, mit ihr schwimmt, mit ihr spielt, aber nicht dann, wenn man sie seziert, analysiert, definiert und mit den Augen desjenigen betrachtet, der nach Gesetzen sucht, nach Erklärungen und Systematisierungen. Sprache kann beide Seiten anschlagen, die lehrhaft abgeschlossenen, die man

früher die „dogmatische“ nannte und die befähigend entwickelnde, die flexibel ist und für wirksame Öffentlichkeit sowie gute Streitkultur steht. **Sprache hat zunächst eine charakterisierende Bedeutung und keine wissenschaftlich definierende.**
Heute in unserer Medienwelt werden wir sehr beeinflusst durch suggestive Aufmachung einleuchtender Bilderketten. Eine Bildsimulation sagt mehr als tausend Worte. Sprache kann aber, was dem Sprecher als innere Wirklichkeit erscheint, **auf vielfältigere, komplexere Weise Bilder hervorrufen** als die zwei oder dreidimensionale Visualisierung.

> Im Prozess des Erschaffens und Gestaltens haben wir die Qualität des gegenwärtigen Augenblicklichen vor uns. Das erinnert an *T. Elliot*: „... es gibt einen Weg, der entsteht, wenn man ihn geht, den niemand geht, wenn Du ihn nicht gehst ...“, was den Zusammenhang von Gegenwart, Zukunft und eigene Einmaligkeit beschreibt.

Das beinhaltet, dass wir nicht in jedem Moment das Ganze denken und weitreichende Planungen machen sollten, sondern uns darauf konzentrieren, den nächsten überschaubaren Absatz zu bewältigen. Die delikate Operation durch eine vorgestellte Gegenwart hindurch kann nur gelingen, wenn man eine offene Zukunft vor sich hat – eine Zukunft, die uns nicht geraubt ist durch Todesahnungen, Gleichförmigkeit oder dem Bewusstsein von Schuld. Dazu brauchen wir eine **Sprache, die plastisches, konkretes, bildhaftes Denken fördert**, „den Durchblick klärt und uns immer wieder an den Boden bindet“ (*U. Pörksen*, 1988) – an die Sinnesdaten.

Die Enkel von Dada

Wir erleben heute in der Umgangssprache einen **Automatismus beim Herunterrasseln gewohnter, vorgefertigter Sätze**, die fast **wie Fertigbauteile** anmuten; wir kennen sie alle, wenn wir sagen: „Wo kommen wir denn da hin?“, „hat sich bewährt“, „die Zeit läuft,“ „man muss es halt so nehmen“, „genau so ist es“, „es gibt Schlimmeres“, „der ist auch nicht besser als die anderen“, „ja, wer's glaubt“; vorgestanzte Leerformeln, mit denen wir das Gefängnis unserer Vorstellungen und unseres Begriffssystems nie hinter uns lassen werden. Was wäre, wenn wir einfach mal anfangen auf das „hätte“ und das „wenn“ zu verzichten?
Wie wir schon ansprachen, geht **bei unseren zunehmend verwalteten, versachlichten und zweckorientierten Lebensstil zweckfreies Spiel und bloßer Spaß verloren und damit auch das Spiel mit Worten, Sinngehalten und Ideen**. Kreativität und eigenschöpferisches Tun werden früh abgeblockt; mit einem Verwaltungsdeutsch können wir nicht viel mehr als Amtsblätter verfassen – es kommt den Zungenbrechern nahe, die uns auch verkrampfen und eng werden lassen.

> Nicht umsonst sehen wir auch in einem engen Mundraum das Abbild einer eingeengten Spielsituation. Wir sind zu schlechten Mund-Raumausstattern geworden. –

Die Unterentwicklung auf Lautebene führt zu einem Verlust der Musikalität und zu einem Verstummen (*H. Zimmermann*, 1992).
Die **Wortbilder verfestigen sich, verkümmern zur Phrase und zur abstrakten Bildlosigkeit.** Die Schöpfung der Eurythmie war die produktive Antwort R. Steiners auf den Verfall der Sprache. Auch die Dadaisten (Merzdichtung) entdeckten vor fast 100 Jahren wieder den

Sprachlaut als menschliche Wirklichkeit und als autonomes Gestaltungsmittel. Buchstaben / Laute können wie **Nomaden** sein; mitunter verlassen sie das Gehege von Grammatik und Semantik, von Sein und Sinn werden zum Wortquell, Wortgebräu, Wortgestöber und bekommen eine heftige Affinität zum Reich der Zahlen.
All das fing mit **„Dada"** an – wie 1916 die Künstler um Hugo Ball ihre künstlerische Dichtung nannten. „Dada" klingt wie Babysprache und erinnert an das Stottern. Tatsächlich sind Dada auch die ersten Laute, die ein Kleinkind von sich gibt. Die Dada-Sprache ist in Folge dieser Brabbelsprache oder dem „Indianerkauderwelsch" ähnlich, aber wunderschön in klanglicher, lautlicher und rhythmischer Hinsicht und damit durchaus sinnlich. Um den **„Sprachgeist" wieder zu erwecken**, sollte man sich immer wieder bewusst machen, **welches sinnlich-konkrete Bild einem Laut oder Wort zugrunde liegt**. Dada stand auch für Protest gegen den Krieg und als Protest gegen die bisherigen künstlerischen Werte einer Gesellschaft, die Kunst immer nur mit dem Guten und dem Schönen gleichsetzt.

– Dada haben wir immer selber dabei und können jederzeit anfangen: Nehmen wir Worte aus einem Gedicht oder Satzgebilde, lösen sie dada-mäßig auf, stellen sie beliebig um, lockern sie graphisch auf, stellen sie geometrisch auf oder formen daraus neue Sätze. –

Der **Laut** ist dabei der ureigenste und unmittelbarste Ausdruck des Menschen. Jeder Laut hat auch eine Eigenbewegung. Es ist das motorische Wesen der Phoneme, dass auch immer eine Verbindung zu ganzkörperlichen Bewegungsvorgängen besteht, beziehungsweise die Grobmotorik die Basis der feinmotorischen Artikulation ist.

Der Laut mit seiner Doppelnatur hat **außer einer Bewegungs- auch eine Empfindungsqualität** (s. therapeutischer Teil). Einfache Befindlichkeiten geben wir gerne in Lautform wieder: wir ekeln uns mit „iih", verweigern uns durch „(n)eeh", gruseln uns auf „uuh", d.h. wir lassen ver-lauten.

Spiele mit Lauten, Worten und Sätzen

Diese und andere Ausdruckswerte konnten – schon zu Dada's Zeiten – als Gestaltungsmittel (Lautgebärden, Bilder, Sinngehalte, Ideen, Vorstellungen, Slogans, Schlagzeilen) uneingeschränkt zueinander in Beziehung gebracht werden. Das Wort wurde in seine Einzelteile zerlegt, sein Ursinn aufgespürt und anschließend zu einem neuen, diesmal wirklich sprechenden Ganzen zusammengefügt. Bereits jedes Volk wird bei der Sprachentwicklung z.B. an jeder Pflanze oder an jedem Tier andere Eigenheiten hervorheben und lautlich offenbaren, dabei darf das Wort nicht mit dem Begriff gleichgesetzt werden.

– Üben wir einmal: Setzen wir uns – vielleicht in einem Museum – mit einem Fernglas vor ein Bild und studieren es Detail für Detail; wir gehen vom Bildganzen zu den Einzelheiten über – das wäre ein Einstieg in die Phänomenologie der Bildwahrnehmung. Am besten funktioniert das **als nur beiläufiges Sprechen**, als schwach wahrgenommener Bildhintergrund, der das Bild nicht verdrängt und nicht von ihm ablenkt. Die Poesie ist immer den Bildern vorbehalten. –

Inzwischen entstehen durch Dada's Enkel und Urenkel wieder vermehrt **Lautgedichte**, Gedichte durch **neue Silbenkombinationen**, deren Wurzeln ja schon 100 Jahre alt sind – ein Paradies für Verbalerotiker! U.a. hat *Jaab Blonk* ihnen Idiome der unterschiedlichsten Sprachen zugrunde gelegt und – oft unter heftigstem „Grimasseschneiden" – musikalisch komponiert; sie zeigen aber eine regelrechte Resistenz gegenüber den bisherigen Regeln des Lernens und Aneignens. Auch Sängerinnen wie *Sheila Chandra* und *Souad Massi* haben frei erfundene Lautkompositionen in ihr Repertoire aufgenommen, hinter denen wir die notwendige Zungenakrobatik, Zungensaltos, Zungentänze und -hürdensprünge erahnen können. Auf diese Weise können wir Texte z.B. pfeifen, kieksen, rockig röhren, flüstern, scharf skandieren, jazzig explodieren, grunzen, niesen, husten (s. Textanhang), introvertiert, extrovertiert, tief, hoch, mit und ohne Vibrato sprechen – eben wie uns der Schnabel gewachsen ist – und bekommen als Endergebnis eine „sportlich durchtrainierte" Zunge ... so werden wir zungenfertig!

Darüber hinaus fördern Reimbildungen und Wortspiele nicht nur die „Lust" am Sprechen, sondern auch die Differenzierungsfähigkeit, Assoziation mit Wortfeldern und -familien und erweitern die semantische Kompetenz und werden damit unverzichtbar für die logopädische Therapie. –

Inzwischen gibt es eine regelrechte **Unsinnspoesie** (komische Gedichte, Epigramme, Kalauer, Gremolos, z.T. karnevaleske Lyrik und Prosa), weiterhin Sprachwitze, Sprachspiele, Sprachmusik, Sprachzaubereien, Wortneuschöpfungen, aber auch Blödelverse, sublimer Blödsinn mit wetterfester, tragischer Grundierung, unsinnliche inhaltliche Aussagen bei richtiger Syntaxstruktur, die man als Widerstand gegen die festen Normen begreifen kann – aber das alles natürlich mit ironischem Augenzwinkern. –
Gerade die **Sprachzaubereien** sind ein adäquater Ausdruck für Kinder, **um Unbewusstes nach außen zu bringen** und sind damit der **beweglichste und sinnlichste Gegenzauber für Sprachlosigkeit. Kalauer** können durchaus das Gehirn des Menschen für ernste Dinge öffnen. Gerade Kinder besitzen noch die Fähigkeit „magisch", d.h. auslegend **zwischen den Zeilen** zu lesen. Dieses Lesen entspricht dem, was sie auch im Spiel pflegen und bekommt damit einen Hauch von Abenteuer, „ihnen nämlich sind Wörter noch wie Höhlen zwischen denen sie seltsame Verbindungswege kennen, in denen sie herumkriechen können" (*W. Benjamin*).

Bewegung, Geräusche, Lautieren sind vorsprachlich und bahnen von klein auf dem Menschen den Weg ins Dasein. Damit erforschen sie gleichzeitig, was sich hinter dem „Wort" verbirgt und entdecken, was wir im Alltag „ohne Worte" tun. Interessanterweise beginnt der künstlerische Weg der Sprachgestaltung mit scheinbar sinnlosen Sätzen, um Sprache unabhängig vom Gedankeninhalt zu machen und erst einmal den Laut, die Artikulation, den Sprachfluss und -duktus so zu entwickeln, dass sich Sprache von dem physischen Sprachorgan löst.

Der **Impuls zu sprechen, setzt im geistigen Bereich** an; machen wir das sinnfällig: sprechen wir einfach in die Luft und sehen zu wie die Sprache in der Luft ein Eigenleben entfaltet.
Auch in **Balintgruppen** müssen die „Sprachspiele" Regeln enthalten, nach denen das Nicht-Gesagte (Unbewusste) aber potenziell Mitteilbare sagbar gemacht werden kann.
Die Unsinnspoesie schließt Texte ein, die **unfreiwillig Unsinn produzieren und zu Lachen reizen**. „Mir tut der Unsinn Leid, dass er bislang so selten künstlerisch geformt wurde." (*K. Schwitters*, 1973)
Unsinnspoesie, Blödesverse, d.h. krumme Sachverhalte in geraden Versen, als **Kreativitäts- und Ausdrucksschulung sowie als Experimentierfeld für Autoren** wie *H. Ball, H. Arps, E. Jandl, G. Kreisler, M. Köppel, H. Erhardt, K. Schwitters, E. Kästner, R. Gernhardt, P. Rühmkopf, Ch. Morgenstern, J. Andruchowytsch, F. Kändler*, am ehesten eine Art Dada-Rilke, dem man nachsagte, er sei ein Liebhaber, der den **erogenen Körper der Worte liebkoste und zum Spre-**

chen brachte. Auch bei dem Kabarettisten *Friedrich Holländer* wird Lesen und Hören zur Lust; er **parodiert die Form**, derer er sich noch bedient, er pfeift auf die Vorlagen, er rafft, verdichtet, lässt Beiwerk weg, verkürzt aufs Wesentliche, sprengt die ungeschriebenen Gesetze vom Schreiben in eigener Sache. Er führt einen regelrechten Dialog mit dem Leser, vertröstet ihn, hält ihn hin, lässt aus, springt vor und zurück, kommt zum Punkt, schweift ab (*V. Kühn* in *F. Holländer*, 1996).

> So kann Sprache auch dazu dienen, den eigenen Wahrnehmungs- und Handlungsspielraum zu vergrößern. Indem wir Sprache obendrein im Gehen, in Gestik und Mimik bildhaft neu durchdringen, wird Sprache auch zu einer Verlängerung der Körpersprache und der Gedanken. –

Gleichzeitig müssen wir immer **alle Wahrnehmungskanäle für die Kinder eröffnen** (s. Therapieteil); denn es dürfte ersichtlich sein, dass man einem kleinen Kind, das noch nicht sprechen und damit angeblich noch nicht denken kann, nur **durch sehr frühe sinnliche Vorerfahrungen verständlich machen muss, dass Wörter Bedeutung haben.** Für das spätere Leben heißt es: Man kann nur dort überzeugen, wo jemand etwas schon erlebt und sich im Spiel angeeignet hat!

Fassen wir zusammen:

- die **Spracherneuerung geschieht aus dem Laut heraus**; denn jeder Laut hat eine Eigenbewegung – das motorische Wesen des Lautes. Vor dem Laut kommt die Bewegung, deshalb ist Bewegung bereits Sprachförderung. Jeder Laut hat seine **Bewegungsqualität**, die aus dem Ätherischen (= Lebensbereich) kommt und eine Gebärde zu eigen, hat auch seine **Empfindungsqualität**, die aus dem Seelischen kommt. Jeder Laut wird also aus eigenen Empfindungen geboren und hinterlässt eigene Empfindungen und das Gefühl für Musikalität. **Laute müssen also sinnesübergreifend geschmeckt werden** – sie können im Dialog geübt werden. Auch eine lautliche „Mund-zu-Mundbeatmung" fällt gewissermaßen unter das Energieerhaltungsgesetz, auch die Physik könnte das nicht leugnen! –
  In der Kommunikation bewirken Laute etwas, **ver-laut-baren** und geben das **als laut-ere** Wahrheit weiter; damit gilt: **der Mensch ist, was er spricht**, er zeigt das direkt ohrenfällig, in den Selbstlauten (A, E, I, O, U), die wir noch besonders reichhaltig in den meisten Dialekten antreffen, dort ist das ehemalige Sprachgefühl für die **Einheit zwischen Laut und Gedanke** noch am reinsten bewahrt worden. Das Geheimnis der Vorherrschaft der Selbstlaute besteht wohl darin, dass ihr Ton beliebig lang gehalten werden kann und von fast allen Menschen – im Selbstversuch – an denselben Körperbereichen gespürt werden kann (s. Kap. „Die Herkunft der Worte und Laute").

  Ähnliche Versuche mit den Konsonanten bzw. Mitlauten wären zum Scheitern verurteilt. Wortsinn ist Lautsinn. Je mehr Worte an „Anämie" leiden, desto mehr brauchen wir eine:

- **Erneuerung auf Wortebene.** Das Wort ist **Träger von Ideenassoziationen**, komponiert Buchstaben, hat Klang, gibt Bedeutung und ist für ein neues Bilderleben nötig.

> Das Wort ist ein Doppelwesen; es ist die **Verbindung eines wandlungsfähigen Lautbildes mit einer beweglichen, aspektreichen, veränderlichen Bedeutung.** Im konkreten Gebrauch kann es aber scharf und präzise eingestellt werden. **Das zeigt seine ungeheure Innovationskraft! –**

Deshalb müssen Worte wieder „wörtlich" genommen werden! Man muss sie regelrecht riechen, schmecken – reinfressen, heißlaufen für sie. In der Wortmagie **„WoWo"** (*F. Kändler*) lassen **Wohllaut und Gleichklang neue Bedeutung erklingen**, so dass Wörter und Sätze plötzlich ihre festgelegten Richtungen verändern und zu neuen Wegen verführen: das klingt wie zaubern und hexen – vielleicht wäre „Wortalchemie" die richtige Bezeichnung. Besonders Kinder lieben Wort- und Namensverdrehungen; so kann z.B. Alexander einmal „Sascha" heißen, ein andermal „Xandl" und die Miriam schwangt zwischen „Miri" und „Mimi" oder „sechs" Stunden werden zu „Sex"-stunden und manche geistige Lehre wird der ebensolchen „Leere" bezichtigt. – Kindersprache, Mundarten sind wahre Fundgruben für einfallsreiche Schimpfwörter. Für das Alemannische fällt mir die Bezeichnung „Dipfleschisser" ein, was im Hochdeutschen etwa dem „Korinthenkacker" gleichkommt. Manche wienerische Bezeichnungen würden in der hochdeutschen Übersetzung oft ganze Sätze erfordern: „Dreckschleuder" für ein tratschsüchtiges Weib, das „Zniachtl" für ein schmächtiges Menschlein und ein „Schmalzfetzen" für ein gefühlsduseliges Lied. Wenn man „a Schmeeh" erzählt – am besten mit sechs „e" gesprochen, weiß man schon durch die Lautmalerei was gemeint ist. – Irgendwie denkt man dann schon, die Wiener Gelassenheit wäre nur den ausgiebig und breit gesprochenen „e's" zu verdanken; käme man etwa auf die Idee, sie ihnen aus den Worten zu stehlen, muss man befürchten, das Leben liefe in Wien fortan hektischer ab.
„Zimtzicke", ‚Zimperliese" lassen alles andere als einen duldsamen, großzügigen Menschen erahnen.
„Leichenbittermiene", „Speiübelgesicht" sind weitere Bezeichnungen, bei denen die Sprache Körpersprache beschreibt. „Pipapo", „Tiptop", „Hoppeldipopp", „Schicki-Micki", „Knasti-Spasti", „rasenmasse kratzekrahl", „Worte-Wirrwarr", „doppelt gemoppelt", „eete peteete", „Mauschepansche mit Schlabbababb", „Schwuppdiwupp, die Waldfee", „mucksmäuschenstill" sind lautmalerische Füllwörter. So ist das mit Wörtern bisweilen. Sie sammeln sich an und purzeln dann zu den seltsamsten Gelegenheiten heraus. **Der „Wunschpunsch"** von *Michael Ende*, seine Erzählung von der **Schildkröte „Tranquilla Trampeltreu"**, *Peter Rühmkorf's*: **„Über das Volksvermögen"** sind voller zauberhafter hinterwäldlerischer Wortverbindungen und Verse. –

> **Bekanntlich** lassen sich auch Fremdsprachen schlechter lernen, wenn die Sprache eine rein semantisch-lexikalische Ebene bekommt, als wenn man versucht im Zusammenhang mit non-verbalen Ausdrucksformen ein Sprachganzes zu bilden (Worte, Gebärden, Melodie, Tonfall, auch Landschaft, Klima, Gerüche gehörten dazu), d.h. Laute und Worte müssen sinnesübergreifend gelebt und erfahren werden;

Sie müssen regelrecht auf der Zunge zergehen über Steine, Tannenzapfen, Nadeln, Felsvorsprünge gleiten ... „Jischkedal – jemischkedasch, Chamei – Chabah" – auch ein Faden, der noch nicht zerrissen ist – die kindliche und kindische Liebe zu Beschwörungen.

- **Erneuerung auf der Satzebene:** „Ein gelungener Satz ist wie ein Liebesspiel unter Worten" sagt *Erhardt Kästner*.
  Die Verbindung von Einzelsymbolen und Konstruktionsregeln erlaubt **von endlichen Mitteln einen unendlichen Gebrauch zu machen** (*U. Pörksen*, 1981). Mehr- und Vieldimensionalität der Sätze ist ihre stärkste Leistung. Wertvoller als Gold ist das Gespräch, sagte J. W. v. Goethe, weil es durch eine Unzahl der Wendungen nie endet.

Die Gliederung innerhalb der Sätze weist den Dingen eine Ordnung zu wie der Rhythmus des Sprechens und die Verbindung zwischen den Satzteilen sich nicht nur in unseren Gang- und Handlungsweisen widerspiegelt, sondern auch unser Raumempfinden beeinflusst. Raum ist auch ein zeitlicher Begriff, was für den Raum gilt, jedes Raumwort impliziert Zeit. Sie lässt auch der Phantasie Spielraum!

Im Anhang führe ich viele Gedichte auf, die auf unterschiedliche Weise dargeboten werden können. Man kann Gedichte auch ohne Diskussion begreifen, sie gemeinsam ein bisschen zerkauen, statt sie zu zerpflücken – sie z.B. laut mit unterschiedlichen Betonungen und Färbungen sprechen, singen, tanzen, musizieren, dirigieren, als Dialog oder szenischem Rollenspiel. Tragische Texte kann man mit fröhlicher Stimme lesen in beschwingter Gangart oder umgekehrt – (s. Kap. „Sprach- und Raumentwicklung durch das Ausdruckspiel aus dem Erleben"). In dem herrlichen Dialogstück „Ein Wort für das Andere" hat *Jean Tardieu* seine Ideen über die Größe und Zerbrechlichkeit der Sprache anschlaulichst verbreitet.

Sprache und Körperfunktionen

Bild, Gedanke, Gefühl und Sprache müssen auch in Haltung und Bewegung ihren Ausdruck finden, müssen „in Form" gebracht werden.

Der **Sprachimpuls**, d.h. die Zusammenfassung von bildreicher Phantasie und Entäußerungswille beginnt im Kopf und erreicht die Füße. **Das Sprechen** selbst und mit ihm die Verfeinerung der Phantasie, die Ausgestaltung des Willens, die Innovationskraft beginnt in der Arbeit mit den Füßen und wandert dann nach oben.

Sprache also als veräußertes inneres Bewegungsbewusstsein. – Dazu müssen wir uns auch überlegen, wie wir den **Organismus** in die Lage versetzen, dass er physiologisch seine Aufgaben – nämlich **Instrument für Sprache** zu sein – erfüllen kann; das macht ihn zu einer **Trägerfunktion**. Wir werden Wege finden, ihn **von seinen Blockaden und Fesseln zu befreien** und damit zu einem **möglichst durchlässigen Instrument** zu machen – für die Sprache und damit für die Interpretation des eigenen Lebens. Das ist nichts anderes als Selbstinszenierung (s. „Therapieaufbau" u. „Übungsteil"). Wir werden vielfach unsere **Arbeit mit den Füßen und Händen beginnen**, um die „ großen" Artikulationsorgane mit in die Koordination hinein zu nehmen; die kleinen Muskeln des Mundes sind meist besser über diese großen Muskelgruppen der Extremitäten und des Rumpfes zu üben.

- **Gerade die Gestik unterstützt gezielt die Untermalung und Proportionierung beim Sprechen und Singen.**

Sprechen und Singen wiederum vereinigt die leibseelischen Ausdrucksanteile wie Mimik, Gestik, Gebärdung und Stimme mit dem Geistigen, um Sprache zu artikulieren (*H. Coblenzer*, 1984).

Das heißt also weiterhin, wir müssen Sprache deshalb auch **in ihrer rhythmischen Qualität gefühlsmäßig und in Gehen und Gestik bildhaft neu beleben** – zunächst aber unabhängig vom Gedankeninhalt; (denken muss man vorher oder hinterher.) Das war die Kunst aller Zeiten.

> Auch die Füße und der Boden lernen einander gerne kennen. Die meisten Geschichten werden im Kopf erzählt, aber so ist es nicht. Ihre Erzählung entsteht in den Händen und Füßen, indem man den Boden, den Weg, die Luft unter und um sich spürt;

Darüber wird es hoffentlich keinen Neurologenstreit geben! Achtet also stets auf Eure Hände und Füße – sie werden Euch alles sagen, was Ihr wissen müsst. Sie sind Reisende mit Gepäck und einer Idee; sie suchen etwas. Und während sie **suchen und finden, erfinden** sie und daraus entstehen **Geschichten – mit Ideen, Routen und Plänen**.

- Jetzt muss ich auch **den Atem** dazunehmen, weil er der einzige unserer körperlichen Vorgänge ist, mit dem ich zwangsweise mit meiner Umwelt rhythmisch in Austausch treten muss. Will ich mich menschlich – laut „äußern", bin ich dabei an die **Aus-atmung** gebunden; was immer auch den Versuch des **Darreichens**, der **Verbindung** und der **Zuwendung** darstellt.

- Weil aber für jede Lautbildung die Atemluft willkürlich gesteuert wird, brauchen wir die **Arbeit mit Widerständen, Gegen- und Abspannungen**. Das hat durchaus den Beigeschmack von „echter" Arbeit an sich – ist aber mühelos.

Ich sehe, lieber Leser und liebe Leserin, Sie sehnen das Ende des Kapitels herbei und schielen nach der Uhr, aber die Zeit für eine halbe Seite müssen Sie mir noch einräumen, damit ich ein Denkmal für den Nonsens setzen kann. Vielleicht auch dafür, wie man mit Musen gut schmusen kann.

Hier siehst Du sie, des Unsinns Muse!
Verdreht und albern findest du se?
Man weiß nicht, wo ist vorn und hinten,
drum wart erst gar nicht auf Po-inten!
Michael Ende

Oder wie wär's mit:

Liebe Suse
nimm du se
die Bluse
und tu se
nach Toulouse …
– ab in den Schrank.

Sie geben sich als Leser mit dieser Art von Antwort nicht zufrieden, es wäre auch ein Irrtum zu glauben, mit der Beendigung des Buches wäre das Ziel erreicht und Sie zufrieden gestellt: Jetzt geht die Arbeit erst los. Gut denn, fangen Sie am besten gleich an.
Gedichte aus der Sammlung:

- Laut – leise – flüsternd zu lesen
- mit verschiedenen Körperhaltungen – im Stehen – im Schreiten
- schnell – langsam –

- von weit weg – von ganz nah/aus verschiedenen Richtungen
- mit unterschiedlichen Betonungen.
- im dialogischen Spiel/im zeilenweisen Wechsel der Besetzungen
- von mehreren gleichzeitig rezitieren zu lassen
- singen im szenischen Rollenspiel darzustellen oder durch musikalische Performance usw. –

jeweils neu zu erfahren und sich dabei berühren und beleben zu lassen, verfahren Sie auch mit der Chronologie beliebig, springen sie vor und zurück, beschleunigen – verlangsamen Sie oder halten Sie an oder gar: Bauen Sie die Verse um! Man könnte auch sagen, der weitere Erkenntnisweg ist diesmal durch Verse verstopft – eine eigenwillige Mischung, die beileibe nicht unbedingt zur Kuschel- oder Pantoffelpoesie und zu allzu süßen Verlockungen gehören.

Wird es Ihnen zu viel, drücken Sie einfach mal auf die Stopptaste – aber verschlafen Sie die Po-inten nicht ...!

Die künstlerische Therapie

Wenn heute ein Forscher im Bereich der Medizin ganz ohne die schöpferische Phantasie z.B. eines Künstlers auskommen will, gilt er als das Musterbeispiel eines sterilen Pseudowissenschaftlers, denn wenn dieser mit seinen Beweisen endlich auf der Bildfläche erscheint, ist der Prozess des Lebens schon weit fortgeschritten – aber gerade mit Leben und Entwicklung in seiner räumlich-zeitlichen Dimension haben wir es hier zu tun. Deshalb widersprechen auch Resultate von Experimenten regelmäßig den Alltagserfahrungen, die wir in der Therapie machen; d.h. die Auswahl der Messungen und der Messgeräte bestimmen, was Wirklichkeit werden kann. In der Therapie sollten wir deswegen auf „Modelle" und Normvorstellungen verzichten. –

Kommen wir nun zum Bereich der Therapie, so geht es mir in erster Linie darum, Begriffe wie „Gestalt" oder „Qualität" „salonfähig" zu machen; darum möchte ich den Bereich der künstlerischen Therapie als erstes vorstellen. Diese künstlerische Therapie krankt an dem Vorwurf, keinen Wirksamkeitsnachweis zu haben, etwa im Sinne einer Doppelblind- oder randomisierten Studie. **Halten wir jedoch ein Erkennen und Wahrnehmen jenseits statistischer Häufung für möglich, ist auch ein Kausalerkennen im Einzelfall möglich** (*G. Kienle, H. Kiene*, 2003).
Es gibt eine dynamische Wechselbeziehung zwischen Materie bzw. Substanz und gestaltbildenden Kraftsystemen als Organisationsprinzipien.

> Nehmen wir also an dieser Stelle wahr, dass die Formkräfte (mit dem Rhythmus als Formprinzip) nicht direkt aus dem physischen Bereich, sondern aus dem geistig-seelischen Bereich kommen und den rein leiblichen Vorgängen (d.h. dem Stoff) und auch der genetischen Wirksamkeit übergeordnet sind.

Während der Embryogenese spricht R. Sheldrake diesbezüglich von einem **morphogenetischen Feld**, in dem durch wechselseitigen Informationsfluss zwischen Stoma und Epithel auch die Organe gebildet werden. –
Was an Wahrnehmungskräften in den Organismus einzieht, wird später dem Denken mitgeteilt.

7. LJ Hingabe, Nachahmung (allg. noch im Umkreis) **Farbe**	Ab 9. LJ Verstandeskräfte ziehen ein/entwickeln sich **Form**	14. LJ Chaos im Organismus (Finsternis) **Hell/Dunkel**

Worum geht es bei den künstlerischen Therapien?

> Es geht bei der Therapie mit künstlerischen Mitteln um das Wiedererlangen der in der Krankheit gestörten Einheit von Leib, Seele und Geist des Menschen und seiner Beziehung zur Welt und damit um die Einheit von Haltung und Dasein bzw. von Erleben und Gestalten des Menschen in seinen sozialen, emotionalen, leiblichen und geistigen Beziehungen.

Das Verhältnis zwischen Mensch und Welt (Mikrokosmos und Makrokosmos) kann durch künstlerisches Tun eine neue Dimension der schöpferischen (kreativen) Selbstgestaltung erfahren. Neue, kreative Möglichkeiten der Lebensbewältigung können erfahren und erübt werden. **Durch aktives künstlerisches Tun oder auch durch „aktives" künstlerisches Genießen werden Wahrnehmen, Denken, Fühlen und Wollen sowie die eigene Handlungsaktivität angeregt und gefördert, der alte Horizont wird erweitert, und neue, phantasievollere Gestaltungsmöglichkeiten können entdeckt und verwirklicht werden.** Der kranke Mensch wird durch künstlerisches Tun aus seinem Zurückgeworfensein auf sich selbst, aus seinem schmerzvollen Leiberleben, aus seinem eingeengten Seelenempfinden zu einer **Erweiterung seines Wahrnehmungs- und Empfindungshorizontes ebenso geführt wie zum Erleben eines neuen, erweiterten kreativen Handlungsraums** (s. Kap. „Die neue Sprachlosigkeit"). Folgende therapeutische Schritte können durch die Anwendung anthroposophischer Kunsttherapien erreicht werden:

1. Die Eigenaktivität des Patienten wird angeregt und eine neue Sichtweise des Lebens gefördert und ermöglicht. Es geht darum, nicht von außen bewegt zu werden (von außen können allenfalls Anstöße kommen), sondern von innen heraus, d.h. Selbstbewegung als oberste Bewegungsart. **Bewegung kann ich aus mir selbst heraus gestalten,** „der unbewegte Beweger" (*Aristoteles*) sein. **Lebendigkeit hat also etwas mit mir selber zu tun.** Auch in der Plastik hat der Stein Lebendigkeitscharakter und ist damit mehr als bloßer Stein; nur muss ich dazu in mir etwas bestätigen, damit etwas passiert. Schließlich kann ich auch nicht singen oder sprechen ohne den Mund aufzumachen.

2. Leibliche und seelische Einseitigkeiten, die zu Erkrankungen geführt haben und sich in Krankheitssymptomen zeigen, können durch das eigene aktive Üben des Patienten und in seiner Mitverantwortung nach Anleitung durch den Kunsttherapeuten übend ausgeglichen und überwunden werden. **Auf das Physische wirkt Seelisches und Geistiges; wenn es nicht passiert, bleibt auf stofflicher Ebene etwas liegen** (Stagnation, Ablagerungen etc.), d.h. das individuelle Zentrum kommt nicht mehr zum Ausdruck. Therapeutisch muss es in diesem Zusammenhang heißen: nicht neuen „Stoff" zur Reparatur reingeben, sondern suchen, auf welcher Ebene die Störung liegt. Das Innerste (Oberste) muss die Harmonie auf den Ebenen wieder herstellen. Auch hier also Heilung durch Selbstbewegung.

3. Eine Anregung und Innovation der Ich-Stärke des Patienten wird erreicht – von einer kleinen Neuorientierung im Alltag bis hin zur biographischen Neugestaltung seines Lebens.

Entsprechend der Unterschiede in den verschiedenen künstlerischen Therapien, die diesen Einseitigkeiten entsprechen, kann der Patient gezielt behandelt werden – z.B. durch Formen und Auflösen, Ablagern und Bewegen, Anspannen und Loslassen.

Differenzieren wir nach den einzelnen Richtungen:

Maltherapie

- das Zeichnen wirkt, indem es sich der Linie mit seiner klaren Grenze und des Hell-Dunkels bedient, besonders auf den oberen, den **„Kopfmenschen"** (Denkbereich);
- das Malen wirkt durch die Farben besonders auf den mittleren, den **„Brustmenschen"** (Gefühlsbereich);

- das Modellieren und Plastizieren, hauptsächlich mit Ton, wirkt besonders auf den unteren, den Willenspol oder den **„Stoffwechsel-Gliedmaßen-Menschen"** (Willensbereich) (*E. Mees-Christeller*, 1988).

Es ist eine Erfahrungstatsache beim Malen, dass der Umgang mit warmen oder kalten Farben über den so genannten Wärmesinn den Wärmeorganismus ansprechen und beeinflussen kann. Dass im dynamischen Zeichnen mit gewissen Formelementen und Rhythmen auf den **Wortsinn** – z.B. **bei Sprachgestörten mit mangelndem Sprachverständnis** – gewirkt werden kann, hat sich ebenfalls erwiesen. Im geometrischen Zeichnen wirken logische Gesetzmäßigkeiten ordnend auf das **Denken**. Das Kneten mit Ton (Plastizieren) macht erdenfest und wirkt **gestaltend, „inkarnierend"**. Das Malen mit zarten Farben bringt lösende Eigenschaften mit sich und wirkt heilend auf die Atmung.

Die *Musik* nun wirkt zwischen Geist und Stoff, uns „befeuernd" von oben nach unten. Unser Skelett ist eine „musikalische Schöpfung mit kosmischen Motiven", die metamorphorisch abgewandelt werden (*F. Husemann, O. Wolf*, 1979). Rudolf Steiner nannte den Menschen auch einmal eine „gefrorene Sonate".

Da die Heileurhythmie ihrem Selbstverständnis nach auf alle drei der genannten Wesensglieder einwirken kann, möchte ich hierauf (d.h. die Laut-Eurythmie) näher eingehen.

Eurythmie und Sprachgestaltung

Die Bewegungsfähigkeit des ganzen Organismus wird im Kehlkopf zur Sprachfähigkeit umgewandelt; wir sprechen von der Kraft der Wortschöpfung des Kehlkopfes. Der übrige Bewegungsorganismus bleibt Wahrnehmungsorgan für die Sprache; das geht nur, wenn er zumindest äußerlich zur Ruhe kommt. Der Bewegungsorganismus ist, wie beschrieben, das physische Organ zur Wahrnehmung von Sprache.

> Die Konzeption der Eurythmie, die von *Rudolf Steiner* begründet wurde, erhebt den Anspruch, einen Tanz entwickelt zu haben, in dem der Körper die sprachbildenden Aktivitäten des Kehlkopfes in seinen Bewegungen nachahmt; damit wird quasi der ganze Bewegungsapparat des Menschen in den Dienst des Sprechwerkzeuges Kehlkopf gestellt; es ist also ein Sprechen mit der ganzen Gestalt.

„Die Eurythmie", schrieb *R. Steiner* „entsteht dadurch, dass man das Edelste an Kunstmitteln, den menschlichen Organismus, diesen Mikrokosmos, selbst als Werkzeug gebrauchen lernt" – denken wir bei diesen Worten auch an die Arbeit und Sichtweise von *Clara Schlaffhorst*. Die Schöpfung der Eurythmie war R. Steiners produktive Antwort auf den Verfall der Sprache. Solange nämlich die Sprache noch fest verwachsen war mit dem menschlichen Organismus, solange waren die Gestaltungskräfte, die den Ausatmungsstrom zu hörbaren Lauten und Worten formen, leiblich gebunden. Erst als sich in beschriebener Weise die Sprache vom Menschen zu lösen begann bzw. der Mensch sich aus der Sprache, wurden sie frei und konnten nun anders verwendet werden (zum Organ eines „neuen Hörens" für den Brückenschlag von Mensch zu Mensch). *R. Steiner* lenkte nun diese Kräfte in eine neue – nicht hörbare um.

Die neue Bewegungskunst der Eurythmie, die daraus entstand, hält die Lautbildung vor dem Kehlkopf zurück und lenkt sie um in die Bewegung der Glieder und Muskeln des Leibes, lässt also die Gliedmaßen das „sprechen" – als sichtbare Sprache –, was sonst die Sprechorgane als Klang in die Luft hinaus plastizieren.

Anders aber als bei der hörbaren Sprache, in der die Klanggestalten den Kräften weitgehend ohne unser Bewusstsein in die Muskulatur des Leibes eingreifen, ereignet sich diese hörbare Sprache nicht von selbst. Wir müssen hart darum kämpfen, dass die aus der physischen Welt allmählich sich zurückziehenden (und in diesem Sinne fast schon gestorbenen) Geisteskräfte der Sprache wiederum in unseren Gliedmaßen tätig werden, herbeigerufen durch das „Ich" (Patzlaff, R., 1994). Bei der Therapie der Sprachgestaltung bewegen Lippe und Zunge sowohl Konsonanten als auch Vokale in der Weise, dass sie eine Art Nachbildung deren äußerer (kosmischen) Form darstellen (s. Kap. „Heilkraft der Laute").

Jeder Laut hat nun auch in der Eurythmie seine eindeutige Gebärde und seinen bestimmten physiologischen Angriffspunkt. So kann man auch hier auf bestimmte Organe einwirken und die **Form- und Funktionsbildung über die ursprünglichen kosmischen Bildekräfte anregen**. Die therapeutische Sprachgestaltung benutzt die Sprach- und Ausdrucksfähigkeit des Menschen als therapeutisches Mittel zur Entfaltung seiner Selbstgestaltung.

Durch die Arbeit an Lautbildung, Stimme und Atem werden physiologische und seelische Gestaltprozesse angeregt, die zu einer Steigerung des Selbstgefühls und des Körpererlebens in Sprache, Haltung und Bewegung führen. –

Die **Vokale** sind dabei der Ausdruck der Seelentätigkeit, der Bewegung, des Lebens, des Verhältnisses zu uns selber usw.; sie geben der Sprache die individuelle Klangfarbe.

Den **Laut ‚I'** kann man z.B. einsetzen, wenn die **Sprachschwierigkeiten im Zusammenhang mit Konzentrations- und Haltungsschwächen** (fehlende Aufrichtung) auftreten. Auch **seitliche Störungen im Gleichgewicht**, bei **Rechts-Links-Unbalancen (Kreuzbiss)** können ebenso wie **Asymmetrien** mit „I"-Übungen behandelt werden. Das „I" hat was mit Selbstbehauptung zu tun, während das „A" dem Gegenüber eher Hingabe zeigt.

Den in gewisser Weise dazu auch polar entgegengesetzte **Laut „U"** setzt man bei übernervösen Kindern mit **mangelnder Standfestigkeit ein** – was sich z.B. **in Knick-, Senk-, Spreizfüßen** zeigen kann. Das „U" gibt Sockelkraft. Die Lippen strecken sich vor, die Zunge verkürzt sich: Die Stimme setzt dem Ausatmungsstrom mehr Widerstand entgegen, als das „O" oder „I". Schließen wir den Halbklinger „J" an, setzen wir zur Stimme einen zweiten Widerstand im Ansatzrohr ein.

„E" wirkt **gestaltbildend im Nervensystem** – er ist der **Gallenlaut** und kann **u.a. bei Abgrenzungsschwierigkeiten, Depressionen und Willenlosigkeit** gegeben werden; er ist für uns wertvoll beim offenen Biss, bei dem sich oft die Zunge zu weit vorwagt und die innere Geschlossenheit der Persönlichkeit fehlt. –

Das **Geschicklichkeits-„E" wird bei gehemmten, schlaffen, ungeschickten und bewegungsarmen Kindern** sowie bei Kindern mit mangelnder Selbstfindung angewandt.

In dieser Abwandlung muss dabei das Kind mit dem Außenknöchel des Fußgelenkes auf das Knie des anderen Beines schlagen, abwechselnd rechts und links, begleitet von einer Arm-„E"-Bewegung (Überkreuzen der Arme).

Vokale können **allgemein bei Störungen der Ausatmung** quasi als Gelassenheits- oder Loslassübungen angewandt werden; gleichzeitig regen sie die Formbildung an.

Auf dieser die Atmung regulierenden Funktion der Sprache beruht ihre wesentliche Bedeutung für die Gesundheit. Deshalb sollte die Sprache aus reiner Freude am Klang bereits in der Kindheit spielerisch erübt werden. Neben Sprech- und Bewegungsübungen werden auch verschiedene dichterische Elemente – wie z.B. Lyrik, Epik und Dramatik – therapeutisch eingesetzt.

Das **Konsonantische Prinzip** ist dagegen das der **Formgebung, der Verkörperungskraft; der Organismus wird viel stärker mitbewegt**. Die Konsonanten regulieren also das Verhältnis von Mensch zu Welt und von Welt zu Mensch. „Zum Konsonantieren gehören der zentrale Formwille und die periphere Ausführung und regt bei richtiger Ausführung das Denken an" (Coblenzer, H.; Muhar, F., 1976); da die Konsonanten im Mundraum an bestimmten „Hemmstellen" gebildet werden, haben sie gerade hier die Kraft zur Formgebung; dies ist auch die Domaine der **Sprachgestaltung**. –

Für 7- bis 8-Jährige gibt es z.B. Sprachübungen aus dem Bereich der Sprachgestaltung, die noch an die Kinderverse anklingen, z.B. „Klipp, plapp, plick, glick, klingt klapperrichtig" – das sind alles Geräusche, die man auch draußen hören kann. Die Konsonanten ahmen in gewisser Weise nach, was draußen geschieht; andere Stoßübungen sind: „Knatternd, trappend Rossegetrippel" oder „Kurze knorrige knochige Knaben knicken manchem Männchen manchmal manchen Knorpel" (s. Kap. „Therapie").

Körperschwächen, Bindegewebsschlaffheit, mangelnde Willens- und Durchsetzungskraft (mit denen wir es bei kieferorthopädischen Patienten oft zu tun haben) stehen meist in Verbindung mit dem offenen Biss oder dem Distalbiss. Sie werden u.a. mit den Gaumenlauten „g" und „k" in Form etwa der genannten Sätze geübt. Der Willenscharakter der beiden Laute wird durch Aufstampfen mit den Fersen unterstrichen.

Die häufig verbreitete **„S"-Interdentalität**, d.h. der Sigmatismus in all seinen Formen (*I. Broich*), sollte über einen leichteren Weg angegangen werden, z.B. indem wir mit „N"-, „D"-, „T"- oder „L"-Übungen beginnen oder die Zunge durch „Kröpfchen"-, „Fahrstuhlübungen" von Zungenbein und Kehlkopf etc. vorbereiten bzw. mit dem „Afrikanersitz" („Palaverhaltung") beginnen, um den ganzen Körper miteinzubeziehen (s. Kap. „Therapie"). – Die **Zunge ist das „Tastorgan der Seele"**; sie ist also nicht nur das Schmeckorgan für die physische Speise, sondern auch für das Seelische. Wenn ein Mensch seine Zunge nicht beherrschen kann, wenn sie sich – wie oft beim Sigmatismus – zu weit vorwagt, wird er auch sein Seelisches wenig beherrschen können. Durch das **Üben des „S"-Lautes wird das Seelisch-Geistige besser beherrscht**, was sich **auch auf die Stoffwechseltätigkeit** (durch Aktivierung des Gallenimpulses) auswirken kann. Er wird deshalb bei **Verdauungsschwächen, Müdigkeit, Angstgefühlen** etc. gegeben.

Allgemein drückt man das **Gefühlsmäßige** in der Sprache eher durch die **Lippenlaute „B“, „P“, „F“ aus** – mit dem gedachten Schwerpunkt in der vorderen Gestalt von der Unterlippe an abwärts bis zu den Zehen – das **Gedankenmäßige** mit den Zahn- und Zungen-Zahnlauten, besonders „D“, „T“, „S“ – mit dem Schwerpunkt Kopf bis Oberlippe, Rückengegend – und das Wollen mit den Gaumenlauten „G“, „K“, „Ch“ – im Zusammenhang mit dem ganzen Menschen stehend bis in die Fersen.

> **„L“ ist neben dem „M“** sicher der meist ausgeübte Konsonant und lässt sich gut in Verbindung mit anderen Lauten anwenden. Er ist das in allen Wesen Schöpferische und Gestaltende und wird bei allen Prozessen des Vertrocknens, Verhärtens und bei Bewegungslosigkeit angewandt. Die Lautreihe „L“, „M“ wird gerne bei Patienten mit **schlechter, oberflächlicher oder unrhythmischer Atmung angewandt – wobei „L“ die Einatmung intensivieren soll und „M“ die Ausatmung, das Loslassen.** „M“ ist der Erdenlaut, macht ruhig und milde, die Seele kann sich in die Glieder einschwingen. Im leichten Gegensatz dazu steht das „N“. **„N“ wird u.a. bei Nasenproblemen** angewandt; es macht wach und schafft seelischen Abstand durch intellektuelles Begreifen; Spruchform: „Nimm nicht Nonnen in nimmermüde Mühlen“ (Vokale nach dem Konsonant „N“ werden ganz vorne gesprochen.) Wenn die Konsonantenbewegungen heileurythmisch ausgeführt werden, soll sich der Übende dabei eine innerliche Anschauung des Bewegungsablaufes und der Körperstellung, die er gerade einnimmt, bilden. Durch diesen möglichst objektiven Bewusstseinsprozess wird das Wirken der Formkräfte gesteigert.

Formenzeichnen, Plastizieren

Wir kommen nun zu weiteren ergänzenden künstlerischen Therapien.

> Wie schon kurz angesprochen, sind **die Willenssinne – d.h. der Bewegungs- und Gleichgewichtssinn – mit ihren Wahrnehmungen das Gebiet, aus dem alle geometrischen und mathematischen Vorstellungen kommen.**

Ich kann demnach einen Kreis nur dadurch wirklich wahrnehmen, **dass ich ihn in mir entstehen lasse**, d.h. also durch die **beschriebenen Sinne erlebe und als Bild ins Bewusstsein bringe**. Umgekehrt ist **jede geometrische Figur Ausdrucksform unsichtbarer Kräfte, sie entsteht aus der Bewegung heraus und kommt dann zur Ruhe** (s. Kap. „Wahrnehmung der Formen“).

Auch von der Kieferform wissen wir nun, wie eng Form und Bewegung zusammengehören und dass Bewegungsfehler stets Formfehler nach sich ziehen. Die pädagogische Forderung wäre demnach die, **dass das jüngere Schulkind alle geometrischen Grundformen mit ihren Kombinationen zuerst laufen – wie dies im Eurythmieunterricht geschieht – und danach zeichnen soll.** Dieses so genannte Formenzeichnen lässt man die Kinder machen, bevor man ihnen beibringt, welche konventionellen Bedeutungen diese Formen haben. Die Buchstaben lässt man also zuerst im dynamischen Zeichnen, als reine Formelemente, die die Willenssinne (besonders Bewegungs- und Gleichgewichtssinn) ansprechen, auftreten. Sobald nämlich das Kind lernen muss, dieses Zeichen bedeutet ein A und jenes ein B, weicht das willenshafte Element einem vorstellungsmäßigen, das mit der Willensnatur des Kindes nicht mehr viel zu tun hat. **Der Gleichgewichtssinn** wird obendrein bei allen Symmetrieübungen angesprochen, bei denen das Kind zu einer gegebenen linken Hälfte einer geometrischen Figur die rechte Hälfte spiegelbildlich ergänzen soll.

Weiterhin haben das **Plastizieren** sowie das **Schnitzen einen guten Einfluss auf die Willenssinne.** Es ist weiterhin angesagt, wenn der abbauende Strom, d.h. der Astralleib, von oben nach unten zu schwach ist (Kopfkräfte = abbauende, formende Kräfte) – sichtbar z.B. an der chronischen Angina mit den **ständig hypertrophierten Tonsilben** bzw. an den übrigen lymphostatischen Krankheitsbildern. Lassen wir blind modellieren, d.h. **ohne die eher analytische Fähigkeit des Auges**, üben wir obendrein besonders den Tastsinn. Allerdings nehmen wir mit dem **Tastsinn** nie eine Form als Ganzes mit ihm wahr, sondern stets nur den Teil, bei dem wir mit unserer Aufmerksamkeit sind. Erst wenn ich **mich in der Form als Maß miterlebe**, d.h. **meiner Ausdehnung im Raum bewusst** werde, bekomme ich im Tastsinn einen Zusammenhang; es ist also ein aktiver Bewusstseinsakt.

Auch der **Gleichgewichtssinn** ist hierbei nicht untätig; denn das plastische Kunstwerk muss von der Form her ausgewogen sein, sich in einem inneren Gleichgewicht befinden, nur dann gewährt es uns Sicherheit und Befriedigung. Alles Plastizieren ist ein Schaffen nach Art des Organischen, ähnlich der Wirkungsart der „Urpflanze" im Goetheschen Sinne. Aus diesem Grund ist denn auch der beseelte Lebensraum (der 4. Willenssinn bzw. der 4. der unteren Sinne = auch leibgebundene Sinne genannt, nach R. Steiner) bei jeder künstlerisch gerichteten plastizierenden Tätigkeit beteiligt.

Von der Entwicklung her gesehen, erlebe ich zuerst mich und dann die Welt. Unsere fertige Gestalt mit ihrer Oberflächenstruktur ist der Mittler zwischen beiden – dem Eigenerlebnis in der Leiblichkeit und dem, was mir als Welt fremd, andersartig oder konfrontativ gegenübersteht. Im Verhältnis rechts zu links, vorne zu hinten bzw. zwischen innen und außen erlebe ich mich als Leib.

Plastizieren wir so, **dass die Form in der gleichen Richtung steht wie ich, wird sie als Erweiterung meiner Selbst (Leiblichkeit) empfunden; das gilt auch für die gerundete Form des eigenen Kiefers, der sich in der Entwicklung vom Säugling zum Jugendlichen** verhältnismäßig weit nach vorne entwickelt. Wenn wir plastizieren, beziehen wir uns als Wahrnehmungselement mit ein – wie erlebe ich in mir?
Das Werdende wird dabei mehr in der Tätigkeit gesehen. Das Gewordene wird mehr im fertigen Leib/Gesicht erfahren; die formbildenden Elemente der Bewegung sind im Kiefer-/Gesichtsbereich weitgehend zur Ruhe gekommen. Wenn wir formen, ist das ein Ausdruck von uns; was wird aber von uns ausgedrückt?
Normalerweise **erleben wir den Kieferbereich bewusst nur, wenn ein Zahn schmerzt oder wir eine dicke Backe** haben; die Kieferform am ehesten noch, wenn alles bis auf die tastende Zunge betäubt ist. Vor dem Zahnwechsel waren die formenden Bildekräfte („plastischarchitektonischen Bildekräfte", nach R. Steiner) leibgebunden, d.h. im Gebiet der organischen Vorgänge, die das Kind jetzt im Bewusstsein, also seelisch, betätigt; diese Bildekräfte in uns gilt es zu impulsieren.

Therapeutisch kommen wir am ehesten weiter, wenn wir die „beweglichen" Anteile des Mundorgans wieder in **rhythmisierte Tätigkeit bringen** (Sprechen – Essen, Lachen – Weinen, Ein- und Ausatmen). Es ähnelt dem ersten Bildeimpuls in der Plastik: ich, das Besondere, plastiziert. Wir müssen deshalb **den aktiven Bildeprozess wieder bewusst miterleben** (Kinder machen das automatisch, und in der Vorstellung erscheint ihnen deshalb z.B. ein Loch in den Zähnen größer als es in Wirklichkeit ist).

Nach längerem Arbeiten an der Plastik, tritt das Erleben der allgemeinen Formgesetzmäßigkeit dazu, d.h. ich entdecke das Allgemeine in mir – das „Urbild", das wir von gesund, harmonisch und seinem Gegenteil haben. **Es beinhaltet auch die Frage an uns, die uns schon bei der „Formsprache" des Kiefers – als dem Durchgangsort und dem Erfolgsorgan aller formativen Impulse aus Innenwelt und Umwelt – bewegt hat: bin ich zu weit in der Welt draußen oder zu sehr in mir drin?** In diesem Tun (Formenzeichnen, Malen, Plastizieren, auch die Bilderwelt der Märchen, wo das Kind analog zu denken lernt, ist in diesem Zusammenhang zu nennen), erlebt das Kind die Bildung seines Innenraumes, und dieses Raumerleben (auch das eines geschlossenen, harmonischen, gut proportionierten Mundraumes in all seinen Beziehungen) ist es, was das Kind „sieht". Es findet zu sich selbst.

Joseph Beuys hat unseren Kunstbegriff erweitert: Nach ihm ist die soziale Plastik die Bestimmung des Menschen, ob er letztlich will oder nicht.
Werden wir also „Künstler am sozialen Organismus"!

... Bevor nun der letzte Vorhang fällt, möchte ich noch meine Vers- und Gedichtsammlung präsentieren.

Beweglichkeit – Bewegtsein – Beweggründe

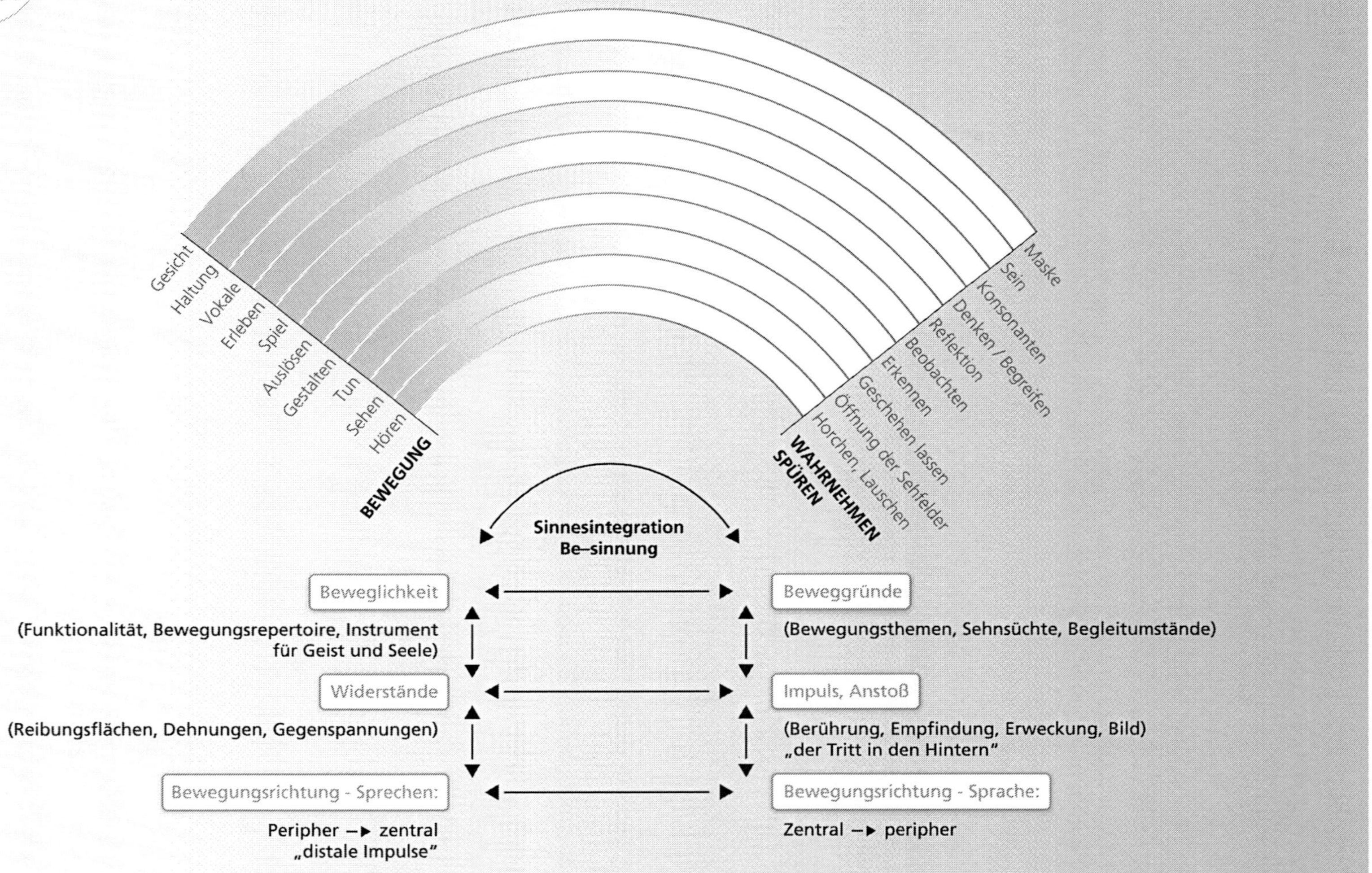

Verse, Gedichte – Übungsteil

„… Wer verrückt genug war, zur Welt zu kommen, sollte irgendwann begreifen, dass er reif ist für die Entbindung durch Poesie …“

Peter Sloterdijk

Wir können gespannt sein und für alles offen: Der

Mund

Hat sich geöffnet, nach Luft gerungen,
hat etwas Warmes gekannt,
Ah gesagt überm kalten Löffel.
Was weiß ein Mund.

Lirum larum, so schmeckt der Bleistift,
so schmeckt die Eisblume,
so die stählerne Zahnarztklammer,
so schmeckt im Kasten der Sand,

Was weiß ein Mund. Kennt Milch und Blut,
Brot und Wein, Zucker und Salz,
hat unterschieden Morsches von Dürrem.
Schleimiges von Verbranntem.

Hat sich gegen das Übel gewehrt
mit Lirum und Larum,
Hustensaft und Oblaten.
Hat sich getäuscht.

Was weiß ein Mund.
Weiß nichts, sucht, will nicht,
verzehrt und verzehrt sich,
sucht und lässt sich versuchen.

Sucht Freundschaft mit noch einem Mund,
sucht ein Ohr, ringt nach Luft,
öffnet sich, teilt sich mit.
Was weiß ein Mund.

Hat sich getäuscht, ist dunkel,
hat gesucht und knirschend gefunden
etwas Kaltes, Dunkles,
hat sich verschlossen.

Hans Magnus Enzensberger

Reimfibel

Liebe Kinder, hört mal zu.
Hier sind A – E – I – O – U
(rückwärts U – O – I – E – A):
Eine Lautharmonika:
RACK – RECK – RICK – ROCK – RUCK

Reck, Rock, Ruck sind sonnenklar.
Rack und Rick klingt sonderbar.
Hängt ihr noch zwei Lettern dran,
hört sich's wieder anders an:
RACKEN – RECKEN – RICKEN – ROCKEN – RUCKEN

Nach den Ricken blickt der Bock.
Recken tragen selten Rock.
Rocker rackern nicht am Reck.
Mein Verlag druckt jeden Dreck:
DRACK – DRECK – DRICK – DROCK – DRUCK
(Seht ihr!)

Kinder, ist das noch zu fassen,
wie sich Wörter wenden lassen,
wenn man nur am Alphabet
etwas dreht?!
KACKEN – KECKEN – KICKEN – KOCKEN – KUCKEN
(Dreht ihr?)

Die Vokale, dreht sie, lauscht,
wie sich flugs der Sinn vertauscht.
Gleiches gilt für Konsonanten;
nur der Wechsel schafft Mutanten:
GUCKT – JUCKT – RUCKT – SCHLUCKT – SPUCKT

Könnt ihr wricken? Kennt ihr Wrucken?
Scheut euch nicht, mal nachzugucken.
Andre Länder – andre Wörter,
marsch, an eure Bücherbörder!
JACKEN – JECKEN – JICKEN – JOCKEN – JUCKEN

Oder sind wir selbst schon Jecken,
die mit bunten Bällen kicken,
um bei Leuten anzuecken,
(sie zu schocken,
sie zu necken,
sie in den April zu schicken)
die sich, ohne aufzublicken,
unentwegt vor Zwecken ducken –
MACKEN – MECKEN – MICKEN – MOCKEN – MUCKEN

Peter Rühmkorf

Lebte ich in Buxtehude
kaufte ich 'ne Würstchenbude
mit 'nem Schild an dieser Bude
Würstchenbude Buxtehude

Wäre ich ein Bürger Nizza's
stellte ich mich um auf Pizzas
mit dem Hinweis, meine Pizzas
sind die besten Pizzas Nizzas

Jetzt betreibe ich in Stade
einen Stand mit Limonade
nur das Schild an der Fassade
ist noch nicht fertig – schade ...

von Unbekannt

1 Ele mele mink mank
Pink pank
Use buse ackadeia
Eia weia weg

2 Enne denne
Dubbe denne
Dubbe denne dalia
Ebbe bebbe bembio
Bio bio buff

3 Ene dene ditschen datschen
Zwibbel di bibbel boneratschen
Ene dene daus
Und du bist aus

4 Ebra bebra zibberezaal
Ebra bebra born

5 Ene mene minke tinke
Vader ruder rolike tollke
Wiggel waggel weg

6 Wenewenewiss
Und du biss

7 Acke backe bohne knacke
Eile belle bulle baff
Un du büst aff

8 Mitsche matsche mu
Und rut büst du

Aus: *Peter Rühmkorf*, „Über das Volksvermögen"

Es war einmal ein Mann
Der hieß Bimbam
Bimbam hieß er
Einen dicken Furz ließ er
Er ließ ihn uff de Ofe
Da war er wie gebrote
Er ließ ihn uff die Bank
Da war er krank
Er ließ ihn zum Fenster 'naus
Da war der Stänker draus

Aus: *Peter Rühmkorf*, „Über das Volksvermögen"

Ich saß auf einem Baum und aß Kirschen
Die Steine spuckte ich einem Mann auf den Hut
Dem folgte ich – bis an den Hafen
Da waren drei Schiffe
Ein unbeladenes ein beladenes und ein halbbeladenes
Mit dem unbeladenen fuhr ich in ein fremdes Land
Da war ein Inder der sagte: Komm mal her
Ich ging zu ihm hin und kriegte eine Ohrfeige,
Da lief ich zu einem Stand, da schrie eine Frau:
Kauft Bananen
Ich verstand: Klaut Bananen
Da sagte ein Polizist: Komm mal her
Ich verstand: klaut noch mehr
Und ich klaute bis mir die Taschen platzten
Dann kam ich an eine Kirche
Da sangen die Leute: Hallelujah
Ich verstand, es ist kein Stuhl da
Und setzte mich auf die Erde
Da sagte der Pastor: mach die Bibel auf
Ich verstand, mach die Stiefel auf

(wie oben)

Ein Hund lief um die Ecke
Und stahl dem Koch ein Ei
Da nahm der Koch den Löffel
Und schlug den Hund zu Brei
Da kamen viele Hunde
Und gruben ihm ein Grab
Und setzten einen Grabstein
Worauf geschrieben stand –

(wie oben)

Ick sitze da und esse Klops
Uff eemal kloppts
Ick sitze kieke wundre mir
Uff eemal is se uff de Tür
Nanu denk ick ick denk nanu
Jetzt iss se uff erst war se zu
Und ick jeh raus und kieke
Und wer steht draußen? Icke!

(wie oben)

Übergang zum sprachlich-lautlichem mit körpersprachlichen Elementen/funktionell bedeutungsdifferenzierend

Tschnäupfn

Tschi, tschi–hartsch, hartsch harrtsch, tschi tschi!
Nöchtz hulft dür pei Tschnaupferie.
Nücht, mött kainur Meidizuhn
karnnste wosz targeiggn duhn.
Pößßt ont Kulerar hünngeigen
karnn monn huitzedagg peseign.
Norr müdd grafftickcken Getruncken
höffft monn dämm Tschanäupfn-Kruncken.
Jeidur Tschnäupfn dutt varstommen
ümm Dileidilüriommen.

Aus: *Matthias Köppel* „Starkdeutsch"

Drr Ducktör

Schwöör, schawöör, schanattawöör
hart'z ümm Laibn drr Ducktör.
Undre Luite drückn grafftick,
räuchhen büssis weih dutt hafftigg;
ont dönn kimmnt drr Ducktatör
mütt dmm Skulparpell darhör,
schnuidet äuff dnn kruncken Bäuchn –
dörff tarpei nücht oinmall räuchn –
nücht oinmall n Schlöckchn drüncken,
s Onnröcht dutt zomm Himmul schtüncken!

(wie oben)

Hondekaucke

S peisst ont karckdt, ont karckckt ont peißßt,
vo tu gööhst, ont vo tu schteihst.
Eubarull uff onzren Strußn –
Danckul, Mauppz ont Peikinußen,
Tschaifurhondt nnt Dauburmonn,
jeidur karckdt, zopvühl örr konn.
Duch di allurgräußßte Kaucke
kimmt woll uss drr Pullendaugge:
Hott diss Dür gekarckdt, gepeußßt,
s düch nuch nn di Buine beußt,
ont tu tschladdurst nn di Tschuißzn
ont büst reuff pforrs Krunckenhuiszen.

(wie oben)

Sie puppt mit Puppen

Die Puppen puppen mit kleinen Puppen,
Die kleinen Puppen puppen mit winzigen Puppen,
Die winzigen Puppen puppen mit Püppchen,
Die Püppchen puppen mit kleinen Püppchen,
Die kleinen Püppchen puppen mit winzigen Püppchen,
Die winzigen Püppchen puppen,
Keiner puppt mit ihr.
Ah, Du meine Puppe,
Meine süße Puppe,
Mir ist alles schnuppe,
Wenn ich meine Schnauze
Auf die Deine – bauze.
Püppchen Schnüppchen
Puppe Schnuppe
Schnuppe bauze.
Die Bäuzchen, Püppchen, Puppenfraun
Sie machen nur noch schnauze bauze.

Aus: *Kurt Schwitters* „Deutsche Unsinnspoesie“

Aus meiner Kinderzeit

Vaterglückchen, Mutterschößchen,
Kinderstübchen, trautes Heim,
Knusperhexlein, Tantchen Röschen,
Kuchen schmeckt wie Fliegenleim.

Wenn ich in die Stube speie.
Lacht mein Bruder wie ein Schwein.
Wenn er lacht, haut meine Schwester.
Wenn sie haut, weint Mütterlein.

Wenn die weint, muss Vater fluchen.
Wenn er flucht, trinkt Tante Wein.
Trinkt sie Wein, schenkt sie mir Kuchen:
Wenn ich Kuchen kriege, muss ich spein.

Joachim Ringelnatz

Execution der Excusion

man soll
man sollte
man sollte mal
man sollte doch mal
man sollte doch nochmal
man sollte doch noch einmal
man sollte doch noch einmal wieder

jeder soll ein mann

man sollte
man hat gesollt
man hatte gesollt
man hatte gesollt zu haben
man hatte gesollt haben müssen
man wird gesollt haben müssen

gedanken sind sollfrei

jeder soll es sollen
jeder soll es selbst sollen
jeder soll es selbst wieder sollen
jeder soll es selbst wieder gesollt haben
jeder soll es selbst wieder gesollt haben müssen

Helmut Heißenbüttel

geschichte

vor milliarden Jahren
vor millionen Jahren
vor tausend Jahren
vor hundert Jahren
vor meiner Geburt
vor zehn Jahren
vor einem Jahr
vor einem Monat
vor einer Woche
gestern
vor einer Stunde
eben
JETZT
bald
in einer Stunde
morgen
in einer Woche
in einem Monat
in einem Jahr
in zehn Jahren
nach meinem Tod
in hundert Jahren
in tausend Jahren
in millionen Jahren
in milliarden Jahren

Gerhard Rühm

Sophie

viel
vieh
o
so
viel
vieh
so
o
so
vieh
sophie
o
sophie
so
solo
sophie
solo
so
o
so
solo
sophie
o
so
viel
vieh
sophie

o
so
solo
sophie
o
so
viel
sophie
so
viel
vieh
o
sophie
so
viel
o
sophie
o
so
viel
vieh
o
sophie
so
viel
o
sophie

so
viel
o
sophie
so
viel
vieh
o
sophie
o
so
viel
o
sophie
viel
o
sophie
viel
o
o
sophie

Ernst Jandl

Mahlzeit

Mahlzeit!
Mal Zeit
Mahl mal
Mahl mal Zeit
Mahle mal Mahle mal Malte mal   Zeit!!
Maahlzeit
Mahlzt!

Maaahlende Zeit
Zzzzzzzzzzeihhhht
Zeit Zeit Zeit Zeit Zeit Zeit Zeit Zeit Zeit

Zeitmahler
Zeitige Mahler
Zeitig mahlen
Zeitige Mahler mahlen zeitig Zeit
Zeitig mahlen zeitige Mahler Zeit
Zeit mahlen zeitig zeitige Mahler
Zeitige Mahler zermahlen
Zeitige Mahler zermahlen zeitig Zeit zu Zeiten
Zu Zeiten zermahlen zeitige Mahler zeitig Zeit
Zu Zeiten zermahlen zeitige Mahler zeitig Mahlzeit

Mahlzeit

Axel Müller

scherzo

(die themen sind karakteristisch verschieden vorzutragen)

Lanke trr gll (munter)
        pe pe pe pe pe
                Ooka ooka ooka ooka

Lanke trr gll
        pii pii pii pii pii
                Züüka züüka züüka züüka

Lanke trr gll
        Rrmmp
        Rrnnf

Lanke trr gll
        Ziiuu lenn trll?
        Lümpff tümpff trll

Lanke trr gll
        Rrumpff tilff too

Lanke trr gll
        Ziiuu lenn trll?
        Lümpff tümpff trll

Lanke trr gll
        Pe pe pe pe pe
                Ooka ooka ooka ooka

Lanke trr gll
        pii pii pii pii pii
                Züüka züüka züüka züüka

Lanke trr gll
        Rrmmp
        Rrnnf

Lanke trr gll
...

Kurt Schwitters
(„dada")

Nießscherzo

Das Ganze nießen … oder kichern

tesch
haisch
tschiiaa
pesche püsch
haisch
tschii aa
pesche püsch
haisch
happaisch
hapeschepüsch
happapeschaisch
happe tschaa
happe tschaa

piss püss piss pass
piss puss piss pass
piss püss piss pass

piss puss piss pass
piss püse pise pass
piss puse pise pass

Kurt Schwitters

Husten Scherzo

Das Ganze husten … oder schnarchen

kraff
püsch
kraff
püsch püü uu
kraff
püsümüsüür
kraff
püsümüsoff
kraff
püsemüse
kraff

püsümüsoff püsümüsüür püsürnüsaisch
püsümüsaisch püsümüsoff püsümüsüür
püsümüsüür püsümüsaisch püsümüsoff

kraff
püsch
kraff
püsch püü uu
kraff
püsümüsüür
kraff
püsümüsoff
kraff
püsemüse
kraff

püü uu püü aa püü oo
püü uu püü oo püüaa
püü uu püü oo püü aa
püü oo püü aa püü uu

Kurt Schwitters

Diätlied (mit Ohrfeigenbegleitung)

Ich freu mich auf mein Frühstück
Da schneide ich zwei Hörnchen auf
(Klatsch, Klatsch)
Da schneid ich etwas Graubrot auf
Und schmiere mir dick Butter drauf
und Leberwurst und
(Klatsch, Klatsch)
Und schmier dünn Margarine drauf
und etwas Kräuterpaste
und reichlich Gorgonzola
(Klatsch, Klatsch)
Und keinen Gorgonzola
Sodann greif ich zum Pfirsich
Den schneide ich in Stücke
und haue massig Sahne drauf
(Klatsch, Klatsch)
Und mache einen Joghurt auf
und tu ihn auf den Pfirsich
und reichlich Gorgonzola
(Klatsch, Klatsch)
Und keinen Gorgonzola
und zwanzig Löffel Müsli
(Klatsch, Klatsch)
Und einen Löffel Müsli
Dann freu ich mich auf Mittag
Da brat ich einen Tofu auf
und tue reichlich
(Klatsch, Klatsch)
Sprossen drauf
und jede Menge
(Klatsch, Klatsch)
Kleie
Das eß ich, weil es sein muß
und freue mich aufs Abendbrot
Da gibt's ein Riesenschnitzel
(Klatsch, Klatsch)
Da gibt's ein kleines Schnitzel
(Klatsch, Klatsch)
Da gibt es gar kein Schnitzel
Da mach ich einen Bratling warm
und tu dick Majonäse drauf
(Klatsch, Klatsch)
Und drei, vier Spiegeleier
(Klatsch, Klatsch)
Und reichlich Gorgonzola
(Klatsch, Klatsch)
Und schütt es in den Lokus
Dann drücke ich die Spülung
und freu mich auf den Nachtisch
da trinke ich vom feinsten
(Klatsch, Klatsch)
Und stillsten Wasser, das es gibt
sodann wird ein Versuch geübt:
Wieviel vom schweren roten Wein
geht in den Durchschnittsmann hinein?
(Klatsch, Klatsch)
Wenn der dabei im Schmatztopf wühlt
(Klatsch, Klatsch)
Sich grad wie Gott in Frankreich fühlt
(Klatsch, Klatsch)
Fünf Eisbein mit zehn Bierchen kühlt
(Klatsch, Klatsch)
Und die mit Schnäpsen runterspült
(Klatsch, Klatsch)
und reichlich
(Klatsch, Klatsch)
Gorgonzola
Das will ich ausprobieren
und sollt ich dran krepieren
dann hab ich meine letzte Nacht
zumindest lustvoll
(Klatsch, Klatsch)
Zumindest heiter
(Klatsch, Klatsch)
Zumindest spannend
(Klatsch, Klatsch)
Zumindest nahrhaft
zugebracht.

Robert Gernhardt

Das große Lalulã

Kroklokwafzi? Semememi!
Seiokronto – prafriplo:
Bifzi, bafzi; hulalemi;
quasti basti bo ...
Lalu lalu lalu lalu la!

Hontraruru miromente
zasku zes rü rü?
Entepente. leiolente
klekwapufzi lü?
Lalu lalu lalu la!

Simarar kos malzipempu
Silzuzankunkrei(;)!
Marjomar dos: Quempu Lempu
Siri Suri Sei []!
Lalu lalu lalu lalu la!

Christian Morgenstern

Bim, Bam, Bum

Ein Glockenton fliegt durch die Nacht,
als hätt er Vogelflügel;
er fliegt in römischer Kirchentracht
wohl über Tal und Hügel.

Er sucht die Glockentönin BIM,
die ihm vorausgeflogen;
d.h. die Sache ist sehr schlimm,
sie hat ihn nämlich betrogen.

»O komm«, so ruft er, »komm, dein BAM
erwartet dich voll Schmerzen.
Komm wieder. BIM, geliebtes Lamm,
dein BAM liebt dich von Herzen!«

Doch BIM, daß ihrs nur alle wißt,
hat sich dem BUM ergeben;
der ist zwar auch ein guter Christ,
allein das ist es eben.

Der BAM fliegt weiter durch die Nacht
wohl über Wald und Lichtung.
Doch, ach, er fliegt umsonst! Das macht,
er fliegt in falscher Richtung.

Christian Morgenstern

Der Lattenzaun

Es war einmal ein Lattenzaun,
mit Zwischenraum, hindurchzuschaun.

Ein Architekt, der dieses sah,
stand eines Abends plötzlich da –

und nahm den Zwischenraum heraus
und baute draus ein großes Haus.

Der Zaun indessen stand ganz dumm,
mit Latten ohne was herum.

Ein Anblick gräßlich und gemein.
Drum zog ihn der Senat auch ein.

Der Architekt jedoch entfloh
nach Afri- od- Ameriko.

Christian Morgenstern

Hausfriedensbruch

ich begehre dich
gerne würde ich
mit der Tür ins Haus fallen
mit deiner Tür
in dein Haus
oder gleich ohne die Tür
auf dich
mit mir
über dich
her-
fallen
in deinem
oder meinem Haus
oder
sonst irgendwo

Michael Erbach

ungeziefer-serenade

läuse flöhen meine lieder
milbe durch die nacht zu dir
mücken schwärmen auf und nieder
grillen zecken heimchen bieder –
fliege biene her zu mir

made schabt am käfermieder
so zikadisch schnakt es hier
wespe raupt und hornisst schier
hummeln drohnen neben mir

spinne puppt die larve über
und verheuschreckt sink ich nieder –
sag o wann libellen wir

mich ameisen alle glieder
asseln klammern sich mit gier
unter falters faltenzier
wer bremst mein verlangen mir
flöhe lausen meine lieder
ach daß dich der glühwurm rühr –
wann o wanzen wir uns wieder

Werner Dürrson

Aus: Das große Michael Ende Lesebuch:

1.)
Was soll ich denn jetzt machen?
Am besten mach' ich Schluß!
Ich werde mich ersäufen,
          jetzt gleich,
ich springe in den Fluß!
Nein, besser denk' ich nicht daran,
warum, weil ich nicht schwimmen kann.

2.)
Ich werde mich erstürzen,
ich steig' auf's höchste Dach,
von dort spring ich hinunter –
          good bye!
Das ist es, was ich mach'!
Jedoch – ein Haken ist dabei:
Verflixt, ich bin nicht schwindelfrei.

3.)
Ich kauf mir 'nen Revolver
und Munition dazu,
dann werd' ich mich erschießen –
    peng peng!
und geh zur ewigen Ruh'.
Ach nein, auch dieser Plan entfällt:
Zum Waffenkauf fehlt mir das Geld.

4.)
Ein Seil werd ich mir suchen,
das findet sich geschwind,
dran werd' ich mich erhängen –
    bimbam –
dann baumle ich im Wind.
Nein, dieser Plan geht keinesfalls,
weil ich zu kitzlig bin am Hals.

5.)
Ich leg' mich auf die Schienen
und warte auf den Zug,
ich lass' mich überfahren –
    ruck zuck! –
das geht dann schnell genug.
Doch wenn kein Zug kommt, Stund' um Stund'? –
Dann wird die Sache ungesund.

6.)
Jetzt sehe ich die Frage
in einem scharfen Licht.
Man möchte gerne tot sein –
    na klar!
bloß sterben will man nicht.
Bis ich die Lösung finden kann,
was soll ich tun? Was fang ich an?

7.)
Am besten denk' ich drüber
erst noch ein Weilchen nach,
doch dazu muß ich leben –
    na eben!
Das ist es, was ich mach'!
Nur einer, der am Leben bleibt,
kann wählen, wie er sich entleibt!

Michael Ende

Träume

Wacht auf, denn eure Träume sind schlecht!
Schlaft nicht, während die Ordner der Welt geschäftig sind!
Seid misstrauisch gegen ihre Macht, die sie vorgeben für euch erwerben zu müssen!
Wacht darüber, daß eure Herzen nicht leer sind,
wenn mit der Leere eurer Herzen gerechnet wird!

Tut das Unnütze, singt die Lieder, die man aus eurem Mund nicht erwartet!
Seid unbequem, seid Sand, nicht das Öl im Getriebe der Welt!

Günter Eich

Es hat erst angefangen

Es hat erst angefangen
wir werden immer mehr
wir haben erst angefangen
wir werden immer mehr

Sprecht miteinander!
Lernt euch zu wehren!
Macht euch Mut!

Es hat erst angefangen
wir werden immer mehr
wir haben erst angefangen
wir werden immer mehr

Habt Mut zum Siegen!
Reden ist Silber
Streiken ist Gold!

Es hat erst angefangen
wir werden immer mehr
wir haben erst angefangen
wir werden immer mehr

Tut Euch zusammen!
Wehrt Euch zusammen!
Einigkeit macht stark!

Es hat erst angefangen
wir werden immer mehr
wir haben erst angefangen
wir werden immer mehr

Floh de Cologne

Die kleinen Leutchen

Ein Männleinchen und ein Fräuleinchen,
die machten Hochzeitchen beidelein.
Sie schwuren sich ewiges Treuleinchen
im Glückchen und auch im Leidelein.

Sie hausten mit'nander im Essigtöpfelchen
ein Jährleinchen munter zu zweinchen,
dann kriegten sie endlich das kleinste Geschöpfelchen:
Ein Kindilinileinchen!

Zum Taufchen gab's ein gewaltiges Schmauslein
mit Würstchen und Sauerkräutelchen.
Ein Fingerhütelchen tranken sie auslein,
so groß war das Glücklein der Leutelchen!

Denn mögen Leutchen auch Winzlinge sein,
es paßt doch ein riesiges Freudchen hinein!

Michael Ende

Eskimojade

Es lebt' in dulci jubilo
In Grönland einst ein Eskimo,
Der liebt voll Liebeslust und Leid
Die allerschönste Eski*maid*,
Und nennt im Garten sie und Haus
Bald Eski*miez*, bald Eski*maus*.
Im wunderschönen Eski*mai*,
Spazieren gingen froh die Zwei,
Geschminkt die Wangen purpurroth,
Wie's mit sich bringt die Eski*mod*,
Und setzten sich ganz sorgenlos
Ins wunderweiche Eski*moos*.
Still funkelte am Horizont
Der silberklare Eski*mond*.
Da schlich herbei aus dichtem Rohr,
Othello, Grönlands Eski*mohr*.
In schwarzer Hand hielt fest den Dolch
Der eifersücht'ge Eski*molch*
Und stach zwei- dreimal zu voll Wuth
In frevelhaftem Eski*muth*.
Vom Dolch getroffen alle beid' –
Sank Eski*mo* und Eski*maid*.
Da rannt' im Sprunge des Galopps
Herbei der treue Eski*mops*
Und biß mit seinen Zähnen stark
Den Mörder bis in's Eski*mark*,
Der bald, zerfleischt vom treuen Hund,
Für immer schloß den Eski*mund*. – –
So ward – das ist der Schlußaccord,
Gerächt der blut'ge Eski*mord*!
Und schau'rig klingt vom Norden her
Noch heut'gen Tags die Eski*mähr*!

Aus: Fliegende Blätter „Deutsche Unsinnspoesie"

Der wohlbestallte Autobus stand an der Halte.
Ein junger Balte krawallte
denn der Alte prallte an seine gebügelte Falte.
Es halte und schallte, bis daß es knallte.
Der Alte wollte, aber der Balte sah eine Spalte,
in die er sich krallte.

Aus: Raymond Queueau, „Stilübungen"

Natur und Zeit

Natur bluest

– Kaum atmest Du wegen der Eichen auf
da gehen schon die ersten Kastanien drauf.
– Natur –
– Kaum lassen die Kinderkrankheiten nach
da fühlst Du Dich schon etwas altersschwach
– Natur –
– Kaum erholt sich das Land von der Trockenheit
da macht sich bereits wieder Hochwasser breit
– Natur –
– Kaum hast Du endlich entdeckt, welcher Wein Dir schmeckt
da hat das auch Deine Leber gescheckt
– Natur –
– Kaum lockt Dich der blühende Wiesenrein
da stellt sich dort auch schon die Milbe ein
– Natur –
– Kaum weißt Du, wo man gut essen geht
da empfiehlt Dir der Arzt eine Nulldiät
– Natur –
– Kaum geben die letzten Amseln Ruh
da gibt schon der Kauz seinen Senf dazu
– Natur –
– Kaum daß Du die Kunst des Lebens erlernst,
da macht schon der bleiche Geselle Ernst
– Natur –

Robert Gernhardt

(Dieses – und manche folgende – Gedicht lassen sich gut zu zweit oder zu dritt – mit verteilten Rollen – lesen)

Alltag

Ich erhebe mich.
Ich kratze mich.
Ich wasche mich.
Ich ziehe mich an.
Ich stärke mich.
Ich begebe mich zur Arbeit.
Ich informiere mich.
Ich wundere mich.
Ich ärgere mich.
Ich beschwere mich.
Ich rechtfertige mich.
Ich reiße mich am Riemen.
Ich entschuldige mich.
Ich beeile mich.
Ich verabschiede mich.
Ich setze mich in ein Lokal.
Ich sättige mich.
Ich betrinke mich.
Ich amüsiere mich etwas.
Ich mache mich auf den Heimweg.
Ich wasche mich.
Ich ziehe mich aus.
Ich fühle mich sehr müde.
Ich lege mich schnell hin:

Was soll aus mir mal werden,
wenn ich mal nicht mehr bin?

Robert Gernhardt

Amor

Prolog: Es gab einen Donnerstag, der war anders. Sie werden es vielleicht gar nicht bemerkt haben, bei dieser großen Zahl an Donnerstagen, die es gibt.

Aber an diesem Donnerstag hat sich auf der ganzen Welt nicht ein Mensch in einen anderen verliebt.

1. Auf einer Wolke, ganz aus Glas
An einem Donnerstage saß
Ein Knäbelein, geflügelt
Das Nachthemd mit Liebe gebügelt

Die Ohren gewaschen, die Locken frisiert
Es ist ihm das erste Mal passiert
Der Pfeil kam zurück, er traf ihn ins Herz
Plötzlich war da so ein wilder, so ein süßer Schmerz

So ein dummes Gefühl

Refr:

Er war so düdeldütt
So trallala – so wirr, so konfus
Er war so hopsassa, voller Glück
So cha cha, ganz abstrus

2\. Der Knabe dachte: Ich erzähl
Das mal eben dem Gabriel
Der weiß, was das ist – ja, sicher

Da flog mit Gekreische und Gekicher
Mit albernem Gejuchze und Geschrei
Ein Porzellanpuppenpensionat vorbei

Der Knabe rief: Haltet an!
Ich stehe unter einem seltsamen Bann
Ich hab mich verschossen!

Alles taumelt, wackelt, alles dreht …
Es war die Liebe, es war die Pubertät

Ihn traf seines eig'nen Pfeiles Schuss!

3\. Das ist Amor!

Rief die Porzellanpuppengouvernante
Die sofort die Gefahr erkannte

Ihr Mädels, ihr Mädels! Weitergeflogen!
Der Knabe dort mit Köcher und Bogen
Die Wunde in seinem Herzen

Ihr Mädels, ihr Mädels! Ganz ehrlich
Die Wunde ist gefährlich!

Wenn er seine Pflicht vergisst
Weil er selbst getroffen ist
Was soll auf Erden dann werden?

Refr.: Er war so düdeldütt ...

4\. Die Porzellanpuppenpensionatsgouvernante
scheuchte ihre Mädels: Rasch ins Pensionat!

Ach … Eins war dabei, ein Püppchen so zart

Ach … Amor, er flog den Mädels hinterher
Der Knabe wollte nichts anderes mehr
Als nur allein bei ihr zu sein!

Ach … Eins war dabei, ein Püppchen so fein ...

Epilog: Ja … Und sie werden es vielleicht gar nicht bemerkt haben. Aber es hat sich niemand verliebt. An jenem Donnerstag.

Auch Wesen der Unsterblichkeit
Auch Engel sind nicht gefeit
Gegen den Liebeslauf der Zeit

Auch Engel werden älter ...

Im Gesicht des Amor blühen kleine Pickel auf, die Blumen der Erregung. Und im Himmel schwebt eine Wolke aus Glas.

Unbesetzt ...

Am nächsten Tag war es schon wieder anders. Da saß wieder ein Knabe auf der Wolke.

Friedhelm Kändler

LIAISON

Wenn ich mich nach deiner Lehne
Süßer, Zarter – abends sehne
Deine hölzern nackten Beine

Wenn ich mich zur Nacht vereine
Mich mit Liebe an dich schmiege
Fiebrig heiße Backen kriege

Und sie reibe, und sie wetze
Wenn ich mich am Abend setze
Auf dich drauf – und alle Nöte

Plagen schwinden … Liebster, böte
Mir die Welt Diwane, Thröne
Du bist mir der einzig Schöne

Bist allein der einzig eine
Den mit all der Lust ich meine
Mich zu setzen! Wenn ich wüßte

Daß ich einst dich missen müßte
Süßer, Zarter – oh, ich stände
Stände ständig ohne Ende!

Friedhelm Kändler

Geständnis

Ich habe ein großes Gefühl für dich.

Wenn ich an dich denke,
gibt es mir einen Schlag.
Wenn ich dich höre,
gibt es mir einen Stoß.
Wenn ich dich sehe,
gibt es mir einen Stich:
Ich habe ein großes Gefühl für dich.

Soll ich es dir vorbeibringen,
oder willst du es abholen?

Robert Gernhardt

Es ist traurig, wenn Liebe erkaltet,

Es ist furchtbar, wenn Liebe vergeht,
Doch wie kann man von Liebe erwarten,
Dass sie immer und ewig besteht.
Nur ich liebe jede auf immer,
Ganz ohne mir das Leben zu erschwern,
Und ich werde geliebt, und wie ich das mach?
Das will ich Ihnen jetzt erklärn!

Unsre Liebe war beinahe schon vergangen,
Da schlitzte ich die Kehle der Katrein,
Das heißt, sie liebte mich, solange sie lebte,
Und wegen des bißchen Schlitzens wird sie nicht böse sein.

Unsre Liebe hatte kaum noch angefangen,
Da nahm Janine eines Tags ein Aspirin,
Also das war kein Aspirin, das war Strichnin,
Aber heute noch liebe ich Janine.

Adelheid warf ich in die Donau,
Gleich nach Dürrenstein, niemand hat's gesehen,
Und auch sie wird mir verzeihn, denn grad bei Dürrenstein
Ist die Donau doch so wunderschön.

Also was kann eine Frau dann noch verlangen,
Nach dem Tod hab ich sie stets noch mehr verehrt,
Kam der Tod auch etwas schnell, das ist nur originell,
Und bis jetzt hat sich noch keine beschwert.

Zum Beispiel, Lola mit den Engelsminen legt' ich auf die D-Zugschienen,
Lilli, Lene und Marianne starben in der Badewanne,
Liserl schloß den Lebenswandel durch ein großes Ziegelsteinderl,
Lustig ist die Jägerei, Lotte war im Weg dabei.

Nur die Sonja wollte mich versichern lassen,
Also das ärgerte mich sehr,
Das hat mich so verdrossen, ich hab sie schnell erschossen,
Und heute lieb ich sie nicht mehr.

Aber heute hab ich eine Frau gefunden,
Ganz bestimmt die schönste Frau der Welt,
Und jetzt darf ich's nicht verpassen, mir das Messer schleifen z'lassen,
Und dann muß ich die Pistolen vom Pistolenputzen holen,
Und a Sensen brauch i a no, an vergifteten Cinzano,
Und a klans Tomahawkl, vielleicht brauch i an Sackel,
Auch an Besen hätt ich gern, um die Knochen aufzukehrn,
Das Petroleum, das hab ich schon bestellt.

Schöne Frauen kosten sehr viel Geld!

Georg Kreisler

Reich der Sinne

Dichter Dorlamm hält beim Schreiben inne,
denn auf einmal schwinden ihm die Sinne.

Erstens kann er plötzlich nichts mehr schmecken –
»Nun«, sagt er, »das soll mich nicht erschrecken.«

Zweitens kann er plötzlich nichts mehr riechen –
»Gut«, sagt er, »dann wird das auch gestrichen.«

Drittens kann er plötzlich nicht mehr tasten –
»Aber ach«, sagt er, »was schadet das denn?«

Viertens kann er plötzlich nichts mehr hören –
»Na«, sagt er, »das sollte mich nicht stören.«

Fünftens kann er plötzlich nichts mehr sehen –
»Gott«, sagt er, »es muß auch anders gehen.«

Sechstens kann er plötzlich nichts mehr kitten –
»Halt«, ruft er, »das muß ich mir verbitten!

Sinne gibt es Stücker fünf, nicht mehr –
Kitten fällt nicht drunter, bitte sehr!«

Und ihm wird gewährt, worum er bittet.
Seitdem kittet Dorlamm. Kittet. Kittet ...

Robert Gernhardt

Der Doppellgänger

Auf geht die Tür,
und er tritt ein:
Nicht Fisch, nicht Fleisch,
nicht Mensch, nicht Schwein.

Stumm setzt er sich
an deinen Tisch:
Sehr Schwein, sehr Mensch,
sehr Fleisch, sehr Fisch.

Breit sitzt er da
und lächelt mild:
Kein Vor-, kein Zerr-,
dein Ebenbild.

Robert Gernhardt

(Gedichte, die auf widersprüchliche Gefühle, gespaltene Leidenschaften, schwankende Stimmungslagen, Unsicherheit hindeuten ... und damit spielen.)

Epilog

Leiden sie manchmal unter Verfolgungswahn?

Haben sie manchmal morgens das Gefühl, sie müßten unbedingt aufstehen und zur Arbeit gehen? Liegen sie manchmal wach im Bett und betrachten ihren Ehepartner? Spüren sie manchmal eine gewisse Angst, die Kontrolle zu verlieren?

An einem ganz gewöhnlichen Tag kann sich ihr Leben ändern! Mitten auf der Straße. Die Autos werden zu kleinen, blitzenden Medaillons ...

Probieren sie es! Öffnen sie eins! Und ein kleines Menschlein lacht sie an, ganz freundlich!

Robert Gernhardt

Kurze Rede zum vermeintlichen Ende einer Fliege

Tut mir leid, meine Liebe, du wirst jetzt gleich hin sein.
Wir sind hier schließlich nicht bei Buddhistens.
Bei Buddhistens, das ist ein Kontinent weiter.
In Tibet, da läßt man sich so etwas bieten,
die würden dich, Fliege, die ganze Nacht
rumsummen lassen nach Herzenslust.
Bei Buddhistens ist das normal, die summen
ja selber rund um die Uhr ihre Oms,
ihre O mani padme hums, diese Priester.
Und wo andauernd irgendwo rumgesummt wird,
da fällt ein Gesumme mehr oder weniger
gar nicht groß auf. Doch wir sind hier bei Christens.
Da wird nicht gesummt. Da wird nachts geschlafen.
Daran hat sich auch eine Fliege zu halten.
Glaub bloß nicht, ich hätte was gegen euch Fliegen.
Normal tu ich keiner etwas zuleide.
Doch ich will jetzt schlafen, und du willst jetzt summen.
Ich hab die Patsche, und du bist der Brummer,
du oder ich, tut mir leid, meine Liebe:
Da!

Bsssss

Scheiße!

Robert Gernhardt

Planung

Hör dir das an, Gott, ich will heute
mit dem Auto unterwegs sein, morgen
schließ ich den Kaufvertrag ab, das
neue Haus wird in zehn Monaten
stehn, dann ziehen wir ein, machen
das dritte Kind, schicken das erste zur
Schule, das Geschäft wird vergrößert, den
Kompagnon schmeiße ich raus, kaufe das
restliche Aktienpaket, übernehme den
Vorsitz in der Waschmittelgesellschaft,
wechsle die Freundin, der Bungalow im
Tessin ist fällig, die Gören springen
mir von der Tasche, die Frau hat eine
Operation, ich bin Generaldirektor,
vielleicht Prostata, gut, wird repariert,
man ist sechzig, Konzern gesund, rapide
wächst das Grundkapital, glänzende
Aussichten für die nächsten zehn Jahre,
was sag ich, für zwanzig – hör dir das an,
Gott, und komme mir nicht dazwischen.

Rudolf Otto Wiemer, Wortwechsel

ZWEI ELEMENTARPHANTASIEN

Meeresbrandung

Warrrrrrrte nur …
wie viel schon riß ich ab von dir
seit den Äonen unsres Kampfs –
warrrrrrrte nur ...
wie viele stolze Festen wird
mein Arm noch in die Tiefe ziehn –
warrrrrrrte nur ...
zurück und vor, zurück und vor –
und immer vor mehr denn zurück –
warrrrrrrte nur ...
und heute mild und morgen wild –
doch nimmer schwach und immer wach –
warrrrrrrte nur ...
umsonst dein Dämmen, Rammen, Baun,
dein Wehr zerfällt, ich habe Zeit –
warrrrrrrte nur ...
wenn erst der Mensch dich nicht mehr schützt –
wer schützt, verloren Land, dich dann?
warrrrrrrte nur ...
mein Reich ist nicht von seiner Zeit:
er stirbt, ich aber werde sein –

warrrrrrrte nur ...
und will nicht ruhn, bis daß du ganz
in meinen Grund gerissen bist –
warrrrrrrte nur ...
bis deiner höchsten Firnen Schnee
von meinem Salz zerfressen schmilzt –
warrrrrrrte nur ...
und endlich nichts mehr ist als Ich
und Ich und Ich und Ich und Ich –
warrrrrrrte nur ...

Christian Morgenstern

Die Flamme

»So sterben zu müssen –
auf einer elenden Kerze!
Tatenlos, ruhmlos
im Atemchen
eines Menschleins
zu enden! ...
Diese Kraft,
die ihr alle nicht kennt –
diese grenzenlose Kraft!
Ihr Nichtse! ...
Komm doch näher,
du schlafender Kopf!
Schlummer,
der du ihn niederwarfst –
ruf doch dein Brüderlein Tod –
er soll ihn mir zuschieben –
den Lockenkopf –
ich will ihn haben – haben!
Sieh,
wie ich ihm entgegenhungre!
Ich renke mir alle Glieder
nach ihm aus ...
ein wenig noch näher –
näher –
ein wenig –
so –
jetzt vielleicht –
wenn's glückt –
ah! du Hund!
Er will erwachen?
still –
still –
so ist's besser!
Der Pelz am Mantel –

der Pelz – der Pelz –
hinüber – hinüber –
ah! faß ich dich – hab ich dich –
hab ich dich, Brüderchen –
Pelzbrüderchen, hab ich dich – ah!
Hilft dir nichts –
wehr dich nicht mehr!
Mein bist du jetzt –
Hand weg!
Wasser weg!
Mein bist du jetzt!
Wasser weg!
Wart, da drüben ist
auch noch für mich –
so –
den Vorhang hinauf –
fängst mich nicht mehr –
Tuch – Tuch –
jetzt bin ich Herr!
Siehst du, jetzt breit ich mich
ganz gemächlich im Zimmer aus –
laß doch den Wasserkrug!
Laß doch das Hilfgeschrei!
Bis sie kommen,
bin ich schon längst
in den Betten und Schränken –
und dann könnt ihr nicht mehr herein –
und ich beiß in die Balken der Decke –
die dicken, langen, braunen Balken –
und steig in den Dachstuhl –
und vom einen Dachstuhl
zum andern Dachstuhl –
und irgendwo –
werd ich wohl Stroh finden
und Öl finden
und Pulver finden –
das wird eine Lust werden!
Das wird ein Fest werden!
Und wenn ich die Häuser alle zernichtet –
dann wollen wir mit Wäldern
die Fische in den Flüssen kochen –
und ich will euch hinauftreiben
auf die kältesten Berge –
und da droben
sollt auch ihr meine Opfer werden,
sollt ihr meine Todesfackeln werden –
und dann wird alles still sein –
und dann –«

Christian Morgenstern

DORNRÖSCHEN

Mit Küssen, mit kecken
Dornröschen zu wecken
Schlug sich Dorn für Dorn
Ein Prinz nach vorn

Durch einen Rosenwald
Dornröschen!

Dornröschen, halt
Aus, denn ich komme bald!

„Ja", rief
Die Maid, die schlief
Im Traume tief

„Mich zu erlösen
Aus dem bösen
Bann, schöner Mann, komm an!"

Jahre vergingen

Im Winter hingen
Die Rosenköpfe runter
Litten unter der Kälte Macht

Wurden wieder munter
Sprossen neu
In des Lenzens Frühjahrspracht

Der Sommer kam
Der Herbst, er wich
Der Winter wieder nahte sich

Der Frühling
Ging …

So sehr sich der Liebe erglühte
Prinz die Rosen zu köpfen bemühte
Bemühten sich die durch einer Hexe
Bösen Fluch gewachsenen Gewächse

Den Weg zu Dornröschen nicht
Frei zu geben

Im Kampfe verging des Prinzen Leben

Da lag er –

Erstochen, erstickt, resigniert
Und er war nicht der erste
Dem das passiert!

Gerippe neben Gerippe lagen
Sie alle! Die es wagen
Wollten, Dornröschen zu befreien

Ach!

Sieh dort zwischen
Den Rosenbüschen
Die Gerippe-Reihen

Tote Königssöhne in Scharen
Die allesamt gescheitert waren

Tot – tot – tot!

Dornröschen in bitterer Not
Wälzte sich auf ihrem Lager

Wurde mager
Verlor an Gewicht

Sie aß ja nicht
Schlief ja nur in einer Tour

Wurde dünner, die schöne Maid
Mit des Wartens langer Zeit ...

Was ist das?

Was krabbelt da
Vor dem Schloß so sonderbar?

Halt! Zurück!
Was willst du von Dornröschen?

Sie rief nach Prinzen
Nicht nach Fröschen

Hinfort! Du nasses Krötentier
Das ist ein ander Märchen hier!

Die Rosendornen, die spitzen
werden dir den Leib aufritzen ...

Verflixt, der Lurch kommt durch!

Hopst in aller Ruhe, ganz gemach
Zu Dornröschens Schlafgemach
Hopst auf's Bett
Krabbelt zum Gesicht

Man glaubt es nicht!

Als wär der Frosch intelligent
Als ob er weiß, genaustens kennt
Wo's langgeht:

Kriecht an der Seite
Vorbei an den Rippen
Hoch zu Dornröschens süßen Lippen ...

Ach so!
Das ist der Grund

Es sitzt eine Fliege auf dem Mund
Der Prinzessin –
Und putzt sich, macht sich fein

Fliege! Das könnt dein Ende sein!

Zack!

Die Zunge saust aus dem Frosch heraus
Ein kurzes Kleben – dann ist es aus

Dornröschen erwacht

„Wer war's?

Wer hat ein End gemacht
Dem Schlaf, dem langen
Dem ich verfangen?

Wo ist der königliche Junge
Der mich erlöst mit seiner Zunge

Der Galan, der Schlimme?"

„Quark!" ertönt des Frosches Stimme

„Quark?

Um der Himmel ew'ger Gnade
Ihr Götter, nein!

Warst du das grade?

Soll das die Erlösung sein?

Hast du mich wachgeküßt?

Mutter! Vater! Mir ist
Ein Frosch erschienen
Mich zu befreien!"

Durch des Schlosses Hallen
Drang der Jungfrau Schreien

Der König erwachte, die Königin
Die Minister, der Kochgehilfe fing
Sich eine Ohrfeige ein

Stubenmädchen und Lakain
Stallburschen, Pferdesattler
Briefträger, Butler
Gouvernanten, Schloßpolizei

Alle erwachten von dem Geschrei
Das Dornröschen entsetzt anhub

Sogar in den Bergen der Hirtenbub

Alle erwachten, wurden wach
Von dem Krach

Und freuten sich nicht wenig

„Dornröschen"
Sprach der König

„Es tut mir leid
Der Frosch hat nicht nur dich
Er hat auch mich befreit
Und alle hier ..."

„Vater! Der Frosch ist ein Tier!
Ich höre wohl nicht richtig?"

„Das, mein Kind, ist nicht wichtig
Der Bann ist gebrochen!

Ob ein Prinz kommt angeritten
Ein Bauerssohn herbeigeschritten
Oder ein Frosch kommt gekrochen

Versprochen ist versprochen!"

Und auch die Königin, die strickte

Nickte

„Nein!"
Rief Dornröschen
„Ich ekel mich vor Fröschen!

Heiraten?

So eine beliebige
Herbeigelaufene Amphibie?

Ich töte die Kröte!"

Und Dornröschen nahm den Frosch
In die Hand
Warf ihn mit aller Kraft
Gegen die Wand

Ein Knall! Gespritz

Und vor Dornröschen stand
Ein wunderschöner, junger Mann

Der schaute die Maid zornig an

„Die junge Dame ist sich zu fein
Einen Frosch zu frei 'n?

Dann bist du für mich
Und meine Nächte
Auch nicht die Rechte

Außerdem –
Ich wollte sowieso nur die Fliege."

Sprach der Jüngling
Wandte sich ab sogleich
und hopste stolz
Zurück zu seinem Teich

Und die Moral von der Geschicht?

Ich weiß es nicht

Das Leben ist hart und unerträglich
Täglich
Erweist es sich auf's neue, wie
Das Leben zuschlägt

Voller Ironie

Träume vom Feinsten
Beim Erwachen

Mußt du Zugeständnisse machen

Ein Frosch in der Hand
Und endlich wach
Ist besser als ein Prinz auf dem Dach

Träume vom Zusammenleben
Mit einem königlichen Mann ...

Das soll's doch geben

Daß auch ein Frosch
Eine Frau glücklich machen kann

Dornröschen hat ihre Entscheidung bereut

Und wenn sie nicht gestorben ist
Bereut sie sie noch heut

Geht heimlich des Nachts zum Teich
Einen Frosch zu fangen
Nimmt ihn in ihre Hände

Kehrt zurück zum Schloß
und wirft ihn dort
Voller Hoffnung gegen die Wände

Ansonsten ist nichts passiert

Vierteljährlich
Wird das Zimmer neu tapeziert

So ist das eben
Wie im Märchen, so im Leben

Manche Liebesgeschichten enden
Mit Flecken an den Wänden

Friedhelm Kändler

FREME BEKANNTE
(ein Vortrag)

Ein Buchstabe fehlt. Sprache wir frem? Ich enke, es kann mit em, was fehlt, gelebt weren.

Ich enke, wir können urchaus auf eines jener Elemente, mit enen wir uns verstänigen, verzichten. Wir sin trotzem – trotz es Fehlens in er Lage, unsere Geanken un Ieen mitzuteilen.

Meine Amen un Herren –

Wie wichtig ist ie Vollstänigkeit unserer Worte? Welche Beeutung kommt er Behinerung urch as Fehlen eines Buchstabens zu?

Lassen sie mich unsere Sprache mit einem Gebäue vergleichen.

Ein Haus, as auf mehreren Pfeilern ruht, verschieenen Trägern ieses Hauses. Ist einer ieser Träger nicht vorhanen, wir as Haus weiterhin bestehen bleiben, wir weiterhin bewohnbar sein.

Ich kann weiterhin verstanen weren, mein Enken un Fühlen über as Meium er Sprache vermitteln.

Och meine Freune, ie Gäste, ie ich in mein Haus lae – un hier finet, begrünet urch meine an sich unbeeutene Behinerung eine Veränerung statt – ie Menschen, mit enen ich ree, mich verstänige, ie as Beürfnis haben, mit mir zu sprechen –

Es weren nicht iejenigen sein, ie sich urch as Fehlen einer Stütze es Gebäues meiner Sprache verunsichern lassen, meine Unfähigkeit in en Mittelpunkt essen stellen, was sie zur Sprache kommen lassen.

Ich were weniger Freune haben.

Aber es weren iejenigen Menschen sein, mit enen ich zusammenkomme, eren Aufmerksamkeit ich vertrauen arf.

Menschen, ie hören wollen, was ich zu sagen habe.

As aber ist, enn ein zeiter Buchstabe fehlt – un ann ein eierer, ein rier?

As Haus meiner Ore ir ackeln, es ir schanken.

Em Fehlen reier meiner Buchsaben komm eine unverhälnismäßig größere Beeuung, größere Ichigkei zu, als em Fehlen nur eines meiner Buchsaben.

Ich ere es um einiges scherer haben, mich mizueilen, ihnen versänlich zu machen.

Ich arf nich so ie ie aneren geankenlos reen, einfach sprechen, ie meine Ore kommen. Ich habe Zugesännisse zu machen, sorgfälig auszuählen, in elche Ore ich mein Enken kleie. Ich muß auf Ore verzichen, muß Umege meiner Sprache gehen, ill ich von meinen Hoffnungen erzählen, meine Probleme eiergeben, meine Ünsche un Rauer.

Ich ere noch versanen.

Och nur mi Mühe – un manche Ore bleiben bereis auf er Srecke.

As nun äre, üre ich immer eier erau?

Er viere Uchsae üre mir gesohlen – un ami nich genug, er üne üre auch noch ehlen?

Ün Uchsaen, meine Amen un Herren, üer ie ich nich verüge.

Ich ehaupe – ich enke, aß es möglich äre, in em Haus meiner Sprache rozem ie in jeem anerem noch immer zu ohnen un zu versehen.

Ich enke, aß sie nach einer Zei es Hörens, einer Zei er Geohnhei ie Uchsaen – ie Räger es Geäues meiner Sprache, je ehlen, nich mehr vermissen üren. Sie üren nich sänig urch ie ehlenen Uchsaen agelenk eren, verunsicher au Grun es Ehlens er Peiler, au enen as Haus meiner Sprache nich seh. Sie üren as Ehlen nich mehr emerken, nich mehr ahrnehmen, sonern hören, as ich ihnen zu sagen hae, ihnen mieilen ill.

Ich kann ie Norm er Sprache nich erüllen, och ich kann mich noch immer versänigen.

Meine Amen un Herren –
In ich verpliche, ie Orerung einer Mineszahl an Lauen zu erüllen, ami sie erei sin, mir zuzuhören?

Ich eiß um eine große Zahl Menschen, ie summ rauern. Sill. Ihr Einen lei ungehör.

Menschen, ie gelern haen, nich zu schreien, nich auzuegehren.

Enn üren sie schreien, üren sie soor au ie ehlene, au ie scheinar uneing noenige Zahl an Signalen veriesen eren, aus enen Sprache eseh un üer ie sie nich verügen.

Veriesen au ihre Unähigkei, egen er sie auegehren, schreien. Un ann ieer summ sein, sill sein eren. Rauern.

Ich eanke mich ür ihre Geul un ie sie, ihr Vermögen – en Reichum ihrer Sprache mi en aneren, ie eniger haen, zu eilen.

Vielen Ank.

Friedhelm Kändler

steinweich
käsehart
sauschön
b i l d b l ö d

käseweich
sauhart
bildschön
s t e i n b l ö d

sauweich
bildhart
steinschön
k ä s e b l ö d

bildweich
steinhart
käseschön
s a u b l ö d

Ernst Jandl

… eignet sich gut für chorisches Sprechen.

Die Kleptomanin

(Ach, wie mich das aufregt!)

Chanson aus der Revue „Spuk in der Villa Stern"

Text und Musik: Friedrich Hollaender

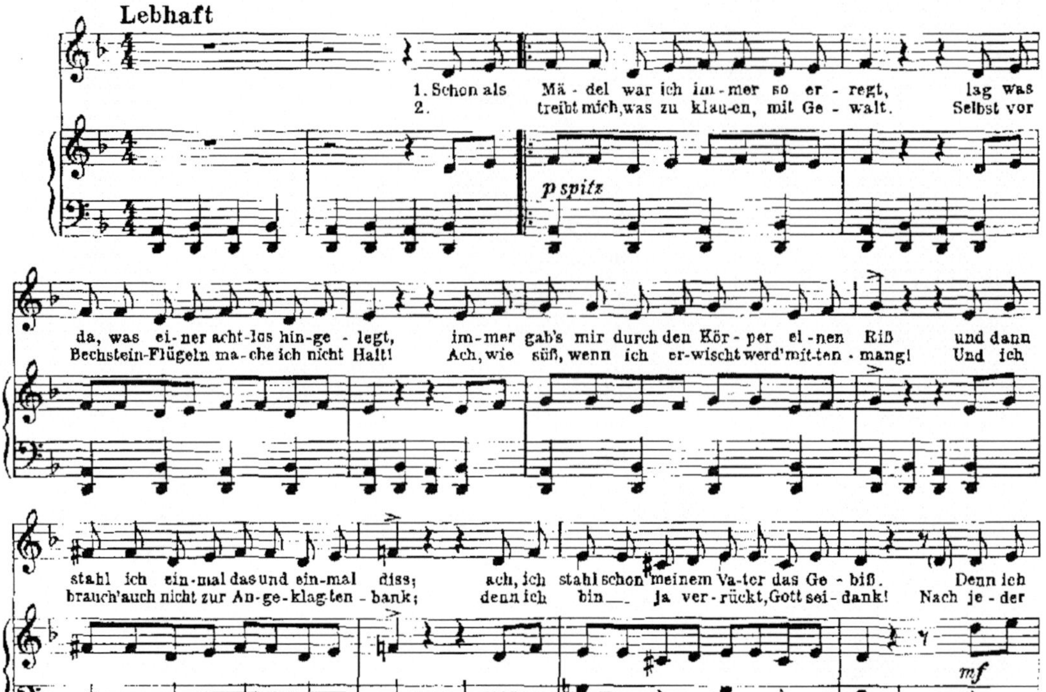

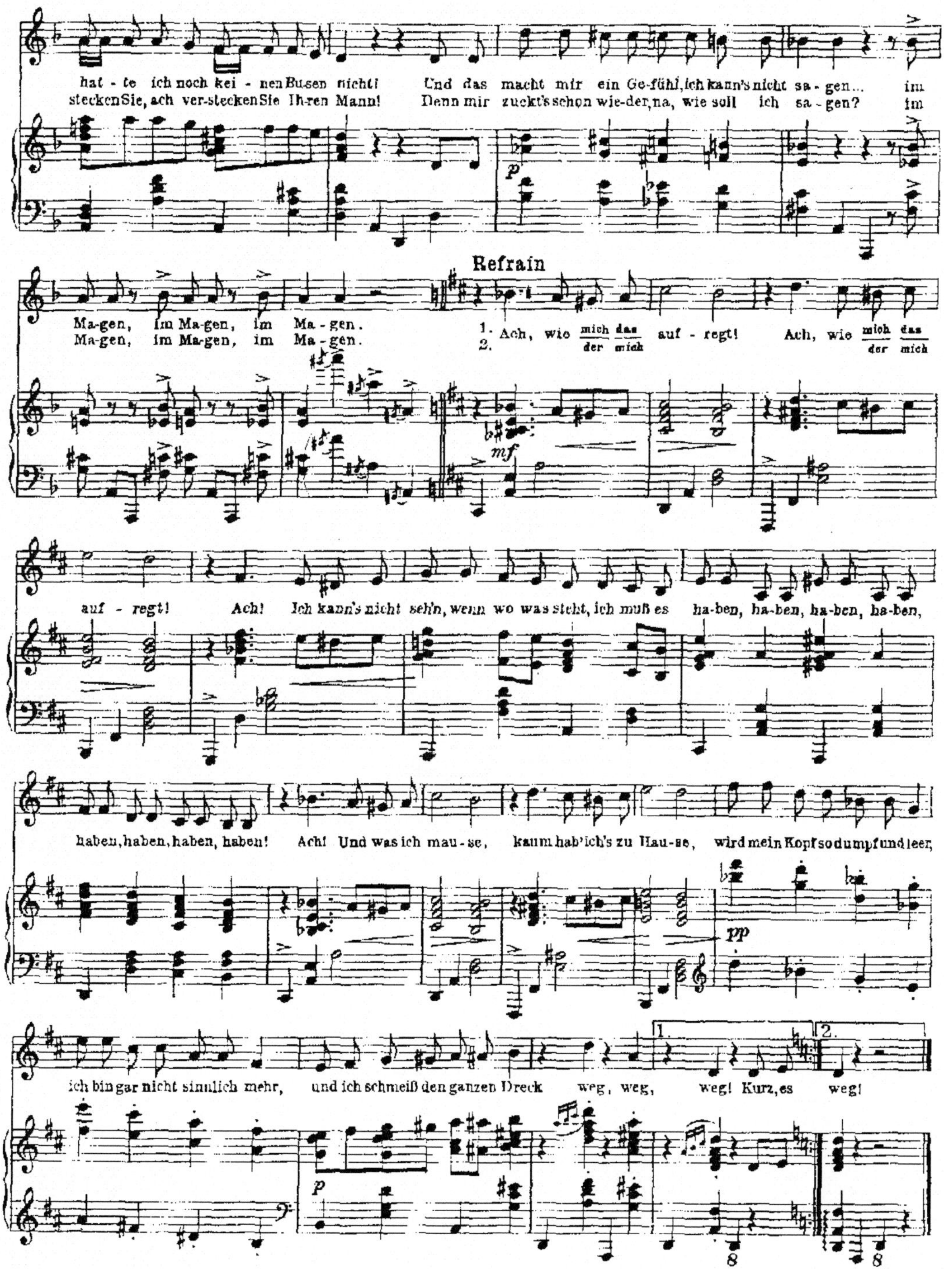
hat - te ich noch kei - nen Bu-sen nicht! Und das macht mir ein Ge-fühl, ich kann's nicht sa - gen... im
stecken Sie, ach ver-stecken Sie Ih-ren Mann! Denn mir zuckt's schon wie-der, na, wie soll ich sa - gen? im
p
Refrain
Ma-gen, im Ma-gen, im Ma - gen.
Ma-gen, im Ma-gen, im Ma - gen.
1. Ach, wie mich das auf - regt! Ach, wie mich das
2. der mich der mich
mf
auf - regt! Ach! Ich kann's nicht seh'n, wenn wo was steht, ich muß es ha-ben, ha-ben, ha-ben, ha-ben,
ha-ben, ha-ben, ha-ben, ha-ben! Ach! Und was ich mau - se, kaum hab' ich's zu Hau - se, wird mein Kopf so dumpf und leer,
pp
ich bin gar nicht sinnlich mehr, und ich schmeiß den ganzen Dreck weg, weg, weg! Kurz, es weg!
p
1.
2.
8
8

Die Kleptomanin

(Ach, wie mich das aufregt!)
Chanson aus der Revue „Spuk in der Villa Stern"

1. Schon als Mädel war ich immer so erregt,
lag was da, was einer achtlos hingelegt,
immer gab's mir durch den Körper einen Riß
und dann stahl ich einmal das und einmal diss;
ach, ich stahl schon meinem Vater das Gebiß.
Denn ich stahl ohne Wahl, ganz egal,
ja, ich stahl und stahl, und war es selbst aus Stahl!
Ob ich's brauchen konnte, fiel nicht ins Gewicht,
ich stahl auch Busenhalter, was ja für mich spricht,
denn damals hatte ich noch keinen Busen nicht!
Und das macht mir ein Gefühl, ich kann's nicht sagen …
im Magen, im Magen, im Magen.

Ach, wie mich das aufregt!
Ach, wie mich das aufregt!
Ach!

Ich kann's nicht seh'n, wenn wo was steht, ich muß es
haben, haben, haben, haben, haben, haben, haben!
Ach! Und was ich mause,
kaum hab' ich's zu Hause,
wird mein Kopf so dumpf und leer,
ich bin gar nicht sinnlich mehr,
und ich schmeiß den ganzen Dreck
weg, weg, weg! Kurz, es weg!

2. treibt mich, was zu klauen, mit Gewalt.
Selbst vor Bechstein-Flügeln mache ich nicht Halt!
Ach, wie süß, wenn ich erwischt wird' mitten – mang!
Und ich brauch' auch nicht zur Angeklagtenbank;
denn ich bin – ja verrückt, Gott sei dank!
Nach jeder Zuckerzange, die mir nicht gehört,
werde ich von blinder Leidenschaft verzehrt.
Geht 'ne Frau wo, und es hängt ein Gatte dran,
sag' ich gleich: Gnäd'ge Frau, ich fleh' Sie an,
ach verstecken Sie, ach verstecken Sie Ihren Mann!
Denn mir zuckt's schon wieder, na, wie soll ich sagen?
im Magen, im Magen, im Magen.

Ach, wie der mich aufregt!
Ach, wie der mich aufregt!
Ach!

Strenggenommen, sagt Herr Klimt, gebe es ihn ja gar nicht. Kein Molekül seines Körpers, das nicht bereits x-mal ausgetauscht sei. Seine Finger, sein Ohr, seine Nase: alles ein ständiges Kommen und Gehen. Wenn aber schon auf seinen Körper kein Verlaß sei, wie solle er da auf seine Gefühle, seine Gedanken oder gar seine Träume vertrauen. Wenn er selbst aber nur eine Illusion sei, dann könne es auch mit dem Rest der Welt nicht allzuweit her sein. Alles Erfindung, Sinnestäuschung, Hirngespinst. Erdacht mit Gedanken, die gar nicht wirklich existierten. Das ganze Universum eine einzige Lüge. Da die Nichtexistenz jedoch die Möglichkeit der Existenz zwingend voraussetze, diese jedoch qua seiner Ausführungen nicht existieren könne, könne letztlich auch die Nichtexistenz nicht existieren. Dies sei nun die Stelle, an der er jedesmal ins Straucheln komme. Eine nichtexistente Nichtexistenz übersteige seine Vorstellungskraft. Möglich, daß es ihn am Ende doch gebe. Aber er wolle sich hüten, voreilig Schlüsse zu ziehen.

Aus: *Martin Gülich,* Bagatellen

Lebensleiter

Der Mensch gelangt mit Müh und Not,
Vom Nichts zum ersten Stückchen Brot,
Vom Brot zur Wurst geht's dann schon
besser,
Der Mensch entwickelt sich zum Fresser
Und sitzt nun, scheinbar ohne Kummer
Als reicher Mann bei Sekt und Hummer
Doch sieh, zu Ende ist die Leiter,
Vom Hummer aus geht's nicht mehr
weiter
Beim Brote, so meinte er, war das Glück,
Doch findet er nicht mehr zurück.

Eugen Roth

Wir sehen anhand dieser Sprachkostproben: In der deutschen Sprache stecken ungeahnte Reserven und Möglichkeiten.

Zum Schluss noch ein **Warnhinweis**: Gedichte sind tötbar! Denn Gedichte – besonders die Lautgedichte – rufen **verschiedene Imaginationen** hervor; man muss sie sich ans Herz drücken. Vermeiden Sie Interpretationen mit Messer, Gabel oder Skalpell.

Nur einmal zur Abschreckung: Ruinieren Sie Ihr Erlebnis Sprache und fragen Sie wie in der Schule, was will uns der Dichter sagen?

Anstelle einer Zusammenfassung

Ein Anfang ist bekanntlich schwer – mit diesem Satz habe ich zu schreiben begonnen. Meinen Hang zu Überlängen und zu einigen Vieldeutigkeiten im Buch bitte ich zu entschuldigen – es ist ein Stück vom Leben.
Jetzt möchte ich mit diesem Anfangssatz das Buch beenden und hoffe, dass wir hier und da auf-horchen, auf-brechen, uns **in Bewegung setzen** können, um, statt über die vielen Rätsel zu grübeln, die Lösungen auszusprechen –, nur der Anfang ist schwer! Aber die Schwelle ist jedes Mal der Beginn des Aufbruchs.

Dazu müssen wir (nur) **bereit** sein zum Neubeginn und willens sein uns in neue Lebensformen hineinzubegeben u.zw. durchaus im Sinne von Hermann Hesse: nimm Abschied Herz und gesunde.
Das Herz muss wieder unruhig werden, damit es uns aus den geistig-seelischen Windstillen herausführt.

Wenn wir erst „bewegt“ sind, bedarf es keiner Geschwindigkeit oder Hektik:

- Wir können eingefahrene Verhaltensweisen, Handlungsabläufe, Gewohnheiten ändern, indem wir ihre tägliche Reihenfolge umstellen und ihnen damit spielerisch eine neue Ordnung geben.
- Neue Bewegungsimpulse aufnehmen, mit Bewegungen spielen, sie anders als gewohnt weiter- und zu Ende führen.
- Abstand halten zu eingeschliffenen Denkweisen und rhetorischen Standardrepertoires.
- Der Eigendynamik des „Faktischen“ weniger Macht einräumen.
- Informationsverarbeitungen brauchen begleitende Erfahrungen um das Denken zu modernisieren.
- Beschleunigung in Lebensstil, Sprache und Kommunikation sind nicht das Maß! Sie hat nicht mit intensiven Lebenserfahrungen und Entwicklung zu tun.
- Zeitlupe (Achtsamkeits-, Verlangsamungsübungen) um das wahrzunehmen, was vorher zugedeckt war, z.B. durch:
- Gehmeditation („jeder Fußschritt ist Leben“) in Verbindung mit achtsamem Atmen, um Atmung und Gehen zu vereinen und … auf „eigenen Füßen zu stehen“.
- Die **Wahrnehmungsseite** schulen, da Sprache-Hören und Selber-Sprechen vor dem Verstehen kommt (wie klingt Holz, Metall? usw. im Gespräch beginnen ohne Urteilstätigkeit, d.h. „mit der Seele“ zu hören).
- Sprache wieder in der ursprünglichen **Bildhaftigkeit** empfinden; sie spricht das Gemüt an. Die Sprache entwickeln in der Reihenfolge von Laut, Wort und Satz.
- Pflege des **Lautempfindens** durch die Sprachübungen und die **Rezitation von Sprachkunstwerken** (die verschiedenen Ausdruckswerte eines Wortes zu Gehör bringen und beschrieben lassen, z.B. Wörtchen wie „so“, „aha“, „ja“ …); oder durch **Gesten ohne Worte** etwas auszusagen.
- Welche Bilder stecken in den Worten (z.B. in „erklären“, „erinnern“, „den Nagel auf den Kopf treffen“)?

- Das **Verhältnis von Satz und Gedanke, von Sprache und Denken erlebbar** machen und hierin die Ausdrucksfähigkeit steigern (z.B. einen Tatbestand eine Textstelle in unterschiedlichen Stilarten beschreiben oder in der Stilart des Autors weiterführen, um so die Einfühlung zu verbessern).
- Die unmittelbare sprachliche **Gegenwart zu anderen Menschen** suchen; die Kommunikation im Internet beruht auf der vollständigen Anonymität der Partner.
- Neugierig sein auf neue – vielleicht sogar „schräge", „quere" Sichtweisen („Der Kopf ist rund, damit das Denken die Richtung ändern kann", Götz Werner); dann können sie später ihren Kindern eine Geschichte – Ihre Geschichte – erzählen, um festzustellen, wie viel es noch zu sagen gibt; denn es müssen ja nicht immer gleich Abschiedsworte sein …

- … Zum Schluss der Schönheitstipp: Wenn Du einen schönen Mund bekommen willst, suche das Gute in Deinen Mitmenschen!

Und jetzt: schauen Sie den anderen Menschen, die Ihnen begegnen ins Gesicht, schenken Sie ihnen ein Lächeln und dann und wann lassen Sie es platzen – für ein Lachen.

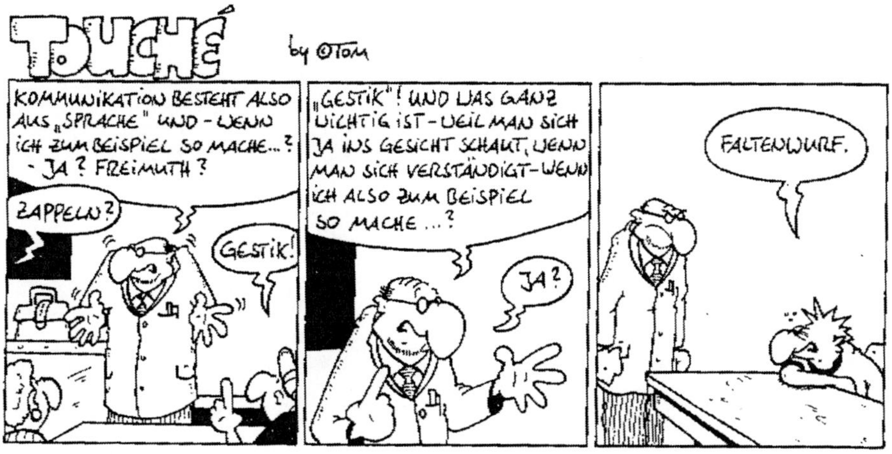
TOUCHÉ
by ©TOM
KOMMUNIKATION BESTEHT ALSO AUS „SPRACHE" UND – WENN ICH ZUM BEISPIEL SO MACHE…? – JA? FREIMUTH?
ZAPPELN?
GESTIK!
„GESTIK"! UND WAS GANZ WICHTIG IST – WEIL MAN SICH JA INS GESICHT SCHAUT, WENN MAN SICH VERSTÄNDIGT – WENN ICH ALSO ZUM BEISPIEL SO MACHE …?
JA?
FALTENWURF.

Abb. 86: Touché

Musiktipps

Lhasa – La Llorona

Salif Keita – Moffou

Loreena – McKennitt

habla con ella – Un film de Pedro Almodóvar

Souad Massi – deb. Bayrischer Rundfunk

Mari Boine Persen – Gula Gula

Sheila Chandra – Weaving My Ancestors' Voices

Coran Bregovic – Musik for Film

Kayah – Bregovic/Zic/ZAC, RCA Victor

Giora Feidman – The Dance of Joy

Söhne mannheims – No Noiz

René Aubrey – Projection Privée

René Aubrey – Invités sur la terre

Wolfgang Fernow/Felix Borel/Patrick Jüdt – Trio Ginkgo

Yo-YoMA u. Bobby Mc Ferrin – Hush

Literatur

Affolter, F. (1991): Wahrnehmung, Wirklichkeit und Sprache, Neckarverlag, Villingen-Schwenningen

Anselment-Becherer, F. (1997): Aspekte der Psychotonik Glaser bei orofazialen Muskelfunktionsstörungen, Diplomarbeit, Offenburg

Aucoutunier, B. in: Esser, M. (Hrsg.) (1995): Beweg-Gründe, Ernst Reinhardt Verlag, München

Ayres, J. in: Eser, M. (Hrsg.) (1995): Beweg-Gründe, Ernst Reinhardt Verlag, München

Bach, H.D. (1993): Krankheit und Zunge, Bio Ritter GmbH, Tutzing

Bahnemann, F. (1979): Mundatmung als Krankheitsfaktor, Ztschr. Fortschritte der Kieferorthopädie Separata 40, 117-136, Nr. 2, Urban und Schwarzenberg Verlag, München

Bahnemann, F. (1993): Der Bionator in der Kieferorthopädie, Haug Verlag, Heidelberg

Balters, W. in: Herrmann, Chr. (Hrsg.) (1973): Eine Einführung in die Bionatorheilmethode – Schriften und Vorträge, Druckerei Hölzer, Heidelberg

Bauer, J. (2002): Das Gedächtnis des Körpers, Eichborn Verlag, Frankfurt

Bauer, J. (2005): Warum ich fühle, was du fühlst, Hoffmann und Campe Verlag, Hamburg

Baur, A. (1979): Fließend sprechen, Novalis Verlag, Schaffhausen

Biedermann, H. (1999): Manualtherapie bei Kindern, Enke Verlag, Stuttgart

Blechschmidt, E. (1978): Anatomie und Ontogenese des Menschen, Quelle und Meyer, Heidelberg

Böhme, G. (1997): Sprach-, Sprech-, Stimm- und Schluckstörungen, Gustav Fischer Verlag, Stuttgart

Broich, I. (1988): Das Mundorgan, Haug Verlag, Heidelberg

Broich, I. (1992): Sprache, Mundatmung, Seele, Hüthig Verlag, Heidelberg

Broich, I. (1996): Aspekte der Bewegungsentwicklung und des Bewegungsverhaltens in der Kieferorthopädie, Ztschr. Biol. Zahnmed., Haug Verlag, Heidelberg

Broich, I. (1999): Die dynamischen Voraussetzungen der Sprach- und Kieferentwicklung, Ztschr. L.O.G.O.S. Interdisziplinär, Jg. 7, Ausg. 4, Urban und Fischer Verlag, Jena

Burhop, U. (1995): Mundmotorische Förderung in der Gruppe, Ernst Reinhardt, München

Caffin, M. (1997): Was Zähne zeigen. Aurum Verlag, Stuttgart

Castillo-Morales, R.C. (1991): Die Orofaziale Regulationstherapie, Pflaum Verlag, München

Chia, M. (1985): Tao Yoga, Ansata Verlag, CH Interlaken

Chromsky, N. (1977): Reflexionen über die Sprache, Suhrkamp Verlag, Frankfurt

Coblenzer, H. (1976): Atem und Stimme, Österreichischer Bundesverlag, Wien

Coblenzer, H. (1999): Erfolgreich sprechen, Öbv u. hpt Verlag, Wien

Coblenzer, H., Muhar, F. (1976): Atem und Stimme. Österreichischer Bundesverlag, Wien

Condon, M. in: Lutzker, P. (Hrsg.) (1996): Der Sprachsinn, Verlag Freies Geistesleben, Stuttgart

Damasio, A.R. (2005): Der Spinoza-Effekt, List Verlag, Berlin

Derbolowsky, U. (1978): Richtig atmen, Knaur Verlag, München

Diamond, J. (1987): Die heilende Kraft der Emotionen. Verlag für angewandte Kinesiologie, Freiburg

Dossey, L. (1995): Heilende Worte, Bruno Martin Verlag, Südergellersen

Dreher, Wena (1983): Studien und Übungen zur Sprachtherapie, Verlag Freies Geistesleben, Stuttgart

Eckert, H., Laver, J. (1994): Menschen und ihre Stimmen, Beltz Verlag, Weinheim

Edelmann, J. (1998): Ganzheitliche Prophylaxe von Karies, Parodontopathien und Zahnstellungsanomalien, Ztschr. Biol. Zahnmed. (BZM) 14, 2

Emoto, M. (2003): Wasserkristalle, Koha-Verlag, Burgrain

Földi, M. (1969): Lymphologie, Gustav Fischer Verlag, Stuttgart

Fränkel, R. (1973): Technik und Handhabung der Funktionsregler, VEB Verlag, Berlin

Frankl, V. (2003): Das Leiden am sinnlosen Leben, Herder Verlag, Freiburg

Garliner, D. (1982): Myofunktionelle Therapie in der Praxis, Zahnmedizinisches-medizinisches Schrifttum, München

Garry, J. (1995): Behinderungen der oberen Luftwege und Dento-Faziale Fehlentwicklung in ICCMO-Brief, Dez. 1995, Ausg. 4, Hrsg. Institut für Neuromuskuläre Therapie nach St. John, Schuhstr. 35, 91052 Erlangen

Glaser, V. (1980): Eutonie, Haug Verlag, Heidelberg

Glatzer, M. (Hrsg.) (1997): Die Psychomotorik Glaser im Licht aktueller Entwicklungen, Hippokrates Verlag, Stuttgart

Gleditsch, J. (2001): Das Stomatognathe System in seiner Beziehung zur Halswirbelsäule, in: Ztschr. GZM – Praxis und Wissenschaft, 6. Jg., Verlag: GZM und Marketing GmbH, Herne

Gutmann, G. (1984): Bd. 1: Die Halswirbelsäule, Gustav Fischer Verlag, Stuttgart

Haberfellner, H. (1981): Wechselwirkungen zwischen Gesamtkörperhaltung, Mund- und Gesichtsbereich, in: Ztschr. Pädiatrie und Pädologie, Bd. 16, Heft 2, Springer Verlag, Wien.

Haberfellner, H. (1989): Überlegungen zur Therapie orofazialer Dyskinesien und Erfahrungen mit Kieferorthopädischen Geräten, in: Ztschr. Krankengymnastik, Nr. 41

Habermas, J. (1969): Strukturwandel der Öffentlichkeit, Luchterhand Verlag, Neuwied

Hansen, W. (Hrsg.) (2001): Die Heldenlieder der Älteren Edda, Reclam Verlag, Stuttgart

Herberg, U. (1986), Sprachverständnis und Sprachbehandlung. Verlag Freies Geistesleben, Stuttgart

Hermann, Ch. (1997): Ganzheitliche Kieferorthopädie, Hüthig Verlag, Heidelberg

Humboldt, W. (1973): Schriften zur Sprache, Reclam Verlag, Stuttgart

Husemann, F., Wolff, O. (1979): Das Bild des Menschen als Grundlage der Heilkunst, Verlag Freies Geistesleben, Stuttgart

Jacobs, A. (2006): Was passiert beim Lesen im Gehirn? Süddeutsche Zeitung Nr. 189, S. 14

Kares, H. (2001/2004): Chronisch schmerzhafte Craniomandibuläre Dysfunktion, in: Ztschr. GZM-Praxis und Wissenschaft, 9. Jg. 1/6. Jg. 2, Verlag für ganzheitliche Medizin Dr. E. Wühr, Kötzting

Kares, H., Schindler, H. Schöttl, R. (2001): Der etwas andere Kopf- und Gesichtsschmerz – Craniomandibuläre Dysfunktionen, Hrsg. International College of Cranio-Mandibular Otrthopedics (ICCMO – Deutschland), Erlangen

Kienle, G., Kiene H. u.a. (2003): Konkurs der ärztlichen Urteilskraft? Deutsches Ärzteblatt, Heft 33, Seiten A-2142-2146, Deutscher Ärzte Verlag, Köln

Kitchenhamm, S. (1998): Beckenbodentraining, Verlag Trias, Stuttgart

Knese, K.H. (1948): Kopfgelenk, Kopfhaltung und Kopfbewegung des Menschen, in: Ztschr. 2. Anatomische Entwicklungsgeschichte Nr. 1 und 2

Knott, M., Voss, D.E. (1981): Komplexbewegungen, Gustav Fischer Verlag, Stuttgart

König, K. (1978): Sprachverständnis und Sprachbehandlung, Verlag Freies Geistesleben, Stuttgart

Kuhfuß, W. (1976): Berührung wird Bewegung (Skript), Waldorfschule Järna/Schweden

Larsen, Chr. (2001): Die zwölf Grade der Freiheit, Via Nova Verlag, Petersberg

Lurija, A.R. (1997): in: Wiedemann, M. (Hrsg.) Handbuch Sprachförderung mit allen Sinnen, Beltz Verlag, Weinheim

Lutzker, P. (1996): Der Sprachsinn, Verlag Freies Geistesleben, Stuttgart

Mees-Christeller, E. (1988): Kunsttherapie in der Praxis, Urachhaus Verlag, Stuttgart

Mello de, A. (1998): Mit Leib und Seele meditieren, Herder Verlag, Freiburg

Molcho, S. (1988): Körpersprache als Dialog, Mosaik-Verlag, München

Nefzger, W. (2007) in: Sprache, Sprechen, Sprache gestalten, Ztschr. Erziehungskunst, Verlag Freies Geistesleben, Stuttgart

Neumeyer, A. (2000): Mit Feengeist und Zauberpuste, Lambertus Verlag, Freiburg

Nögge, F. (1993): Nögges Elementartheater, Flensburger Hefte Verlag

Padovan, B. (1976): Die Schluckfehlfunktion, in: Fachzeitschr. Orthodontia, Bd. 9 Nr. 1 und 2

Parow, J. (1971): Die Heilung der Atmung, Hippokrates Verlag, Stuttgart

Patzlaff, R. (1994): Sprachverfall und Aggression, Verlag Freies Geistesleben, Stuttgart

Pearce, J.Ch. (1992): Der nächste Schritt der Menschheit. Arbor Verlag, Freiamt

Pischinger, A. (1975): Das System der Grundregulation. Haug Verlag, Heidelberg

Pörksen, U. (1997): Weltmacht der Bilder, Klett-Cotta Verlag, Stuttgart

Pörksen, U. (1998): Plastikwörter, Klett-Cotta Verlag, Stuttgart

Pörnbacher, T. (1980): Pathologische Mundmotorik und ihre Behandlung, in: Therapie der Sprach-, Sprech- und Stimmstörungen, Hrsg. G. Böhme, G. Fischer Verlag, Stuttgart

Puffer, H., Janssen, L. (2006): Theater in der Stimmtherapie, Ztschr. Die Sprachheilarbeit, Jg. 51, Juni

Prange, A. (2007) in: Sprache, Sprechen, Sprache gestalten, Ztschr. Erziehungskunst, Verlag Freies Geistesleben, Stuttgart

Rauch, E. (1977): Diagnostik nach F.X. Mayr, Haug Verlag, Heidelberg

Riethmüller, W. (2007) in: in: Sprache, Sprechen, Sprache gestalten, Ztschr. Erziehungskunst, Verlag Freies Geistesleben, Stuttgart

Rizzolatti, F., Galese A. in: Bauer, J. (Hrsg.) (2005): Warum ich fühle, was du fühlst, Hoffmann und Campe Verlag, Hamburg

Sachs, O. (2005): Der Mann, der seine Frau mit einem Hut verwechselte, Rowohlt Verlag, Hamburg

Sanders, B. (1994): Der Verlust der Sprachkultur, Fischer Verlag, Frankfurt

Savinio, A. (2005): Mein privates Lexikon, Eichborn Verlag, Frankfurt

Schlafforst, C. zitiert nach G. Köpp (1996): Leben mit Stimme, Stimme mit Leben. Bärenreiter Verlag, Kassel

Schmid-Tatzreiter, E., Schmid, R. (2001): „Hallo Stimme", bonavox®, Stegerstr. 7, A-5020 Salzburg

Schmitt, J.L. (1966): Atemheilkunst, Humata Verlag, Bern

Schöttl, R. (1996): Die Craniomandibuläre Orthopädie, in: Ztschr. Ganzheitliche Zahnmedizin, Ausg. 1, Herne

Schöttl, W. (1991): Die Craniomandibuläre Regulation. Hüthig Verlag, Heidelberg

Schramm, H. (2005): Recht auf Ineffizienz, Edition Octopus, Münster

Sheldrake, R. (1985): Das schöpferische Universum, Goldmann Verlag, München

Stangl., R. (ohne Jahresangabe): Wir sind Wort, Skript, Körnerstr. 57, A-4020 Linz

Steiner, R. (1980): Sprechen und Sprache. Verlag Freies Geistesleben, Stuttgart

Steinrücken, H. (1980): Chirotherapeutisch beeinflussbare Krankheitsbilder, Hippokrates Verlag, Stuttgart

Stiesch, M., Fink, M. (2004): Craniomandibuläres System und Wirbelsäule, ZMK Ztschr. Nr. 10

Tomatis, A. (1990): Der Klang des Lebens, Rowohlt Verlag, Hamburg

Treuenfels, H.v. (1984): Dysgnathien, Haltungsfehler und Deformitäten der Wirbelsäule, in: Der Zahnarzt Nr. 7, Zahnärztlich-medizinisches Schrifttum, München

Treuenfels, H.v. (1992): Ziel und Möglichkeiten einer biologisch ganzheitlich ausgerichteten Kieferorthopädie, Schriftenreihe der ZÄ-Kammer Westf.-Lippe, Bad Salzuflen

Treuenfels, H.v. (1997): Ganzkörperliche Symptome bei gestörten Mund-/Grundfunktionen, Ztschr. GZM-Praxis und Wissenschaft, Verlag f. ganzheitliche Medizin Dr. E. Wühr, Kötzting

Vetter, M. (1986): Obertöne, Ztschr. Esotera 3

Vogel, L. (1979): Der dreigliedrige Mensch, Philosophisch-Anthroposoph. Verlag, Dornach

Wiedemann, M. (Hrsg.) (1997): Handbuch Sprachförderung mit allen Sinnen, Beltz Verlag, Weinheim

Wolff, H.-D. (1983): Neurophysiologische Aspekte der manuellen Medizin, Springer Verlag, Berlin

Zimmermann, H. (1992): Sprechen, Zuhören, Verstehen, Verlag Freies Geistesleben, Stuttgart

Zimmermann, H. (1998): Jugendgewalt, Ztschr. Erziehungskunst 5, 520-523